Ulrich Thomé

Neurochirurgische und neurologische Pflege

Springer
*Berlin
Heidelberg
New York
Barcelona
Budapest
Hongkong
London
Mailand
Paris
Santa Clara
Singapur
Tokio*

Ulrich Thomé

Neurochirurgische und neurologische Pflege

mit Schwerpunkt Intensivpflege

Mit 138 Abbildungen und 27 Tabellen

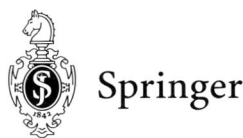

Ulrich Thomé
Weintrautstraße 17
D-35039 Marburg

Die Deutsche Bibliothek – CIP-Einheitsaufnahme

Thomé, Ulrich:
Neurochirurgische und neurologische Pflege : mit Schwerpunkt
Intensivpflege / Ulrich Thomé. – Berlin ; Heidelberg ; New York ;
Barcelona ; Budapest ; Hongkong ; London ; Mailand ; Paris ; Santa
Clara ; Singapur ; Tokio : Springer, 1997
  ISBN 3-540-62615-8

ISBN 3-540-62615-8 Springer-Verlag Berlin Heidelberg New York

Dieses Werk ist urheberrechtlich geschützt. Die dadurch begründeten Rechte, insbesondere die der Übersetzung, des Nachdrucks, des Vortrags, der Entnahme von Abbildungen und Tabellen, der Funksendung, der Mikroverfilmung oder der Vervielfältigung auf anderen Wegen und der Speicherung in Datenverarbeitungsanlagen, bleiben, auch bei nur auszugsweiser Verwertung, vorbehalten. Eine Vervielfältigung dieses Werkes oder von Teilen dieses Werkes ist auch im Einzelfall nur in den Grenzen der gesetzlichen Bestimmungen des Urheberrechtsgesetzes der Bundesrepublik Deutschland vom 9. September 1965 in der jeweils gültigen Fassung zulässig. Sie ist grundsätzlich vergütungspflichtig. Zuwiderhandlungen unterliegen den Strafbestimmungen des Urheberrechtsgesetzes.

© Springer-Verlag Berlin Heidelberg 1997
Printed in Germany

Die Wiedergabe von Gebrauchsnamen, Handelsnamen, Warenbezeichnungen usw. in diesem Werk berechtigt auch ohne besondere Kennzeichnung nicht zu der Annahme, daß solche Namen im Sinne der Warenzeichen- und Markenschutz-Gesetzgebung als frei zu betrachten wären und daher von jedermann benutzt werden dürften.

Produkthaftung: Für Angaben über Dosierungsanweisungen und Applikationsformen kann vom Verlag keine Gewähr übernommen werden. Derartige Angaben müssen vom jeweiligen Anwender im Einzelfall anhand anderer Literaturstellen auf ihre Richtigkeit überprüft werden.

Herstellung: PRO EDIT GmbH, D-69126 Heidelberg
Umschlaggestaltung: de'blik, D-10999 Berlin
Satzherstellung: Storch GmbH, D-97353 Wiesentheid

SPIN: 10568872   23/3134-5 4 3 2 1 0 – Gedruckt auf säurefreiem Papier

Vorwort

Thema des Buchs ist die neurochirurgisch-neurologische (Intensiv)krankenpflege. Damit klar wird, was damit gemeint ist, müssen entsprechende Überlegungen zur Eingrenzung des Themas und Abstecken des zu besprechenden Rahmens angestellt werden.

Neurochirurgie und Neurologie
Neben den primären und originären Aufgaben der neurologischen und der neurochirurgischen Medizin sind beide Disziplinen häufig im Verbund mit internistischer Medizin und Chirurgie in komplexe Behandlungen bzw. Behandlungsstrategien eingebunden. Dies sind z.B. Tumorbehandlung oder neurologische Störungen bei internistischen bzw. operativ zu versorgenden Erkrankungen. Aus diesen Gründen ergibt sich eine recht häufige Fachpräsenz des „Neuro-Bereichs", d.h. Neurochirurgie und Neurologie, in der medizinischen Gesamtversorgung. Dies gilt insbesondere für die intensivmedizinische Versorgung. Aufgrund dieser Überlegungen kann gefolgert werden, nahezu jeder in der medizinischen Versorgung Tätige wird irgendwann mit Patienten mit spezifisch neurologisch-neurochirurgischen Problemen konfrontiert werden. Neurochirurgische Versorgung und Pflege ist ebenso wie das neurologische Pendant ein spezialisierter Bereich. Trotzdem sind beide Bereiche aber nicht von allem losgelöst. Bezughaftigkeit stellt sich in erster Linie zwischen beiden, also Neurologie und Neurochirurgie, dar. Beispiele für diese Bezughaftigkeit sind gleiche klinische Terminologie, gleiche Kriterien zur Beurteilung des Patientenzustandes, vergleichbare bzw. identische apparative Diagnostik und vieles andere mehr. Vor allem aber ist die Zielgruppe „Patienten mit neurologischen Störungen", an die sich sowohl Neurologie als auch Neurochirurgie mit ihrem Versorgungsauftrag wenden, praktisch identisch. Dies ist nicht im Sinne von Konkurrenz zu sehen, sondern in der Vervollständigung des Behandlungsrepertoires und macht in Hinsicht einer adäquaten Behandlung also Sinn. Als Beispiel sei hier der Patient mit einem Hirntumor angeführt. Dieser Tumor wird in einer neurologischen Klinik diagnosti-

ziert. Nach Abschluß der Diagnostik wird dieser Patient in einer neurochirurgischen Abteilung vorgestellt und dort operativ versorgt. Danach wird er zur weiteren Behandlung und Rehabilitationsvorbereitung wieder in diese neurologische Klinik zurückverlegt. Weitere Beispiele sind Epilepsie bzw. Epilepsie-Chirurgie und interventionelle Neuroradiologie.

> Neurologie und Neurochirurgie sind kaum trennbar. Tätigkeit in dem einen Bereich schließt die weitgehende Berührung mit dem anderen Bereich immer mit ein.

Aufgrund dieser Überlegungen ist es adäquat, sowohl neurologische als auch neurochirurgische Versorgungsaspekte in den Besprechungen in diesem Buch zu thematisieren. Ja, man kann sogar von neurochirurgisch-neurologischer Versorgung sprechen. Allerdings ist dieses Buch trotz aller Gemeinsamkeiten schwerpunktgemäß und von der Intention her als ein Buch über neurochirurgische (Intensiv-)krankenpflege gedacht und konzipiert. Eine Vielzahl der im Text angesprochenen Erkrankungsumstände sowie spezielle Versorgungsbedingungen sind sowohl in der Neurologie als auch in der Neurochirurgie zu finden, andere nur im neurochirurgischen Versorgungsbereich. Wenn in den Texten von speziellen bzw. spezifischen Problemen, Versorgungsbedingungen und Umständen die Rede ist, so ist damit in aller Regel der neurochirurgisch-neurologische Gesamtkontext gemeint.

Die neurochirurgische und neurologische Versorgung
Gemessen an der Gesamtzahl der medizinischen Einrichtungen in Deutschland, ist die Zahl der speziell neurochirurgischen Einrichtungen, Kliniken und Fachabteilungen (Stand Ende 1994: ca. 115 Einrichtungen) nur sehr gering. Neben den entsprechenden neurochirurgischen Normalpflegestationen betreiben zur Zeit nur etwa die Hälfte dieser Kliniken eigenständige, von Neurochirurgen geführte neurochirurgische Intensivstationen, in denen man sich ausschließlich mit der Versorgung dieser speziellen Patientenklientel beschäftigt. Damit wiederum kommt diesen speziellen, neurochirurgischen Intensivstationen nur ein sehr geringer Prozentsatz an der Gesamtzahl der intensivmedizinischen Einrichtungen zu. Aufgrund der geringen Anzahl der neurochirurgischen Einrichtungen insgesamt ist die Anzahl derer, die sich ausschließlich mit der Versorgung dieser speziellen Patientenklientel befassen, ebenso gering. Nur wenig anders stellt sich die Situation der neurologischen Versorgung und Pflege dar. Das *Jahrbuch der Neurologie* nennt in seiner Ausgabe von 1995 hinsichtlich der wichtigsten neurologischen Krankenhäuser, Kliniken, Fachabteilungen und Rehabilitationseinrichtungen etwa 420 Einrichtungen. Sum-

mierend betrachtet, haben neurochirurgische und neurologische Medizin zahlenmäßig also nur einen geringen Anteil am medizinischen Gesamtversorgungskontext. Trotzdem spielen neurochirurgische und neurologische Medizin und dabei speziell die neurochirurgische als auch neurologische Intensivmedizin in sehr vielen Bereichen der internistischen und operativen Medizin allgemein und besonders in der Akutversorgung von traumatisierten bzw. polytraumatisierten Patienten eine sehr wichtige Rolle.

Informationsdefizit

Da es speziell im Bereich Neurochirurgie nur wenige Facheinrichtungen, d.h. rein neurochirurgische Abteilungen mit eigenen Intensivstationen, gibt und diese zudem oftmals nur an Krankenhäusern der Maximalversorgung betrieben werden, darf angenommen werden, daß es außerhalb dieser Einrichtungen, von neurologischen Kliniken abgesehen, nur relativ wenig Facherfahrung im Umgang mit neurochirurgischen Patienten und Intensivpatienten speziell gibt. Zudem existiert für diesen speziellen Bereich der Normal- und Intensivpflege wenig bzw. kaum Literatur. Diese Überlegungen lassen auf einen hinreichend großen Mangel an fachspezifischen Informationen schließen. Ein solches Informationsbedürfnis angenommen, ist die Intention für dieses Buch im Sinne einer Vermittlung von grundsätzlichen Informationen zu sehen, in einer Vermittlung von Besonderheiten im Umgang und in der Behandlung und Versorgung dieser speziellen Patientenklientel. Ausgehend von dieser Informationsvermittlung möchte ich mit diesem Buch Verständnis wecken und das Erkennen von übergreifenden bzw. sogar fachübergreifenden Zusammenhängen ermöglichen. Die Grundlagen einer adäquaten, therapeutisch orientierten, selbstbewußten pflegerischen Tätigkeit sind fundiertes Wissen und fachlich-persönliche Kompetenz. Ich hoffe, dieses Buch genügt dem Anspruch, dem Leser entsprechend spezielle Informationen differenziert und umfassend anzubieten.

Somit richtet sich dieses Buch

- an Auszubildende in der Krankenpflege,

- an die Kolleginnen und Kollegen, die auf interdisziplinären, operativen und traumatologischen Normal- und Intensivstationen tätig sind,

- an Auszubildende in der Fachweiterbildung „Intensivpflege",

- an die in der neurochirurgischen bzw. neurologischen Allgemein- und Intensivmedizin Tätigen,

- an die allgemein in der Pflege tätigen Krankenpflegepersonen,

- natürlich auch an alle diejenigen, die an neurochirurgisch-neurologischer Allgemein- und Intensivpflege bzw. Medizin interessiert sind.

Buchkonzept und Schwerpunktlegung
Der konzeptionelle Schwerpunkt des Buches liegt auf der intensivmedizinischen Versorgung. Diese Schwerpunktlegung rechtfertigt sich aufgrund ihrer zentralen Bedeutung im Versorgungsgefüge „Neurochirurgie und Neurologie". Ohne eine effizient funktionierende intensivmedizinische Versorgungsmöglichkeit ist Neurochirurgie praktisch unmöglich, adäquate neurologische Versorgung nur sehr eingeschränkt verfügbar. Aber trotz dieser Schwerpunktlegung haben alle Besprechungen natürlich die gleiche Relevanz für den Normalpflegebereich. Dies ist beispielsweise sehr deutlich bei den Ausführungen zur Krankenbeobachtung, Überwachung, Lagerung und Mobilisation oder aber auch bei den Besonderheiten der Prophylaxenanwendung zu bemerken. Zudem stellen sich gerade im „Neuro-Bereich" die Übergänge von Intensivbehandlung bzw. Intensivpflege zur Schwerstkrankenpflege und Normalpflege oftmals eher fließend dar.

Die thematischen Hauptbereiche
Die vorliegenden Ausführungen zur speziellen Allgemein- bzw. Intensivpflege sind nicht als „Basislehrbuch" für Krankenpflege zu verstehen. Aus diesem Grund sind hier keine Ausführungen zu allgemeineren Krankenpflegetätigkeiten, wie z.B. die ausführliche Beschreibung der Durchführung einer Ganzkörperwäsche, allgemeiner Pneumonieprophylaxe o.ä., zu finden. Vielmehr soll der Leser durch die spezielle Gliederung und Konzeption spezielle Informationen vermittelt bekommen, nachdenklich gemacht werden sowie Einsicht und Verständnis für Besonderheiten erhalten. Das Buch ist inhaltlich an den primären Aufgaben der neurochirurgisch-neurologischen Allgemein- und Intensivmedizin orientiert. Dies sind vor allem

- Überwachung und Beobachtung sowie entsprechendes spezielles Handling,
- Maßnahmen zur Sicherstellung der Versorgung des ZNS mit Sauerstoff und Nährstoffen in Abhängigkeit von primären bzw. sekundär hinzukommenden Problemen.

Gesamtstruktur
Die Gliederung des Buches orientiert sich an dem Lebensaktivitätsmodell von Nancy Roper. In diesem Modell beschreibt Roper Tätigkeiten, Bedürfnisse und Verrichtungen, die der Aufrechterhaltung und Sicherung des täglichen Lebens und der Gesundheit dienen. Diese „Aktivitäten des täglichen Lebens", kurz „ATL" genannt, sind leitende Buch- und Kapitelstruktur. Anhand dieser Leitstruktur werden alle wesentlichen Bereiche der Versorgung und Behandlung eines „neurochirurgisch-neurologischen Allgemein- bzw. Intensivpatienten" besprochen. Am Beginn der Ausführungen steht eine allgemeine und kurze Übersicht über das Zentralnervensystem (ZNS) sowie eine

Einführung und Einleitung zu den Themen „spezielle Normal- und Intensivpflege". Dieser Einleitung folgen dann 12 einzelne Kapitel zu den jeweiligen ATL's. Hierauf folgen 3 weitere spezielle Kapitel:

- Pädiatrie und Neonatologie und die spezielle Normal- und Intensivpflege,
- Sterben, Hirntod, Explantation und spezielle Intensivpflege,
- Medikamente und deren Wirkungen im Rahmen der speziellen Normal- und Intensivbehandlung.

Die Gesamtstruktur des Buches ist in Abb. V.1 dargestellt.

Kapitelstruktur
Neben der weiter oben beschriebenen, konzeptionellen Schwerpunktlegung des gesamten Buches und den speziellen thematischen Hauptbereichen, sind die einzelnen Kapitel zu einer „Aktivität des täglichen Lebens" bzw. zu einem speziellen Thema in einer ganz bestimmten, systematisierten Form gestaltet:

- Allgemeines zum Thema,
- Kurzabriß der speziellen Anatomie und Physiologie bzw. Neuroanatomie und -physiologie bzw. Grundlagen zum speziellen Thema,
- Kurzabriß zu Pathophysiologie bzw. Störungsbedingungen,
- Besonderheiten, Handling, Umgang, Konzeptionen,
- Zusammenfassung.

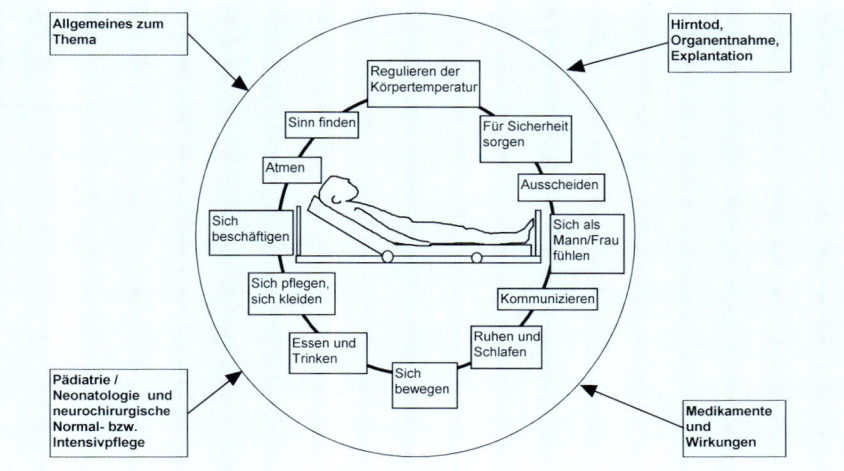

Abb. V.1. Überblick über die Buchstruktur

Zielgruppen
Bei den Ausführungen zu den Themen in diesem Buch habe ich die Beschreibungen zu Tätigkeiten bewußt allgemein gehalten, ohne einzelne Bereiche oder Tätigkeiten einzelnen Berufsgruppen zuzuschreiben. Speziell und vor allem im Rahmen einer Intensivbehandlung ist der Versuch einer solchen Zuschreibung als schwierig anzusehen. Die Rechtsprechung bzw. der Gesetzgeber hat für den ärztlichen Berufsstand grundlegende und eindeutige Vorgaben bezüglich des Berufsbildes, der Verantwortlichkeit und der Zuständigkeit geschaffen. Für die nichtärztlichen Heilberufe gibt es hingegen nur wenige Eindeutigkeiten. So existiert immer noch keine schlüssige und eindeutige Beschreibung des Berufsbildes „Krankenpflege". Dieser Umstand und die Tatsache, daß vor allem in Intensiveinrichtungen der Aspekt „Gewohnheit" bzw. langjähriger Usus in einem bestimmten Umfang bestimmt, welche Berufsgruppe welche Zuständigkeiten hat bzw. welche Tätigkeiten ausführt, wird so beispielsweise auch erklärlich. Um in diesem Dickicht der Uneindeutigkeiten endlich die notwendige Klarheit zu schaffen, ist der Gesetzgeber gefordert. Aber selbst vor dem Hintergrund dieser „Uneindeutigkeit" ist das persönliche Engagement, die persönliche Kompetenz und die moralische Verantwortlichkeit bzw. das „sich in die moralische Pflicht genommen Fühlen" des einzelnen noch nicht berücksichtigt. So muß jeder einzelne, der im klinischen Alltag tätig ist, so wie auch der Leser dieses Buches letztendlich selbst entscheiden, für was er sich verantwortlich fühlt, was er für sich als bedeutend erlebt und welche der Ausarbeitungen dieses Buches er in welcher Form für sich als wichtig betrachtet. Ein herzliches Dankeschön geht an Herrn PD Dr. med. D. Hellwig und Herrn Dr. med. Th. J. Kuhn für die Überlassung des fotografischen Bildmaterials.

Marburg, im Frühjahr 1997   Ulrich Thomé

Inhaltsverzeichnis

Einführung 1

Aktivitäten des täglichen Lebens

Kapitel 1   **ATL „Ruhen und Schlafen"** 35

1.1	Allgemeines zum Thema „Ruhen und Schlafen"	35
1.2	Physiologie des Schlafs	36
1.3	Zentrale Regulation von Wachen und Schlafen	37
1.4	Allgemeine Störungen von Schlafen und Ruhen	38
1.5	Störungen von Schlafen und Ruhen im Zusammenhang mit Störungen des ZNS	38
	Zusammenfassung	39

Kapitel 2   **ATL „Sich bewegen"** 41

2.1	Allgemeines zum Thema „Sich bewegen"	42
2.2	Funktionelle Einheit	43
2.3	Willkürmotorik	43
2.4	Reflexe allgemein	49
2.5	Spastische Zeichen	51
2.6	Kleinhirnsystem	53
2.7	Sensibilität	54
2.8	Störungen des Bewußtseins und Bewegung	56
2.9	ATL „Sich bewegen" und die spezielle Problematik	57
2.10	Lagerung in der Akutphase	58
2.11	Allgemeines zur Lagerung	60
2.12	Lagerung nach dem Bobath-Konzept	63
2.13	Schulter, Hand und Hüfte bei Parese von Arm und Bein bzw. Hemiparese	67
2.14	Dekubitusprophylaxe und -therapie und therapeutische Lagerung	70
2.15	Medikation und Dekubitusgefährdung	71
2.16	Myoklonien, Strecksynergismen und epileptische Krampfanfälle	72
	Zusammenfassung	75

Kapitel 3 ATL „Sich pflegen, sich kleiden" 79

3.1	Allgemeines zum Thema „Sich pflegen, sich kleiden" ...	79
3.2	Körperpflege, Aktivierung, Mobilisation und Basale Stimulation	80
3.3	Mundpflege	81
3.4	Nasenpflege	84
3.5	Augenpflege	84
3.6	Ohrenpflege	85
3.7	Tracheostoma-Anlage und Versorgung	85
3.8	Ganzkörperwäsche	87
	Zusammenfassung	88

Kapitel 4 ATL „Essen und Trinken, Ernährung" 91

4.1	Allgemeines zum Thema „Essen und Trinken, Ernährung"	91
4.2	Formen der Nahrungs- und Flüssigkeitsaufnahme	92
4.3	Nahrungsbestandteile	94
4.4	Nahrungsbedarf	95
4.5	Postaggressionsstoffwechsel	96
4.6	Zentrale Steuerung der Nahrungs- und Flüssigkeitsaufnahme	97
4.7	Zentrale Steuerung des Schluckens, Ablauf des Schluckakts	99
4.8	Besonderheiten der Ernährung bzw. der Nahrungs- und Flüssigkeitsaufnahme	100
	Zusammenfassung	104

Kapitel 5 ATL „Ausscheiden" 105

5.1	Allgemeines zum Thema „Ausscheiden"	106
5.2	Urinausscheidung	106
5.3	Salz- und Wasserhaushalt	111
5.4	Stuhlausscheidung	119
	Zusammenfassung	123

Kapitel 6 ATL „Regulieren der Körpertemperatur" 127

6.1	Allgemeines zum Thema „Regulieren der Körpertemperatur"	127
6.2	Balance	128
6.3	Regulation	129
6.4	Rhythmik	130
6.5	Zusammenhänge zwischen Körpertemperatur, zerebralem Blutfluß und zerebralem Perfusionsdruck ..	130

6.6	Allgemeines zu Störungen der Körpertemperatur und der Temperaturregulation	131
6.7	Spezielles zu Störungen der Körpertemperatur und der Temperaturregulation	134
6.8	Registrierung der Körpertemperatur	136
6.9	Maßnahmen zur Regulierung der Körpertemperatur . . .	137
	Zusammenfassung	138

Kapitel 7	**ATL „Atmen"**	140
7.1	Allgemeines zum Thema „Atmung"	141
7.2	Anatomie und Physiologie	143
7.3	Definitionen und Begriffe	144
7.4	Atmung und spezielle Behandlung	146
7.5	Atmung und Störungen des ZNS	155
7.6	Unterschied zwischen Atmung und Beatmung	157
7.7	Beatmung	159
7.8	Beatmungsschemata	163
7.9	Entwöhnung von der Beatmung und die Extubation . . .	168
7.10	Blutgasanalyse	170
7.11	Tätigkeiten und Prophylaxen	175
	Zusammenfassung	187

Kapitel 8	**ATL „Für Sicherheit sorgen"**	193
8.1	Überwachung, Beobachtung, Monitoring, Dokumentation	196
8.2	Herz-Kreislauf-Funktion und ZNS-Durchblutung	206
8.3	Radiologische, bildgebende Untersuchungsverfahren . .	219
8.4	Interventionelle Neuroradiologie	235
8.5	Stereotaxie und Neuroendoskopie	236
8.6	EEG, EMG bzw. ENG	239
8.7	Evozierte Potentiale	245
8.8	Dopplersonographie	249
8.9	Intrakranieller Druck	251
8.10	Beispiele klinischer Symptome	262
8.11	Methoden der ICP-Registrierung	267
8.12	Externe Liquordrainagen und Liquordruck	269
8.13	Gaeltec-Meßsonde	278
8.14	Spiegelberg-Meßsonde	285
8.15	Camino-Meßsonde	289
8.16	Licox-p(ti)O_2-Meßsonde	292
8.17	Zentralvenöse Zugänge	304
8.18	Operativ eingelegte Drainagen	308
8.19	Liquorpunktion	310
8.20	Thrombosegefahr, Blutungsgefahr, Antikoagulation, Antikoagulantien	313

8.21	Neurochirurgisch-neurologische Krisensituationen und Kriseninterventionen	317
8.22	Hygiene, Desinfektion und Sterilität	320

Kapitel 9 ATL „Sich beschäftigen"   325

9.1	Allgemeines zum Thema „Sich beschäftigen, der Mensch in der Welt"	325
9.2	Arbeit und Lebenssinn bzw. Selbstverständnis aufgrund Beschäftigung, Arbeit und Lebenssinn	325
9.3	Beschäftigung versus Langeweile und die psychischen Auswirkungen	326
9.4	Sensorisch-sensible, soziale Deprivation aufgrund Reizentzug bzw. fehlender Stimulation	326
9.5	Spezielle Problematik	327
	Zusammenfassung	327

Kapitel 10 ATL „Kommunizieren"   329

10.1	Wahrnehmung, Kommunikation, Bewußtsein und Selbstverständnis	330
10.2	Wahrnehmung und Sinnesqualitäten	331
10.3	Sprache als Werkzeug der Kommunikation	340
10.4	Bewußtsein und Bewußtseinslage	342
10.5	Durchgangssyndrome und Trübungssyndrome	343
10.6	Glasgow Coma Scale (GCS) zur Beurteilung der Bewußtseinsstörung	344
10.7	Soziokulturelle Aspekte	344
10.8	Störungen von Kommunikation und Wahrnehmung	346
10.9	Basale Stimulation	349
	Zusammenfassung	373

Kapitel 11 ATL „Sinn finden, Sein"   375

11.1	Allgemeines zum Thema „Sinn finden, Sein"	376
11.2	Spezielles zum Thema	376
11.3	Patientensituation und Erleben	377
11.4	Resultate der Überlegungen, was tun, Handlungsmöglichkeiten	377
11.5	Schmerz, Sedierung, Analgesie und Relaxierung	379
	Zusammenfassung	387

Kapitel 12 ATL „Sich als Mann bzw. Frau fühlen, Sexualität" 389

12.1	Allgemeines zum Thema „Sich als Mann bzw. Frau fühlen, Sexualität"	389
12.2	Beteiligte Strukturen des ZNS	390
12.3	Störungen der Libido	392
12.4	Störungen der Funktionalität	393
	Zusammenfassung	396

Spezielle Themen

Kapitel 13 Pädiatrie, Neonatologie und neurochirurgisch-neurologische Allgemein- und Intensivpflege 399

13.1	Allgemeines zum Thema	399
13.2	Übersicht der Besonderheiten bei der Versorgung pädiatrischer bzw. neonatologischer Patienten	400
	Zusammenfassung bzw. Beispiele zum Umgang und Handling pädiatrisch-neonatologischer Patienten ..	404

Kapitel 14 Sterben, Hirntod, Organentnahme 407

14.1	Allgemeines zum Thema	407
14.2	Sterben, Hirntod, Explantation und neurochirurgisch-neurologische Intensivbehandlung	409
14.3	Kriterien, Voraussetzungen und Symptome bei der klinischen Feststellung des Hirntodes	412
14.4	Klinischer Beobachtungszeitraum	413
14.5	Technische Untersuchungsmethoden	414
14.6	Hirntodfeststellung	415
14.7	Besonderheiten und Probleme nach der Hirntodfeststellung	415
14.8	Beenden der Behandlung, die Diskonnektion vom Beatmungsgerät	416
14.9	Organspende bzw. Spenderkonditionierung und die entsprechende Problematik	417
14.10	Problemlösungen und Handlungsmöglichkeiten	419
	Zusammenfassung	419

Kapitel 15 Medikamente und Wirkungen 421

15.1	Antibiotika	422
15.2	Substanzen zur Anregung bzw. Normalisierung der Magen-Darm-Funktion bzw. Peristaltik	423
15.3	Zentral wirksame Analgetika	423
15.4	Peripher wirksame Analgetika	424

15.5	Narkotika	425
15.6	Lokalanästhetika	426
15.7	Muskelrelaxanzien	426
15.8	Neuroleptika	427
15.9	Sedativa	428
15.10	Antikonvulsiva/Antiepileptika	429
15.11	Pharmaka zur Spasmolyse und Behandlung zentralnervöser Bewegungsstörungen	429
15.12	Pharmaka zur vaskulären bzw. kardiovaskulären Therapie	430
15.13	Diuretika	434
15.14	Antikoagulantien	435
15.15	Pharmaka zur bronchopulmonalen Therapie	435
15.16	Substitutionsmittel, Immunsuppressiva	436
15.17	Plasmaersatzmittel, Blutderivate	438
	Zusammenfassung	439

Anhang 441

Abkürzungsverzeichnis 441

Glossar 447

Literatur 465

Sachverzeichnis 467

Einführung

Um den Zugang zum doch sehr speziellen Thema des Buches zu erleichtern, werden in diesem einführenden Kapitel entsprechende Basisinformationen vermittelt.

- Zu Beginn der Einführung steht eine Übersicht über das Nervensystem, in der nach einer allgemein gehaltenen Einleitung die Nervensysteme, knöcherne Strukturen des Schädels, das Gehirn, die Blutversorgung des Gehirns, der Liquor cerebrospinalis, die Hirnnerven sowie die Wirbelsäule, das Rückenmark und die Spinalnerven kurz besprochen werden.
- Im nächsten Punkt wird die neurochirurgisch-neurologische Versorgung und das Versorgungsspektrum skizziert.
- Danach werden Allgemeinversorgung und Normalpflege umrissen, Aspekte der Pflegeorganisation der neurochirurgischen und neurologischen Normalpflegestation sowie die Aufgaben und Funktionen des dort tätigen Pflegepersonals angesprochen.
- Von diesem Bereich getrennt, wird auf Intensivmedizin und Intensivpflege eingegangen. In diesem Kapitelteil sind die Aufgaben der Intensivbehandlung und Grundsätzliches zur Intensivbehandlung bzw. Behandlungsstrategien Thema. Im einzelnen sind dies Behandlungsergebnisse, Outcome, Prognosen der Intensivbehandlung, Schädel-Hirn-Trauma (SHT), Trauma und Tumortherapie. Bezüglich des Personals der Intensivstation werden zunächst die personelle Besetzung, dann allgemein übliche und bekannte sowie spezielle Aufgaben und Funktionen des Pflegepersonals besprochen. Weitere Punkte sind die allgemeinen Anforderungen an das Intensivpflegepersonal, Ausbildung, Rollenverständnis und Belastungen. Abschließend erfolgt noch eine kurze Übersicht über die technische Ausstattung einer solchen Intensivstation.
- Dem neurochirurgisch-neurologischen Patienten allgemein und seinen Kommunikationsproblemen im besonderen ist ein spezieller Unterpunkt reserviert.
- Zum Abschluß folgen dann noch Gedanken zu den Angehörigen des neurochirurgisch-neurologischen Patienten und zu deren besonderer Situation.
- Zusammenfassung.

Grundlagen und allgemeine Übersicht über das Nervensystem

Allgemeines

Das Nervensystem besteht grob gesagt aus Neuronen (Nervenzellen) und Stützzellen, den Gliazellen bzw. Neuroglia. Die Neuronen stehen mit ihren Fortsätzen, den Dendriten und Neuriten (Axone), mit anderen Neuronen bzw. den Zellen der Zielorgane in Verbindung. Die Funktion der Gliazellen ist mit dem Bindegewebe im übrigen Körper vergleichbar. Stützend, strukturgebend, abdichtend und umkleidend erfüllen sie Nähr- und Schutzaufgaben für die Neuronen. Als Abdichtungsschicht um Neuronen herum wird die Gliabarriere auch als Blut-Hirn-Schranke bezeichnet. Neuroglia kann eine fettähnliche Substanz bilden, das sogenannte Myelin. Desweiteren stellt die um Axone herum befindliche Gliaschicht die sogenannte Markscheide dar. Markscheide und Axon wiederum bilden die Nervenfaser, viele Nervenfasern zusammen werden als Nerv bezeichnet. Ist ein Nerv myelinhaltig, d.h. markhaltig, kann die Geschwindigkeit, mit der dieser Nerv Impulse weiterleitet, sehr hoch sein (Tabelle E.1). Die Verbindung zwischen 2 Neuronen wird durch eine als Synapse bezeichnete Struktur sichergestellt. Die Verbindung zwischen Neuron und Erfolgsorgan „Muskel" wird als motorische Endplatte bezeichnet. Die Impulsübertragung über den synaptischen Spalt bzw. Nerv-motorische Endplatte-Muskel wird dabei durch Neurotransmitter wie Acetylcholin, Noradrenalin, Dopamin, γ-Aminobuttersäure u.a. gewährleistet. Das Nervensystem selbst kann in das Zentralnervensystem (ZNS) (Gehirn und Rückenmark) und das periphere Nervensystem (PNS) unterschieden werden. Eine eher funktional orientierte Zuordnung erfolgt in willkürliches und autonomes (vegetatives) Nervensystem. Im ZNS sind willkürliches und vegetatives Nervensystem eng miteinander verknüpft, während in der Körperperipherie eine weitestgehende, sowohl anatomische als auch funktionelle Trennung besteht. Die Impulsleitung eines Nervs in die Peripherie bzw. zum Erfolgsorgan wird als Efferenz, die zum ZNS hin verlaufende Impulsleitung als Afferenz bezeichnet. Die Nerven des peripheren Nervensystems (PNS) werden in Hirn- und Rückenmarksnerven eingeteilt und sind in aller Regel gemischte Nerven. Sie enthalten neben willkürlichen auch unwillkürliche, vegetative Anteile. In einer weiteren,

Tabelle E.1. Nervenfasern

Nerv bzw. Fasertyp	Struktur, Zuordnung und Funktion	Durchmesser in µm	Leitgeschwindigkeit in m/s
Aα	Markhaltig, z.B. Muskelspindeln, Skelettmuskeln, Sehnen	15	70–120
Aβ	Markhaltig, z.B. Hautafferenz wie Tastsinn	8	30– 70
Aγ	Markhaltig, z.B. Muskelspindeln	5	15– 30
Aδ	Markhaltig, z.B. Hautafferenz	3	12– 30
B	Markhaltig, sympathisch präganglionär	3	3– 15
C	Marklos, sympathisch postganglionär	1	0,5–102

zwar schon älteren aber weit verbreiteten Definition wird zusätzlich in Bezug auf die motorische Leitung von einem ersten, zentralen Motoneuron und einem zweiten, peripheren Motoneuron gesprochen.

- Das 1. Motoneuron meint dabei vereinfachend die gesamte neuronale Leitung von der Hirnrinde bis zu den motorischen Vorderhornzellen im Rückenmark.
- Das 2. Motoneuron umfaßt dann dementsprechend die Strecke von den motorischen Vorderhornzellen des Rückenmarks bis zum Erfolgsorgan inklusive der motorischen Endplatte.

Nervensysteme

Das willkürliche Nervensystem besteht aus dem zentralen willkürlichen Nervensystem (Gehirn und Rückenmark) und dem peripheren willkürlichen Nervensystem (somatomotorische, somatosensible, somatosensorische Nerven sowie Ganglien). Dieses willkürliche Nervensystem übernimmt in erster Linie bewußte und halbbewußte Aufgaben wie Willkürbewegungen, sensorische Rezeption, Sprechen und anderes mehr. Dem willkürlichen Nervensystem steht das unwillkürliche, autonome, vegetative Nervensystem gegenüber. Auch dieses System besteht aus einem zentralen Teil, dem zentralen vegetativen Nervensystem (vegetative Neuronen in Gehirn und Rückenmark) und dem peripheren vegetativen Nervensystem (Nervenplexi sowie eine Vielzahl vegetativer Ganglien). Die Aufgabe des vegetativen Nervensystems besteht in erster Linie darin, Körperfunktionen wie Atmung, Körpertemperatur und Blutdruck ohne bewußte Kontrolle mehr oder minder automatisch zu regeln. Zusätzlich zu der eher anatomisch orientierten Zuordnung wird das vegetative Nervensystem noch in einen sympathischen und einen parasympathischen Teil unterschieden. Der sympathische Anteil dient in erster Linie der Leistungssteigerung. Puls- und Blutdrucksteigerung, Schwitzen, Mydriasis und anderes sind die Symptome der sympathischen Aktivität. Der parasympathische Anteil hat grob vereinfachend gesehen die gegenläufigen Funktionen des sympathischen Teils. Beispiele parasympathischer Aktivität sind Dämpfung der Herz-Kreislauf-Funktion, Förderung der Magen-Darm-Peristaltik und Verengung der Pupillen.

Knöcherne Strukturen des Schädels

Hinsichtlich der thematisch interessanten, knöchernen Strukturen können am Schädel zwei Bereiche differenziert werden. Der erste Teil ist der Hirnschädel (Neurokranium). Dieses Neurokranium wird vom Stirnbein (Os frontale), den Scheitelbeinen (Os parietale), den Schläfenbeinen (Os temporale), dem Hinterhauptbein (Os occipitale), dem Keilbein (Os sphenoidale) und dem Siebbein (Os ethmoidale) gebildet. Diese Knochen, noch einmal in Schädeldach und Schädel-

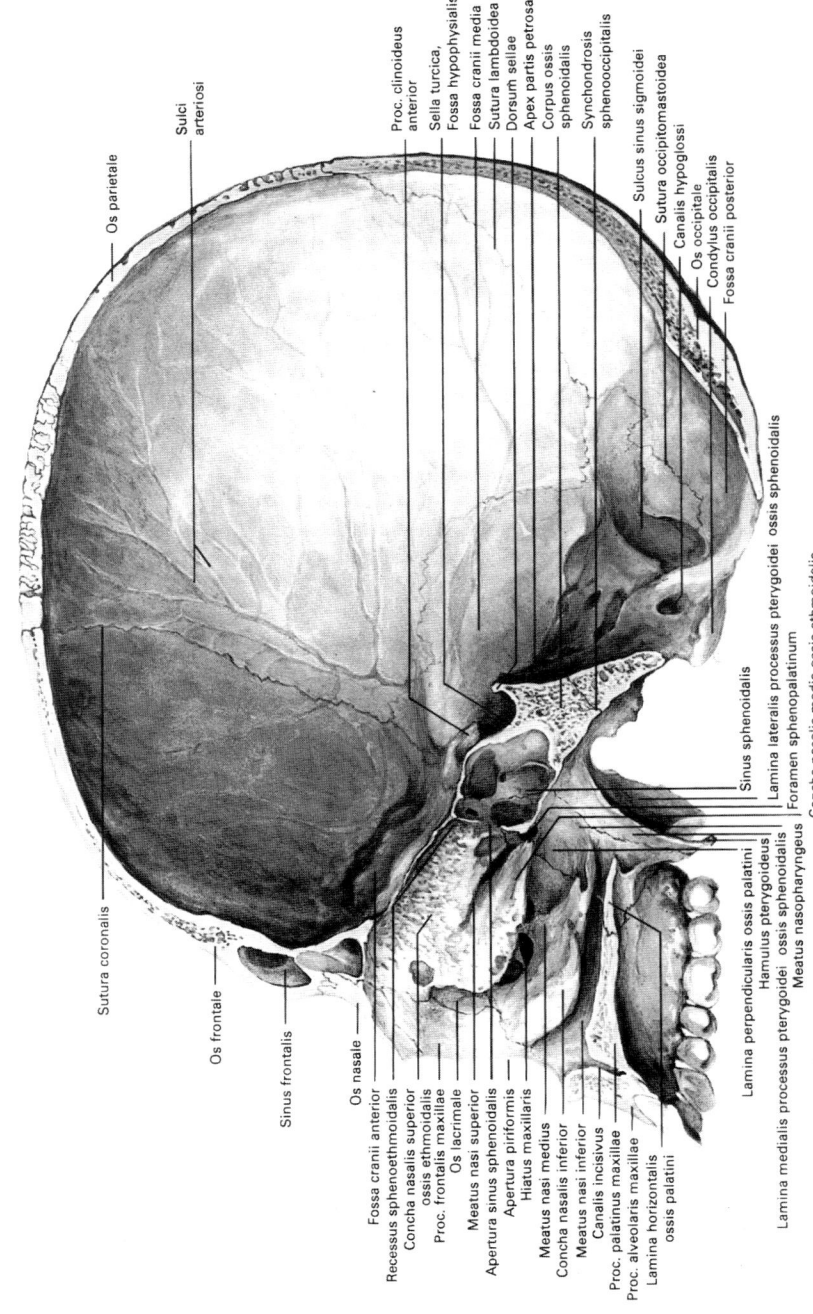

Abb. E.1. Schädel (Cranium). Sagittalschnitt, Ansicht von medial. (Aus Bertolini u. Leutert 1982)

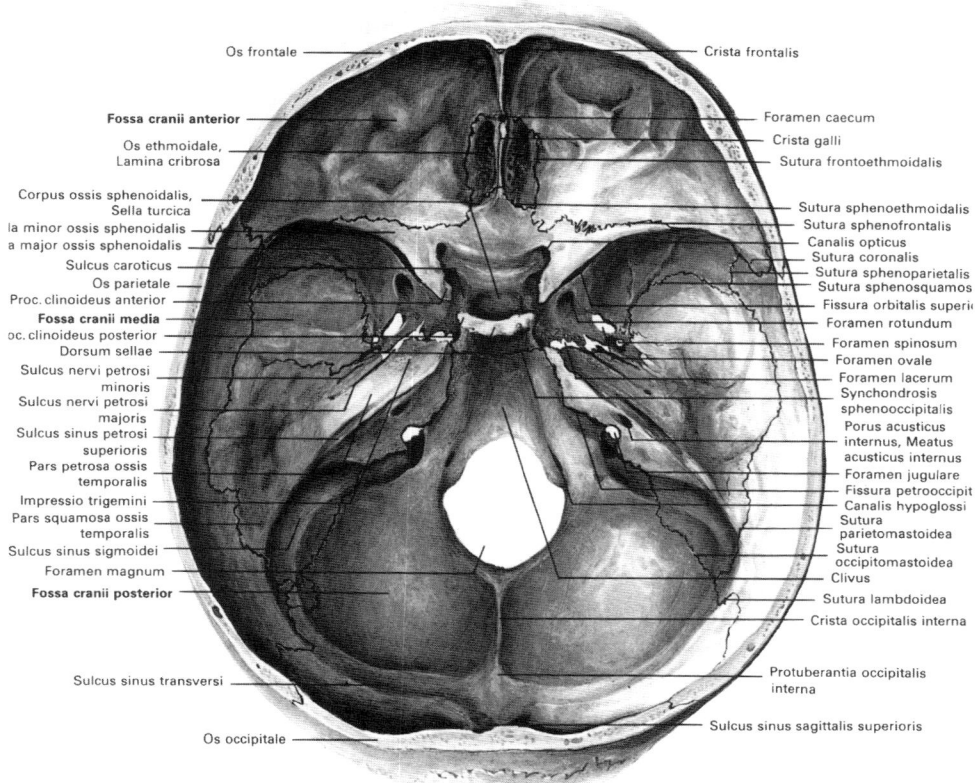

Abb. E.2. Schädelbasis (Basis cranii interna) von oben. (Aus Bertolini u. Leutert 1982)

basis unterschieden, umschließen und schützen das Gehirn. Das Schädeldach wird vom Stirnbein, den beiden Scheitelbeinen, Teilen des Hinterhauptbeins und Teilen der beiden Schläfenbeine gebildet. Die zum Stirnbein gehörenden Orbitadächer, das Keilbein, die Felsenbeine und das Hinterhauptbein zusammen bilden die Schädelbasis (Abb. E.1 und Abb. E.2). Die einzelnen Schädelknochen sind durch Knochennähte miteinander verbunden, welche im frühen Kindesalter noch nicht knöchern durchwachsen sind. Die wichtigsten Schädelnähte sind die Kranznaht (Sutura coronalis), die Pfeilnaht (Sutura sagittalis) und die Lambdanaht (Sutura lambdoidea). Der zweite, thematisch wichtige knöcherne Bereich am Schädel ist der Gesichtsschädel. Dieser setzt sich aus Oberkiefer, Jochbein, Nasenbein, Tränenbein, Gaumenbein, Pflugscharbein, unterer Nasenmuschel und dem Unterkiefer zusammen.

Das Gehirn

Das Gehirn ist der primäre Teil des zentralen Nervensystems (ZNS) und als zentrale Steuerinstanz in der Schädelhöhle lokalisiert (Abb. E.3). Es geht nahtlos in den zweiten Teil des ZNS, das Rückenmark über. Strukturell kann man bei einem Gewebeschnitt des Gehirns die graue Substanz von der weißen Substanz unterscheiden. Die graue Substanz besteht aus Neuronen, während die weiße Schicht den Nervenbahnen entspricht. Die Hirnrinde und verschiedene im Gehirn befindliche Bereiche (Nervenkerne) bestehen aus grauer, andere Bereiche des Gehirns, wie z.B. das direkt unterhalb der Hirnrinde befindliche Marklager, aus weißer Substanz. Hirn als auch Rückenmark sind von Hirnhäuten, den Meningen, umkleidet. Diese Hirnhäute können im Bereich des Gehirns folgendermaßen beschrieben werden. Vom Schädel zum Hirn hin gesehen kommt zunächst die Dura Mater, welche als harte Hirnhaut der Schädelkalotte direkt anliegt. Die Dura bildet zusätzlich noch Zwischenwände (Falx, Tentorium), die einzelne Hirnbereiche voneinander trennen.

In dem Raum, welcher sich dem Gehirn hin der Dura anschließt, dem Subduralraum, verlaufen venöse Blutleiter. Die nächste Haut dem Gehirn zu ist dann die Arachnoidea (Spinngewebshaut). Der unter dieser Haut befindliche Raum, der Subarachnoidalraum, ist mit Liquor gefüllt. In ihm verlaufen die das Hirn versorgenden großen Zerebralarterien (z.B. A. cerebri media). Direkt dem Hirn aufliegend folgt zum Schluß die Pia Mater als weiche Hirnhaut. Das Gehirn selbst läßt sich in die folgenden Bereiche unterteilen.

- **Telenzephalon (Endhirn).** Das Endhirn mit den durch eine Spalte (Fissura longitudinalis cerebri) geteilten Großhirnhemisphären ist der entwicklungsgenetisch jüngste Teil des ZNS. Auf der Hirnoberfläche befinden sich die Hirnwindungen (Gyrus cerebri) und verschiedene Furchen (Sulcus cerebri). Diese Strukturen dienen sowohl der Hirnrinden-Oberflächenvergrößerung als auch der funktionalen Trennung. Dabei können entsprechend der Zuordnungstopographie bestimmten Bereichen bestimmte Aufgaben und Funktionen zugeordnet werden. Sulcus lateralis und sulcus centralis trennen das Telenzephalon in verschiedene Hirnlappen (Lobus frontalis, Lobus temporalis, Lobus parietalis, Lobus occipitalis).

- **Dienzephalon (Zwischenhirn).** Wichtigste Teile des Dienzephalons sind Thalamus, Hypothalamus mit Hypophyse und limbisches System. Der Thalamus wird auch als „Tor zum Bewußtsein" bezeichnet. Er ist die Umschaltstelle nahezu aller afferent laufenden Impulse. Hier erfolgt auch eine emotionale Bewertung der Sinnesreize. Hypothalamus mit Hypophyse sind Steuerzentren des vegetativen Nervensystems und dienen der hormonellen Regulation, der Steuerung von Ernährung, Herzkreislauf und Atmung usw.

- **Zerebellum (Kleinhirn).** Das in der hinteren Schädelgrube gelegene Kleinhirn gleicht dem Telenzephalon hinsichtlich Oberfläche, Rinde, Mark usw. Ebenso wie das Großhirn besteht das Kleinhirn aus zwei Hemisphären und besitzt zusätzlich den in der Mitte liegenden Kleinhirnwurm. Das Kleinhirn ist für die Steuerung und Feinabstimmung von Bewegungen zuständig.

Grundlagen und allgemeine Übersicht über das Nervensystem

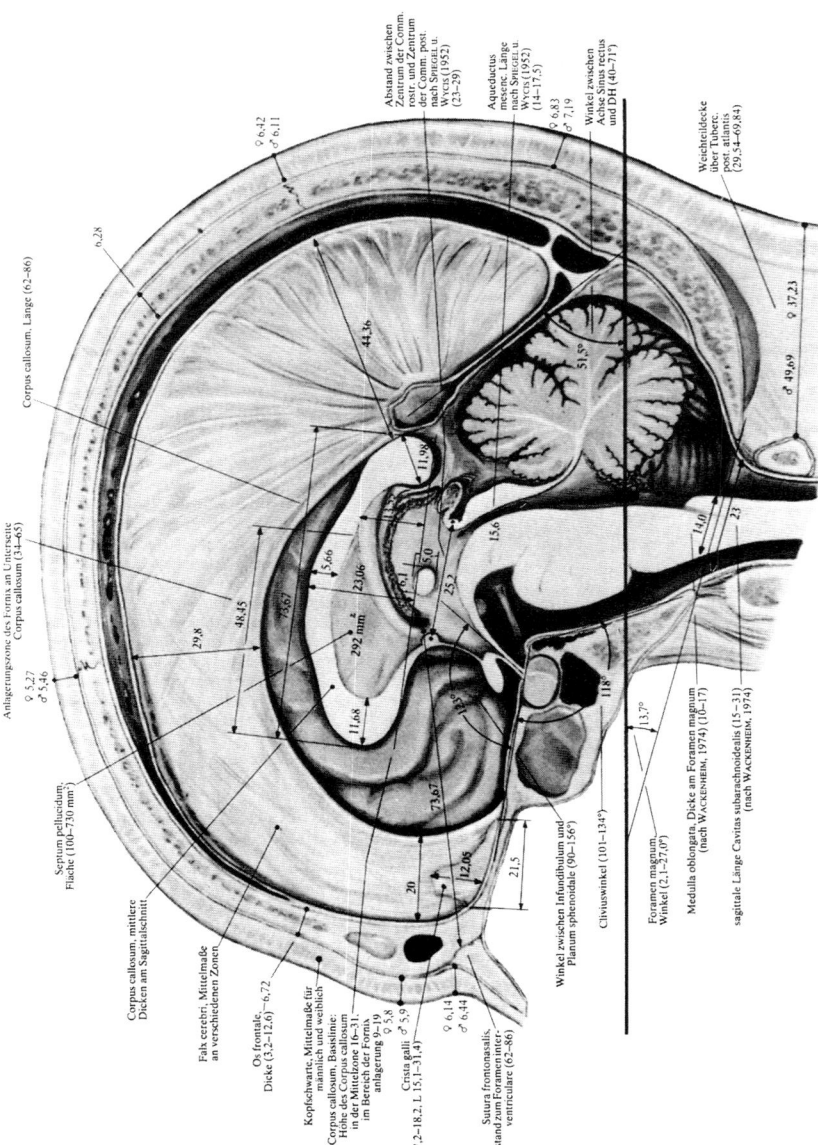

Abb. E.3. Kraniozerebrale Topographie. Ärztlich wichtige Maße und Winkel der Medianstrukturen. Mittelwerte (in mm) an den Meßlinien, Grenzwerte an den Hinweislinien. (Aus Lanz u. Wachsmut 1979)

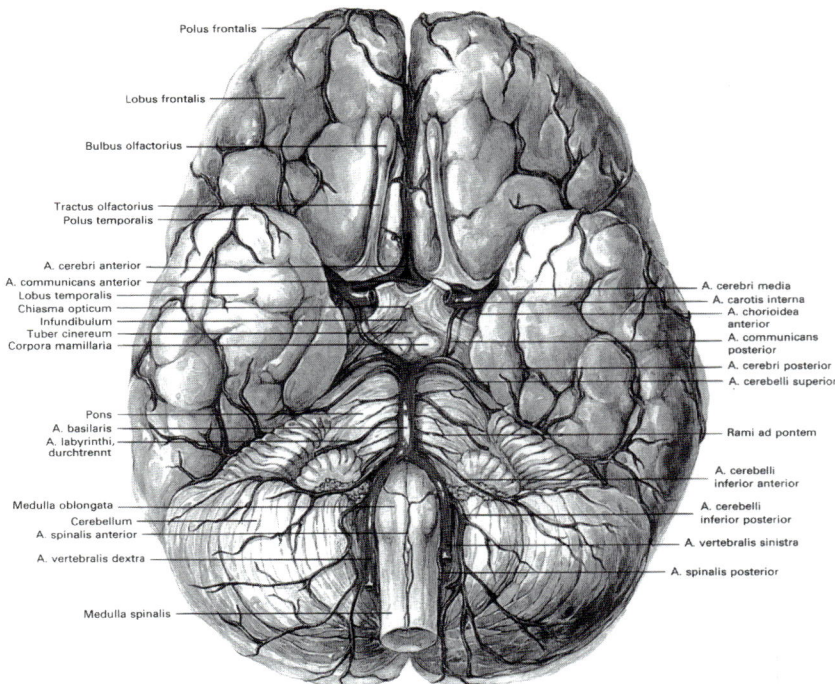

Abb. E.4. Gehirn (Enzephalon von unten). Circulus arteriosus cerebri, Hirnarterien. Die Hirnnerven wurden entfernt. (Aus Bertolini u. Leutert 1982)

- **Mesenzephalon (Mittelhirn), Pons (Brücke) und Medulla oblongata (verlängertes Mark)** werden zusammenfassend auch als Hirnstamm bezeichnet. Diese Strukturen haben sensomotorische Funktionen, stellen Leitungs- und Umschaltaufgaben zwischen Gehirn und Rückenmark sicher. Dort sind Zentren zur Koordination, Stimulation und Implementierung von verschiedensten Funktionen, wie z.B. Kreislauf, Herzfunktion, Atmung, Augenbewegungen usw. lokalisiert.

Blutversorgung des Gehirns

Hinsichtlich der Versorgung mit sauerstoff- und glukosereichem Blut benötigt das Gehirn alleine ca. 25% des vom Herzen bereitgestellten Herzminutenvolumens (HMV). Die zunächst extrakraniell verlaufende Blutversorgung des Gehirns erfolgt dabei über die jeweils paarig vorhandenen A. carotis interna und A. vertebralis. Die Vertebralarterien vereinigen sich zur A. basilaris. Im Bereich der Schädelbasis bilden die drei Gefäße A. carotis interna dexter et sinister und A. basilaris mit entsprechenden Verbindungsästen, den Aa. communicans anterior et posterior, eine Art Ring, den Circulus arteriosus wilisii. Dieser Ring stellt mit seinen Kollateralmöglichkeiten die Versorgung des Gehirns mit den von dort abzweigenden Hirnarterien sicher. Diese Hirnarterien sind die jeweils paarig vorhandene A. cerebri anterior, A. cerebri media und A. cerebri posterior. Die Versorgung des Kleinhirns, des Hirnstamms sowie der Medulla oblongata erfolgt durch Versorgungsäste, die der A. basilaris entspringen. Eine Übersicht der arteriellen Versorgung ist in Abbildung E.4 dargestellt. Die venöse Blutentsorgung des Gehirns erfolgt über große Blutleiter (Sinus durae matris), in denen das venöse Blut zunächst gesammelt wird. Der wichtigste dieser venösen Blutleiter ist der in der Mitte des Schädeldachs verlaufende Sinus sagittalis superior. Dieser vereinigt sich mit dem Sinus rectus, welcher wiederum aus der V. cerebri magna galenii hervorgeht. Das gesammelte venöse Blut fließt über den Sinus transversus, den Sinus sigmoideus und letztendlich über die Jugularvenen in die V. cava superior und gelangt dann zum Herz.

Liquor cerebrospinalis

Sowohl Gehirn als auch Rückenmark sind von dem sogenannten Nervenwasser, dem Liquor cerebrospinalis umspült. Dieser Liquor ist eine normalerweise wasserklare, zellarme Flüssigkeit. Er hat neben anderen Funktionen die Aufgabe, das ZNS als mechanischen Puffer zu schützen und dafür zu sorgen, daß das Gehirn entfaltet bleibt. Nicht nur die äußeren Hohlräume (Subarachnoidalraum, basale Zisternen) sind mit Liquor gefüllt. Im Gehirn selbst gibt es Hohlräume, sogenannte Ventrikel, die ebenfalls mit Liquor gefüllt sind und sowohl miteinander als auch mit den äußeren Liquorräumen in Verbindung stehen (Abb. E.5). Die inneren Hohlräume sind die paarig angelegten Seitenventrikel mit den verschiedenen Hörnern, der III. Ventrikel und der IV. Ventrikel. Der größte Teil des Liquors wird im Plexus choreoideus der Seitenventrikel aber auch im III. und IV. Ventrikel gebildet. Von dort bewegt sich der Liquorstrom in kaudale Richtung zum III. Ventrikel und passiert dabei die Foramina Monroi. Von hier erfolgt die Passage über den Aquädukt in den IV. Ventrikel. Vom IV. Ventrikel strömt der Liquor durch die Foramina Luschkae und das Foramen Magendie in die Subarachnoidalräume und basalen Zisternen. Die Rückresorption des Liquors erfolgt über die Arachnoidalzotten des Subarachnoidalraums. Beim Erwachsenen fassen die Liquorräume etwa 180ml Liquor. Es werden täglich ca. 400–650ml Liquor produziert und physiologisch wieder resorbiert.

Hirnnerven

Es existieren insgesamt zwölf Hirnnerven, die im Gegensatz zu den Spinalnerven direkt aus dem Gehirn austreten und zu den Versorgungsgebieten ziehen (Abb. E.6). Diese Nerven können wie folgt beschrieben werden.

- **Hirnnerv I = Riechnerv (N. olfactorius).** Der N. I hat seinen Ursprung im Riechhirn an der Schädelbasis und versorgt als Erfolgsorgan die Nasenschleimhäute. Funktion des Nervs ist der Geruchssinn. Die Funktionsbeurteilung erfolgt über Geruchsstoffe.

Abb. E.5.
Normale Zirkulation des Liquors (seitlicher Querschnitt von Hirn und Rückenmark)

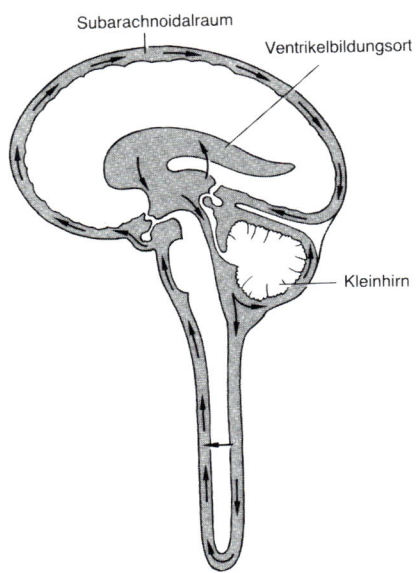

- **Hirnnerv II = Sehnerv (N. opticus).** Der N. II hat keinen eigentlichen Ursprung. Er entspricht dem Verlauf der Sehbahn, die mit verschiedenen Hirnarealen einerseits und dem optischen Apparat (Augen) andererseits in Verbindung steht. Funktion des Nervs ist die Weiterleitung von optischen Reizen. Die Funktionsbeurteilung erfolgt über verschiedene Arten der Sehprüfung.

- **Hirnnerv III = N. oculomotorius.** Der N. III hat seinen Ursprung im Mesenzephalon, d.h. oberhalb der Pons. Funktion des Nervs ist die motorische Versorgung der Augenmuskeln sowie die Pupillenreaktion. Die Funktionsbeurteilung erfolgt über Lichtreiz (Pupillenreflex) und bei kooperativen Patienten über den Fixationsversuch von Gegenständen.

- **Hirnnerv IV = N. trochlearis.** Der N. IV hat seinen Ursprung ebenfalls im Mesenzephalon, d.h. oberhalb der Pons. Funktion des Nervs ist ebenfalls die motorische Versorgung der Augenmuskeln (Rotation). Die Funktionsbeurteilung erfolgt bei kooperativen Patienten über das Verfolgen eines Gegenstandes mit den Augen.

- **Hirnnerv V = N. trigeminus.** Dieser Nerv entspringt drei Ursprungsgebieten, die sich vom Mesenzephalon bis hinab zur Medulla oblongata erstrecken. Funktion ist die sensomotorische Versorgung des Gesichts. Die Funktionsbeurteilung erfolgt bei kooperativen Patienten über Mundöffnen und Zubeißen. Die Prüfung der Sensibilität erfolgt durch Berühren.

- **Hirnnerv VI = N. abducens.** Ursprung im Ponsbereich. Zusammen mit N. III und N. IV versorgt der N. VI die motorischen Strukturen des Auges. Dies betrifft in erster Linie Bewegungen des Auges, Pupillenweite und Wölbung der Linse. Funktionsbeurteilung erfolgt bei kooperativen Patienten über das Verfolgen eines Gegenstandes mit den Augen nach lateral.

Grundlagen und allgemeine Übersicht über das Nervensystem

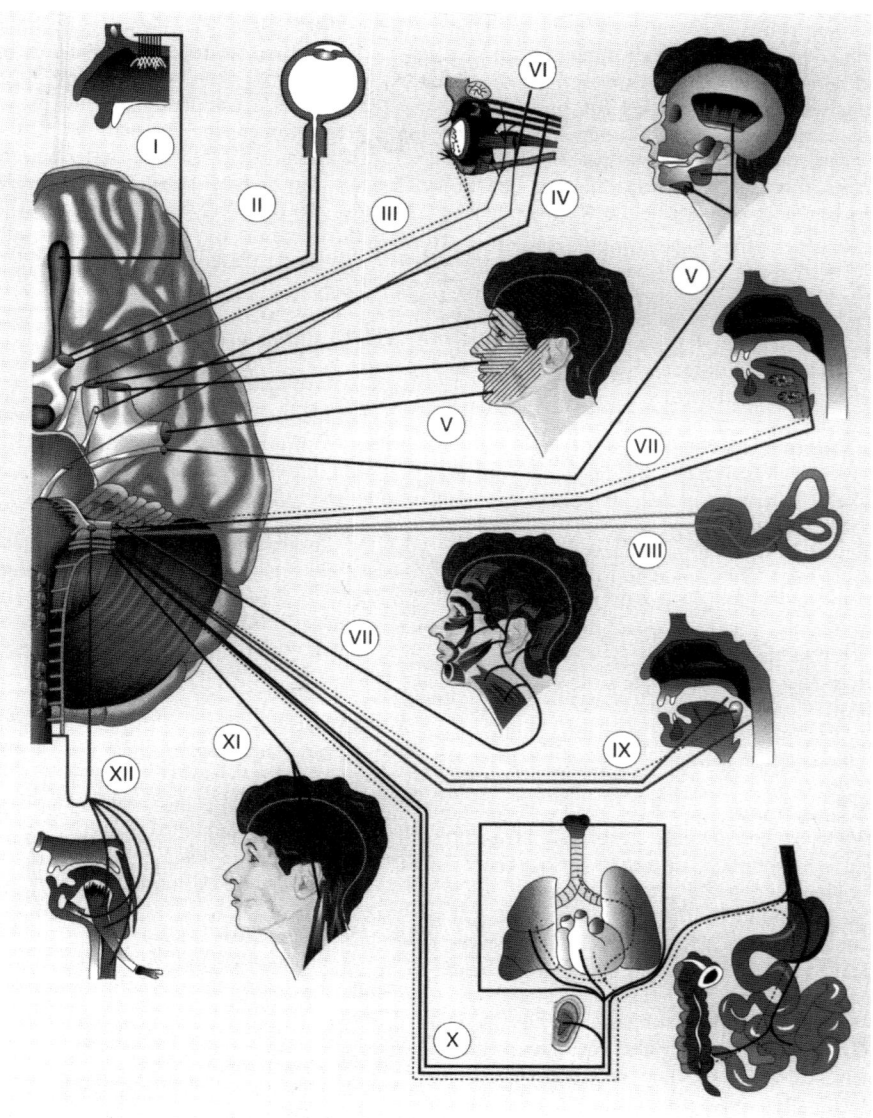

Abb. E.6. Aufsicht auf die Hirnbasis von unten. Hier sind die Abgänge der 12 Hirnnerven zu sehen. Die Hirnnerven sind, entsprechend ihrem Austrittsort, von vorn (nasal) nach hinten (okzipital) mit den römischen Ziffern I–XII bezeichnet. Die wichtigsten Versorgungsgebiete sind jeweils am Ende des einzelnen Hirnnerven angegeben (Erläuterungen s. Text)

- **Hirnnerv VII = N. faszialis.** Ursprung im Kleinhirnbrückenwinkel. Funktion ist die sensomotorische Versorgung des Gesichts und von Teilen der Zunge. Funktionsbeurteilung erfolgt bei kooperativen Patienten über Stirnrunzeln, Augenschluß, Zubeißen u.a.
- **Hirnnerv VIII = Hör- und Gleichgewichtsnerv** (N. vestibulocochlearis = N. statoacusticus). Ursprung im Kleinhirnbrückenwinkel. Funktion ist Hören und die Wahrnehmung der Stellung des Körpers im Raum. Funktionsbeurteilung erfolgt bei kooperativen Patienten über Stimmgabeltest und Gleichgewichtsprüfung.
- **Hirnnerv IX = N. glossopharyngeus.** Ursprung lateral der Medulla oblongata. Funktion ist die sensomotorisch-sekretorische Versorgung von Rachen, Schlund, Mittelohr und Teilen der Zunge. Beurteilung erfolgt über Würgreflex, Phonationsfähigkeit (Heiserkeit) und den Schluckakt.
- **Hirnnerv X = N. vagus.** Ursprung lateral der Medulla oblongata. Funktion ist die sensomotorisch-sekretorische Versorgung von Gaumen, Schlund, Kehlkopf, Luft- und Speiseröhre, Gehörgang sowie Hirnhäute. Als wichtigster vegetativer Nerv bildet der N. X ausgedehnte Nervenplexi im Hals-, Brust- und Bauchbereich (z.B. für Darm und Herz). Neben der allgemeinen Funktionalitätseinschätzung erfolgt die Beurteilung über die Prüfung der Rachensensibilität.
- **Hirnnerv XI = N. accessorius.** Ursprung lateral der Medulla oblongata. Funktion ist die sensomotorische Versorgung der Hals- und Schultermuskulatur. Beurteilung erfolgt über Drehen des Kopfes und Heben der Schultern.
- **Hirnnerv XII = N. hypoglossus.** Ursprung liegt im unteren Drittel der Medulla oblongata. Funktion ist die sensomotorische Versorgung der Zunge. Bei Schädigung kommt es zur Atrophie bzw. zum Abweichen der Zunge zur paretischen Seite.

Wirbelsäule, Rückenmark und Spinalnerven

Die Wirbelsäule besteht aus insgesamt 7 Hals- (Zervikal), 12 Brust- (Thorakal) und 5 Lenden- (Lumbal) wirbeln sowie dem Kreuz- und dem Steißbein. Ein Wirbel selbst besteht aus dem Wirbelkörper, dem Wirbelbogen, zwei Querfortsätzen und einem Dornfortsatz. Zwischen den einzelnen Wirbeln befindet sich die sogenannte Bandscheibe. In dem von den Wirbelknochen gebildeten Hohlraum, dem Wirbelkanal, befindet sich das Rückenmark. Es ist in diesem Hohlraum von Hirnhäuten umkleidet und mit Liquor umspült. Beim Erwachsenen reicht die Rückenmarkssubstanz im Wirbelkanal nur bis zum ersten Lendenwirbel. Nach einem Gewebeschnitt durch das Rückenmarksgewebe kann das Rückenmark, ebenso wie das Gehirn, in weiße und graue Substanz unterschieden werden. Allerdings liegt hier, im Gegensatz zum Gehirn, die weiße Substanz außen und die graue innen. Die innen liegende, graue Substanz besteht aus Neuronen und bildet eine Schmetterlingsform mit paarigen Vorder- und Hinterhörnern. In den Vorderhörnern des Rückenmarks können die sogenannten Motoneuronen, in den Hinterhörnern die

Neuronen für die Afferenz (sensibel und motorisch) lokalisiert werden. Die weiße Substanz besteht aus Nervenbahnen, die auf- und absteigende Impulse leiten und auch untereinander verschaltet sind. Beispielsweise werden durch diese Verschaltungen die Reflexe ermöglicht. Es gibt insgesamt 31, paarig aus dem Rückenmark austretende Spinalnerven. Diese Nerven bilden sich aus Vorder- und Hinterwurzel (gemischte Nerven), treten aus den Wirbellöchern (foramina intervertebralia) aus und versorgen jeweils ein Körpersegment. Sie können je nach Etage des Austritts aus den Zwischenwirbelräumen wie folgt unterschieden werden:

- 8 Halsnerven (Nervi cervicales),
- 12 Brustnerven (Nervi thoracales),
- 5 Lendennerven (Nervi lumbales),
- 5 Kreuznerven (Nervi sacrales),
- 1 Steißnerv (Nervus coccygealis).

Manche der Spinalnerven bilden nach Verlassen der Wirbelsäule Nervengeflechte (z.B. Plexus cervicalis, Plexus brachialis, Plexus lumbalis, Plexus sacralis), aus denen dann wiederum andere, periphere Nerven hervorgehen können (z.B. N. phrenicus). Das von einem Rückenmarkssegment sensibel innervierte Hautfeld wird als Dermatom bezeichnet. Es gibt insgesamt 30 Dermatome, die entsprechend den Spinalnervensegmenten benannt werden (Abb. E.7).

Neurochirurgisch-neurologische Versorgung und das Versorgungsspektrum

Die in neurochirurgischen als auch neurologischen Kliniken behandelte und versorgte Patientenklientel ist mit seinen spezifischen Problemen zwischen Neurologie, Orthopädie, Allgemeinchirurgie, Onkologie, innere Medizin, Neuropädiatrie und operativer Neurotraumatologie einzuordnen. Die klinische Versorgung wird durch Poliklinik, Ambulanz, Normalpflegestation/en, Intensivstation bzw. Möglichkeit der intensivstationären Versorgung, Operationsbereich sowie Diagnostikeinrichtungen (z.B. Neuroradiologie u.a.) geleistet. Nur die Funktionstüchtigkeit und Effizienz der einzelnen Bereiche gewährleistet die Sicherstellung dieser hochspezialisierten Versorgung. Beispiele für Patienten und deren zu behandelnden und zu versorgenden Erkrankungen bzw. Störungen sind:

- Patienten mit Störungen bzw. Erkrankungen des Bewegungsapparates im Bereich der Wirbelsäule bzw. des Spinalkanals, z.B.
  - Bandscheibenvorfälle verschiedener Lokalisationen (LWS, BWS, HWS),
  - Tumoren und Tumorchirurgie im Bereich Wirbelsäule und Spinalkanal wie z.B. spinale Metastasen, Neurinome,
  - traumatische Schäden und chirurgische Versorgung nach Traumen im Bereich Wirbelsäule und Spinalkanal wie z.B. Ausräumung von Hämatomen, Stabilisierung von Frakturen usw.,
  - Miß- und Fehlbildungen im Bereich Wirbelsäule und Spinalkanal und deren chirurgische Versorgung wie z.B. Fehlbildungen des kraniozervikalen Übergangs und der Wirbelsäule, Syringomyelie, Spina bifida dorsalis, Dandy-Walker-Syndrom usw.

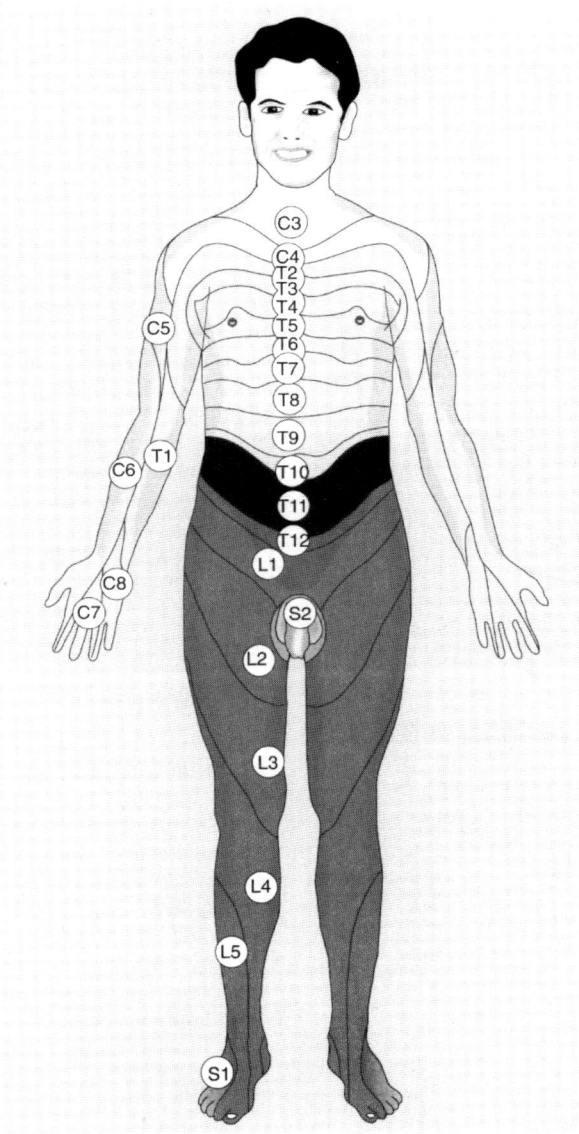

Abb. E.7. Auf der rechten Körperseite sind die Hautfelder (Dermatome) eingezeichnet, die von den entsprechenden Rückenmarksegmenten versorgt werden. Auf der linken Körperseite sind die den entsprechenden Nerven zugeordneten Hautfelder eingezeichnet. Die Hautnerven enthalten in der Regel von mehreren Rückenmarksegmenten ihre Zuflüsse, so daß die Felder der Hautnerven nicht mit den Dermatomen übereinstimmen

- Patienten mit intrakraniellen Gefäßerkrankungen, z.B.
  spontane intrazerebrale Blutungen,
  Aneurysma und entsprechend bedingte Subarachnoidalblutungen,
  Angiome,
  stenosierende und obliterierende Gefäßprozesse mit zerebraler Ischämie, transitorisch ischämischen Attacken (TIA), Hirnvenenthrombosen usw.
- Patienten mit intrakraniellen Tumoren, z.B.
  primäre Hirntumoren aller Arten und Ausprägungen wie Meningeome, Neurinome, Astrozytome, Glioblastome, Hypophysentumoren,
  Metastasen von verschiedenen Primärtumoren,
  Parasitenzysten, Granulome.
- Patienten mit entzündlichen Erkrankungen des ZNS bzw. der Umgebungsstrukturen, z.B.
  Abszesse,
  Meningitis und Enzephalitis,
  Neurolues,
  Neuroborreliose,
  Tetanus,
  Herpesinfektionen.
- Patienten mit Traumatisierungen von Schädel und Gehirn, z.B.
  subdurales Hämatom,
  traumatisch bedingte, intrazerebrale Blutung,
  epidurales Hämatom,
  knöcherne Verletzungen, wie z.B. Frakturen der Konvexität, der Basis.
- Patienten mit degenerativen Erkrankungen von Gehirn und Rückenmark, z.B.
  senile und präsenile Hirnatrophien,
  Morbus Alzheimer,
  Morbus Parkinson,
  Chorea major und Chorea minor,
  Creutzfeld-Jakob-Krankheit,
  amyotrophische Lateralsklerose (ALS).
- Patienten mit multipler Sklerose (MS).
- Patienten mit metabolischen und toxischen Prozessen des Gehirn und Rückenmarks, z. B.
  Morbus Wilson,
  Hyponatriämie,
  alkoholtoxische Enzephalopathie.
- Patienten mit Störungen der Liquorbildung, -resorption und -zirkulation, z.B.
  Hydrocephalus communicans,
  Hydrocephalus occlusus.
- Patienten mit Störungen im Bereich des peripheren Nervensystems, z.B.
  toxisch, traumatisch, neoplastisch oder entzündlich bedingte Läsionen peripherer Nerven (z.B. des Schultergürtels, Radialis- und Ulnarisparese nach Fehllagerung),

Plexusparesen,
Wurzelkompressionssyndromen,
Herpes Zoster,
Guillain-Barré-Syndrom,
Polyneuropathien.

- Patienten mit Muskelerkrankungen, z.B.
Myasthenia gravis,
Progressive Muskeldystrophie.

- Patienten mit Anfallserkrankungen, z.B.
generalisierte und fokale Epilepsien,
Migräne,
Trigeminusneuralgie,
Cluster-Kopfschmerz,
psychogene Anfallskrankheiten.

- Patienten nach Implantation von Periduralkatheter und Medikamentenpumpensystemen, z.B.
Morphinpumpen bei Schmerzpatienten,
Baclofenpumpen.

Allgemeinversorgung und Normalpflege

Der Schwerpunkt der neurochirurgischen Normalpflegeversorgung liegt vor allem im Bereich der Diagnostik sowie der prä- und postoperativen Versorgung. Der neurologische Allgemeinversorgungsbereich ist bis auf die explizit operativen Aspekte dem neurochirurgischen Bereich sehr ähnlich bzw. sogar identisch. Die behandelten Patienten sind in der Regel nicht oder nicht mehr durch ihre spezielle Problematik und die dadurch ausgelösten Störungen vital bedroht. Die Überwachung und Beobachtung ist in der Regel auf einem allgemeinen und moderaten Level angesiedelt bzw. im Rahmen einer normalstationären Versorgung auch nur in einem dergestalt moderaten Umfang leistbar. Der Versorgungsaufwand ist groß, das Versorgungsspektrum ist breit, unterschiedlich, vielfältig und reicht

- vom völlig immobilisierten und schwerstpflegebedürftigen, tracheotomierten Patienten (z.B. im apallischen Syndrom) über den
- abgeschirmten, monitorüberwachten und eventuell sedierten Patienten mit nicht geclipptem Hirnarterien-Aneurysma bis hin zum
- vollmobilen, sich selbst versorgenden Patienten, der aufstehen kann.

Das Hauptaugenmerk der Versorgung insgesamt liegt auf

- Diagnostik,
- physischer und psychischer Mobilisierung sowie Frührehabilitation,
- Normalisierung der Situation des Patienten,

- Förderung der Reintegrationspotentiale von Patient, Angehörigen und Umfeld.

Der Aufgabenbereich der normalstationären Versorgung kann wie folgt grob umrissen, charakterisiert und beschrieben werden:

- Organisation bzw. Durchführung der allgemeinen und speziellen Diagnostik sowie der speziellen, präoperativen Diagnostik. Beispiele hierfür sind Röntgennativaufnahmen, Untersuchung des körperlichen Zustands, Liquorpunktionen, EEG, EMG, Dopplersonographie, CCT, MRT, laborchemische Bestimmungen, Lungenfunktionsuntersuchungen usw.
- Allgemeine und spezielle OP-Vorbereitung. Beispiele hierfür sind Training zur Verbesserung und Optimierung der pulmonalen Situation, Einstellung eines Diabetes Mellitus, Gewichtsreduktion, Tumorödembehandlung mit Dexamethason, adäquate Heparinisierung, Anlage einer lumbalen Liquordrainage, Einlage von Harnblasenverweilkatheter, Einlage von Magensonde, Einlage von Zentralvenenkatheter, Tumorbestrahlung, Angiographie usw.
- Direkte Nachversorgung nach relativ kleinen Störungen bzw. Traumata.
- Direkte postoperative Nachversorgung nach relativ kleinen Eingriffen.
- Nachversorgung nach erfolgter Intensivbehandlung. Dies betrifft beispielsweise die allgemeine und spezielle Überwachung, Kontrolle der Vitalparameter und des Gesamtzustandes, Kontrolle von Drainagen und Wunden, Wundversorgungsmaßnahmen, Mobilisation usw.
- Vorbereitung zur weiteren Nachbehandlung und Rehabilitation sowie weitere, hier nicht explizit aufgeführte Tätigkeitsbereiche.

Pflegeorganisation der neurochirurgischen und neurologischen Normalpflegestation

Das Pflegepersonal der neurochirurgischen Normalpflegestation wird wie im vollstationären Versorgungsbetrieb üblich, normalerweise im Schichtdienst arbeiten. Das Pflegeprinzip ist im Idealfall die Zimmer- bzw. Gruppenpflege. Diese Pflegeform ist relativ personalaufwendig, aber der Patientenklientel gegenüber angemessen. Die oftmals schwere bis schwerste Erkrankung, starke Immobilisierung, ausgeprägte Pflegebedürftigkeit, Störung des Bewußtseins und anderes mehr sind hier zu berücksichtigen. Um eine adäquate Versorgung sicherzustellen, ist eine ausreichende Besetzung mit qualifiziertem Personal unbedingt erforderlich.

Aufgaben und Funktionen des Pflegepersonals

Folgende Beispiele können hier angeführt werden:

- Planung und Durchführung der allgemeinen und speziellen Pflege des neurochirurgischen bzw. neurologischen Patienten,
- adäquate Anwendung von Prophylaxen,
- adäquate Beobachtung und Überwachung,
- Beherrschen der kardiopulmonalen Reanimation,
- praktische Durchführung der enteralen Ernährung,
- praktische Durchführung der Inhalationstherapie,
- praktische Durchführung von Lagerungsdrainagen,
- Legen von Magensonden und Harnblasenverweilkathetern,
- endotracheales Absaugen unter sterilen Kautelen,
- orales und nasales Absaugen,
- Dokumentation (Patientenkurve, Pflegeplanung und -dokumentation),
- Maßnahmen zu Reinigung und Desinfektion usw.

Tätigkeit als Krankenpflegekraft auf einer Normalpflegestation setzt den erfolgreichen Abschluß der regulären Ausbildung zur bzw. zum staatlich geprüften Krankenschwester bzw. -pfleger voraus. Seit einiger Zeit wird eine weitere Subspezialisierung als „Fachpflegekraft für Neurochirurgie" bzw. „Fachpflegekraft für Neurologie" propagiert und zum Teil auch bereits in verschiedenen Kliniken einzelner Bundesländern angeboten.

Neurochirurgische und neurologische Intensivmedizin und Intensivpflege

Neurochirurgische Intensivmedizin und Intensivpflege sowie die zu ihrer Umsetzung dazugehörigen neurochirurgischen Intensivstationen sind im intensivmedizinischen Versorgungsbereich eine relativ neue, junge und spezielle Erscheinung. Diese Intensiveinheiten können als Subspezialisierung der operativ-interdisziplinären Intensivmedizineinrichtungen gelten und sind mit der in ihnen behandelten, zumeist sehr spezifischen Patientenklientel zwischen neurologischer, operativer und neurotraumatologischer Intensivstation einzuordnen. Die neurochirurgische Intensivmedizin ist in erster Linie mit der postoperativen Versorgung vital bedrohter Patienten nach neurochirurgischen, in der Regel intrakraniellen Eingriffen und mit der Behandlung von Schädel-Hirn-Traumatisierten befaßt. Als Beispiel für Patientenzahlen und Verteilung sind hier die Jahresstatistikzahlen einer typischen, neurochirurgischen Intensivstation mit 6 Planbetten angeführt (Tabelle E.2). Was im vorhergehenden Abschnitt an Aussagen zur neurochirurgischen Intensivmedizin und Intensivpflege gemacht wurde, trifft im Prinzip auch

Tabelle E.2. Jahresstatistikzahlen einer neurochirurgischen Intensiveinheit mit 6 Planbetten

Aufnahmeindikationen	n
Schädel-Hirn-Trauma	85
Subarachnoidalblutung/Aneurysma	25
Intracerebrale Blutung diverser Ursachen	30
Hirnabszeß	5
Hydrocephalus	10
Verschiedene Aufnahmeindikationen (Tumoren usw.)	75
Fachfremde Aufnahmeindikationen	10
Gesamtzahl der Patienten	240
Gesamte Letalität	14%

auf den neurologischen Bereich zu. Auch hier kann konstatiert werden, daß die Entwicklung speziell neurologischer Intensivstationen eine recht junge Erscheinung im medizinischen Versorgungskontext darstellt. Als subspezialisierter Bereich sind diese Einrichtungen häufig aus interdisziplinär-internistischen Intensivmedizineinrichtungen hervorgegangen, um so den Erfordernissen und Besonderheiten der speziellen Patientenklientel besser und gesondert Rechnung tragen zu können.

Aufgaben der Intensivbehandlung

Im Rahmen der speziellen Behandlung werden Patienten betreut, die durch die speziell neurologisch-neurochirurgische Problematik potentiell oder manifest vital bedroht sind. Diese vital bedrohlichen, im allgemeinen von der speziellen Problematik induzierten, Störungen betreffen dabei in erster Linie natürlich grundlegende Aspekte und Funktionen des ZNS wie

- Atmung,
- Herz-Kreislauf-Funktion,
- Bewußtsein,
- Sensomotorik,
- Temperaturregulation,
- Wasser- und Elektrolythaushalt u.a.

Unter dieser Maßgabe orientieren sich die Aufgaben der Intensivbehandlung an adäquater Überwachung und Behandlung. Selbstverständlich werden im Rahmen dieser Behandlung auch andere Organsysteme und Funktionen, z.B. Nierenfunktion, Stoffwechsel, Blutgerinnung, entsprechend berücksichtigt.

Grundsätzliches zur Intensivbehandlung und zu Behandlungsstrategien

So unterschiedlich Ursache und Genese einzelner, neurochirurgisch-neurologisch zu behandelnder Problematiken und Erkrankungen aber auch sein mögen und so unterschiedlich die einzelnen Behandlungsstrategien jeweils auch entsprechend ausfallen, an einem Punkt treffen sich die Behandlungserfordernisse jedweder neurochirurgisch-neurologischen Problematik. Dieser Punkt ist die Sicherstellung der Versorgung des ZNS und der anderen Strukturen des Nervensystems mit Sauerstoff und Nährstoffen. Diese Sicherstellung steht an zentraler Stelle aller Behandlungskonzepte und muß in Abhängigkeit von primären bzw. sekundär hinzukommenden Problemen gesehen werden.

- Lokale oder generalisierte Störung der zerebralen Perfusion als Ausdruck von Ischämie, Blutung, Vasospasmus, Hirnödem und Hirnschwellung usw. Diese Perfusionsstörung gefährdet lokal oder auch generalisiert die Sicherstellung der ZNS-Versorgung. Beispielsweise kann es zum Abfall des Hirngewebe-Sauerstoffpartialdrucks p(ti)O_2 sowie zum Abfall des zerebralen Perfusionsdrucks (CPP) kommen.

- Lokale oder generalisierte intrakranielle bzw. intraspinale Drucksteigerung als Ausdruck eines Gewebeödems bzw. einer Gewebeschwellung. Allgemein gesehen beeinträchtigt und stört eine solche Druckzunahme die Versorgung des abhängigen Gewebes. Im speziellen gefährdet die Zunahme des intrakraniellen Drucks (ICP) die Sicherstellung der ZNS-Versorgung, indem es im Gefolge der Steigerung des ICP zu weiteren, damit zusammenhängenden Störungsbedingungen wie z.B. Abfall des Hirngewebe-Sauerstoffpartialdrucks p(ti)O_2, Abfall des zerebralen Perfusionsdrucks (CPP) u.a. kommt.

Die Hauptbehandlungsstrategie zielt in der Akutphase einer Gefährdung also darauf ab, den lokalen als auch allgemeinen Druck, hier ICP, möglichst niedrig, den p(ti)O_2 in Normalbereichen und den zerebralen Perfusionsdruck (CPP) auf Werten größer als 50–60 mmHg zu halten. Für die neurochirurgisch-neurologische Intensivbehandlung (z.B. nach Eingriffen an Tumoren, am Gefäßsystem, Schädel-Hirn-Trauma, Ischämie, Blutung usw.) kann dementsprechend formuliert werden:

> Die durch primäre Traumata, Tumorwachstum, Einblutung, Operation usw. entstandenen Strukturschäden im ZNS können durch die Behandlung, hier vor allem Intensivbehandlung, nicht wieder rückgängig gemacht werden.

Die nachfolgende Behandlung zielt also ab auf

- eine Begrenzung der primären Schäden,
- eine Begrenzung der durch eine Operation induzierten, zusätzlichen Störungen,
- die Vermeidung weiterer, zusätzlicher Schädigungen.

Stichworte zu Behandlungsstrategien sind:

- Normalisierung der Homöostase (z.B. Salz-, Wasser-, Säure-Base-Haushalt, Temperatur),
- Lagerung entsprechend der individuellen Erfordernisse, im allgemeinen als Rückenlage in 30°-Oberkörperhochlage mit achsengerecht ausgerichtetem Kopf,
- Analgosedierung,
- Beatmung mit adäquater Hyperventilation und p_aO_2-Werten größer 100 mmHg,
- „Minimal handling" in der kritischen, akuten Zeit (bei unkompliziertem Verlauf etwa während der ersten 3–4 Tage, ansonsten eventuell länger),
- multimodales Monitoring,
- Barbituratnarkose,
- Osmodiurese,
- hyperdynames Kreislaufmanagement,
- Dexamethason-Gabe usw.

Ergebnisse, Outcome, Prognosen der Intensivbehandlung

Neurochirurgische Intensivstationen sind ebensowenig wie neurologische Intensivstationen trotz häufig bestehender, landläufiger Meinung keine „Sterbestationen". Mit einer durchschnittlichen Letalitätsrate von 15–20% liegen sie durchaus im prozentualen Mittelfeld internistischer und operativ-traumatologischer Intensivstationen. Und ebensowenig wie diese Intensivstationen „Sterbestationen" sind, ist der Großteil der Patienten, die diese Stationen lebend verlassen, danach apallisch. Abgesehen von relativ eindeutigen Umständen (z.B. maligner Hirntumor, Hirnmetastasen eines anderen Primärtumors, allerschwerste Hirnsubstanzzerstörungen nach Trauma u.a.m.) ist es schwierig, zutreffende Langzeitprognosen über das Kompensations- und Re-Integrationspotential eines Patienten zu stellen. Bis zum Erreichen eines „Steady-state" im Zustand und Befinden des Patienten muß von Zeiträumen von bis zu 1½–2 Jahren ausgegangen werden. Erst dann kann erwartet werden, daß es zu keiner weiteren Besserung bzw. Veränderung des neurologischen Status kommt und sich Defektzustände auf einem zu diesem Zeitpunkt erreichten Niveau stabilisieren. Es ist allerdings eine Tatsache, daß der Prozentsatz derjenigen Patienten relativ hoch ist, die nach Abschluß einer notwendigen Intensivbehandlung

- pflege- bzw. sogar schwerstpflegebedürftig sind bzw. bleiben,
- nur in sehr geringem Ausmaß wieder erwerbstätig werden können,
- nicht wieder erwerbstätig werden können,
- nie erwerbstätig werden können.

Schädel-Hirn-Trauma (SHT) und Trauma

Patienten mit SHT bzw. Traumata haben einen durchschnittlichen Anteil von 10–30% an der Gesamtzahl der Patienten einer neurochirurgischen Intensivstation. Die Intensivversorgung dieser traumatisierten Patienten hat in den letzten Jahren enorme, qualitative Fortschritte gemacht, und das langfristige Outcome selbst schwerstverletzter Patienten kann oft überraschend gut sein. Eine Schlüsselrolle für das langfristige Outcome und die Reintegration spielt hier die adäquate und qualitativ hochwertige Rehabilitation.

Tumortherapie

Tumorpatienten stellen oftmals die mit Abstand größte Patientengruppe auf solch spezialisierten Intensivstationen. Operative Tumortherapie bzw. Tumorbehandlung ist von moralisch-ethischer Seite aus gesehen für alle Beteiligten eine recht problematische Angelegenheit. Die Behandlung dieser Patienten löst bei den Beteiligten häufig die Frage nach dem Sinn einer solchen Behandlung und der Lebensqualität, die ein Patient nach einer solchen Behandlung wieder erlangen kann, aus. Sind die Tumoren gutartig und bestehen wenige, relativ leicht beherrschbare Symptome und ist der Tumor operativ „leicht" zu entfernen, so stellt sich die Behandlung relativ unproblematisch dar. Das Ergebnis einer solchen Therapie ist oftmals die völlige oder zumindest weitgehende Wiederherstellung bzw. Stabilisierung für viele Jahre (oder sogar permanent). Sind die Tumoren allerdings maligne bis hochmaligne, sind es Metastasen eines anderen Primärtumors, wachsen sie ausgedehnt-infiltrierend und besteht eine deutliche und schwere Symptomatik, sieht die Situation anders aus. Ohne Behandlung beträgt die durchschnittliche Lebenserwartung nach Diagnose eines malignen, primären Hirntumors zumeist weniger als ein $^1/_2$ Jahr, selbst bei optimal verlaufender Operation mit einer nachfolgenden, ebenso optimal verlaufenden Intensivbehandlung, verlängert sich der Zeitrahmen auf vielleicht 1 Jahr. Hier gilt es, dem Patienten möglichst schnell eine möglichst beschwerdefreie bzw. beschwerdearme restliche Lebenszeit zu verschaffen, damit er und seine Angehörigen in Ruhe ihre Angelegenheiten ordnen können.

Die personelle Besetzung der Intensivstation

Eine ausreichende Besetzung mit qualifiziertem Personal ist die Grundvoraussetzung einer effektiven intensivmedizinischen Versorgung, also auch der speziell neurochirurgischen und neurologischen Intensivmedizin. Dies gilt sowohl für den pflegerischen als auch für den ärztlichen Bereich. Der für das Pflegepersonal obligate Schichtdienst muß auch vom ärztlichen Dienst gewährleistet werden. Bei Kalkulationen bezüglich des Personals sollten die folgenden, grundsätzlichen Überlegungen berücksichtigt werden.

- In mehreren soziologischen und arbeitsmedizinischen Untersuchungen beschäftigte man sich mit den Belastungen, denen das Personal in Krankenhäusern ausgesetzt ist. Diese Untersuchungen kommen zu dem Ergebnis, daß speziell das Personal auf Intensivstationen, und hiervon wiederum das Pflegepersonal, die Gruppe von Beschäftigten im Krankenhaus darstellt, die mutmaßlich den größten Belastungen und Anforderungen ausgesetzt ist. Diese Belastungen fordern auf Dauer trotz hoher Motivation, Engagement und Einsatzbereitschaft der Einzelnen ihren Tribut in Form von häufigen, krankheitsbedingten Ausfällen und hoher Personalfluktuation. Dies gilt besonders für Zeiten mit hohem Patientendurchsatz, hoher Patientenletalität u.a.m. Eine Personalkalkulation muß dies entsprechend berücksichtigen (z.B. in Form von Überplanbesetzung u.ä.).

- Fortgesetzt knappe Personalkalkulation bzw. Personalmangel führt in eine Negativspirale, durch die sich fortwährend die Qualität der Patientenversorgung und die Situation des Personals verschlechtert. Stichwörter sind hier Überforderung, Arbeitsunzufriedenheit, Personalfluktuation, krankheitsbedingte Ausfälle, zu leistende Überstunden, Gefährdung der Patienten durch Fehl- bzw. Mangelbehandlung, nosokomiale Infekte, Kreuzinfektionen, mangelnde Zuwendung zum Patienten u.a.

- Auf der Intensivstation sollten die erfahrensten Kräfte (Pflegepersonen und Ärzte) arbeiten und nicht Unerfahrene bzw. Neulinge. Eine solche Station ist demnach also keine Ausbildungseinrichtung im eigentlichen Sinne. Jede Form von Einarbeitung und Ausbildung muß ihren Niederschlag im Personalschlüssel finden.

- Die Intensiveinheit ist für eine operative Disziplin wie die Neurochirurgie als auch für die neurologische Versorgung bezüglich Ablauf, Funktionalität und Behandlungsmöglichkeit der neuralgische Punkt schlechthin. Ohne effiziente, funktionstüchtige Intensivbehandlungsmöglichkeit ist Neurochirurgie praktisch unmöglich, neurologische Behandlung nur unter Einschränkungen möglich.

- Neurochirurgische Einrichtungen gehören in der Regel zu Krankenhäusern mit einem mehr oder minder umfassend großen Versorgungsauftrag. Dementsprechend wird eine solche, spezielle Intensivstation aufnahmeverpflichtet sein, z.B. Versorgung und Behandlung von Patienten mit SHT. Aufnahmeverpflichtete Intensivstationen müssen zur Erfüllung dieser Aufgabe naturgemäß über einen gewissen Anteil an freien Betten verfügen. Aus diesem Grund sollen und dürfen die Personalbedarfszahlen für eine solche Station nicht anhand der rein numerisch ermittelten Auslastung erstellt werden. Aufnahmebereitschaft, relativ häufiger Patientenwechsel, Ab- und Aufrüstzeiten sowie notwendige Desinfektionsmaßnahmen erhöhen die Personalbelastung und müssen in einer Vorabkalkulation entsprechende Berücksichtigung finden.

Die deutsche Krankenhausgesellschaft (DKG) hat in den 8oiger Jahren Empfehlungen für die personelle Besetzung einzelner Versorgungsbereiche, u.a. auch neurochirurgischer und neurologischer Intensivstationen angegeben. Dabei wird davon ausgegangen, daß der prozentuale Anteil von Beatmungspatienten an der gesamten Patientenzahl etwa 20–50% beträgt. Des weiteren legt diese Kalkulation eine Personalabwesenheit (Krankheit, Urlaub usw.) von 20% zugrunde. Aufgrund dieser Veranschlagung kommt die DKG für neurochirurgische Intensivstationen zu folgender Empfehlung:

- 4,2 Pflegepersonen pro Patientenbett plus Hilfskräfte,
- 1 Arzt pro 2–3 Patientenbetten plus Oberärzte plus ärztlicher Leiter der Intensiveinheit.

Für die neurologische Intensivstation lautet die Empfehlung:

- 3,5–4,0 Pflegepersonen pro Patientenbett plus Hilfskräfte,
- 1 Arzt pro 2–3 Patientenbetten plus Oberärzte plus ärztlicher Leiter der Intensiveinheit.

Zu dieser Personalveranschlagung kommen selbstverständlich noch entsprechend weitere Personen, wie medizinisch-technische Angestellte (MTA), Krankengymnasten, Schreibkräfte, Reinigungskräfte und Hilfspersonal.

Das Pflegepersonal der Intensivstation

Aufgaben
Das Pflegeprinzip der Intensivpflege ist die Gruppen- oder Individualpflege, wobei eine erfahrene Pflegekraft nicht mehr als einen bzw. maximal 2 Intensivpatienten betreuen sollte. Die Aufgaben, Funktionen und Tätigkeiten des Intensivpflegepersonals lassen sich in zwei verschiedene Bereiche unterteilen.

Allgemein übliche, bekannte Aufgaben und Funktionen
Dieser Bereich betrifft allgemein übliche, bekannte Aufgaben und Funktionen des Intensivpflegepersonals. Diese Leistungen können sozusagen in jedem intensivmedizinischen Versorgungsbereich erwartet werden und die Tätigkeiten gehören zum Berufsbild der Fachpflegekraft für Intensivpflege. Die fachspezifischen Inhalte werden im Rahmen der Fachweiterbildung vermittelt. Beispiele für diese Aufgaben und Funktionen wie folgt:

- Planung und Durchführung der allgemeinen und speziellen Pflege des Intensivpatienten,
- Beobachtung und Überwachung,
- Kontrolle der Überwachungsgeräte,
- Vorbereitung, Funktionsprüfung und Bereitstellung von Geräten,
- Bedienen von Geräten, Erkennen und Beseitigen von Funktionsstörungen,
- Beherrschen der kardiopulmonalen Reanimation einschließlich Defibrillation,
- Beherrschung der Maskenbeatmung, eventuell auch Intubation,
- Kenntnisse zur Interpretation der häufigsten Herzrhythmusstörungen auf dem EKG-Monitor,
- Durchführung arterieller und venöser Blutentnahmen,
- praktische Durchführung der enteralen und parenteralen Ernährung,

- praktische Durchführung der Inhalationstherapie,
- praktische Durchführung von Lagerungsdrainagen (hier v.a. Lunge),
- Legen von Magensonden und Harnblasenverweilkathetern,
- endotracheales Absaugen unter sterilen Kautelen,
- orales und nasales Absaugen,
- Dokumentation auf der Intensivkurve, Pflegeplanung und -dokumentation,
- Maßnahmen zu Reinigung und Desinfektion.

Spezielle Aufgaben und Funktionen
Dieser Bereich bezieht sich auf die Subspezialisierung einzelner Fachdisziplinen im Rahmen der Intensivmedizin. Als Beispiele seien hier die nephrologische, die kardiochirurgische, die pulmologische, die neurologische und die neurochirurgische Intensivabteilung angeführt. Die allgemein üblichen, bekannten Aufgaben und Funktionen des Intensivpflegepersonals, wie weiter oben aufgeführt, erweitern und differenzieren sich um die speziellen Belange und Bedürfnisse der jeweiligen, spezifischen Patientenklientel. Um diesen zusätzlichen Anforderungen gerecht werden zu können, bedarf es in der Regel:

- fundierter Basiskenntnisse bezüglich spezieller Anatomie, Physiologie und Pathophysiologie,
- Kenntnisse bezüglich spezieller Beobachtung, Überwachung und spezieller klinischer Diagnostik,
- fundierter Kenntnisse bezüglich spezieller Kontrolle, Vorbereitung, Funktionsprüfung, Bereitstellung, Bedienung und Erkennung bzw. Beseitigung von Funktionsstörungen von Geräten für Überwachung und Therapie,
- langjähriger Erfahrung in dieser speziellen intensivmedizinischen Versorgung,
- langjähriger Erfahrung im Umgang mit der speziellen Patientenklientel.

Allgemeine Anforderungen an das Intensivpflegepersonal
Um den Anforderungen zur Erfüllung von diesen Aufgaben, Funktionen und Tätigkeiten im Rahmen der Intensivpflege gerecht werden zu können, sollte das Pflegepersonal, das in der Intensivmedizin tätig ist, bestimmte Eignungskriterien aufweisen, z.B.:

- selbständiges, effektives Handeln und Entscheiden (vor allem in Notfallsituationen),
- Verständnis und Sachkenntnis über apparativ-technische Abläufe, Gerätschaften und Zusammenhänge aufbringen,
- lern- und kritikfähig sein,
- Bereitschaft zur Teamarbeit haben,

- bereit zu ständiger Fortbildung sein,
- manuell geschickt sein und sowohl körperlich als auch psychisch belastbar sein.

Ausbildung
Tätigkeit als Krankenpflegekraft auf einer Intensivstation setzt den erfolgreichen Abschluß der regulären Ausbildung zur bzw. zum staatlich geprüften Krankenschwester bzw. -pfleger voraus. In Anbetracht der speziellen Anforderungen bzw. Aufgaben des Pflegepersonals auf Intensivstationen ist in jedem Fall der Abschluß bzw. die Teilnahme an einer Fachweiterbildung für Intensivpflege zu fordern. Eingangsvoraussetzung für diese Fachweiterbildung ist im allgemeinen eine Berufserfahrung von etwa 2 Jahren, davon ca. $1/2$ Jahr auf einer Intensivstation.

Rollenverständnis
Legt man das tradierte Verständnis ärztlicher und pflegerischer Aufgaben zugrunde, reicht der Aufgabenbereich des Pflegepersonals auf Intensivstationen bereits im Routinebetrieb der intensivmedizinischen Versorgung weit in den ärztlichen Sektor hinein. Dies ergibt sich aus der Routineübernahme von risikoträchtigen bis hin zu hochrisikoträchtigen Tätigkeiten durch das Pflegepersonal. Als Beispiel sei hier nur die intravenöse Injektion genannt. Die Übernahme solcher Tätigkeiten hat die Grauzone zwischen ärztlichem Bereich und pflegerischem Bereich ausgeweitet und damit die tradierten, hierarchischen Rollenverhältnisse „Arzt – Pflegeperson" ins Wanken gebracht. Zum zweiten ist besonders in den letzten Jahren ein deutlicher Trend dahingehend zu bemerken, daß sich das Berufsverständnis der in der Krankenpflege Tätigen verändert. Pflege versteht sich immer deutlicher als therapeutisches Handeln. Diese beiden Aspekte sind vor allem für das sich verändernde Rollenverständnis verantwortlich. Aus diesen Gründen wird von der Pflege auch immer deutlicher der Anspruch formuliert, im therapeutischen Geschehen ernst genommen zu werden und Mitspracherechte eingeräumt zu bekommen. Die daraus resultierenden Rollenkonflikte der Krankenpflegepersonen untereinander und gegenüber anderen Berufsgruppen, hier vor allem der ärztlichen Berufsgruppe, können nur über eine kontinuierlich gute Kommunikation zwischen allen Beteiligten auf der einen Seite (Besprechungen, Supervision u.a.) und ein geändertes Rollenverständnis aller Beteiligten andererseits gelöst werden. Diese Änderung des Rollenverständnisses könnte beispielsweise einmal dahin gehen, daß sich Ärzte und Pflegepersonen als Helfer für den Patienten mit teils unterschiedlichen, teils ähnlichen Aufgabenbereichen sehen. Zum anderen wäre es sinnvoll, wenn die an der Behandlung Beteiligten von der Prämisse ausgehen würden, daß eine effiziente Hilfe für den Patienten am besten im Teamwork erledigt und gestaltet werden kann. Ungelöste Konflikte der Berufsgruppen untereinander haben nur kontraproduktive Auswirkungen. Um eine grundsätzliche Klärung der Probleme „Berufsbild, Berufsbild- und Tätigkeitsbeschreibung, Abgrenzung, Weisungsgebundenheit, Verantwortlichkeit" und anderes mehr für die Funktionsbereiche (vor allem Intensivstation und OP) und für die dort tätigen, spezialisierten Pflegepersonen zu erreichen, ist allerdings der Gesetzgeber gefragt und in der Pflicht.

Belastungen

Wie bereits in Zusammenhang mit den Texten zur „Personellen Besetzung" dargestellt, ist das auf Intensivstationen beschäftigte Personal, insbesondere das Pflegepersonal, hohen Belastungen und Anforderungen ausgesetzt. Dies leitet sich aus bestimmten Bedingungen her:

- Schichtdienst,
- harte, körperliche Arbeit (Lagern, Mobilisieren usw.),
- permanente, hohe Konzentration aufgrund der Überwachung und des Ausführens hochrisikoträchtiger Tätigkeiten,
- häufig hoher Lärmpegel,
- Anspannung wegen permanenter Notfallbereitschaft,
- Streß aufgrund technischer Alarme,
- Konfrontation mit dem vitalbedrohlichen Krankheitszustand des Patienten,
- Konfrontation mit zum Teil stark verunstalteten, schwerstverletzten Patienten (z.B. Unfallopfer, Verbrannte),
- Konfrontation mit den stark beunruhigten Angehörigen des Patienten,
- Konfrontation mit sterbenden bzw. toten Patienten,
- Konfrontation mit unruhigen, deliranten, aggressiven, soporös-somnolent-komatösen Patienten,
- ungenügende Würdigung der Tätigkeit von Pflegepersonal insgesamt und von Pflegetätigkeiten speziell,
- Konflikte zwischen Pflegekräften und anderen Berufsgruppen.

Die technische Ausstattung der Intensivstation

Im Bereich der Basisausstattung unterscheidet sich die technische Einrichtung einer neurochirurgischen als auch neurologischen Intensivstation nicht grundsätzlich von der anderer, operativer und internistischer Intensivstationen. Trotzdem kann gesagt werden, daß neurochirurgische als auch neurologische Intensivmedizin einen hohen technisch-apparativen Aufwand erfordert. Unter technischen Einrichtungen auf Intensivstationen werden zumeist Geräte für Überwachung und Therapie verstanden. Dies sind in erster Linie Monitoranlagen zur Registrierung von Vitalparametern, Beatmungsgeräte, Absauggeräte, Infusions- und Perfusionspumpen, Herzschrittmacher, Dialysegeräte, Hämoperfusionsgeräte usw. All diese Geräte gestatten es, eine adäquate Behandlung für einen vital bedrohten Patienten durchzuführen.

> Für den Einsatz von Überwachungsgeräten gilt grundsätzlich: Überwachungsgeräte wie Monitoranlagen ersetzen kein Personal. Allenfalls können sie die klinische Beobachtung und Überwachung durch eine intensivmedizinisch geschulte und erfahrene Person vervollständigen und komplettieren.

Neben der erwähnten Basisausstattung müssen für eine neurochirurgische bzw. neurologische Intensiveinheit hinsichtlich der weitergehenden Ausstattung einige zusätzliche Besonderheiten vermerkt werden.

- Vorhandensein und Bereitschaft von Gerätschaften zur kontinuierlichen Messung und Registrierung des intrakraniellen Drucks (z.B. Gaeltec, Spiegelberg, Camino usw.).
- Vorhandensein und Bereitschaft von Gerätschaften zur kontinuierlichen Messung und Registrierung des Sauerstoffpartialdrucks des Hirngewebes (z.B. Licox).
- Vorhandensein und Bereitschaft von Gerätschaften zur kontinuierlichen, externen Liquordrainage und zur kontinuierlichen Messung bzw. Registrierung des intraventrikulären Drucks (IVP).
- Erfaßbare bzw. darstellbare Parameter sollten über eine zentrale Überwachung oder eine ähnliche Einrichtung kontinuierlich gespeichert und graphisch dargestellt werden können.
- Beatmungspatienten sollten hinsichtlich des endexspiratorischen Kohlendioxidpartialdrucks ($_{ee}pCO_2$) kontinuierlich überwacht werden können.
- Blutig-arterielle Blutdruckmessung ist obligatorisch. Ist dies nicht möglich bzw. nicht mehr notwendig, so sollte eine automatisierte, oszillometrische Messung (z.B. Dinamap) etabliert sein.
- Kontinuierliches EEG-Monitoring sowie Auswertung dieses Monitoring (diskrete Fourier-Analyse), z.B. hinsichtlich Frequenzhistogramm.
- Ableitung und Darstellung eines regulären EEG sollte möglich sein.
- Transkranielle Dopplersonographie sollte möglich sein.
- Registrierung der evozierten Potentiale sollte möglich sein.

Abbildung E.8 zeigt einen neurochirurgischen Intensivarbeitsplatz mit etabliertem Neuromonitoring.

Der neurochirurgisch-neurologische Patient allgemein

Zunächst einmal kann konstatiert werden, daß es den „typischen" neurochirurgisch-neurologischen Normalpflege- und Intensivpatienten ebensowenig gibt wie

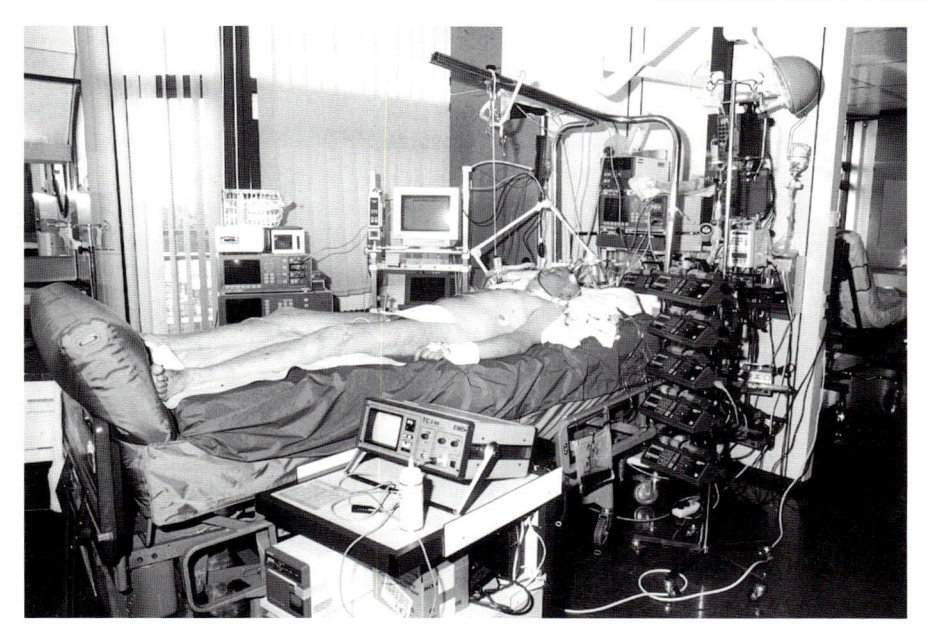

Abb. E.8. Neurochirurgischer Intensivarbeitsplatz

den „typischen" internistischen Normalpflege- bzw. Intensivpatienten. Jeder Mensch hat seine individuelle Geschichte und Problematik. Ein individualisiertes Ein- und Umgehen nach den Erfordernissen sollte dementsprechend selbstverständlich sein, psychologisch-psychotherapeutische Unterstützung und seelsorgerische Hilfe angeboten und genutzt werden können. Hinsichtlich der besonderen Erkrankungssituation können und müssen einige Besonderheiten formuliert werden.

- Bei neurochirurgisch-neurologischen Patienten steht zwar in aller Regel die spezielle Problematik im Vordergrund, diese Patienten können aber zusätzlich zu ihrer Primärproblematik auch alle anderen (operativen und internistischen) Problematiken aufweisen. Oftmals und vor allem bei älteren Patienten wird die speziell neurochirurgisch-neurologische Problematik durch die weiteren Erkrankungsumstände bzw. vorbestehenden Störungen beeinträchtigt oder aber sogar limitiert.
- Patienten mit Störungen bzw. Erkrankungen des Bewegungsapparates im Bereich der Wirbelsäule bzw. des Spinalkanals (z.B. Bandscheibenvorfälle der verschiedenen Lokalisationen) haben häufig eine lange bis sehr lange Krankengeschichte. Großer Leidensdruck, langjähriger Analgetikagebrauch, Arbeitsunfähigkeit usw. fordern ein entsprechendes Augenmerk auf die psychosoziale Komponente der Problematik.

- Ein Hauptsymptom neurologischer Störungen ist in aller Regel die Beeinträchtigung der Sensomotorik, z.B. sensible Störungen, Lähmungen, Bewegungsablaufstörungen.
- Patienten mit einer bedrohlichen, intrakraniellen Problematik oder hoch lokalisierter Halsmarksymptomatik sind in aller Regel intubiert bzw. tracheotomiert und häufig beatmet.
- Neurochirurgisch-neurologische Patienten mit einer schwerwiegenden, oftmals vital bedrohlichen, spezifisch das ZNS betreffenden Problematik, sind nahezu immer komplett immobilisiert.
- Eines der Hauptsymptome einer vital bedrohlichen, intrakraniellen Problematik ist die Störung des Bewußtseins.
- Vital bedrohte, neurochirurgisch-neurologische Patienten sind häufig schläfrig bis komatös.
- Die Stimmungspalette dieser Patienten kann von ängstlich – panisch – depressiv – suizidal bis zu euphorisch-entdifferenziert reichen.
- Hinsichtlich der Bewußtseinslage kann Orientiertheit bestehen, oftmals aber sind die Patienten verwirrt bzw. desorientiert und ratlos.
- Hinsichtlich der Vigilanz kann es zu Situationen heftigster Agitation und ungezielten Aggressionen kommen wie auch zu ausgeprägten Antriebsstörungen (Katatonie, Stupor, Mutismus).

Kommunikationsstörungen

Die Kommunikation von Patienten mit neurologischen Störungen mit der Umwelt bzw. umgekehrt kann sehr häufig gestört oder erschwert sein durch bestimmte Umstände.

- Erkrankungsbedingte Störungen der Sensorik, z.B. Amaurose nach Läsion des N. opticus, Ausfall bzw. Störung der den Kehlkopf und die Stimmbänder versorgenden nervalen Strukturen.
- Störung der Mimik, z.B. durch Störung der versorgenden nervalen Strukturen, Weichteilschwellungen.
- Störungen der Sprache bzw. des Sprechens. Dies kann z.B. bedingt sein durch Störung der den Mund, Rachen, Kehlkopf und Stimmbänder versorgenden nervalen Strukturen, durch Aphasien, Intubation, Tracheotomie, Stridor, Aphonie u.a.
- Primär erkrankungsbedingte bzw. durch Sedierung und Narkose induzierte Störungen des Bewußtseins wie Koma, Trübungs- und Durchgangssyndrome.

Die Angehörigen des Patienten

Die Angehörigen neurochirurgisch-neurologischer Patienten sind grundsätzlich mit den gleichen Problemen konfrontiert, mit denen die Angehörigen eines jeden anderen Patienten konfrontiert werden. Zusätzlich können allerdings noch einige Besonderheiten vermerkt werden, die im folgenden aufgeführt werden.

- Neurochirurgisch-neurologische Patienten sind oftmals chronisch kranke Menschen oder aber sie stehen mit der Akutbehandlung am Beginn einer langen Leidens- bzw. Krankengeschichte. Beispielhaft sind hier der halbseitig gelähmte Patient mit einem Hirntumor und der Bandscheibenpatient mit einer bereits mehrjährigen Krankengeschichte angeführt. Arbeitsunfähigkeit, familiäre Spannungen bzw. Probleme u.a. charakterisieren häufig die soziale Situation von Patient und Angehörigen.

- Wenn der Patient einem intrakraniellen Eingriff unterzogen werden muß bzw. auf einer Intensivstation versorgt und behandelt werden muß, sind die Probleme der Angehörigen in erster Linie durch starke Besorgnis, Verunsicherung, Beunruhigung, Hemmungen dem intensiven Informationsbedürfnis nachzugehen, u.a. charakterisiert. Aufgrund dieser Verunsicherung versuchen die Angehörigen ihr in der Regel intensives Informationsbedürfnis mit Fragen bei Pflegepersonal und Ärzten zu stillen. Erhalten sie dabei unterschiedliche Aussagen, so ist das Vertrauensverhältnis zwischen Angehörigen und behandelndem Personal sehr schnell und nachhaltig unterminiert bzw. in Frage gestellt. Um solche kontraproduktiven und unnötigen Widersprüche zu vermeiden, sind klare Informationen und Absprachen zwischen den an der Behandlung beteiligten Personen unbedingt erforderlich. Zusätzlich zur direkten Sorge um den Patienten sind die Angehörigen aber noch mit anderen, stark verunsichernden Aspekten konfrontiert. Diese Verunsicherungen bedürfen einer weitergehenden Erläuterung. Vom Erklärungsansatz her können sie in zwei Hauptbereiche unterteilt werden.

- Für nicht fachgeschulte Personen entziehen sich neurologische Erkrankungen in aller Regel den gewohnten Erklärungsansätzen. Dies und die oftmalige Autonomisierung der Erkrankung löst bei den direkt Betroffenen, den Erkrankten also, aber auch bei den weiteren Beteiligten (Angehörige, weiteres soziales Umfeld) starke Verunsicherungen aus. Als Beispiel kann hier die epileptische Anfallskrankheit genannt werden. Scham, Mystifizierung, sozialer Rückzug der Erkrankten als auch soziale Ausgrenzung durch die Umwelt sind nur ein paar Stichwörter zur persönlichen und gesellschaftlichen Problematik.

- Sehr lange Zeit wurde das Herz als Sitz und Zentrum des Lebens betrachtet. Mit dieser Vorstellung wurde im Rahmen der Aufklärung und dem Beginn der wissenschaftlich orientierten Neuzeit aufgeräumt. Der Platz des Herzens wurde im metaphysischen Sinn nach und nach an das ZNS abgetreten. Für die meisten Menschen ist die Tatsache, daß der Schädel eines Menschen operativ eröffnet werden kann, eine Operation am Gehirn eines Menschen durchgeführt und dabei eventuell sogar Gewebe entfernt werden kann, völlig ungeheuerlich. Diese Ungeheuerlichkeit galt in früheren Zeiten ebenso für eine Operation am Herzen. Die so ausgelöste Verunsicherung zeichnet zum großen Teil das Bild, mit dem die neurochirurgische Medizin in der breiten Öffentlichkeit gesehen wird. Als Schlagwortbeispiel sei hier nur die stereotaktische Psychochirurgie bei sogenannten „Triebtätern" genannt.

Somit sind die Angehörigen nicht nur mit ihren existentiellen Ängsten um Mann, Frau, Mutter, Vater, Kind, Bruder, Schwester usw. beschäftigt, sondern auch mit Fragen konfrontiert wie „wird er bzw. sie später noch so sein wie vorher?", „ist er bzw. sie später verrückt?" usw. Zudem verkompliziert sich für viele Angehörige eines neurochirurgisch-neurologischen Patienten die Situation dadurch, daß zusätzlich zur allgemeinen Problematik auch oft die sozial-personelle Integrität ihres erkrankten Angehörigen in Frage gestellt wird („Das Gerede im Dorf", „Das Gerede in der Nachbarschaft" usw.). Das behandelnde Personal muß sich um diese Besonderheiten im klaren sein und darauf entsprechend eingehen können.

Zusammenfassung

- Hinreichend detaillierte Kenntnisse bezüglich Anatomie und Physiologie sind als Verständnisgrundlage für Tätigkeit im „Neuro-Bereich" unabdingbar notwendig. Eine Vermittlung solcher detaillierter Kenntnisse ist mit der einführenden Übersicht in diesem Buch nicht beabsichtigt. Hier kann nur der Verweis auf entsprechende Literatur erfolgen.
- Das neurochirurgisch-neurologische Versorgungsspektrum ist breit und kann von den Versorgungsbereichen anderer „Fachdisziplinen" kaum getrennt werden.
- Schwerpunkt der neurochirurgischen Normalpflegeversorgung ist vor allem im Bereich der Diagnostik, der prä- und postoperativen Versorgung, physischer und psychischer Mobilisierung sowie Frührehabilitation zu sehen. Die Patienten der Normalpflegeversorgung sind in der Regel nicht oder nicht mehr vital bedroht, Überwachung und Beobachtung haben moderaten Umfang. Das Pflegeprinzip sollte die Zimmer- bzw. Gruppenpflege sein. Nur so kann der oftmals schweren Erkrankung, starken Immobilisierung und ausgeprägten Pflegebedürftigkeit der Patienten Rechnung getragen werden. Um eine adäquate Versorgung sicherzustellen, ist eine ausreichende Besetzung mit qualifiziertem Personal unbedingt erforderlich. Die physische als auch psychische Belastung des Personals ist hoch, die Aufgaben und Funktionen des Pflegepersonals vielfältig, umfangreich und in vielen Bereichen unscharf definiert. Beispiele hierfür sind Planung und Durchführung der allgemeinen und speziellen Pflege, Anwendung von Prophylaxen, Mobilisation usw.
- Schwerpunkt der intensivmedizinischen Versorgung ist die adäquate Überwachung und Behandlung von vital bedrohten Patienten. Die Bedrohung leitet sich in der Regel aus der speziellen Problematik ab. Zentraler Punkt der Behandlung ist die Sicherstellung der Versorgung des ZNS mit Sauerstoff und Nährstoffen.

- Bei der speziellen Intensivbehandlung liegt die Letalitätsrate bei 15–20%. Nicht wenige Patienten sind und bleiben nach einer Intensivbehandlung pflegebedürftig bzw. in ihrer Autonomie eingeschränkt. Die Behandlung von Patienten mit SHT hat in den letzten Jahren enorme Fortschritte gemacht, das langfristige Outcome kann oft überraschend gut sein. Eine Schlüsselrolle spielt die adäquate und qualitativ hochwertige Rehabilitation.
- Ausreichende Besetzung mit qualifiziertem Personal ist Grundvoraussetzung einer effektiven speziellen Intensivmedizin. Dies gilt sowohl für den pflegerischen als auch für den ärztlichen Bereich.
- Das Personal auf Intensivstationen ist großen physischen und psychischen Belastungen ausgesetzt, strukturelle Unterstützung (z.B. Gesprächsgruppen u.a.) ist wünschenswert.
- Pflegeprinzip der Intensivpflege ist Gruppen- oder Individualpflege. Aufgaben und Funktionen des Pflegepersonals sind allgemeine und spezielle Pflege. Der Tätigkeitsbereich ist groß und unscharf definiert. Eine Fachweiterbildung in der Intensivpflege ist zu fordern.
- Neurochirurgisch-neurologische Intensivmedizin erfordert neben einer Basisausstattung einen hohen technisch-apparativen Aufwand. Überwachungsgeräte können die klinische Beobachtung und Überwachung durch eine intensivmedizinisch geschulte und erfahrene Person nur vervollständigen und komplettieren.
- Bei neurochirurgisch-neurologischen Patienten steht zwar in aller Regel die spezielle Problematik im Vordergrund, diese Patienten können aber zusätzlich zu ihrer Primärproblematik auch alle anderen (operativen und internistischen) Problematiken aufweisen. Hauptsymptome neurologischer Störungen sind die Beeinträchtigung der Sensomotorik und die Störung des Bewußtseins. Diese Patienten sind nahezu immer komplett immobilisiert und haben aufgrund bestimmter Umstände (z.B. Intubation, Aphasie u.a.) häufig Kommunikationsprobleme.
- Die Angehörigen neurochirurgisch-neurologischer Patienten haben zusätzlich zu den allgemeineren Problemen (z.B. langjährige Krankengeschichte, Arbeitsunfähigkeit) noch spezifische Schwierigkeiten. Oft entziehen sich neurologische Erkrankungen gewohnten Erklärungsansätzen und autonomisieren sich (z.B. Epilepsie). Das Bild, das die Angehörigen von dem Erkrankten haben, wird ebenso in Frage gestellt („Wird er noch so sein wie vorher?" usw.) wie die sozial-personelle Integrität („Gerede in der Nachbarschaft" usw.).

ATL „Ruhen und Schlafen"

Die in diesem ATL-Kapitel besprochenen Themen sind

- 1.1 Allgemeines zum Thema „Ruhen und Schlafen" 35
- 1.2 Physiologie des Schlafs 36
- 1.3 Zentrale Regulation von Wachen und Schlafen 37
- 1.4 Allgemeine Störungen von Schlafen und Ruhen 38
- 1.5 Störungen von Schlafen und Ruhen in Zusammenhang mit Störungen des ZNS 38
- 1.5.1 Allgemeine Störungen des Schlafs bei zerebralen Affektionen 38
- 1.5.2 Störungen des Schlafs bei Mittelhirnsyndromen der Grade II und III 38
- 1.5.3 Narkolepsie 39
  Zusammenfassung 39

1.1
Allgemeines zum Thema „Ruhen und Schlafen"

Wie auch bei den anderen Ausführungen zu ATL beschrieben wird, ist das Schwingen der einzelnen Lebensäußerungen zwischen Polen eine der Charakteristiken des Lebens. Diese Pole sind neben Einatmen und Ausatmen, Nahrungsaufnahme und Ausscheidung auch Schlafen und Wachen. Diese Rhythmik gehört zu den existentiellen Lebensfunktionen. So wie der Mensch wach und aktiv ist, so muß er sich regenerieren, sich erholen im Schlaf und der Entspannung. Ohne diese Erholung und Regeneration, ohne ein Minimum an regelrechtem Schlaf kann ein Mensch nicht leben. Ohne Schlaf sind seine höheren bzw. kognitiven Fähigkeiten wie Gedächtnis und Ratio bedroht. Schlafen ist aber auch ein Eintauchen in eine halb- und unbewußte Welt. Der Schlaf ist eine sehr individuelle Angelegenheit, zugleich aber auch eine kulturelle, gesamtgeschichtliche Erfahrung. Sie läßt sich sowohl lustvoll als auch unlustvoll sinnlich erfahren. In Analogie zu allen anderen Rhythmen begleitet der Wechsel von Schlafen und Wachen den Menschen von seinem ersten Atemzug bis zu seinem Ende. Die Erfahrung des Schlafs bedeutet Erfahrung von Spannung, Entspannung, Intimität, Sicherheit, menschlicher Nähe, Befriedigung, Erholung und, bei ihrer Abwesenheit, das Gegenteil, nämlich existentielle Verunsicherung. Auch bei den Störungen des Schlafens (und damit auch des Wachseins) finden sich die Analogien zu anderen

Rhythmen. Diese Störungen betreffen den Menschen sowohl körperlich als auch psychisch. Umgekehrt finden aber Störungen von Soma und Psyche ihren Ausdruck in Schlafen und Wachen.

1.2
Physiologie des Schlafs

Schlaf ist ein aktiver biologischer Vorgang mit charakteristischen Mustern. Diese Muster lassen sich anhand des Elektroenzephalogramms (EEG) in fünf verschiedene, nach der Schlaftiefe gestaffelte Stadien (Abb. 1.1) einteilen. In den nur relativ kurzen Zeitspannen des Stadiums 5, dem tiefsten Schlaf, können schnelle Augenbewegungen („rapid eye movement"/REM) beobachtet werden. REM-Phasen treten in den Phasen 1–4 nicht auf. Diese Phasen werden dann als non-REM-Schlaf (NREM) bezeichnet. Während der REM-Phasen finden Träume statt, im NREM-Schlaf nicht.

Normalerweise ist der Schlaf in einen 23- bzw. 24-h-Rhythmus von Schlafen und Wachen eingebettet. Ist dies der Fall, besteht im allgemeinen eine Ausgewogenheit von Ruhe und Aktivität. Je nach Lebensalter variiert das Zeitverhältnis von Schlafen und Wachsein. Säuglinge schlafen $4/5$ des gesamten Tages (18–20 h), während alte Menschen oft nur noch $1/4$ der gesamten Tageszeit (ca. 6 h) benötigen. Die Rhythmen von Wachen und Schlafen werden von Strukturen im Zentralnervensystem (ZNS) gesteuert.

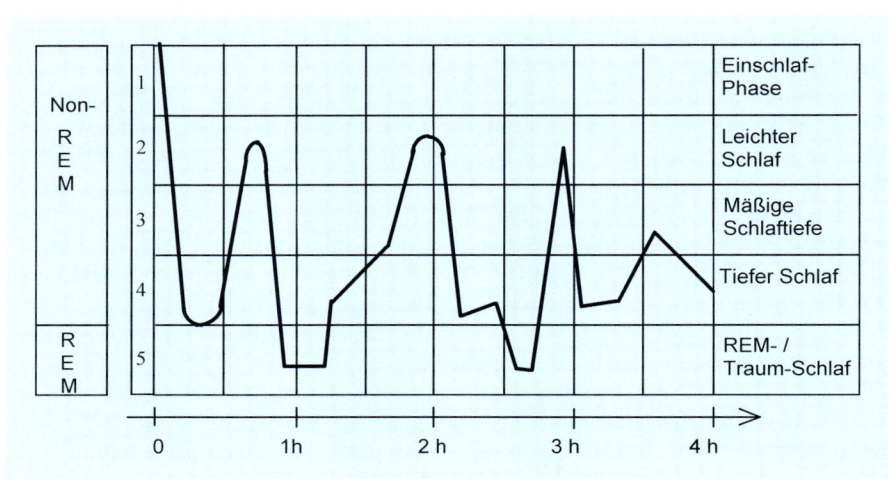

Abb. 1.1. Schlafmuster

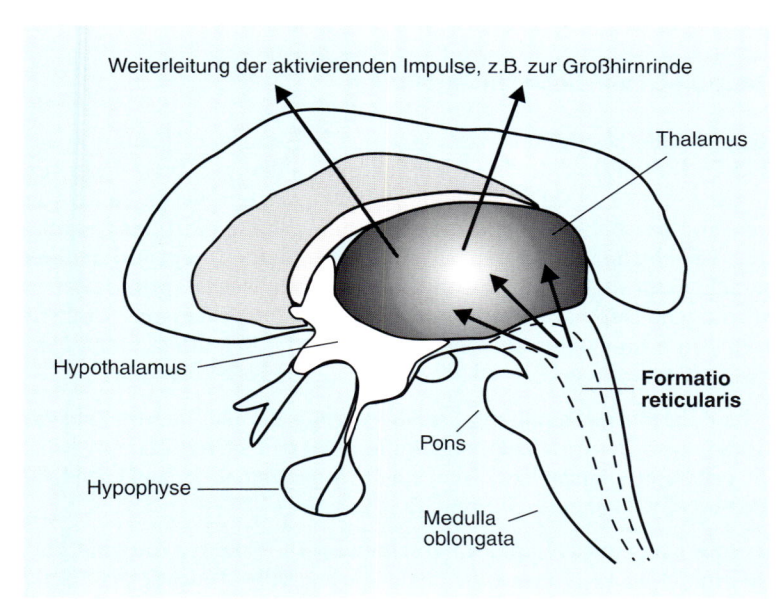

Abb. 1.2.
Zentren für Schlafen und Wachen

1.3
Zentrale Regulation von Wachen und Schlafen

Die für Schlafen und Wachen wichtigen Zentren befinden sich im Bereich der Formatio reticularis und im Thalamus (Abb. 1.2). Afferente, vom Spinalmark und den Hirnnervenkernen gelangende Impulse werden im mesenzephalen Bereich der Formatio reticularis umgeschaltet und in Kernbereiche des Subthalamus bzw. Thalamus übermittelt. Von dort werden sie an weitere Strukturen wie die Großhirnrinde übermittelt. Dieses Leitsystem wird auch als ARAS (aszendierendes retikuläres Aktivierungssystem) bezeichnet. Bei tierexperimentiellen Untersuchungen konnte nachgewiesen werden, daß die Reizung des ARAS durch Reizungen der subthalamischen und thalamischen Kernbezirke beim schlafenden Tier eine „Weckreaktion", d.h. Aufwach- bzw. Aktivierungsreaktion, auslöst. Mehrheitlich wird angenommen, daß Störungen des ARAS zu Störungen der Schlaf-Wach-Rhythmik und zu Bewußtseinsstörungen bis hin zur Bewußtlosigkeit führen können. Allerdings muß hier einschränkend gesagt werden, daß am Zustandekommen von Bewußtlosigkeit nicht nur die oben beschriebenen Strukturen beteiligt sind, sondern auch noch eine ganze Reihe anderer Hirnstrukturen als ursächlich und verantwortlich lokalisiert werden konnten.
Weitere Ausführungen und Informationen zu dem Aspekt „Bewußtsein–Bewußtlosigkeit" finden sich in dem ATL-Kapitel 10 „Kommunizieren".

1.4 Allgemeine Störungen von Schlafen und Ruhen

Schlafen ist nicht nur ein physiologischer Vorgang. Die Form, der Ablauf und das Ergebnis (z.B. die Erholung) sind von vielen Faktoren abhängig. Diese Faktoren sind nicht nur schwierig zu quantifizieren bzw. zu qualifizieren, sie sind auch von den Umständen und der Befindlichkeit des einzelnen abhängig. In der Gesamtwirkung führen verschiedene Faktoren zu einem erholenden, regenerierenden Schlaf oder zu Schlafstörungen. Die Störungen des Schlafs werden grundsätzlich in Einschlafstörungen, Durchschlafstörungen, frühes Aufwachen und Umkehr des Schlaf-Wach-Rhythmus unterschieden. Die den Schlaf beeinflussenden Faktoren und Umstände können grob in zwei Gruppen differenziert werden:

- Förderung von Ruhe bzw. Entspannung, Schlafförderung. Beispiele hierfür sind das Ende von Aktivität, körperliche Inaktivität, Ruhe, Abwesenheit von Lärm, Wärme, Trockenheit, gedämpftes Licht bzw. Dunkelheit, Angstfreiheit, Schmerzfreiheit, Sorgenfreiheit und Medikamentenwirkung (z.B. Sedativa).

- Störung von Ruhe bzw. Entspannung, Schlafhemmung. Die Faktoren Aktivität, körperliche Aktivität, Unruhe, Anwesenheit von Lärm, Kälte, Feuchtigkeit, Licht, Angst, Schmerzen, Sorgen, Fieber, Medikamentenwirkung (z.B. Weckamine) usw. wirken eher schlafhemmend.

1.5 Störungen von Schlafen und Ruhen in Zusammenhang mit Störungen des ZNS

1.5.1 Allgemeine Störungen des Schlafs bei zerebralen Affektionen

Schläfrigkeit und allgemeine Vigilanzminderung sind die am weitaus häufigsten zu beobachtenden Symptome. In aller Regel können zwei Ausdrucksformen der Störungen beobachtet werden:

- vermehrte Müdigkeit, Schläfrigkeit bzw. vermehrtes Schlafbedürfnis, verzögerte Weckreaktion usw.,

- Agitiertheit, Unruhe, Schlaflosigkeit, Ein- und Durchschlafstörungen.

1.5.2 Störungen des Schlafs bei Mittelhirnsyndromen der Grade II und III

Mittelhirnsyndrome der Grade II und III sprechen für diffuse bzw. lokale, zerebrale Irritationssituationen. Klinischer Ausdruck dafür sind unter anderem z.B. psychische und physische Agitiertheit und Unruhe, erhöhter Muskeltonus, forcierte Atmung, Hypertonie, Tachykardie, Hyperthermie usw. So wie es in dieser

Situation zu vegetativen Entäußerungen kommen kann, können auch die obigen, den Schlaf und die Schlaf-Wach-Rhythmik regulierenden Strukturen bzw. Funktionen, in Mitleidenschaft gezogen werden. Symptome dieser Beeinträchtigung sind in der Regel Agitiertheit und Unruhe. Dies und die direkte Funktionsstörung des ARAS haben dann wiederum Schlaflosigkeit, Ein- bzw. Durchschlafstörungen und die Umkehr von Schlaf-Wach-Rhythmen zur Folge. Ist der Patient unruhig, gestresst und anderes mehr, so ist die adäquate Analgosedierung die Maßnahme der Wahl. Dies kann dann zur allgemeinen Normalisierung der vegetativen Funktionen, so auch eventuell des Schlafes, führen.

1.5.3
Narkolepsie

Bei den verschiedenen Formen der epileptischen Anfallserkrankungen ist die Narkolepsie in Zusammenhang mit dem Thema „Schlaf" von besonderer Bedeutung. Die Narkolepsie ist aufgrund ihrer Definition ein anfallsartig eintretender, imperativer Schlafzustand. Somit besteht dann ein unbedingtes und unwiderstehliches Schlafbedürfnis für die Dauer von Minuten bis hin zu 1-2 h. Diese Anfallsform kann mit kataplektischen Mustern (affektiver Tonusverlust) kombiniert sein. Das EEG zeigt typische Einschlafmuster, allerdings finden sich im oberflächlichen Schlaf auch REM-Muster. Es ist charakteristisch, daß der Anfall willentlich nicht vermieden werden kann. Der Patient ist im Schlaf erweckbar, sein Schlafrhythmus ist nahezu immer grundsätzlich gestört. Als ursächlich wurden eine vererbbare Form und weitere, symptomatische Formen differenziert. Die Ursachen der symptomatischen Formen können vielfältig sein, wie z.B. Enzephalitiden, zerebrale Toxikosen, Hirntumoren, Hirntraumata und anderes. Behandlung der Narkolepsie erfolgt durch die Gabe von Weckaminen und die konsequente Normalisierung des Schlaf-Wach-Rhythmus. Diese Normalisierung kann, neben allgemeinen Maßnahmen zur Schaffung eines schlaffördernden Umfelds, durch die Verabreichung von Hypnotika für die Nacht unterstützt werden.

Zusammenfassung

- Schlaf ist ein rhythmisch verlaufender, aktiver biologischer Vorgang mit charakteristischen Mustern. Er ist eine existentielle Lebensfunktion. Ohne ein Minimum an regelmäßigem Schlaf kann ein Mensch nicht leben.
- Der Schlaf läßt sich von seinem Verlauf und seiner Tiefe in fünf verschiedene Phasen einteilen. Nur im tiefsten Schlaf, der Phase 5, können schnelle Augenbewegungen („rapid eye movement"/REM) beobachtet werden. Während der REM-Phasen finden Träume statt, im Non-REM-Schlaf nicht.
- Das Verhältnis von Schlafen und Wachsein variiert nach Lebensalter.

- Zyklische Veränderungen von Wachen und Schlafen werden von Strukturen im ZNS gesteuert, die wichtigen Zentren befinden sich im Bereich der Formatio reticularis und im Thalamus.
- Bei den Störungen des Schlafens und damit auch des Wachseins finden sich Analogien zu anderen Rhythmen.
- Förderung von Ruhe und Entspannung wirkt schlaffördernd, z.B. Ruhe, Abwesenheit von Lärm, Wärme, Dunkelheit, Angstfreiheit, Schmerzfreiheit.
- Störung von Ruhe und Entspannung wirkt schlafhemmend, z.B. Unruhe, Lärm, Kälte, Licht, Angst, Schmerzen, Medikamentenwirkung.
- Bei Störungen von Schlafen und Ruhen aufgrund Störungen des ZNS können in aller Regel zwei Formen der Störung beobachtet werden. Bei der ersten Form sind neben Schläfrigkeit und allgemeiner Vigilanzminderung die am häufigsten zu beobachtenden Symptome z.B. vermehrte Müdigkeit, Schläfrigkeit, verzögerte Weckreaktion usw. Bei der zweiten Variante können Agitiertheit, Unruhe, Schlaflosigkeit, Ein- und Durchschlafstörungen beobachtet werden.
- Die Narkolepsie ist ein epileptiformer, anfallsartig eintretender Schlafzustand von bestimmter Dauer. Die Erkrankung kann sowohl vererbt werden als auch symptomatisch auftreten. Ursachen der symptomatischen Form sind z.B. Enzephalitiden, zerebrale Toxikosen, Hirntumoren, Hirntraumata u.a. Die Behandlung erfolgt über Medikation und die konsequente Normalisierung des Schlaf-Wach-Rhythmus.

KAPITEL 2

ATL „Sich bewegen"

Die in diesem ATL-Kapitel besprochenen Themen sind

2.1 Allgemeines zum Thema „Sich bewegen" 42
2.2 Funktionelle Einheit 43
2.3 Willkürmotorik 43
2.3.1 Pyramidenbahnen 43
2.3.2 Extrapyramidale Bahnen 45
2.3.3 Schädigung der pyramidalen und extrapyramidalen Bahnen 46
2.3.4 Beispiele für Schädigungen des zentralen Motoneurons und entsprechende Auswirkungen 46
2.3.5 Schädigung der peripheren Muskelinnervation 47
2.3.6 Übersicht über das willkürmotorische System 48
2.4 Reflexe allgemein 49
2.4.1 Eigenreflexe 50
2.4.2 Fremdreflexe 51
2.5 Spastische Zeichen 51
2.5.1 Synergien 51
2.5.2 Zeichen der Babinski-Gruppe 52
2.5.3 Stell- und Haltungsreflexe 52
2.6 Kleinhirnsystem 53
2.7 Sensibilität 54
2.8 Störungen des Bewußtseins und Bewegung 56
2.9 ATL „Sich bewegen" und die spezielle Problematik 57
2.10 Lagerung in der Akutphase 58
2.11 Allgemeines zur Lagerung 60
2.11.1 Lagerung zur Lungendrainage bzw. Pneumonieprophylaxe 60
2.11.2 Lagerung bei Frakturen der unteren Extremitäten 61
2.11.3 Lagerung bei Frakturen der oberen Extremitäten 61
2.11.4 Lagerung nach Eingriffen am peripheren Nervensystem 61
2.11.5 Lagerung nach OP, Frakturen und Instabilitäten im Bereich der Wirbelsäule (WS) 62
2.12 Lagerung nach dem Bobath-Konzept 63
2.12.1 Rückenlage 64
2.12.2 Langsitz im Bett 65
2.12.3 Seitenlagerung auf die nicht betroffene Seite 65
2.12.4 Seitenlagerung auf die betroffene Seite 66
2.12.5 Sitzen auf dem Stuhl am Tisch 66
2.13 Schulter, Hand und Hüfte bei Parese von Arm und Bein bzw. Hemiparese 67
2.13.1 Schultersubluxation 67
2.13.2 Idiopathischer Schulterschmerz 67
2.13.3 Propylaxen gegen die schmerzhafte Schulter 68

2.13.4 Handsyndrom 68
2.13.5 Bilaterale Armführung 69
2.13.6 Hüftsubluxation 70
2.14 Dekubitusprophylaxe und -therapie und therapeutische Lagerung 70
2.15 Medikation und Dekubitusgefährdung 71
2.16 Myoklonien, Strecksynergismen und epileptische Krampfanfälle 72
2.16.1 Myoklonien 72
2.16.2 Strecksynergismen 73
2.16.3 Epileptische Krampfanfälle 74
   Zusammenfassung 75

2.1
Allgemeines zum Thema „Sich bewegen"

So wie in den Kapiteln „Kommunizieren", „Sich beschäftigen", „Sinn finden" u.a. ausführlich dargestellt, gehört es zum menschlichen Leben und zum Leben eines jeden anderen Wesens, tätig zu sein. Einer der Hauptaspekte dieses „Tätigseins" ist das „Sich bewegen". Mit Bewegung wird der Mensch in seiner Welt und seiner Umgebung aktiv, geht auf sie zu, erfährt sie, gestaltet sie und wird von ihr gestaltet. Bewegung löst im Körper des Menschen in einer Vielzahl von Rezeptionssystemen afferente, das heißt zum ZNS hin verlaufende, das ZNS stimulierende Impulse aus. Solche Informationen, z.B. über die Spannung der Muskeln, der Stellung der Extremitäten im Raum, werden in Strukturen des ZNS registriert und verarbeitet. Als modifizierend-regulierende Impulse werden dann die Reaktionen des ZNS auf diese Informationen an entsprechende Erfolgsstrukturen versandt (Abb. 2.1). Aus diesen Zusammenhängen wird deutlich, daß Bewegung, Registrierung der Bewegung, Sensibilität, Sensorik (z.B. Sehen, Hören), Gleichgewicht, Verarbeitung, Reaktion, erneute Bewegung und Selbst- bzw. Körpergefühl funktionell eine Einheit sind. Damit sich der Mensch bewegen kann, muß er zu Beginn seines Lebens Bewegung lernen und diese Bewegung dann fortwährend ausüben. Der sich willkürlich bewegende Mensch bekommt „Bewegungspraxis". Werden bewegungsspezifische Strukturen gestört, kann die „Praxis" gestört werden, kann „Apraxie" die Folge sein.

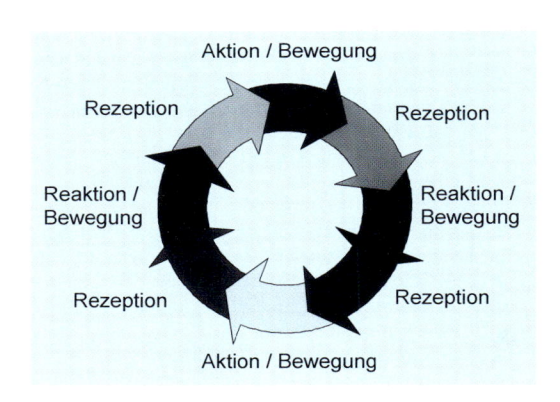

Abb. 2.1.
Bewegung als Prozeß

2.2
Funktionelle Einheit

Nur ein relativ kleiner Teil der Bewegung ist eine direkt willkürliche Bewegung. Der weitaus größte Teil ist unwillkürlich, erreicht die rezeptiven, mit Bewußtheit gekoppelten Hirnrindenbereiche nicht. Die unwillkürlichen, reflexartig verlaufenden Bewegungen werden zum Teil auf spinaler Ebene gesteuert, gehen zum Teil aber auch von Bereichen wie Kleinhirn, Mittelhirn, Basalganglien u.a. aus. Die unwillkürlichen Bewegungen unterstützen die willkürlichen Bewegungen bzw. machen sie überhaupt erst möglich. Die funktionelle Einheit „Bewegung", das sogenannte „sensomotorische System", setzt sich aus einzelnen Bereichen zusammen:

- Willkürmotorik,
- extrapyramidales System,
- Reflexe,
- Kleinhirnsystem,
- Sensibilität.

Damit kann folgendes konstatiert werden.

> Bewegung ist eine hochkomplexe, von einer Vielzahl unterschiedlicher, modifizierender Einflüsse abhängige Leistung.

2.3
Willkürmotorik

Willkürmotorik ist die Leistung, bestimmte Muskeln bewußt, mit differenzierter Kraftentfaltung, Geschicklichkeit, Handlungsfreiheit und adäquatem Tonus zu innervieren. Diese Leistung hat ihren Ursprung in bestimmten Bereichen des ZNS (Abb. 2.2).

2.3.1
Pyramidenbahnen

Die Willkürmotorik benutzt lange Nervenfasern, die als Pyramidenbahnen bezeichnet werden.
Von einigen Ausnahmen abgesehen, verlaufen diese Bahnen von der motorischen Rinde durch die weiße Substanz (Abb. 2.3). Von dort treten sie durch den hinteren Schenkel der inneren Kapsel hindurch und ziehen zur unteren Medulla. In dem unteren Medullabereich kreuzen diese Bahnen in einer als Pyramide bezeichneten Struktur (daher auch der Name „Pyramidenbahn") fast alle zur Gegenseite.

Abb. 2.2.
ZNS-Strukturen
und Bewegung

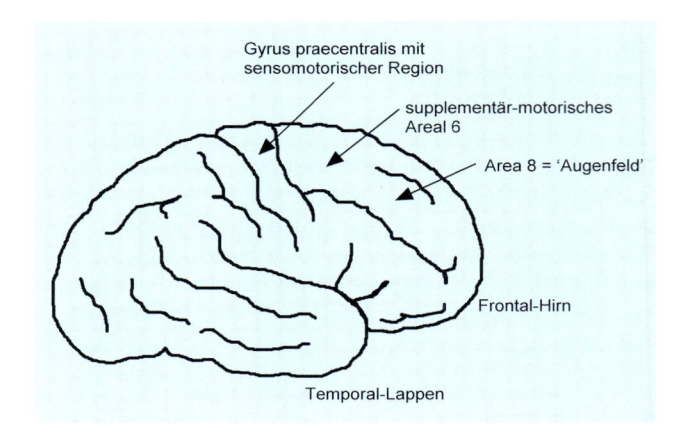

Von dort ziehen sie zu den motorischen Vorderhornzellen des Spinalmarks. Pyramidale Bahnen haben einen hemmenden Einfluß auf die Fusimotoren, welche ihrerseits wiederum die Muskelspindeln erregen. Dies führt beispielsweise zur Hemmung der Armbeugung oder aber auch zur Hemmung der Beinstreckung. Wie bereits angedeutet, haben die Pyramidenbahnen ihren Ursprung in den motorischen Regionen der Hirnrinde.

- Die primär-motorische Rinde (Gyrus praecentralis = Area 4). Die Zellen dieser Area kontrollieren die fein abgestufte Willkürmotorik der Skelettmuskulatur. Reizungen im Bereich der Area 4 führen zu Bewegungen einzelner Muskeln der Gegenseite.

- Die supplementär-motorische Rinde (Area 6α + 6aβ). Auch die Zellen dieser Region kontrollieren die Willkürmotorik. Allerdings führen Reizungen in diesem Bereich zu ausgedehnteren Bewegungen der Gegenseite, z.B. Arm, Bein.

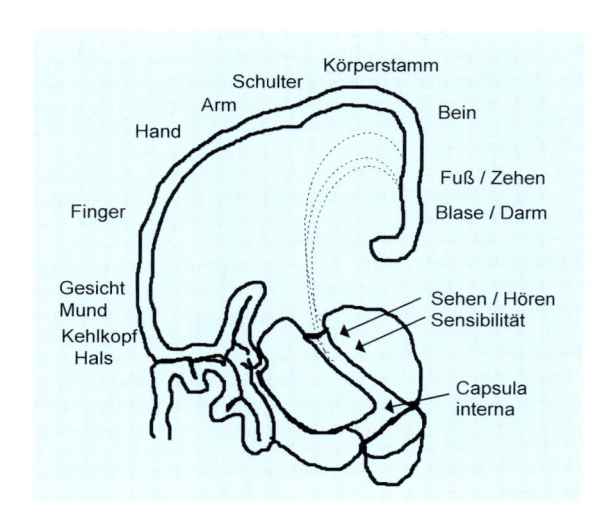

Abb. 2.3.
Rinden-Lokalisation
und Bahnverlauf

- Die Area 8, das sogenannte „Augenfeld". Die Bahnen, die hier ihren Ursprung haben, verlaufen mit der Pyramidenbahn, um dann auf mesenzephaler Höhe zu den Kernen der motorischen Augennerven III, IV und VI zu verzweigen. Reizungen der Area 8 bzw. Impulse aus der Area 8 führen zu konjugierten, synergistischen Augenbewegungen.

Auf mesenzephaler Höhe verlassen aber nicht nur die Fasern für die Kerne der motorischen Augennerven die Pyramidenbahn. Auch die Fasern für die motorischen Hirnnervenkerne der Hirn-Nerven V, VII, IX, X, XI und XII verlassen hier das Faserbündel.

2.3.2
Extrapyramidale Bahnen

Nicht alle willkürmotorischen Fasern verlaufen von ihren Ursprungsorten, den motorischen Rindenfeldern, über die Pyramidenbahn. Einige der Rindenfasern ziehen von ihren Ursprungsorten direkt zum Kleinhirn, zu den Basalganglien, zum Mittelhirndach, zur Formatio reticularis und zu anderen Strukturen. Auf diese Weise erhalten die vorgenannten Strukturen eine „Kopie" von allen motorischen Impulsen, die von der Rinde ausgehen. Nach Umschaltung der zuführenden Bahnen auf andere Neuronen können auf diese Weise einflußnehmende Impulse über die nun als extrapyramidale Bahnen bezeichneten Fasern zu den Vorderhornzellen des Spinalmarks gelangen. Auch die extrapyramidalen Bahnen haben einen erregenden Einfluß auf die Fusimotoren, welche wiederum die Muskelspindeln erregen. Dies führt dann beispielsweise zur Erregung der Beugermuskulatur des Arms oder zur Erregung der Streckermuskulatur des Beins. Die Funktion des extrapyramidalen Systems ist als Regulationsfunktion aufzufassen, insbesondere für die Myostatik. Dabei ist das extrapyramidale System auf einem funktionell niedrigeren Level anzusiedeln als das pyramidale bzw. zerebelläre System. Störung des extrapyramidalen Systems beeinflußt den Ruhetonus der Muskulatur und die Motorik (Handlungsvermögen). Diese Störung äußert sich entweder in einem „Zuviel" oder „Zuwenig" und betrifft

- den Tonus der Muskulatur: dies führt zu Hypertonus bzw. Hypotonus,

- das Bewegungsvermögen: Ergebnis ist die Hyperkinese oder Hypokinese bzw. Akinese,

- unwillkürliche Bewegungen, wie choreatisch, ballistisch, athetotisch, dystonisch, myoklonisch und Tremor.

Die zum größten Teil ungekreuzt verlaufenden Extrapyramidalbahnen haben somit großen Einfluß auf die spinale Motorik. Das extrapyramidale System verbindet sich mit dem System der Willkürmotorik zu einer höheren Funktionseinheit. Diese Einheit überwacht und steuert den fein abgestuften, glatten Ablauf jeder Willkürbewegung.

2.3.3
Schädigung der pyramidalen und extrapyramidalen Bahnen

Abgesehen von zwei Ausnahmen verlaufen pyramidale und extrapyramidale Bahnen recht dicht nebeneinander bzw. sind als Faserbündel gemischt. Ausnahmen hiervon sind

- die motorischen Rindenfelder: hier haben die pyramidalen Fasern ihren Ursprung,
- die Pyramide an der Basis der Medulla: dort finden sich nur rein pyramidale, kreuzende Bahnen.

Schädigung bzw. Unterbrechung rein pyramidaler Fasern führt zur kompletten Unterbrechung der willkürlichen Impulsleitung zum muskulären Erfolgsorgan. Das Resultat ist dann eine schlaffe Lähmung. Als Schädigungsort kommt also nur der motorische Rindenbereich oder die Pyramide in Frage. Schädigungen an einem anderen Ort als Rinde oder Pyramide betreffen nahezu immer sowohl die pyramidalen als auch die extrapyramidalen Bahnen. Erfolgt die Schädigung plötzlich, so resultiert immer zuerst eine schlaffe Lähmung. Grund dafür ist die Unterdrückung der muskulären Dehnungsreflexe. Nach Tagen kommt es dann aber zu einer Überempfindlichkeit der muskulären Dehnungsrezeptoren aufgrund der extrapyramidalen Beeinträchtigung. Betroffen sind besonders die Beuger am Arm und die Strecker am Bein. Folge ist dann die einsetzende Spastik sowie Hyperreflexie mit Kloni. Einer spastischen Lähmung liegt also immer eine mehr oder minder gravierende Störung im Bereich des ZNS (Gehirn, Rückenmark) zugrunde. Die Klinik der zentralen, spastischen Lähmung umfaßt

- Herabsetzung der Kraft mit Einbuße der Feinmotorik,
- spastische Tonuserhöhung,
- gesteigerte Eigenreflexe, eventuell mit Kloni,
- Abschwächung bzw. Aufhebung der Fremdreflexe,
- Auftreten pathologischer Reflexe sowie Enthemmung des Fluchtreflexes,
- keine degenerative Muskelatrophie.

2.3.4
Beispiele für Schädigungen des zentralen Motoneurons und entsprechende Auswirkungen

- Rinden- oder rindennahe Schädigung durch Trauma, Ischämie, Tumor, Blutung u.a. führen zu kontralateraler, im allgemeinen schlaffer Monoparese entsprechend der Zuordnungstopographie. Eventuell können auch fokale Anfälle entsprechend der Zuordnungstopographie beobachtet werden. Die Parese ist schlaff, da nur pyramidale Fasern betroffen sind.

- Schädigung im Bereich der inneren Kapsel durch Trauma, Ischämie, Tumor, Blutung u.a. führt zu kontralateraler, spastischer Hemiparese mit kontralateraler Faszialisparese, eventuell auch Hypoglossusparese. Die Hemiparese ist zunächst schlaff. Da aber im Bereich der Capsula interna auch extrapyramidale Fasern mitbetroffen sind, geht die Parese im Laufe von Tagen in die Spastik über.

- Schädigung im Bereich der Hirnschenkel durch Trauma, Ischämie, Tumor, Blutung u.a. führt zu kontralateraler, spastischer Hemiparese mit ipsilateraler Okulomotoriusparese. Die Hemiparese ist zunächst schlaff. Da hier aber auch extrapyramidale Fasern mitbetroffen sind, geht die Parese im Laufe von Tagen in die Spastik über.

- Schädigung im Bereich der Pons (Brücke) durch Trauma, Ischämie, Tumor, Blutung u.a. führt zu kontralateraler, eventuell sogar doppelseitiger, spastischer Hemiparese, möglicherweise mit kontralateraler Faszialisschädigung, Hypoglossusschädigung, Abduzensschädigung und Trigeminusschädigung. Die Hemiparese ist zunächst schlaff. Da aber in diesem Bereich auch extrapyramidale Fasern mitbetroffen sind, geht die Parese im Laufe von Tagen in die Spastik über.

- Isolierte Schädigung im Bereich der Pyramidenfasern durch Tumor u.a. führt zu kontralateraler, schlaffer Hemiparese. Die Hemiparese ist schlaff, da keine extrapyramidalen Fasern mitbetroffen sind.

- Ein zervikaler Herd, z.B. durch multiple Sklerose (MS), amyotrophische Lateralsklerose (ALS) u.a. führt zu ipsilateraler, spastischer Hemiparese. Da auch extrapyramidale Fasern mitbetroffen sind, ist die Parese spastisch.

- Ein thorakaler Herd, z.B. durch MS, ALS u.a. führt zu ipsilateraler, spastischer Parese des Beins, bei doppelseitiger Schädigung zur Paraparese der Beine. Da auch extrapyramidale Fasern mitbetroffen sind, ist die Parese spastisch.

2.3.5
Schädigung der peripheren Muskelinnervation

Die über das Rückenmark weitergeleiteten, motorischen Impulse gelangen zu den Nervenwurzeln und von dort über periphere Nerven zu den muskulären Erfolgsorganen. Kommt es zu einer Schädigung bzw. Unterbrechung der vorderen Wurzel oder eines peripheren Nervs ab der Nervenwurzel (peripheres Motoneuron), so führt dies zum Syndrom der peripheren, schlaffen Lähmung. Die Klinik dieses Syndroms umfaßt dabei die folgenden Symptome:

- Herabsetzung der groben Kraft,
- Hypotonie bzw. Atonie der Muskulatur,
- Hyporeflexie oder Areflexie,
- degenerative Muskelatrophie.

Abb. 2.4.
Übersicht über die Willkürmotorik

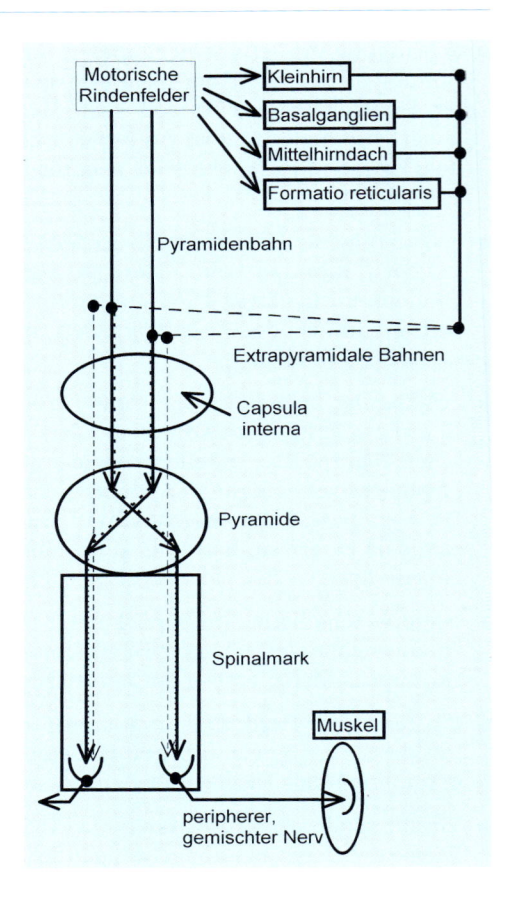

2.3.6
Übersicht über das willkürmotorische System (Abb. 2.4)

Durch das willkürmotorische System werden zwei verschiedene Bereiche beeinflußt.

- Trophik der Muskulatur. Pathologie ist die Hypotrophie bzw. Atrophie aufgrund Inaktivität, Myopathie, Störung des 2. Motoneurons sowie Hypertrophie als Pathologie bei Myotonie, Myopathie.
- Kraftentfaltung. Pathologie ist die Parese als abgestufte Minderung der Kontraktionsfähigkeit sowie die Paralyse als völlige Aufhebung jeglicher Kraftentfaltung.
- Ruhetonus. Pathologie ist der Hypotonus als Ausdruck der Schädigung des peripheren Motoneurons, der Hinterstrangbahn, des Kleinhirnsystems bzw. von Arealen des Extrapyramidalsystems. Ein Rigor ist als Ausdruck der Schädigung des extrapyramidalen Systems zu sehen. Eine Spastik ist Ausdruck der Schädigung des zentralen Motoneurons.

2.4
Reflexe allgemein

Reflexe sind unwillkürlich und regelhaft ablaufende Vorgänge auf einen Reiz. Es wird grundsätzlich zwischen Eigenreflexen (ER) und Fremdreflexen (FR) differenziert.

Tabelle 2.1. Übersicht der Eigenreflexe

Eigen-Reflex	Bedingung	Ergebnis	Nerv/Struktur
Masseter-Reflex	Leicht geöffneter Mund und entspannter Unterkiefer. Schlag auf den unter die Unterlippe gelegten Zeigefinger des Untersuchers	Mundschluß	N. V
Lippen-Reflex	Beklopfen des Ringmuskels um den Mund	Schnauzen-/ Schnutenbildung	N. VII
Bizeps-Sehnen-Reflex (BSR)	Schlag auf die Bizepssehne bei leicht adduziertem Oberarm und angewinkeltem Unterarm	Beugung im Ellenbogengelenk	C5 C6
Radiusperiost-Reflex (RPR)	Armstellung wie BSR. Schlag auf die radiale Kante des Radiusköpfchens	Beugung im Ellenbogengelenk	C5 C6
Triceps-Sehnen-Reflex (TSR)	Armstellung wie BSR. Schlag auf die Sehne des M. triceps brachii oberhalb des Olecranons	Streckung des Unterarms	C6 C7 N. radialis
Pronations-Reflex	Schlag auf die Beugeseite des Radiusköpfchens bei angewinkeltem Unterarm	Pronation der Hand und des Unterarms	C6 C7 C8 N. medianus
Fingerbeuge-Reflex	Bei Dorsalflexion der Hand schlagen die Finger des Untersuchers von unten schnell und kräftig gegen die Fingerbeeren des Patienten	Beugung der Finger	C7 C8 N. medianus N. ulnaris
Patella-Sehnen-Reflex (PSR)	Schlag auf die Sehne des M. quadriceps	Streckung im Kniegelenk	L2 L3 N. femoralis
Adduktoren-Reflex	Schlag auf die mediale Fläche des Kniegelenks	Adduktion der Beine	L3 L4 N. obturatorius
Achilles-Sehnen-Reflex (ASR)	Schlag auf die Achillessehne bei angewinkeltem Bein	Plantarflexion des Fußes	S1 S3 N. tibialis
Zehenbeuge-Reflex	Die Finger des Untersuchers schlagen schnell und abrupt auf die Zehenbeeren	Beugung der Zehen	S1 S2 N. tibialis
Tibialis-Posterior-Reflex	Schlag auf den malleolus medialis	Supination des Fußes	L4 L5 N. tibialis

2.4.1
Eigenreflexe

Es ist charakteristisch für die ER, daß Reizorgan und Erregungsorgan identisch sind. Beispiel hierfür ist der Patellarsehnenreflex (PSR). Ein Schlag auf die Patellarsehne führt zur Dehnung des M. quadriceps. Die Erregungsleitung über monosynaptischen Reflexbogen führt zur Innervation des M. quadriceps mit Muskelkontraktion. ER laufen individuell ab, Lebhaftigkeit ist keine Pathologie. Tabelle 2.1 zeigt eine Übersicht über die Eigenreflexe. Pathologisch ist ein ER, wenn eine Seitendifferenz vorliegt. Dabei muß dann entschieden werden, ob der eine ER gesteigert bzw. der andere abgeschwächt ist. Nach Auslösung eines ER kommt es in der Regel zu einer Muskelkontraktion mit nachfolgender Refraktärphase. Folgen mehrere Kontraktionen, die durch kurze Refraktärzeiten unterbrochen sind, so spricht man von einem Klonus. Ein beidseitiger, erschöpflicher Klonus kann noch physiologisch sein. Ist der Klonus seitendifferent und erschöpflich, so ist der ER sicher pathologisch gesteigert. Ein unerschöpflicher Klonus ist immer ein spastisches Zeichen. Bei Störung des Pyramidenbahnsystems sind die ER gesteigert.

Tabelle 2.2. Übersicht der Fremdreflexe

Fremd-Reflex	Bedingung	Ergebnis	Nerv/Struktur
Kornealreflex	Betupfen der Cornea mit Watteträger von lateral am Irisrand	Zukneifen der Augenlider	N. V N. VII
Würgereflex	Berührung des weichen Gaumens	Würgen als Vorstufe des Erbrechens	N. IX N. X
Hustenreflex	Reizung von sensiblen Rezeptoren der oberen und mittleren Luftwege (Glottis, Trachea, Carina, Stammbronchien, Bronchien), z.B. mittels Absaugkatheter	Hustenstoß	N. IX N. X N. XII
Bauchhautreflex	Reizung der Bauchhaut mit von der Lende her geführtem Nadelstrich	Kontraktion der darunter liegenden Muskulatur mit Verziehen des Nabels zur Reizseite	Th8 Th12
Cremasterreflex	Bestreichen der Innenseite des Oberschenkels	Kontraktion des M. cremaster mit Hochziehen des Hodens der gleichen Seite	L1 L2
Fußsohlenreflex	Bestreichen der Mittellinie der Fußsohle	Greifbewegung der Zehen und des Fußes	L5 S2
Analreflex	Perianale Reizung durch einen spitzen Gegenstand	Kontraktion des M. sphincter ani	S4 S5

2.4.2
Fremdreflexe

Bei den Fremdreflexen FR entspricht der Reizort nicht dem Erfolgsort. Diese Reflexe verlaufen multisynaptisch. So führt z.B. die Reizung der Bauchhaut zur Kontraktion der darunterliegenden Muskulatur. Liegt eine Störung des Pyramidenbahnsystems vor, so sind die FR abgeschwächt oder erloschen. Tabelle 2.2 zeigt eine Übersicht über die Fremdreflexe.

2.5
Spastische Zeichen

Schädigung des zentralen Motoneurons führt zu Ausfallssymptomen der Motorik. Sind neben den pyramidalen auch extrapyramidale Bahnen betroffen, so folgt eine Störung der den Erfolgsmuskel tonisierenden Fusimotoren. Dies führt zu einer qualitativen Funktionsänderung, und es kann dabei zum Auftreten bestimmter, charakteristischer Zeichen kommen.

2.5.1
Synergien

Liegt eine Störung differenzierter Bewegungen mit Ungeschicklichkeit und Mitbewegungen bzw. Massenbewegungen vor, so kann dies als Ausdruck einer Synergie gesehen werden. Als Ausdruck einer Spastik überwiegen im allgemeinen am Arm die Beugesynergien und am Bein die Strecksynergien.

- Wartenberg-Zeichen. Der Untersucher zieht an den gebeugten Fingern des Patienten. Dies führt zur Beugung des Daumens als Mitbewegung. Pathologisch ist die Seitendifferenz.

- Mayer-Grundgelenkreflex. Der Mittelfinger einer Hand des Patienten wird passiv von dorsal im Grundgelenk durch Daumendruck des Untersuchers gebeugt. Dabei kommt es zur extremen Adduktion des gestreckten Daumens im Grundgelenk. Pathologisch ist die Seitendifferenz.

- Léri-Zeichen. Passive Beugung der Finger der supiniert gehaltenen Hand des Patienten führt zur Beugung im Ellenbogengelenk.

- Strümpell-Zeichen. Gegen den Handdruck des Untersuchers beugt der Patient das Kniegelenk. Der Reflex ist positiv, wenn es zur Dorsalflexion und Supination des Fußes kommt. Sicher pathologisch ist der Reflex ab dem 6. Lebensjahr.

- Marie-Foix-Zeichen. Ausdruck einer echten pathologischen Mitbewegung. Selbst bei völliger Paralyse erfolgt bei passiver Beugung der Zehen eine Mitbewegung aller Beuger des Beines.

2.5.2
Zeichen der Babinski-Gruppe

Diese Zeichen sind keine pathologischen Reflexe. Im ersten Lebensjahr sind sie häufig auslösbar, um dann zu verschwinden. Bei erneutem Auftreten, insbesondere einseitig und im Zusammenhang mit anderen Symptomen, können sie als spastische Zeichen gewertet werden. „Positiver Babinski" bedeutet konstante Dorsalflexion der Großzehe, Plantarflexion der Kleinzehen und unter Umständen auch eine Spreizung der Kleinzehen auf

- Bestreichen der lateralen Fußsohle (Babinski-Zeichen) bzw.
- kräftiges Bestreichen der Tibiakante (Oppenheim-Zeichen) bzw.
- Kneten der Wadenmuskulatur (Gordon-Zeichen) bzw.
- Bestreichen des lateralen Fußrückens (Chaddock-Zeichen).

2.5.3
Stell- und Haltungsreflexe

Auch diese Reflexe sind physiologisch in bestimmten Lebensaltern, im allgemeinen bei Säuglingen und Kleinkindern. Sie verschwinden ab einem bestimmten Alter und sind bei späterem Auftreten immer pathologisch.

- **Okulozephal-Reflex,** auch genannt Puppenaugenphänomen. Bei Drehung des Kopfes gehen die Augen nicht mit. Verschwindet normalerweise nach dem 10. Lebenstag.
- **Saug-Reflex.** Die Berührung der Lippen führt zu Saugbewegungen des Mundes. Verschwindet spätestens ab 6. Lebensmonat.
- **Greif-Reflex.** Bei Berührung der Hohlhand erfolgt Handschluß zum Festhalten. Physiologisch beim Neugeborenen. Verschwindet ab dem 5. bis 9. Lebensmonat.
- **Ein- bzw. beidseitiges Nachgreifen.** Eine oder beide Hände folgen unter Greifbewegungen einem nahe gebrachten und dann langsam entfernten Gegenstand. Verschwindet nach dem 2. Lebensmonat.
- **Landau-Reflex.** Frühestens ab dem 3. Monat erfolgt bei frei hochgehaltenem Kind eine Hebung des Kopfes mit Beugung der Beine. Verschwindet spätestens nach dem 12. Lebensmonat.
- **Moro-Reflex.** Bei abruptem Rückwärtsneigen aus der Senkrechten erfolgt Zusammenkrümmen-Ausspreizen-Anwinkeln der Arme wie zu einer Umklammerungsbewegung. Verschwindet im 3.–4. Lebensmonat.
- **Stell- und Haltungsreflexe.** Beispielsweise werden bei Drehung des Kopfes die Extremitäten der lateralen Seite gestreckt und die Extremitäten der kontralateralen Seite gebeugt. Verschwindet spätestens im 6. Lebensmonat.

2.6 Kleinhirnsystem

Das Kleinhirnsystem mit seiner stets regulierenden Funktion ist in seiner Intaktheit die maßgebliche Voraussetzung für die Ausführung geordneter, zielgerichteter, zweckgerichteter, zeitlich und innervatorisch rationeller Bewegungen. Wie bereits im vorhergehenden Kapiteltext ausgeführt, verlaufen nicht alle willkürmotorischen Fasern von ihren Ursprungsorten, den motorischen Rindenfeldern, über die Pyramidenbahn. Einige der Rindenfasern ziehen unter anderem auch direkt zum Kleinhirn. Auf diese Weise erhalten sowohl das Kleinhirn als auch andere Strukturen eine „Kopie" von allen motorischen Impulsen, die von der Rinde ausgehen (Abb. 2.5). Nach Umschaltung dieser zuführenden Bahnen auf andere Neuronen kann das Kleinhirn so einflußnehmende Impulse über diese, nun als extrapyramidale Bahnen bezeichneten Fasern, zu den Vorderhornzellen des Spinalmarks senden. Durch diese Zusammenhänge erhält das Kleinhirn Einfluß auf die Feinabstimmung der Motorik. Die Funktionen und Leistungen des Kleinhirnsystems sind vielfältig:

- **Regulation des Ruhetonus der Muskulatur.** Bei Störung resultiert ein Hypotonus bis hin zur Asthenie (Pseudoparese).

- **Koordination des Zusammenspiels von Agonisten-Antagonisten.** Das Störungssymptom ist die Ataxie und manifestiert sich
  lokomotorisch (Schwanken bei Gang/Sitzen),
  bei differenzierten Bewegungen (z.B. Ungeschicklichkeit bei Drehbewegungen),

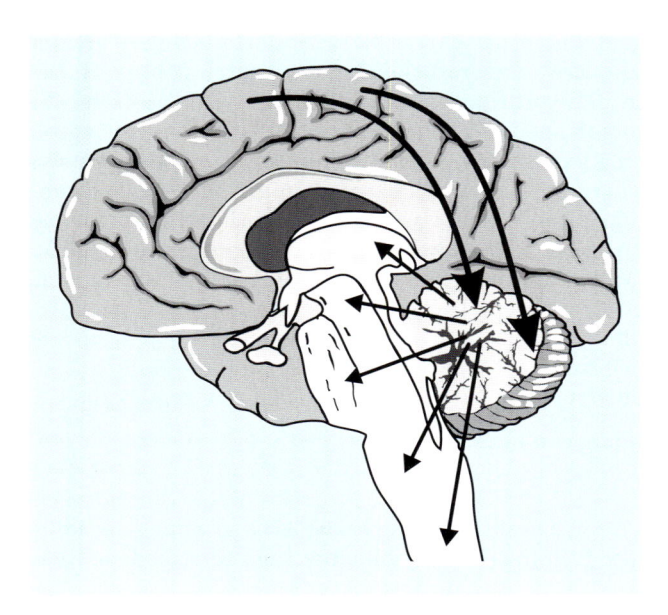

Abb. 2.5.
Kleinhirnsystem

Unsicherheit bei Zielbewegungen (Finger-Nase-Versuch (FNV), Knie-Hacken-Versuch (KHV)). Hierbei ist die Zielsicherheit (Überschießen = Hypermetrie), Rationalität (kürzeste Strecke), ruhige Ausführung (Differenzierung in Intentionstremor-Ruhetremor) zu bewerten.

- **Rationelle Dosierung der Innervation.** Eine Störung zeigt sich z.B. als quantitatives Zuviel an Innervation. Diese überschießende Innervation bezeichnet man als Hypermetrie.

Sowohl Hypermetrie als auch Ataxie beeinflussen als Störung außer der Bewegungsmuskulatur noch zwei weitere, hochkomplexe Fähigkeiten.

- **Schrift.** Das Schriftbild ist bei einer Kleinhirnstörung durch Hypermetrie und Ataxie gekennzeichnet. Sie ist unregelmäßig und zugleich überschießend groß bzw. wird immer größer.

- **Sprache.** Die Sprache wird ebenso durch Ataxie und Hypermetrie beeinflußt. Sowohl die artikulierenden als auch die phonierenden Muskeln sind hierbei betroffen. Bei dieser Störung resultieren zwei Formen einer Dysarthrie, die abgehackt skandierende Sprache und die kloßige, ataktische, „bellende" Sprache.

2.7
Sensibilität

Sensible Qualität umfaßt viele Aspekte, wie das Empfinden feiner Berührungen, Temperatur, Schmerz, Druck, Vibration, und hat ihre Ursprünge in den Rezeptoren, die in verschiedenen Strukturen eingebunden sind. Diese Strukturen sind z.B. die oberflächliche Haut, Muskeln, Eingeweide, Sehnen, Bänder. Die rezeptierten Impulse werden von gemischten, peripheren Nerven zum Spinalmark geleitet und gelangen von dort zu den weiterverarbeitenden Strukturen (Abb. 2.6). Die bewußte Sensibilität ist im ZNS vordringlich im Bereich des Gyrus postzentralis lokalisiert. Die dorthin verlaufenden, afferenten, sensiblen Bahnen nehmen grob betrachtet die umgekehrte Richtung wie die aktivierenden, efferenten Impulse der Motorik. Dabei ist die bewußte Sensibilität der weitaus geringste Teil der sensiblen Rezeption insgesamt. Sensibilität ist eng mit der Motorik verknüpft. Ohne sensible Rezeption werden zielgerichtete, willkürliche Bewegungen unmöglich. Zum Beispiel gelangen die Impulse bezüglich der Tiefensensibilität nur in ganz geringem Umfang bis zum Bewußtsein. Die als Propriozeption bezeichnete Tiefensensibilität geht z.B. von den Muskeln, Gelenken, Sehnen, Faszien usw. aus. Sie dient zum größten Teil der automatischen Kontrolle der Motorik beim Gehen, Laufen, Stehen usw. Die Untersuchung der Sensibilität zielt auf folgendes ab:

- Prüfung der Wahrnehmung von Reizen.

- Lokalisation.

- Sinnvolle Verknüpfung der Reizwahrnehmung bezüglich Zuordnung der Reizart und Reizform. Bei der Prüfung der Sensibilität werden verschiedene Qualitäten untersucht.

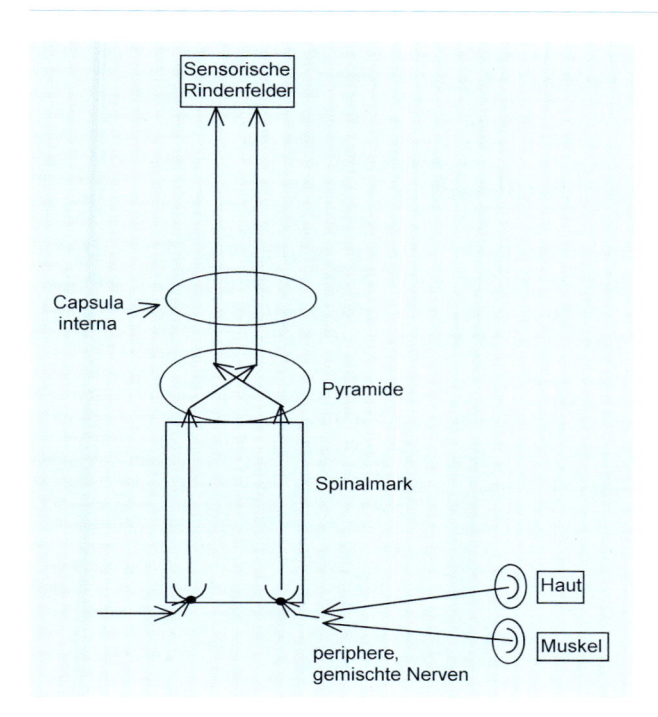

Abb. 2.6.
Übersicht über das sensible System

- Das Berührungsempfinden durch leichte Berührungen. Dabei wird differenziert nach Minderung (Hypästhesie), Aufhebung (Anästhesie), Fehl- und Mißempfinden (Dysästhesie).
- Schmerzempfinden mit einer Nadel. Dabei wird differenziert nach Minderung (Hypalgesie), Aufhebung (Analgesie), Änderung des Schmerzcharakters bei identischem Instrument.
- Temperaturempfinden mit kaltem und heißem Reizmedium. Dabei wird differenziert nach Minderung (Thermhypästhesie), Aufhebung (Thermanästhesie), Mißempfindung, wie z.B. Schmerz statt Kälte.
- Tiefensensibilität oder Lagesinn. Die Untersuchung erfolgt mittels geführter Bewegungen. Der Patient soll mit geschlossenen Augen angeben, in welche Raumrichtung seine Extremitäten geführt werden. Beim Imitationsversuch soll z.B. mit geschlossenen Augen die geführte Handstellung von der anderen Hand imitiert werden.
- Vibrationsempfinden mit einer Stimmgabel. Der Patient soll das Vibrieren einer angeschlagenen Stimmgabel, die auf Fußrücken, Knöchel, Tibia, Patella, Beckenschaufel, Hand, Ellenbogen, Kalotte aufgesetzt wird, erkennen. Bei Pathologie verschmilzt das Vibrieren zu einem einzigen Reiz und kann als solches nicht mehr wahrgenommen werden.
- Stereognosie. Dem Patienten werden verschiedene Gegenstände (Münzen, Stoffe u.a.) bei geschlossenen Augen in die Hände gegeben. Er soll diese Gegenstände durch Ertasten erkennen.

Sensibilitätsprüfungen setzen in aller Regel die volle Kooperation bzw. die volle Kooperationsfähigkeit des Patienten voraus.

2.8
Störungen des Bewußtseins und Bewegung

Störungen des Bewußtsein quantitativer Art, wie Somnolenz, Mittelhirnsyndrome der Grade I bis IV und das Bulbärhirnsyndrom, aber auch Störungen qualitativer Art finden in der Bewegung bzw. der Bewegungsfähigkeit und den Bewegungsmustern des Betroffenen ihre Entsprechung (Tabelle 2.3). Oftmals ist es

Tabelle 2.3. Bewegung bzw. Reflexe und Störungen des Bewußtseins

Syndrom	Mittelhirn-Syndrom Grad I	Mittelhirn-Syndrom Grad II	Mittelhirn-Syndrom Grad III	Mittelhirn-Syndrom Grad IV	Bulbär-hirn-Syndrom	Hirntod
Bewußtsein	Somnolenz	Sopor	Koma	Koma	Koma	Koma
Drohreflex	++	–	–	–	–	–
Pupillenweite	Mittelweit	Eng	Eng	Mittelweit	Weit	Weit
Lidreflex	++	+ (+)	(+)	((+))	–	–
Kornealreflex	+	+	+	+	–	–
Bulbusstellung	Normal	Divergent	Divergent	Divergent	Divergent	Divergent
Bulbus-Spontanbewegungen	Schwimmend	diskonjugiert	–	–	–	–
Okulozephalreflex		+	+	(+)	–	–
Vestibulookulärer Reflex	Normal	Gesteigert	Tonisch	Dissoziiert	–	–
Körperhaltung	Normal	Streckung der Beine	Beugung der Arme, Streckung der Beine	Strecksynergismen	–	–
Spontanbewegungen	Massen-Wälzbewegungen	Massenbewegung der Arme		Strecksynergismen	–	–
Reaktivmotorik	Gezielte Abwehr	Ungezielte Abwehr	Beugung der Arme, Streckung der Beine	Strecksynergismen	–	–
Muskeltonus	Normal	(⇑)	⇑	⇑ ⇑	Schlaff	Schlaff
Eigenreflexe	(⇑)	⇑ ⇑ Beine	⇑ ⇑	⇑ ⇑	–	±
Pyramidenbahnzeichen	–	(+)	+	+	(+)	–
Atmung	Normal	⇑	⇑ Cheyne-Stoke	⇑ Maschinenartig	–	–
Puls	(⇑)	⇑	⇑	⇑ ⇑	(⇓)	⇓
Blutdruck	Normal	Normal	(⇑)	⇑	⇓	⇓
Temperatur	Normal	⇑	⇑	⇑	(⇑) Normal	Poikilothermie ⇑ ⇔ ⇓
Schweißsekretion			⇑			
Idiomuskuläre Reaktion	+	+	+	+	+	+

sogar möglich, anhand der Bewegungsmuster bzw. der Beweglichkeit Rückschlüsse auf das Ausmaß der Bewußtseinsstörung zu ziehen. Eventuell kann der Ort der Schädigung bzw. Störung sogar grob lokalisiert werden.

2.9
ATL „Sich bewegen" und die spezielle Problematik

Die das ZNS betreffende, den Patienten vital bedrohende Erkrankung betrifft seine Person in existentieller Form. Sie beeinträchtigt eine Vielzahl seiner psychosozialen und auch somatischen Integrationsmöglichkeiten. Nicht selten haben diese Patienten sehr spezielle, mit Bewegung und Bewegungsfähigkeit zusammenhängende Probleme, z.B.

- Die Patienten sind oftmals über sehr lange Zeiträume stark immobilisiert, zumindest bettlägerig.
- Es bestehen bei den Patienten mehr oder minder umfangreiche Lähmungen.
- Es bestehen bei den Patienten Störungen der Sensibilität.
- Es bestehen bei den Patienten Minderungen der Seh- und Hörfähigkeit.
- Es bestehen bei den Patienten Apraxien (Störungen des zweckmäßigen Handelns).
- Es bestehen bei den Patienten Agnosien (Störungen des Erkennens des Wahrgenommenen).
- Es bestehen bei den Patienten Störungen des Bewußtseins.

Aus diesen Problemen kann eine sensomotorisch betonte Symptomatologie resultieren:

- Minderung der Kraftentfaltung einzelner oder mehrerer Muskeln im Sinne von Paresen bzw. Paralysen,
- Veränderung der Eigenreflexe (ER),
- Veränderung der Fremdreflexe (FR),
- Veränderungen des Ruhetonus der Muskulatur (Hypotonus – Rigor – Hypertonus/Spastik),
- Kollektivierung der Bewegungen im Sinne von Synergien,
- pathologische Zeichen,
- Veränderungen der Trophik der Muskulatur,
- Einschränkung der Verfügbarkeit (z.B. Akinese),
- Bewegungen ohne willkürliche Beeinflussung (Hyperkinesen),
- Störungen der Koordination (bei Affektion der Kleinhirnfunktionen),
- sensorische, sensible, soziale Deprivation aufgrund Reizentzug bzw. fehlender Stimulation.

Fehlen von außen bzw. innen kommende Reize bzw. kommt es aus irgendeinem Grund zur Reizverarmung, so resultiert ein Umstand, den man im allgemeinen als Deprivation bezeichnet. Dieses Phänomen ist in der Ausarbeitung zur ATL „Kommunizieren" unter der Thematik „Sensorische, sensible, soziale Deprivation aufgrund Reizentzug bzw. fehlender Stimulation" ausführlich behandelt. Wie in dem Kapitel zur ATL „Sinn finden" dargestellt ist, wird sich ein Patient mit einer solch speziellen Problematik oftmals schwer auf einer intellektuellen, rationalen, distanziert-abstrakten Ebene mit seiner vitalen Bedrohung und seinen in aller Regel drastisch veränderten Lebensbedingungen auseinandersetzen können.

> Häufig wird sich die Rezeptions- und Reflektionsebene eines solchen Allgemein- und Intensivpatienten auf die somatisch-emotionale Ebene verlagern und konzentrieren.

Die Probleme dieser Patienten bezüglich „Sich bewegen, aktiv mit sich in der Welt sein und sich und die Welt erfahren" müssen unter Berücksichtigung dieser speziellen Aspekte gesehen und der Umgang bzw. das Handling darauf abgestimmt werden.

2.10
Lagerung in der Akutphase

Die Lagerung in der Akutphase hat ihre Relevanz z.B. bei intrakranieller Druckerhöhung, Blutungsgefährdung, Hirnarterien-Vasospasmus. Eine relative Ausnahme hinsichtlich der folgenden Ausführungen stellt der Hydrocephalus als Ursache für eine intrakranielle Drucksteigerung dar. Lagerung hat nur geringen Einfluß auf diese Problematik. Grundsätzlich gilt das folgende.

- Posttraumatisch bzw. postoperativ ist zu der möglicherweise bereits bestehenden Ödematisierung bzw. Schwellung des Hirngewebes mit einer Zunahme von Ödem und Schwellung in den folgenden 3 Tagen zu rechnen.

> Bei einem Verlauf ohne zusätzliche Komplikationen ist ungefähr am 3.-4. Tag nach dem Ereignis das Maximum der intrakraniellen Drucksteigerung durch Ödem und Schwellung zu erwarten.

- Patienten mit akuter Blutungsgefahr, z.B. frische, durch eine Hypertonie bedingte Hirnmassenblutung, nicht versorgtes Hirnarterien-Aneurysma, können durch Manipulationen wie Lagerung streßbedingt akut gefährdet werden.
- Aufgrund verschiedener Ursachen, z.B. Subarachnoidalblutungen (SAB), operativ oder traumatisch bedingte Irritation, Hirnödem und Schwellung usw., kann es zum Vasospasmus der das ZNS versorgenden, arteriellen Blutgefäße kommen. Folge dieses Vasospasmus können Ischämie und Hypoxie sein. Streß jeglicher Form kann einen negativen Einfluß auf die Vasospasmus-Situation

haben (Intensivierung des Spasmus, Verlängerung des Zeitraums, über den der Spasmus vorliegt, usw.).

Abgeleitet aus diesen Überlegungen folgt für die Akutphase:

- Zurückhaltung bei den Tätigkeiten bzw. Maßnahmen, die den Patienten belasten,
- keine Krankengymnastik bzw. Mobilisation,
- wenn auf das „Betten" in dieser Zeit nicht sowieso gänzlich verzichtet wird (Stichwort: „minimal handling"), so muß es schonend, z.B. unter effektiver Sedierung und Relaxierung, und zügig erfolgen.

Abgesehen von z.B. speziellen Wirbelsäulenverletzungen, wird der gefährdete Patient in der Akutphase prinzipiell auf den Rücken in Oberkörperhochlage gelagert. Der Winkel der Oberkörperhochlage beträgt dabei 30°. Die Erklärung hierfür ergibt sich aus den folgenden Umständen:

- Bei Oberkörperhochlage verbessert sich die venöse Drainage aus dem Schädel, und es wird eine Reduktion des intrakraniellen Drucks erreicht,
- Gleichzeitig reduziert sich aber schwerkraftabhängig der Perfusionsdruck, wodurch sich die zerebrale Perfusion verschlechtert.

Für den in gewissem Maße lagerungsabhängigen, intrakraniellen Druck ergibt sich ein optimaler Kompromiß zwischen verbesserter Drainage und vermindertem Perfusionsdruck bei 30°-Oberkörperhochlage in Rückenlage. Der Kopf des Patienten muß eine möglichst gerade und achsengerechte Lage erhalten, um den venösen Abfluß aus dem Schädel noch weiter zu optimieren. Orientierend können hierbei die Werte sein, die mittels intrakranieller Druckmessung ermittelt werden. Es kann sinnvoll sein, das Bett am Fußende abzusenken (5–10 cm). Damit erreicht man im Rahmen der 30°-Absolutstellung eine angedeutete Sitzbettposition mit leichter Blutvolumenentlastung des Oberkörpers. Die Arme des Patienten werden entweder in leichter Abduktion mit Außenrotation in Supinationsstellung der Hände oder in leichter Abduktion und Funktionsstellung gelagert. Die Finger sollen gestreckt bleiben, es werden keine Handrollen, Binden oder ähnliches verwendet. Insgesamt sollte durch eine Unterpolsterung der Arme bis unter die Schultern eine Armposition im Sinne einer abfallenden schiefen Ebene erreicht werden. Die Schultern sollen dabei in Protraktion zu liegen kommen, die Hände befinden sich am höchsten Punkt der Polsterung, etwa auf Vorhofhöhe. Die Beine werden mit leichter Unterpolsterung in den Kniebeugen und mit Fersenfreilage achsengerecht, d.h. weder innen- noch außenrotiert gelagert. Durch die Fersenfreilage werden Dekubiti in den Fersenbereichen verhindert. Zur Spitzfußprophylaxe sind nur weiche Materialien zu verwenden. Durch zu festen Kontakt der Füße mit einem starren, festen Gegenlager wie Fußbrett, Bettkasten oder ähnlichem können Kloni und Strecksynergismen provoziert werden. Die Füße selbst werden in einer Achse zum Bein, d.h. also weder innen- noch außenrotiert gelagert.

> In der Akutphase hat 30°-Oberkörperhochlage in Rückenlage höhere Priorität als Dekubitusprophylaxe, Lungendrainage, Körperpflege usw. Es kann unter Maximalbehandlungsbedingungen durchaus möglich sein, daß ein solcher Patient über 5–10 Tage oder noch länger nicht gewaschen, umgelagert bzw. bewegt werden kann.

2.11
Allgemeines zur Lagerung

Die allgemeinen Aussagen zur Lagerung gelten für Umstände, bei denen der intrakranielle Druck nicht oder nur leicht erhöht ist. Beispiel hierfür ist die Postakutphase. Hier besteht ein geringes Ödem und eine geringe Schwellung.

- Hat der Patient die Akutphase überstanden und ist sein Zustand stabilisiert, können die üblichen Maßnahmen zur Pflege, Krankengymnastik, Mobilisierung und Lagerung vorgenommen werden.

- Die 30°-Oberkörperhochlage sollte jedoch in jedem Fall weiter beibehalten werden.

- Kopftieflage ist immer unbedingt zu unterlassen.

- Selbst eine optimale Lagerung ist immer nur eine Lagerung auf Zeit, d.h. wird eine Lagerungsart ständig beibehalten, nimmt der Patient auch hier Schaden durch Kontrakturen, Decubiti u.ä.

- Bestehen bei einem Patienten intrakranielle Lufteinschlüsse (Pneumenzephalon), so sind sowohl Lagerung als auch Mobilisation von der Menge und der Größe der eingeschlossenen Luft abhängig zu machen. Luft hat das Bestreben, in flüssigen bzw. halbflüssigen Systemen immer den höchsten Punkt einzunehmen bzw. dorthin aufzusteigen. So sollte bei solchen Patienten, in Abhängigkeit von der Luftmenge und ihrer Position, immer mit der Möglichkeit von wandernden Luftblasen gerechnet werden. Diese Luftblasen können sowohl Massenverlagerungen als auch Lokalsymptomatiken, z.B. Krampfanfälle, lokale Druckerhöhungen, Ischämien, provozieren.

2.11.1
Lagerung zur Lungendrainage bzw. Pneumonieprophylaxe

In Abhängigkeit von der Situation des Patienten (ICP, Blutdruck, Allgemeinsituation) sollte ein solcher Patient routinemäßig mehrmals täglich für eine mehr oder minder kurze Zeit (10–90 min) in 30–90°-Seitenlagerung (im Wechsel rechts, links oder auf die gegenüberliegende Seite bei bekannten Infiltraten bzw. Lungenarealschäden) gelagert werden. Dies dient der Besserung der pulmonalen Situation, indem es einmal durch diese Lageveränderungen zu Änderungen des Ventilations-Perfusions-Quotienten kommt und zum zweiten die Drainage von

Bronchialsekret initiiert wird. Eine Unterstützung dieser Drainage soll durch Alkoholabreibung, hyperämisierende Salben und Öle sowie Massage der die Lungen begrenzenden Rückenpartien mit einem geeigneten Massagegerät (elektrische Vibratorplatte) möglich sein. Die Wirksamkeit dieser Maßnahmen (v.a. Alkoholabreibungen) wird in den letzten Jahren von verschiedenen Seiten zunehmend in Frage gestellt. Zudem ist der Einsatz von Alkohol auf der Haut bei problematischer Hautsituation nur eingeschränkt möglich und erfordert in jedem Fall eine konsequente und sehr gute Hautpflege (Nachfetten). Abklopfen ist aber unter allen Umständen kontraindiziert bei Patienten mit frischen intrakraniellen Blutungen, insbesondere Aneurysmablutungen und bei erhöhtem ICP. Kopftieflagerung, wie in diverser Literatur zur Lungendrainage beschrieben, ist ebenfalls unbedingt zu vermeiden. Bestehen keine Kontraindikationen, so ist eine mehrmals täglich mehrere Minuten erfolgende spezifische Pneumonieprophylaxe mit geeigneten Mitteln durchzuführen. Allerdings ist Vorsicht bei allen den arteriellen Kohlendioxidpartialdruck (p_aCO_2) möglicherweise erhöhenden Vorgängen angebracht. Die Erklärung hierfür ist der ATL-Ausarbeitung zum Thema „Atmen" zu entnehmen.

2.11.2
Lagerung bei Frakturen der unteren Extremitäten

Frakturierte untere Extremitäten werden in aller Regel zur Ödemprophylaxe leicht erhöht mit leichter Beugung im Kniegelenk stabilisiert, d.h. weder innen- noch außenrotiert gelagert. Dazu eignet sich z.B. ein Immobilizer oder eine Volkmann-Braun-Schiene. Das Bein ist im Kniekehlenbereich und im Übergang Wadenbein zur Ferse in Höhe der Achillessehne abzupolstern. Wurde bereits ein Gips angelegt, so ist entsprechend auf Druckfreiheit zu achten. Die zur Ödemmobilisierung erforderliche Hochlagerung führt zwangsläufig zur Beugung in der Hüfte. Dies kann unter Berücksichtigung neurophysiologischer Aspekte ungünstig sein, siehe hierzu auch „Lagerung nach dem Bobath-Konzept" im weiteren Kapiteltext.

2.11.3
Lagerung bei Frakturen der oberen Extremitäten

Hier gilt die Sorge in erster Linie der Ruhigstellung, Druckentlastung und Ödemprophylaxe. Die spezifischen Maßnahmen richten sich nach Fraktur und Art der Versorgung.

2.11.4
Lagerung nach Eingriffen am peripheren Nervensystem

Nach Eingriffen am peripheren Nervensystem, wie z.B. Biopsien, Rekanalisation, Karpal-Tunnel-OP usw., gilt postoperativ die Sorge in erster Linie der Ruhigstellung, Druckentlastung und Ödemprophylaxe. Die Maßnahmen richten sich nach Lokalisation, OP und Art der Versorgung.

2.11.5
Lagerung nach OP, Frakturen und Instabilitäten im Bereich der Wirbelsäule (WS)

Lagerung und Handling sowie Mobilisation erfolgen in Abhängigkeit von der durchgeführten OP bzw. der Traumatisierung, Schädigung und Problematik im Bereich Wirbelsäule (WS) bzw. dem Spinalkanal. Dabei ist es von grundlegender Bedeutung, ob eine Instabilität im Bereich Wirbelsäule (WS) bzw. Spinalkanal vorliegt oder nicht und ob Handling, Lagerung und Mobilisation Auswirkung auf die Stabilität dieser Strukturen haben. Um dabei eine korrekte Versorgung sicherzustellen und Fehlbehandlung zu vermeiden, sollten alle an der Behandlung und Versorgung beteiligten Personen detailliert und ausführlich über den Zustand des Patienten informiert werden. Diese Information könnte z.B. durch den Operateur erfolgen und bezieht sich in erster Linie auf

- die Art einer durchgeführten OP, deren Verlauf, Besonderheiten, Ergebnis und erforderliches postoperatives Management,
- die Art und das Ausmaß knöcherner Verletzungen bzw. Frakturen,
- das Ausmaß einer eventuell bestehenden Instabilität,
- die Komplikationsgefährdung,
- den geplanten Behandlungsverlauf,
- die Lagerung bzw. Immobilisierung,
- die Art und den Zeitpunkt sowie das Ausmaß der Mobilisierung usw.

Besteht Anhalt für eine Instabilität, erfolgt eine Lagerung grundsätzlich zunächst einmal horizontal flach und achsengerecht, d.h. mit gerader Wirbelsäule. Durch Lagerung, Mobilisation und Manipulation darf es nicht zu einer Verdrehung bzw. Verbiegung der Wirbelsäule kommen.

- **Instabilität im Bereich der Lendenwirbelsäule (LWS).** Der Patient muß in aller Regel horizontal gelagert werden mit gerade liegenden, eventuell leicht angebeugten Beinen. Es darf nicht zur Torsion der WS kommen, der Patient darf nicht aufgerichtet werden, d.h. keine Flexion der WS. Allenfalls darf das Bett moderat in der Ebene gekippt werden. Ist die Fraktur drehstabil, kann der Patient achsengerecht gedreht werden.
- **Instabilität im Bereich der Brustwirbelsäule (BWS).** Auch hier gilt die unbedingt einzuhaltende horizontale Lagerung. Ist die Fraktur operativ stabilisiert, darf allenfalls und nur nach ausdrücklicher Anordnung moderat in der LWS gebeugt werden, wobei die BWS unbedingt gerade bleiben muß. Ist die Fraktur drehstabil, kann bei gerader WS achsengerecht gedreht werden.
- **Instabilität im Bereich der Halswirbelsäule (HWS).** Der Kopf des Patienten muß in der durch eine Krawatte oder durch operative Maßnahmen stabilisierten Lage bleiben. Es darf keine Torsion, Drehung oder Biegung der HWS erfolgen. Achsengerechte Mitdrehungen des Kopfes mit dem Rumpf bei Bewegungen des gesamten Körpers sind im allgemeinen möglich.

2.12
Lagerung nach dem Bobath-Konzept

Ist die Akutphase der Erkrankung mit entsprechenden Gefahren, z.B. intrakranieller Drucksteigerung, Vasospasmus, Blutung, vorbei, ist die Rückenlage in 30°-Oberkörperhochlage nicht mehr obligat. Bestehen Anhaltspunkte für die Ausbildung einer Spastik, sollten nun spezielle Lagerungen vorgenommen werden, um die Spastik zu mindern bzw. den Ausprägungsgrad von vornherein so gering wie möglich zu halten. Hierbei muß von folgenden Prämissen ausgegangen werden:

- Die speziellen Lagerungsmaßnahmen sollten nach Möglichkeit bereits dann beginnen, wenn die Parese noch schlaff ist, d.h. eine Hypotonie der Muskulatur vorliegt.
- Besteht Spastik, überwiegen an den Armen die Beuger, an den Beinen die Strecker.
- Liegt Spastik vor, so erfolgt in Rückenlage die stärkste Provokation zur Tonuserhöhung bzw. der spastische Tonus ist in Rückenlage am stärksten ausgeprägt.

Können solche speziellen Lagerungen eingesetzt werden, so verfolgen diese therapeutischen Lagerungen noch andere Ansätze wie „nur" die Verhinderung bzw. Verminderung von Spastik:

- Bewußtmachung der betroffenen Körperteile, Ansprechen der gestörten Wahrnehmung,
- Regulation des Muskeltonus,
- Vermeidung von Komplikationen,
- Vermeidung von Schmerzen,
- Förderung von Wohlbefinden,
- Förderung von Interesse für die Umwelt und den eigenen Körper,
- Sicherheit.

Unter Berücksichtigung gewisser Kriterien wie Tonusregulation, Funktionsanbahnung, Bewußtmachung der betroffenen Körperteile und Anregung des Interesses für die Umwelt und den eigenen Körper gibt es verschieden wertige Lagerungsarten. Die Wertigkeiten gehen dabei von 1 = beste bis hin zu 6 = schlechteste Lagerung. Diese „Hitliste" stellt sich folgendermaßen dar:

1. Sitzen im Stuhl am Tisch,
2. Sitzen im (Roll)stuhl,
3. Liegen auf der betroffenen Seite,
4. Liegen auf der nicht betroffenen Seite,
5. Langsitz im Bett,
6. Rückenlage.

2.12.1
Rückenlage

Zur Vermeidung bzw. Reduktion von pathologischen Bewegungsmustern bzw. Spastiken ist die Rückenlage die ungünstigste Lagerungsart überhaupt.

- Normale Rückenlage in Oberkörperhochlage fördert einmal die Spastik des Oberkörpers durch die mit der Hochstellung des Kopfteils verbundene leichte Beugung in der Hüfte. Zum zweiten fördert eine nur unvollständige Beugung des Hüftgelenks die Spastik in Hüfte und Beinen.

- Eine normale Rückenlagerung führt zu einer Förderung der Spastik des Armes und zur Förderung des sehr schmerzhaften Schulter-Arm-Syndroms durch die Retraktion der Schulter.

- Die Spastik der Hüfte wird durch die zumeist vorhandene Beugung der Hüfte ebenso wie die schmerzhafte Retraktion des Hüftgürtels gefördert.

Muß ein Patient aufgrund bestimmter Anforderungen auf dem Rücken liegen, so können bestimmte Anforderungen formuliert werden:

- Das Bett soll immer flach sein.

- Die betroffene Hüfte wird mit einem großen, diagonal gelegten Kissen in Protraktion gelagert. Der Zipfel des Kissens wird zwischen die Schenkel gezogen, damit das betroffene Bein nicht in die Innenrotation kommt. Innenrotation eines paretischen Beines fördert die Spastik.

- Sowohl die betroffene als auch die nicht betroffene Schulter wird durch diagonal aufeinandergelegte, große Kissen in Protraktion gelagert. Dabei kommt die betroffene Schulter am höchsten zu liegen.

- Der betroffene Arm wird in Außenrotation und Supination leicht vom Körper abgewinkelt auf Kissen erhöht gelagert.

- Der Kopf des Patienten darf durch ein zusätzliches Kissen nach vorne gelagert werden und sollte leicht zur nicht betroffenen Seite hin geneigt sein.

- Die Kniegelenke dürfen nur leicht unterlagert werden, keinesfalls darf es aber zur Beugung in der Hüfte kommen.

- Freilagerung der Fersen soll nicht mit einem Kissen durchgeführt werden da dies wiederum zur Beugung der Hüfte beiträgt.

- Zur Spitzfußprophylaxe dürfen nur weiche Materialien verwendet werden da es sonst zur Auslösung von Streckspastiken, Fußfluchtreaktionen, Kloni und Strecksynergismen kommen kann. Streckspastiken, Fußfluchtreaktionen, Kloni und Strecksynergismen verstärken wiederum die Spastik.

2.12.2
Langsitz im Bett

Sitzen im Bett unter den bekannten Umständen (weiche Matratze, nicht vollständige Beugung in der Hüfte, leicht zurücksinkende Brustwirbelsäule (BWS) und Schultern u.a.) macht diese Position recht ungünstig. Wird der Langsitz im Bett unter den nachfolgend beschriebenen Bedingungen durchgeführt, so wird durch dieses Sitzen zwar keine Spastik gemindert, aber das Interesse des Patienten an sich und seiner Umwelt kann gefördert werden. Der Patient muß zunächst ganz am oberen Bettende zu liegen kommen, die Beine werden etwas gespreizt. Dann wird der Patient aufgerichtet und das Kopfteil des Bettes maximal hochgestellt. Die Wirbelsäule kann seitlich mit Kissen gestützt werden, der betroffene Arm wird in 90°-Abduktion ohne Überstreckung in Außenrotation und Supination auf Kissen gelagert. Der Kopf des Patienten sollte, wenn möglich, nicht mit einem Kissen gestützt werden, da dies das Zurücksinken der Schultern (Retraktion) fördert.

2.12.3
Seitenlagerung auf die nicht betroffene Seite

Die Lagerung auf die nicht betroffene Seite ist die aus therapeutischer Sicht zweitbeste Lagerung im Bett. Auch diese Lagerung wirkt regulierend auf den Muskeltonus der betroffenen Seite. Bei dieser Lagerung soll in erster Linie der Bauch bewußt werden. Die Bewußtmachung der betroffenen Seite gelingt hier nicht so gut.

- Der Patient liegt mit dem Oberkörper in 50–65°-Seitenlage, d.h. angedeuteter Bauchlage. Der Bauch wird mit einem länglichen Kissen gestützt, der Rücken bleibt frei.
- Die betroffene Schulter ist nach vorne herausgezogen, der paretisch-spastische Arm ist in 90° im Schultergelenk abgewinkelt und kommt, ohne überstreckt zu sein, ausgestreckt in einer Federkissenrinne mit dem Daumen nach oben zu liegen. Gelingt die Stellung des Daumens nicht, so sollte die Hand in Pronation mit Funktionsstellung liegen.
- Der Kopf des Patienten soll durch das Kissen nicht über die Körpermittellinie hin angehoben werden und wird nach vorne gebeugt gelagert.
- Der nicht betroffene Arm ist nach hinten ausgelagert oder kommt unter dem Kopf zu liegen.
- Die Hüfte ist in 90°-Seitenlagerung gelagert, also in der Wirbelsäule zum Oberkörper hin verdreht.
- Das betroffene Bein ist in 80–90° in der Hüfte gebeugt und mit einem Kissen unterbaut, das nicht betroffene Bein ist gestreckt.
- Für die Füße erfolgt Spitzfußprophylaxe.

2.12.4
Seitenlagerung auf die betroffene Seite

Die Lagerung auf die betroffene Seite ist die aus therapeutischer und neurophysiologischer Sicht beste Lagerung im Bett. Durch den Auflagedruck und die Eigenart der Lagerung wirkt diese Lagerung stark regulierend auf den Muskeltonus der betroffenen Seite. Kopf, Schultern und Arme werden aus dem spastischen Muster herausgeholt, durch die Rotation im Rumpf wird die betroffene Seite tonusregulierend gedehnt. Die Streckung des betroffenen Beines wirkt der Hüftretraktion entgegen. Der Rücken soll durch diese Lagerung bewußt werden, wie auch die betroffene Seite insgesamt.

- Der Patient liegt mit dem Oberkörper in 30- bis 45°-Seitenlage, der Rücken wird mit einem länglichen Kissen gestützt.
- Die betroffene Schulter ist herausgezogen, der paretisch-spastische Arm ist in 90° im Schultergelenk abgewinkelt und liegt, ohne überstreckt zu sein, ausgestreckt mit Supinationsstellung der Hand.
- Der Kopf wird durch das Kissen über die Körpermittellinie hin angehoben und nach vorne gebeugt gelagert.
- Die Hüfte ist in 90°-Seitenlagerung gelagert, also in der Wirbelsäule zum Oberkörper hin verdreht.
- Das betroffene Bein ist gestreckt, das nicht betroffene Bein ist in 80–90° in der Hüfte gebeugt und mit einem Kissen unterbaut.
- Für die Füße erfolgt Spitzfußprophylaxe.

2.12.5
Sitzen auf dem Stuhl am Tisch

Das nachfolgend beschriebene, korrekt durchgeführte Sitzen auf dem Stuhl am Tisch ist die beste Mobilisationsposition aus therapeutischer Sicht. Die Streckspastik im Bein wird durch die mehr als 90°-Beugung der Hüfte sicher gehemmt, ebenso wie die Spastik im Arm durch die Protraktion der Schulter gehemmt wird. Durch die Vorlage des Oberkörpers kommt Druck auf die Fußsohlen. Dies wirkt einerseits tonusregulierend, stellt andererseits eine effektive Spitzfußprophylaxe dar und bereitet das betroffene Bein auf die Belastung des Stehens und Gehens vor. Zusätzlich bietet das Sitzen im Stuhl die optimalen Bedingungen, das Interesse des Patienten an der Welt und an sich zu fördern.

- Es sollte immer ein Stuhl mit möglichst gerader Rückenlehne, Armlehnen und gerader Sitzfläche dem Rollstuhl mit dem flexiblen Rückenstück vorgezogen werden.
- Die Position im Stuhl. Das Gesäß berührt die Rückenlehne. Die Füße stehen parallel und ca. hüftbreit auseinander auf dem Boden. Die Unterschenkel stehen etwas nach hinten versetzt bis die Fußspitzen senkrecht unter den Knien

stehen. Die gesamte Fußsohle muß Bodenkontakt haben. Der Rumpf wird durch ein kleines Kissen im Bereich der Lendenwirbelsäule (LWS) gestützt und in Vorlage gebracht. Eventuell können kleine, seitliche Kissen eine instabile Wirbelsäule stützen. Vor dem Stuhl steht ein Tisch, wobei zwischen Tisch und Oberkörper des Patienten ein Kissen oder eine Decke gesteckt ist, damit die Vorlage des Oberkörpers abgestützt wird. Der betroffene Arm liegt gestreckt, die betroffene Schulter ist weit nach vorne in die Protraktion gezogen.

2.13
Schulter, Hand und Hüfte bei Parese von Arm und Bein bzw. Hemiparese

2.13.1
Schultersubluxation

Die Schultersubluxation an sich ist schmerzlos und auch beschwerdelos. Sie tritt in der Anfangsphase einer Parese, der schlaffen Phase, immer auf. Grund ist der fehlende oder reduzierte Muskeltonus der das Gelenk umgebenden Muskulatur. Diese Muskulatur hat normalerweise eine stabilisierende Wirkung auf das Gelenk. Kehrt der Tonus der Muskulatur zurück bzw. tonisiert sich im Laufe der Zeit die Umgebungsmuskulatur durch entsprechende Stimulation, so verliert sich die Subluxation zunehmend. Die Subluxation kann von außen durch den 2–3 cm verbreiterten Gelenkspalt getastet werden. Durch den verbreiterten Gelenkspalt kann der Humeruskopf gegen die Gelenkkapsel bewegt werden. Wird dem Umstand „Subluxation" nicht oder nicht ausreichend Rechnung getragen, so resultiert durch komplexe Funktionsbehinderungen des schlaffen Schultergelenks und durch chronische Überbelastung bzw. Fehlbelastung die „schmerzhafte Schulter". Ursachen sind dabei in erster Linie Fehlmanipulationen, die zur Ausweitung der Luxation und/oder zum Einklemmen von Teilen der Gelenkkapsel zwischen den nicht mehr geführten, knöchernen Bestandteilen des Gelenks führen.

2.13.2
Idiopathischer Schulterschmerz

Dieser Schmerz entwickelt sich scheinbar ohne konkreten Anhalt bei Bewegungen des paretischen Arms bzw. der Schulter. Beginnend steht zumeist ein starker, lokalisierbarer, an der Grenze der Bewegungsfreiheit einsetzender Schmerz. Dieser Schmerz muß unbedingt so beachtet werden, daß sich der Mobilisierungsgrad von Arm und Schulter an der Bedingung „Schmerzfreiheit" ausrichtet. Wird das Alarmsignal „Schmerz" nicht beachtet, so kann ein starker, chronischer, auch in Ruhe vorhandener, die weitere Rehabilitation stark beeinträchtigender Schmerzzustand die Folge sein.

2.13.3
Prophylaxen gegen die schmerzhafte Schulter

- Die mechanische Belastung der betroffenen Schulter soll so niedrig wie möglich gehalten werden.
- Den betroffenen Arm nie an der Hand ergreifen und anheben, sondern immer am Ellenbogen bzw. Oberarm führen und entlasten.
- Niemals an dem betroffenen Arm ziehen.
- Den Humeruskopf des betroffenen Armes vorsichtig in Richtung Gelenkkapsel schieben.
- Den Patienten beim Lagern nicht gegen den fixierten, betroffenen Arm bewegen.
- Den betroffenen Arm nie gegen Muskelwiderstand bewegen.
- Bereitet eine Bewegung oder Stellung dem Patienten Schmerzen, den Bewegungsablauf sofort zur Schmerzfreiheit korrigieren.
- Bilaterale Armführung.

2.13.4
Handsyndrom

Diese Komplikation tritt nicht bei allen Paresen des Armes bzw. der Hand auf. Relativ häufig kann sie bei rechtshirnigen Strukturläsionen mit z.B. nachfolgender Hemiparese beobachtet werden. Symptome des Handsyndroms können ein plötzliches und ohne erkennbare Ursache eintretendes Anschwellen der Hand, besonders des Handrückens mit dort lokalisierten, heftigen Schmerzen sein. Zusätzlich ist die Hand dabei oft heiß und gerötet oder feucht, kalt und bläulich. Wird diesem Umstand keine entsprechende Beobachtung geschenkt, kann als Endstadium eine bleibende Kontraktur der Hand und der Finger resultieren. Als mögliche Ursachen für das Handsyndrom werden diskutiert:

- venöse Stauung bzw. Lymphstauung durch die spastische Handstellung im Beugemuster,
- Mikrotraumen im Handrücken durch Überdehnung,
- Traumatisierung der Hand (Einklemmen etc.),
- Störung der Blutzirkulation durch Ausfall der Muskelpumpe,
- trophische Störung der Hand aufgrund nervöser Dysregulation (Parese),
- paravenöse Injektion bzw. Infusion,
- venöse Stauung durch häufige Blutdruckmessung am paretischen Arm,
- venöse Stauung durch Infusionen,
- venöse Stauung bei Blutentnahmen.

Maßnahmen zur Prophylaxe des Handsyndroms sind:

- Reduktion der Spastik des Arms durch entsprechende Maßnahmen (Lagerung u.a.),
- richtiges Handling der Hand,
- Schutz vor Traumatisierungen,
- keine Injektionen, Infusionen, Blutdruckmessungen, Blutentnahmen am paretischen Arm,
- bilaterale Armführung.

2.13.5
Bilaterale Armführung

Diese Art der Armführung verhindert relativ sicher sowohl schmerzhafte Schultersyndrome wie auch das Handsyndrom. Die Einübung dieser Handhabung des Arms ist für den Patienten ein wichtiger Schritt zum Gelingen der nachfolgenden Rehabilitationsbehandlung. Hinsichtlich der Durchführung stehen drei Möglichkeiten zur Verfügung (Abb. 2.7).

- Die nicht betroffene Hand greift die betroffene Hand. Die Hände werden gefaltet, wobei der Daumen der betroffenen Hand oben zu liegen kommt.
- Die nicht betroffene Hand greift die betroffene Hand. Die Hände werden ineinander gelegt, wobei der Daumen der betroffenen Hand oben zu liegen kommt.
- Als Alternative zu diesen beiden Möglichkeiten kann auch mit der nicht betroffenen Hand das Handgelenk der betroffenen Hand ergriffen und die betroffene Hand mitsamt dem Arm in Außenrotation gebracht werden.

Durch die Außenrotation und die sanfte Streckung bzw. den Zug am betroffenen Arm wird die Schulter in Protraktion gebracht, die Spastik in Arm und Hand gemindert bzw. verhindert sowie spastische Muster des Oberkörpers gehemmt.

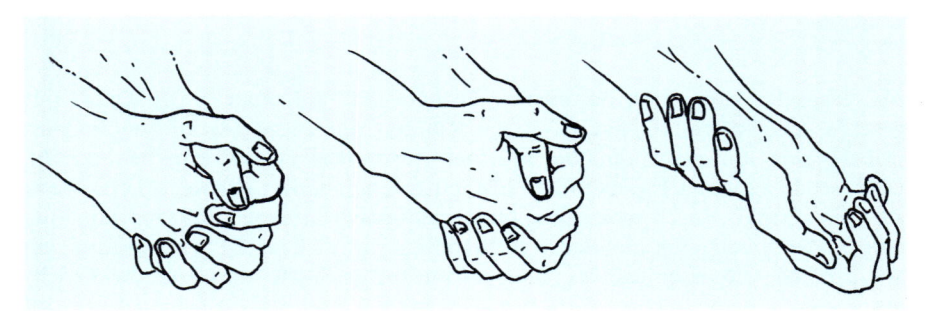

Abb. 2.7. Bilaterale Armführung, Varianten 1, 2, und 3

2.13.6
Hüftsubluxation

So wie die fehlende Muskelführung zur Schultersubluxation führt, kann es, wenn auch eher selten, zur Hüftsubluxation kommen. Die paretisch bedingte Retraktion der Hüfte, Zug am Bein bei Manipulationen und ähnliches können ähnliche Probleme bereiten wie spezifisch unter „Schultersubluxation bzw. schmerzhafte Schulter" beschrieben. Die Prophylaxen sind bis auf die „bilaterale Armführung" identisch.

2.14
Dekubitusprophylaxe und -therapie und therapeutische Lagerung

Selbst wenn zur Dekubitusprophylaxe immer noch die unterschiedlichsten Materialien und Utensilien verwendet und unterschiedlichste Konzeptionen vertreten werden, so kann der nachfolgende Grundsatz mittlerweile als gesichert gelten.

> Das effizienteste Mittel zur Dekubitusprophylaxe und -therapie ist und bleibt die konsequente Druckentlastung des gefährdeten bzw. bereits geschädigten Gewebes.

Diese Druckentlastung kann mit verschiedenen Mitteln der Frei-, Weich-, Superweichlagerung u.a. erreicht werden. Dazu werden Schaumstoffplatten unterschiedlicher Dicken bis hin zu Schaumstoffmatratzen mit unterschiedlichen Härtegraden ebenso wie Spezialbetten (Luftkissen, Mikroglaskugeln etc.) effizient zu Prophylaxe und Therapie eingesetzt. Diese Hilfsmittel haben neben all ihren Vorteilen und Effizienz in Bezug auf eine neurophysiologisch aktivierende und präventive Lagerung einen deutlichen Nachteil.

> Hilfsmittel wie Weichlagerung, Luftkissenbetten, Spezialmatratzen und ähnliches mehr, reduzieren die ohnehin reduzierte bzw. gestörte Wahrnehmung eines Patienten, der mit Lähmungen, Sensibilitätsstörungen usw. konfrontiert wird.

Als Gesunder kann man bei einem „Probeliegen" auf einer Luftmatratze mit geschlossenen Augen die nach wenigen Minuten einsetzende Reduktion der propriozeptiven Rezeption und die sensibel-sensorische Deprivation beobachten. Dies ist auf einem schwankenden, instabil erscheinenden Hightech-Luftkissen-Bett mit „Luftkissenschwebefeeling" in seinen Auswirkungen auf Rezeption, Körperbild, Körperschema nicht anders. Man benötigt nicht viel Phantasie, um sich auszumalen, wie es einem Patienten mit gestörter Eigen- und Fremdwahrnehmung auf einem solchen Bett ergehen mag. Selbst die Weichlagerung auf Schaumstoff reduziert für einen auf diesen Schaumstoff gelagerten Patienten die propriozeptive Rezeption. Die sich ergebenden Folgerungen aus diesen Überlegungen sind nachfolgend aufgeführt.

- Die für neurophysiologische Belange beste Art der Lagerung ist die, die dem Patienten mittels spürbarem Auflagedruck seines Körpers auf dem Lagerungsmedium oberflächensensible als auch tiefensensible Reize vermittelt.
- Diese Reize und die aufgrund der relativ „harten" Unterlage notwendigen $1^{1}/_{2}$stündlichen Umlagerungsmanöver mit den entsprechenden, somatosensiblen Reizen geben dem Patienten ein nicht zu unterschätzendes Maß an Stimulationen zur Re-Integration seines Körperschemas und Körperbildes.
- Zusätzlich ist zu bedenken, daß nur mittels eines entsprechend „definierten", d.h. relativ „harten" Lagerungsmediums eine korrekte neurophysiologische Lagerung zur Regulation des pathologischen Muskeltonus durchgeführt werden kann. Sehr weiche Lagerungsmittel sind hierfür ungeeignet.

Die Lagerung auf einer relativ „harten" Unterlage führt allerdings oftmals zu einer erhöhten Dekubitusgefährdung. So wird in der Regel ein Kompromiß zwischen Dekubitusprophylaxe bzw. -therapie und neurophysiologischer Lagerung bzw. Mobilisation gemacht werden müssen. Zusätzlich ist zu bedenken, daß ständig notwendige Lagerungswechsel bei dieser Behandlung zu einem doch recht hohen Arbeitsanfall und letztendlichen Aufwand führen. Eine solche Patientenversorgung gestaltet sich sehr personal- und damit kostenintensiv.

2.15
Medikation und Dekubitusgefährdung

Neben den in der Medizin allgemein und besonders in der Intensivmedizin häufig verwendeten Medikamenten und ihren allgemein bekannten Auswirkungen auf die Hautdurchblutung bzw. Dekubitusgefährdung (z.B. Katecholamine), gibt es mehrere, speziell in der neurochirurgisch-neurologischen Medizin recht oft eingesetzte Pharmaka mit direkten Auswirkungen auf die Dekubitusgefährdung. Auf zwei dieser Medikamente soll hier näher eingegangen werden.

- **Dexamethason** (Fortecortin). Dieses Präparat ist ein sehr potentes Kortikoid. In Neurologie und Neurochirurgie wird dieses Mittel in erster Linie und häufig in hoher Dosierung zur Behandlung bzw. Reduktion tumorinduzierter, perifokaler Hirnödeme eingesetzt. In seiner Wirkung stabilisiert dieses Medikament zwar einerseits Zellmembranen (⇒ u.a. antiödematöser Effekt), reduziert aber andererseits die Immunkompetenz des Patienten. Erhöhte Infektionsgefährdung (u.a. der Haut), anal-inguinal-genital lokalisierte Pilzinfekte, Kortikoid-Akne u.a. erhöhen auf diese Weise die Dekubitusgefährdung. Besteht bereits eine Schädigung im Sinne einer Dekubitalulzeration, so wird die Wundheilung durch Kortikoide in der Regel stark verzögert bzw. um ein vielfaches erschwert.
- **Thiopental-Natrium** (Trapanal) ist ein sehr kurz wirksames Barbiturat und wird sehr häufig zur Narkoseeinleitung eingesetzt. Ein weiterer, häufiger

Anwendungsbereich ist die gewünschte Reduktion des Stoffwechsels der Hirnzellen im Rahmen der Maximalbehandlung einer intrakraniellen Druckerhöhung. Thiopental reduziert bei effektiver Dosierung (Burst-suppression-EEG) aber nicht nur den Stoffwechsel von Nervenzellen, sondern den Zellstoffwechsel im gesamten Körper. Hinzu kommt, daß diese Substanz trotz der kurzen Halbwertszeit kumuliert, Metabolite bildet, sehr lipophil ist und daher sich mit seinen Metaboliten vordringlich in Körperbereichen mit relativ hohem Fettanteil, wie dem subkutanen Fettgewebe, ablagert. Dies führt zu einer sehr ausgeprägten Empfindlichkeit der Haut gegenüber Bagatelltraumatisierungen, erhöht die Dekubitusgefährdung und reduziert die Wundheilung bei entsprechenden Hautalterationen. Stichwort zur Hautproblematik ist die Barbituratintoxikation. Die für Thiopental beschriebenen Effekte gelten in Modifizierung (v.a. Halbwertszeit) auch für andere, therapeutisch eingesetzte Barbiturate (z.B. Phenobarbital).

2.16
Myoklonien, Strecksynergismen und epileptische Krampfanfälle

Motorische Auffälligkeiten von Patienten mit intrakraniellen Problemen bieten oft Anlaß für Diskussionen, welcher Natur diese Auffälligkeiten nun sind. Verstärkt wird die interpretatorische Unsicherheit noch zusätzlich, wenn bei dem Patienten, der diese Auffälligkeiten zeigt, Bewußtseinsstörungen vorliegen.

2.16.1
Myoklonien

Myoklonien sind der Definition nach rhythmische oder arhythmische Muskelzuckungen mit oder ohne Bewegungseffekt. Sie treten vordringlich im Bereich der mimischen Muskulatur und der oberen Extremitäten auf, können aber auch am restlichen Oberkörper und seltener auch an den unteren Extremitäten auftreten. Myoklonien können isoliert oder generalisiert sein. Der zeitliche Verlauf kann intermittierend, kontinuierlich oder chronisch-rezidivierend sein. Myoklonien können durch Reize ausgelöst werden (z.B. Bewegung, thermischer Reiz, Schmerz), sie können aber auch spontan beginnen. Ursachen für Myoklonien sind kortikale und subkortikale Läsionen im Bereich von Groß- und Kleinhirn, Stammhirn (hier v.a. Oliven und verschiedener, extrapyramidaler Bahnen) und Spinalmark. Die Genese der Läsionen wiederum kann sehr unterschiedlich sein:

- diffuse Hirnverletzungen,
- Enzephalitis,
- Intoxikationen (z.B. Leberinsuffizienz, Urämie),
- posthypoxisch,
- Tumoren,
- Blutungen.

Myoklonische Muskelzuckungen lassen sich häufig durch eine „Überstimulation", durch von außen auf den zuckenden Muskel ausgeübten Druck und/oder Zug, für die Zeit dieser „Überstimulation" unterbrechen bzw. in ihrem Ausmaß deutlich mindern.

Myoklonien sind kein epileptisches Krampfäquivalent!

2.16.2
Strecksynergismen

Im Rahmen von schwerwiegenden Bewußtseinsstörungen kommt es ab einer bestimmten Tiefe der Bewußtlosigkeit zu charakteristischen, motorischen Auffälligkeiten. Diese Auffälligkeiten werden als Strecksynergismen bezeichnet und sind oftmals auch dann zu beobachten, wenn keine spezifisch neurologischen Störungen vorliegen. Der Grund für auftretende Strecksynergismen ist ein Wegfallen der zentralen Hemmung niederer, d.h. spinaler Reflexbögen. Das Wegfallen der Hemmung kann funktionell aufgrund Hypoxämie, Intoxikation bedingt sein. Ebenso kann es aber auch als Ergebnis einer neurologisch faßbaren, direkten Schädigung bzw. Störung der betreffenden Strukturen, wie z.B. Mittelhirneinklemmung bei ICP-Erhöhung, auftreten. Beginnend beim Mittelhirnsyndrom Grad II kann es zu Strecksynergismen der Beine kommen. Vertieft sich die Bewußtseinsstörung zum Mittelhirnsyndrom Grad III, können Beugebewegungen bzw. Beugestellungen der Arme und Strecksynergismen der Beine resultieren. Im Mittelhirnsyndrom Grad IV können generalisierte Strecksynergismen (Arme, Beine, Körperstamm) beobachtet werden. Vertieft sich die Bewußtseinsstörung noch weiter, fallen die tonisierenden, niederen Reflexbögen weg, die Muskulatur wird schlaff und die Körperstellung wird atonisch.

- Strecksynergismen können die Arme, die Beine und den Körperstamm betreffen.
- Strecksynergismen treten spontan und/oder provoziert auf, z.B. durch Schmerzreize.
- Betreffen die Synergien die Extremitäten (Arme bzw. Beine), so werden Ellenbogen- bzw. Kniegelenke durchgestreckt, die passive Beugung gegen den Strecktonus ist schwer bis unmöglich, die Hand- bzw. Fußgelenke werden in Innenrotationsstellung gedreht.
- Betrifft der Strecksynergismus den Körperstamm, so kommt es zu einer Steifigkeit bzw. Starre des Körperstamms, eventuell auch mit Nackensteifigkeit. Das Bild kann einem Opisthotonus ähneln.
- Oftmals kann beim „Strecken" auch ein mehr oder minder diskretes Zittern bzw. Faszikulieren der tonisch innervierten Muskulatur beobachtet werden.
- Strecksynergismen gehen häufig auch mit vegetativen Dysregulationen bzw. Auffälligkeiten einher wie Erhöhung von Puls und Blutdruck, forcierter Atmung, erhöhte Körpertemperatur, gerötete Haut und Schwitzen.

Strecksynergismen sind kein epileptisches Krampfäquivalent!

2.16.3
Epileptische Krampfanfälle

Pathologische elektrische Aktivität im Bereich des ZNS im Sinne von epileptischen Krämpfen hat bei einer funktionstüchtigen, motorischen Überleitung in die Körperperipherie immer auch eine entsprechende Motorik zur Folge. Hinsichtlich der Klinik muß bedacht werden, daß durch eine Relaxierung mit Muskelrelaxanzien nur die entsprechende motorische Symptomatik des Anfalls unterbunden wird. Relaxierung hat keinen Einfluß auf die pathologische elektrische Aktivität im ZNS. Auch ein relaxierter Patient entwickelt im Status epilepticus eine Hirnschwellung.

Grand-Mal-Ereignisse sind im allgemeinen durch eine charakteristische Abfolge von bestimmten, unter anderem auch motorischen Ereignissen gekennzeichnet:

- eventuell Aura mit Stereotypien wie Nesteln, Schmatzen u.ä.,
- tonische Muskelstarre, eventuell eingeleitet mit Initialschrei,
- klonisch-tonische Phase mit hohem Muskeltonus und gleichzeitig ablaufenden schnellen, grobschlägigen Muskelkontraktionen, vor allem der Skelettmuskulatur,
- häufig Urinabgang, seltener Zungenbiß, sehr selten Einkoten,
- Entspannungsphase bei abebbender Innervation,
- postiktale Schlafphase.

Der große epileptische Anfall ist ein in der Regel drastisches Bild, welches auf den Betrachter einen zumeist nachhaltigen, häufig unvergeßlichen Eindruck macht. Aufgrund der spezifischen Symptome ist der Grand-Mal-Anfall immer von anderen, motorisch auffälligen Ereignissen zu unterscheiden. Bei fokalen Ereignissen stellt sich die Situation ein wenig anders dar.

- Eventuell kommt es auch hier zur Aura mit Stereotypien wie Nesteln, Schmatzen u.ä.
- Die tonische Muskelstarre (z.B. einer Extremität) wird nur äußerst selten beobachtet.
- Vorherrschend ist die klonische Phase mit schnellen, grobschlägigen Muskelkontraktionen. Die von fokalen Anfällen am häufigsten betroffenen Körperbereiche sind die Extremitäten oder Teile von diesen und Teile der mimischen Muskulatur.
- Die Entspannungsphase bei abebbender Innervation kann auch hier beobachtet werden.
- Im allgemeinen kommt es nicht zum postiktalen Schlaf.
- Oftmals kommt es während und nach dem Anfall nicht zum Bewußtseinsverlust.

Muskelzuckungen als Ausdruck eines epileptischen Krampfgeschehens lassen sich nicht durch von außen auf den bzw. die zuckenden Muskel/n ausgeübten Druck und/oder Zug für die Zeit der „Überstimulation" unterbrechen bzw. in ihrem Ausmaß mindern!

Zusammenfassung

- In der Bewegung manifestiert sich eine der wesentlichen Ausdrucksformen des Lebens. Mit Bewegung wird der Mensch in seiner Welt, seiner Umgebung aktiv. Er geht auf sie zu, erfährt sie, gestaltet sie und wird von ihr gestaltet. Bewegung löst im Körper des Menschen in einer Vielzahl von Rezeptionssystemen afferente, d.h. zum ZNS hin verlaufende, das ZNS stimulierende Impulse aus. Nur ein relativ kleiner Teil der Bewegung ist eine direkt willkürliche Bewegung.
- Die funktionelle Einheit „Bewegung", das sogenannte „sensomotorische System", setzt sich aus einzelnen Bereichen wie Willkürmotorik, extrapyramidales System, Reflexe, Kleinhirnsystem und Sensibilität zusammen.
- Willkürmotorik ist die Leistung, bestimmte Muskeln bewußt, mit differenzierter Kraftentfaltung, mit Geschicklichkeit, mit Handlungsfreiheit und adäquatem Tonus zu innervieren. Diese Leistung hat ihren Ursprung in bestimmten Bereichen des ZNS.
- Das extrapyramidale System ist als Regulativ aufzufassen, insbesondere für die Myostatik. Störungen des extrapyramidalen Systems beeinflussen den Ruhetonus der Muskulatur und die Motorik (Handlungsvermögen).
- Schädigung bzw. Unterbrechung der vorderen Wurzel oder eines peripheren Nervs ab der Nervenwurzel führt zum Syndrom der peripheren, schlaffen Lähmung.
- Reflexe sind unwillkürlich und regelhaft ablaufende Vorgänge auf einen Reiz. In der Motorik wird unterschieden in Eigen- und Fremdreflexe. Bei den Eigenreflexen (ER) entspricht der Reizort dem Erfolgsort. Pathologisch ist ein ER, wenn eine Seitendifferenz vorliegt. Ein unerschöpflicher Klonus ist immer ein spastisches Zeichen. Bei Störung des Pyramidenbahnsystems sind die ER gesteigert. Bei den Fremdreflexen (FR) entspricht der Reizort nicht dem Erfolgsort. Liegt eine Störung des Pyramidenbahnsystems vor, so sind die FR abgeschwächt oder erloschen.

- Schädigungen des zentralen Motoneurons führt zu Ausfallsymptomen der Motorik. Sind neben den pyramidalen auch extrapyramidale Bahnen betroffen, so kann in der Folge eine Spastik auftreten. Die spastischen Zeichen werden differenziert in Synergien, Zeichen der Babinski-Gruppe und Stell-Haltungs-Reflexe.

- Das Kleinhirnsystem in seiner Intaktheit ist mit seiner stets regulierenden Funktion die maßgebliche Voraussetzung für die Ausführung geordneter, zielgerichteter, zweckgerichteter, zeitlich-innervatorisch rationeller Bewegungen.

- Sensible Qualität umfaßt viele Aspekte wie das Empfinden feiner Berührungen, Temperatur, Schmerz, Druck, Vibration und hat ihre Ursprünge in den in verschiedenen Strukturen eingebundenen Rezeptoren. Die bewußte Sensibilität ist der weitaus geringste Teil der sensiblen Rezeption insgesamt und ist im ZNS vordringlich im Bereich des Gyrus postcentralis lokalisiert. Sensibilität ist eng mit der Motorik verknüpft. Ohne sensible Rezeption werden zielgerichtete, willkürliche Bewegungen unmöglich.

- Störungen des Bewußtseins quantitativer aber auch oft qualitativer Art finden in der Bewegung, der Bewegungsfähigkeit bzw. den Bewegungsmustern des Betroffenen ihre Entsprechung. Oftmals ist es möglich, anhand der Bewegungsmuster bzw. der Beweglichkeit Rückschlüsse auf das Ausmaß der Bewußtseinsstörung zu ziehen und eventuell sogar die Schädigung bzw. Störung grob zu lokalisieren.

- Neurochirurgisch-neurologische Patienten haben oftmals sehr spezielle, auch und vor allem mit Bewegung und Bewegungsfähigkeit zusammenhängende Probleme, wie z.B. Immobilisierung, Lähmungen usw. Häufig wird sich die Rezeptions- und Reflektionsebene dieser Patienten auf die somatisch-emotionale Ebene verlagern und konzentrieren. Dies muß berücksichtigt, der Umgang bzw. das Handling daraufhin abgestimmt werden.

- Sowohl Angehörige als auch behandelndes Personal wie Pflegepersonen, ärztliches Personal, Physiotherapeuten u.a. sollten jede sich bietende Gelegenheit nutzen, um mit dem Patienten zu sprechen und körperlichen Kontakt aufzunehmen. Dies gilt auch und besonders für bewußtseinsgetrübte, komatöse Patienten.

- Ausgenommen von dem Gebot der Stimulation sind Patienten in der Akutphase. Dies kann eine intrakranielle Druckerhöhung sein bzw. die akute Gefährdung, eine solche Druckerhöhung auszubilden, oder aber auch eine Blutungsgefährdung bzw. ein Vasospasmus. Diese Patienten können durch jede Art von Streß (selbst Berührungen bzw. lautes Ansprechen können zum stressenden, den ICP erhöhenden Moment werden) zusätzlich gefährdet werden.

- Häufig hat Lagerung in der neurochirurgisch-neurologischen Behandlung, vor allem bei der Intensivbehandlung eines Patienten, den Vorrang vor Mobilisation. Der Patient ist immobilisiert und soll durch die Lagerung eine Unterstützung seiner aktuellen Situation erfahren. Lagerung des Patienten ist immer als therapeutisches Handeln mit und am Patienten zu verstehen, und sie ist mehr als das bequeme Liegen. So kann durch Lagerung eine Optimierung des venösen Abflusses aus dem Schädel zur Reduktion des ICP erfolgen, Beschwerde- und Schmerzfreiheit angestrebt und spastisch-pathologische Bewegungsmuster reduziert werden.

- In der Akutphase gilt Zurückhaltung, danach kann körperliche Mobilisation so früh und soweit als irgend möglich vertretbar durchgeführt werden.

- Ein Patient soll nach Möglichkeit immer nur von einer Person Stimulation erfahren. Werden Maßnahmen von mehr als einer Person durchgeführt, so soll eine Person die Leitung, das Gespräch, die Ansprache durchführen, und die anderen Personen sollten zurückhaltend agieren. Die „eingleisige" Stimulation ermöglicht es dem Patienten, eher auf Stimulation zu reagieren als auf ein prasselndes Reizgewitter zeitgleicher, unterschiedlicher Stimulationen.

- Ausgiebige, wenn möglich mehrmals täglich erfolgende krankengymnastische Behandlung. Diese Behandlungen können schonend und rücksichtsvoll bereits schon in der postakuten Phase beginnen.

- Einsatz besonderer Maßnahmen aus speziellen, den Patienten stimulierenden Konzepten (z.B. basale Stimulation, Mobilisation nach Bobath), damit der Patient durch somatosensible, sensorische Stimulation die Möglichkeit erhält, sein Körperbild bzw. Körperschema aufrechtzuerhalten bzw. zu restaurieren. Diese Handlungen sollten bewußt in die Pflege- und Mobilisationsverrichtungen mit und am Patienten eingebaut werden. Beispiele hierfür sind spezielle Waschungen zur Aktivierung oder Beruhigung, Bestreichen der Körpergrenzen beim Waschen, Stimulation der Haut durch Abfrottierungen und Einreibungen mit speziellen Substanzen, oral-sensorische Stimulation durch positiv konnotierte Substanzen, wie z.B. Marmelade und Eis, olfaktorisch-sensorische Stimulation durch vertraute Gerüche (eigene Toilettenartikel) u.a.

- Hilfsmittel zur Dekubitusprophylaxe und -therapie haben in Bezug auf eine neurophysiologisch aktivierende und präventive Lagerung einen deutlichen Nachteil. Diese Hilfsmittel wie Weichlagerung, Luftkissenbetten, Spezialmatratzen u.ä. reduzieren die ohnehin reduzierte bzw. gestörte Wahrnehmung eines Patienten, der mit Lähmungen, Sensibilitätsstörungen u.ä. konfrontiert wird. So wird in der Regel ein Kompromiß zwischen Dekubitusprophylaxe und -therapie und neurophysiologischer Lagerung bzw. Mobilisation gemacht werden müssen.

- Neben anderen, in der Therapie häufig verwendeten Medikamenten und ihren allgemein bekannten Auswirkungen auf die Hautdurchblutung bzw. Dekubitusgefährdung (z.B. Katecholamine), gibt es mehrere, speziell in der Behandlung von neurochirurgisch-neurologischen Patienten recht oft eingesetzte Pharmaka mit direkten Auswirkungen auf die Dekubitusgefährdung. Diese Pharmaka sind in erster Linie Kortikoide und Barbiturate.

- Häufig ist eine Differenzierung von Myoklonien und Strecksynergismen gegenüber dem motorischen Korrelat eines epileptischen Krampfanfalls schwierig.

- Myoklonien sind der Definition nach rhythmische oder arhythmische Muskelzuckungen mit oder ohne Bewegungseffekt. Myoklonische Muskelzuckungen lassen sich sehr häufig durch eine „Überstimulation", nämlich durch von außen auf den zuckenden Muskel ausgeübten Druck und/oder Zug für die Zeit dieser „Überstimulation" unterbrechen bzw. in ihrem Ausmaß deutlich mindern. Myoklonien sind kein epileptisches Krampfäquivalent.

- Zu Strecksynergismen kommt es häufig ab einer bestimmten Tiefe der Bewußtlosigkeit. Der Grund hierfür ist ein Wegfallen der zentralen Hemmung niederer, d.h. spinaler Reflexbögen. Strecksynergismen sind kein epileptisches Krampfäquivalent.

- Pathologische elektrische Aktivität im Bereich des ZNS kann das Auftreten von epileptischen Krämpfen nach sich ziehen. Bei einer funktionstüchtigen motorischen Überleitung in die Körperperipherie hat dies immer auch eine entsprechende Motorik zur Folge. Durch eine Relaxierung mit Muskelrelaxanzien wird nur die entsprechende motorische Symptomatik des Anfalls unterbunden. Grand-Mal-Ereignisse sind im allgemeinen durch eine charakteristische Abfolge von motorischen Ereignissen gekennzeichnet, bei fokalen Ereignissen ist die Situation ein wenig anders. Muskelzuckungen als Ausdruck eines epileptischen Krampfgeschehens lassen sich nicht durch von außen auf den bzw. die zuckenden Muskel/n ausgeübten Druck und/oder Zug für die Zeit der „Überstimulation" unterbrechen bzw. in ihrem Ausmaß mindern.

ATL „Sich pflegen, sich kleiden"

Die in diesem ATL-Kapitel besprochenen Themen sind

- 3.1 Allgemeines zum Thema „Sich pflegen, sich kleiden" 79
- 3.2 Körperpflege, Aktivierung, Mobilisation und basale Stimulation 80
- 3.3 Mundpflege 81
- 3.3.1 Mundpflege und intrakranielle Druckerhöhung 81
- 3.3.2 Tonuserhöhung des Masseters 81
- 3.3.3 Zähneknirschen und Mahlbewegungen 82
- 3.3.4 Oral-fasziale Automatismen 82
- 3.3.5 Hypersalviation 82
- 3.3.6 Faszioorale Therapie 83
- 3.4 Nasenpflege 84
- 3.5 Augenpflege 84
- 3.6 Ohrenpflege 85
- 3.7 Tracheostoma-Anlage und Versorgung 85
- 3.8 Ganzkörperwäsche 87
  Zusammenfassung 88

3.1
Allgemeines zum Thema „Sich pflegen, sich kleiden"

Die Ausführungen zu dieser Aktivität des täglichen Lebens (ATL) betreffen das menschliche Grundbedürfnis nach Reinigung, Sauberkeit und Schutz des eigenen Körpers. Dieses Grundbedürfnis ist im allgemeinen individuell verschieden ausgeprägt. Die damit zusammenhängenden Handlungen betreffen im allgemeinen die Intimsphäre des jeweiligen Menschen. Die Körperpflege selbst durchzuführen, sich zu pflegen und zu kleiden usw. ist Ausdruck von Aktivität und Autonomie. Eine Vielzahl von differenzierten Einzelleistungen aus dem gesamten Spektrum der Aktivitäten des täglichen Lebens kommen hier zum Tragen. Ist ein Mensch schwer erkrankt, erleidet er fast automatisch Einschränkungen der eigenen Autonomie, er wird bedürftig und muß gepflegt werden. Dies gilt in nahezu klassischer Weise für den Patienten mit neurologischen Problemen. Er hat Lähmungen, ist mehr oder minder stark immobilisiert, leidet unter Bewußtseinsstörungen und der allgemeinen Beeinträchtigung bzw. Inaktivierung aufgrund der Vitalbedrohung. Somit bedeutet die ATL „Sich pflegen, sich kleiden" im Rahmen neurochirurgisch-neurologischer Krankenpflege häufig und im Rahmen einer neurochirurgisch-neurologischen Intensivbehandlung sogar in erster Linie, gepflegt zu werden! In Behandlung und Versorgung erfüllt die Körperpflege mehrere, weitergehende Aufgaben wie z.B.

- Infektionsverhütung und -behandlung,
- Wundverhütung und -behandlung,
- Mobilisierung,
- Thrombose-, Dekubitus- und Kontrakturenprophylaxe,
- Sensorische Stimulierung sowie Re-Integration des Körperschemas.

Weitere und zum Teil auch spezifische Informationen zu diesem Themengebiet finden sich unter anderem auch bei den Ausführungen zu den ATL's „Sinn finden, Sein", „Sich beschäftigen", „Kommunizieren", „Sich bewegen".

3.2
Körperpflege, Aktivierung, Mobilisation und Basale Stimulation

Neben der Infektionsverhütung und anderen, direkt funktionell ausgerichteten Wirkungen, liegt der Hauptschwerpunkt der Körperpflege auf physischer aber auch psychischer Aktivierung. Körperpflege ist mit Körpererfahrung verbunden und vermittelt dem Patienten eine Vielzahl von Informationen über seinen Körper und seine Umwelt. Die bei diesen Tätigkeiten naturgemäß erfolgende Bewegung des Körpers stellt ein nicht zu unterschätzendes Maß an Mobilisierung dar. Diese Bewegung ist aber nicht nur Vorbereitung zu noch weitergehender Mobilisierung, sondern auch Prophylaxe gegen Thrombose und Kontrakturen. Mit der Körperpflege können Bewegungsstörungen gemindert (Reduktion von Spastiken) und sensorische Systeme angeregt werden. Diese Aktivierungen und ihre Auswirkungen sind in der Intensivbehandlung von neurochirurgisch-neurologischen Intensivpatienten kritisch zu sehen. Einerseits führt Stimulation bei einem Patienten in der Akutphase (z.B. intrakranielle Drucksteigerung) mit großer Wahrscheinlichkeit zu einer Verschärfung der Situation. Andererseits zeigen Erfahrungen, daß eine so früh als irgend möglich begonnene Stimulation bzw. Aktivierung bei Patienten mit neurologischen Störungen als Teil einer Frührehabilitation zu sehen ist. Diese Frührehabilitation verbessert die Re-Integration des gestörten Körperschemas und führt zu einem deutlich besseren Ergebnis der Gesamtrehabilitation als – im Vergleich dazu – eine Rehabilitation ohne diese frühe Aktivierung. Somit muß eine Aktivierung und Stimulation durch Körperpflegemaßnahmen immer von der aktuellen, individuellen Situation und der spezifischen Gefährdungssituation abhängig gemacht werden. Das Ausmaß der Gefährdung bestimmt, welche Maßnahmen wann und wie durchgeführt werden können und welches Ausmaß die Aktivierung erreichen darf. Weitere Informationen über spezifische und unspezifische Aktivierung sowie basale Stimulation sind im ATL-Kapitel „Kommunizieren" zu finden. Die in der Körperpflege von neurochirurgisch-neurologischen Allgemein- und Intensivpatienten relevanten

Maßnahmen unterscheiden sich in einigen Teilbereichen von den Versorgungsbedingungen anderer Patienten. Diese Aspekte werden in den nachfolgenden Ausführungen speziell abgehandelt und durchgesprochen.

3.3 Mundpflege

3.3.1 Mundpflege und intrakranielle Druckerhöhung

Besteht bei einem Patienten manifest eine intrakranielle Drucksteigerung oder besteht für ihn die akute Gefährdung eine solche auszubilden, so soll der Kopf eines solchen Patienten gerade und achsengerecht ausgerichtet, eventuell auch nach den ICP-Werten orientiert, gelagert werden. Diese Lagerung dient der Optimierung des venösen Abfluß aus dem Schädel. Liegt also eine solche Situation vor, sollte keine Änderung der Kopf-Körper-Achse erfolgen wie z.B.

- Abknicken des Kopfes,
- Verdrehen des Kopfes,
- Reklinieren des Kopfes,
- Deklinieren des Kopfes.

Allgemein gilt dann für die Mundpflege in einer solchen Situation:

- Ausmaß und Häufigkeit der Pflegeaktivitäten insgesamt unter dem Aspekt des „minimal handling" überdenken,
- Mundpflegemaßnahme schnell, effektiv und schonend durchführen,
- eventuell zusätzliche Analgosedativa großzügig einsetzen,
- kein Überstrecken des Kopfes durchführen, um den Zugang zum Mund zu erleichtern,
- keine überstreckende Lagerung durchführen, um Mundpflege unter Laryngoskopsicht durchführen zu können.

3.3.2 Tonuserhöhung des Masseters

Häufig kann bei Patienten im Rahmen einer Vigilanzstörung bzw. Bewußtseinsstörung (Mittelhirnsyndrome (MHS) verschiedener Grade) eine deutliche Tonuserhöhung der Gesichts- und Kiefermuskulatur beobachtet werden. Diese Tonuserhöhung kann als alleiniger Ausdruck einer neurologischen Symptomatik zu sehen sein und dann eventuell medikamentös angegangen werden. Eventuell kann sie aber auch Anhalt für taktile Abwehr sein. Dies muß immer individuell und im Einzelfall entschieden werden. Jedenfalls führt dieser Umstand dazu, daß sich der Zugang zur Mundhöhle des Patienten oftmals sehr schwierig gestaltet. Der Einsatz von Hebeln, Mund- und Kiefersperrern bzw. -spreizern usw. sollte kritisch hinterfragt werden. Der Tonus der Muskulatur kann durch den Einsatz dieser Mittel noch zusätzlich verstärkt werden. Eventuell kann hier eine Überstimulation bzw. ein positiv konnotierendes Vorgehen, wie im Kapitel ATL „Kommunizieren, Basale Stimulation" erwähnt, zu einer Entspannung der Situation führen.

3.3.3
Zähneknirschen und Mahlbewegungen

Neben den Tonuserhöhungen der Massetermuskulatur können oft auch Knirsch- und Mahlbewegungen der Zähne und des Kiefers im Rahmen einer Bewußtseinsstörung auftreten. Neben dem Erklärungsansatz „Mittelhirnsymptomatik" sollte aber auch das Vorliegen einer Art der Autostimulation bedacht werden. Ist dieser Verdacht begründet, so muß dem entsprechend Rechnung getragen werden. Angepaßte Aufbeißschienen und ähnliches können zumindest den mechanisch bedingten Schaden für die Zähne begrenzen.

3.3.4
Oral-fasziale Automatismen

Ebenfalls im Rahmen eines sogenannten Mittelhirnsyndroms (MHS) können Primitivreflexe als Enthemmungsphänomen wieder auftreten. Eines dieser Symptome ist der relativ häufig zu beobachtende Saugreflex. Auf Berührung hin bzw. Stimulation des Mund-Nase-Dreiecks kommt es zu Saug-, Schmatz- und Schluckbewegungen.

3.3.5
Hypersalviation

Ein bei Mittelhirnsymptomatik ebenfalls häufiger auftretendes Phänomen ist die Hypersalviation. Hier kommt es zur ständigen Bildung von großen bis zu größten Mengen glasig-zähen bis hochflüssigen Speichels. Die Speichelmengen können durchaus 1–2 Liter pro Tag und mehr betragen. Neben der bei solchen Mengen notwendigen Flüssigkeitssubstitution besteht ein hygienisches Problem. Zusätzlich können Hautprobleme im Mund-, Wangen- und Halsbereich durch ständige Befeuchtung auftreten. Als Abhilfe können Belladona-Präparate wie Atropin-Sulf. die Symptomatik möglicherweise dämpfen.

3.3.6
Faszioorale Therapie

Neurologisch-neurochirurgische Patienten haben häufig temporär und/oder permanent bestehende Störungen von Sensibilität und Motorik. Solcherart Störungen betreffen oftmals auch Strukturen im Gesicht- und Halsbereich. Ein Beispiel hierfür ist die Faszialisparese bei Hemiparese. Neben dem typischen, herabhängenden Mundwinkel ist bei ausgeprägter Form sogar die gesamte Gesichtshälfte verzogen. Dies sind allerdings nur die äußerlichen Anzeichen. Hinzu kommen noch sehr viel schwerwiegendere Störungen wie beispielsweise der Sensibilitätsverlust von Haut und Schleimhäuten oder die Koordinations- bzw. Innervationsstörungen mit daraus folgenden Schluck- und Schlingstörungen. Zur Wiedereinübung und Intensivierung von Eß-, Kau-, Schluck- und Sprechbewegungen können die betroffenen Strukturen durch gezielte Übungen stimuliert bzw. entspannt werden. Bei diesen Übungen sind bestimmte Grundsätze des neurophysiologischen Handlings nach Bobath und der Basalen Stimulation zu berücksichtigen. So soll eine Störung nie direkt angegangen werden. Eine Spastik wird dadurch beispielsweise nur verstärkt. Die Stimulation ist immer als Angebot zu verstehen, der Schwerpunkt liegt auf Bewußtmachung. Der Patient sollte während der Übungen in tonusregulierender Körperposition ausgerichtet sein. Ausstreichungen und Berührungen sollen immer von peripher zur Mittellinie des Körpers bzw. des Gesichts führen.

- Die Kieferkontrolle dient der führenden Kontrolle des Mund- und Kieferbereichs. Steht die unterstützende Person auf der Seite, so liegt die linke Hand unter dem Kinn des Patienten. Der Mittelfinger kommt mit leichtem Druck auf den Mundboden zu liegen, der Zeigefinger an der Unterlippe und der Daumen am Kiefergelenk. Steht die Person vor dem Patienten, liegt der Daumen an der Unterlippe, der Zeigefinger führt zum Jochbein und der Mittelfinger kommt am Mundboden zu liegen.

- Die Fazilitation des Gesichts erfolgt mit ausstreichenden Bewegungen. Die Berührung mit dem Mittelfinger und dem Daumen nimmt ihren Weg von der Nasenwurzel zum Mund, von der Nasenwurzel zur Oberlippe, vom Kinn zur Unterlippe. Desweiteren mit dem feuchten Finger über die Lippen von außen nach innen.

- Die Fazilitation der Kieferöffnung erfolgt auf die Weise, daß mit der Hand unter dem Kinn und dem Daumen an der Unterlippe der Kiefer mit leichten Auf-, Ab- und Drehbewegungen gelockert wird.

- Durch Bestreichen des Zahnfleisches von den Wangen zur Mitte hin und Zug an den Wangen von außen erfolgt eine Fazilitation des inneren Mundbereichs.

- Zur Fazilitation der Zunge wird der Mundboden leicht massiert, die Zunge mit Bewegungen mobilisiert; bei aktiven Übungen soll der Patient mit seiner Zunge einen Widerstand wegdrücken.

- Fazilitation des Gaumens kann durch vorsichtiges Betupfen des Gaumens mit dem Finger durchgeführt werden.

- Tapping meint ein leichtes Beklopfen beider Gesichtshälften von oben außen nach unten innen. Hierbei wird mit der gestörten Seite begonnen und häufig ein Seitenwechsel durchgeführt.
- Beim Essen und Trinken soll auf Kieferkontrolle geachtet werden. Kontakt der Zähne bzw. der Lippen mit Gefäßen und Besteck kann spastische Muster auslösen.
- Mundhygiene soll ebenfalls unter kieferkontrollierenden und tonusregulierenden Aspekten erfolgen.

3.4 Nasenpflege

Zu Beachtendes ergibt sich für die Gruppe der neurochirurgisch-neurologischen Patienten aufgrund zwei spezieller Umstände.

- Operationen im Bereich der Schädelbasis mit transsphenoidalem Zugangsweg (z.B. transsphenoidale Resektion eines Hypophysentumors).
- Im Rahmen einer Traumatisierung eintretende Verletzungen der Schädelbasis mit Eröffnung des intrakraniellen Raumes. Hier kann es auch zum Auftreten einer nasalen Liquorfistel kommen.

Vor allem dem transnasalen Einlegen von Magensonden aber auch dem Absaugen des Nasen-Rachenraums ist unter solchen Umständen besondere Aufmerksamkeit entgegen zu bringen. Liegt eine dieser Bedingungen vor, kann durch unsachgemäßes Vorgehen eine möglicherweise schwerwiegende Beeinträchtigung und Schädigung erfolgen. Beispiele hierfür sind die Wiedereröffnung von Wunden, das Vorschieben der Magensonde oder des Absaugkatheters nach intrakranial mit entsprechender Traumatisierung des Gehirns und Infektionen. Ebenso ist das Manipulieren mit Watteträgern zur Reinigung und das Einbringen von Nasentropfen unter den Aspekten „Traumatisierung und Infektionsgefährdung" mit besonderen Vorzeichen zu sehen.

3.5 Augenpflege

Der Augenpflege kommt bei neurochirurgisch-neurologischen Patienten ein besonderer Stellenwert zu. Patienten mit Bewußtseinsstörungen, im Koma, unter Sedierung usw. haben häufig Lidschlag- bzw. Lidschlußstörungen. Dadurch ergibt sich die Gefahr der Austrocknung, Hornhauterosionen, Konjunktivitiden und Infektionen. Entsprechend häufig ist eine Versorgung bzw. Befeuchtung erforderlich. Ist der Lidschluß nicht komplett, so muß entsprechend der Gefahr der Austrocknung Vorsorge getragen werden.

- Verschluß der Augenlider mit kleinen Pflasterstreifen. Dies kann jedoch Hautreizungen an den Klebestellen provozieren, wenn häufige Pflasterentfernungen wegen Kontrolle der Pupillenreaktionen notwendig sind.

- Abklebung der Orbitahöhle mit einem Uhrglasverband. Das Glasteil des Verbands muß innerhalb kurzer Zeit beschlagen. Ist dies nicht der Fall, ist von Undichtigkeit und somit Unwirksamkeit auszugehen. Die Verwendung von Uhrglasverbänden ist ungünstig, wenn häufige Pupillenkontrollen erfolgen müssen. Die dann notwendigen, häufigen Entfernungen der Abdeckungen können zu entsprechenden Hautreizungen führen.

- Einbringung von befeuchtenden Salben. Diese Medien müssen entsprechend ihrer mehr oder minder kurzen Standzeit häufig erneuert werden. Müssen häufige Pupillenkontrollen erfolgen, so sind abdeckende, schmierende und opake Salben ungünstig, da sie dann entsprechend häufig ausgespült werden müssen, um ausreichende Sichtverhältnisse zu schaffen.

- Bei Patienten mit einer intrakraniellen Drucksteigerung oder der akuten Gefährdung, eine solche auszubilden, ist die Verwendung von Mydriatika zu therapeutischen bzw. diagnostischen Zwecken sehr problematisch. Handelsübliche Mydriatika führen für eine Zeitspanne von mindestens 12 Stunden bis hin zu mehreren Tagen zu Mydriase und Areflexie. Damit ist die Beurteilung der Pupille auf Größe und Form sowie der Lichtreaktion nicht mehr möglich.

3.6
Ohrenpflege

Laterale Schädelbasisfrakturen können zu einer otogenen Hämatorrhö und Liquorrhö führen. Liegt eine schwerste Traumatisierung der knöchernen Strukturen bei gleichzeitig auftretender, starker intrakranieller Druckerhöhung vor, so kann es sogar zu einem Austritt von Hirngewebe aus dem Gehörgang kommen. Für die Ohrenpflege sind unter solchen Bedingungen ähnliche Umstände zu berücksichtigen wie bei der Nasenpflege. Bei den Pflegeversorgungsmaßnahmen steht die Beobachtung sowie die vorsichtige Reinigung des äußeren Ohrs unter infektionsverhütenden bzw. infektionsreduzierenden Bedingungen im Vordergrund. Es sollten keine Manipulationen in tieferen Gehörgangsbereichen erfolgen.

3.7
Tracheostoma-Anlage und Versorgung

Die Anlage eines Tracheostomas erfolgt aufgrund verschiedenster Indikationen. Die speziell neurochirurgischen bzw. neurotraumatologischen Indikationen sind nachfolgend aufgelistet.

- Nicht absehbares Ende weiterer Beatmung (z.B. zentrale Atemantriebsstörung).
- Schwerwiegende Verletzungen in Gesicht, Schädelbasis, Mund-Nasen-Rachen-Bereich, eventuell mit Eröffnung des intrakraniellen Raumes.
- Hirnnervenstörungen mit entsprechenden Innervationsstörungen (Schlucken, Husten etc.).

Bei der Anlage des Tracheostomas selbst ist speziell folgendes zu beachten.
- Besteht bei dem Patienten eine manifeste intrakranielle Drucksteigerung oder besteht die akute Gefährdung, eine solche auszubilden, so sollte der Patient zur OP in Rückenlage mit 30°-Oberkörperhochlage verbleiben. Der Kopf des Patienten sollte nach Möglichkeit nicht abgeknickt, verdreht oder rekliniert und die gerade ausgerichtete Kopf-Körper-Achse nicht geändert werden.
- Während einer Tracheotomie kann es durch Nebenluft bzw. Undichtigkeit sehr leicht zum Abfall des Atemzugvolumens (AZV) und damit des Atemminutenvolumens (AMV) kommen. Resultat dieser kurzzeitigen Hypoventilation kann ein Anstieg des arteriellen Kohlendioxidpartialdrucks (p_aCO_2) sein. Da der p_aCO_2 einen großen Einfluß auf den zerebralen Blutfluß (CBF) hat und ein Anstieg des p_aCO_2 zur Hyperämie führt, kann es unter selbst moderater Hyperkapnie zum ICP-Anstieg kommen.

Bei der Versorgung des Tracheostomas nach der Anlage ist speziell folgendes zu beachten.
- Das Halteband, mit dem die Trachealkanüle in ihrer Stellung fixiert wird, soll so locker wie möglich sein. Ein zu fest fixiertes Kanülenband führt zur Kompression der Jugularvenen und damit zur Behinderung des venösen Abfluß aus dem Schädel. Eine so erzeugte, venöse Stauung kann den intrakraniellen Druck erhöhen.
- Das bei Mittelhirnsymptomatiken häufiger auftretende Phänomen der Hypersalivation kann nach Tracheostoma-Anlage zu Wundheilungsstörungen und allgemeinen Versorgungsproblemen führen. Beständige Bildung großer Mengen von Speichel führt in Kombination mit fehlenden Schluckbewegungen (z.B. unter Analgosedierung, im Koma) zum Austritt von größeren Mengen dieses Speichels aus dem Tracheostoma. Somit resultiert eine ständig stark durchfeuchtete Wundauflage und Wundumgebung. Die Wundflächen weichen auf, ebenso wie die Umgebungshaut mazeriert. Das Endergebnis sind dann deutliche Abheilungsstörungen. Das Problem der ständig feuchten Umgebung kann durch verschiedene Maßnahmen gelöst werden.
  - Einsatz einer speziellen Trachealkanüle mit Absaugmöglichkeit oberhalb des Kanülen-Cuffs. Durch Anbringen einer Dauerabsaugung an dieser Absaugmöglichkeit ist es bei sehr flüssigem Sekret durchaus möglich, das Tracheostoma relativ trocken zu halten.

- Befestigung eines Absaugkatheters im direkten Tracheostomabereich und Anbringen einer Dauerabsaugung an dem Absaugkatheter. Auf diese Weise ist es ebenfalls möglich, das Tracheostoma relativ trocken zu halten.
- Applikation von Belladona-Präparaten wie Atropin-Sulf., um die Hypersalviation selbst zu dämpfen.
- Die häufig durchgeführte Applikation von stark fetthaltigen Salben zur Abdeckung der Haut im direkten Tracheostomabereich ist als eher ungünstig zu betrachten. Zwar kann so die Haut in der Umgebung des Tracheostomas recht gut geschützt werden, aber die Wundflächen selbst sind weiterhin ständig feucht.

3.8 Ganzkörperwäsche

Die speziellen Aspekte bezüglich Ganzkörperwaschung (GKW), sensorischer Stimulation und Handling bei Patienten mit Wahrnehmungsstörungen sind in den Ausführungen zu den ATL „Sich bewegen", „Kommunizieren", „Sinn finden, Sein" und „Sich beschäftigen" recht ausführlich behandelt. Speziell in den Ausführungen zur Basalen Stimulation im ATL-Kapitel „Kommunizieren" werden die belebende, die beruhigende und die Bobath-orientierte, basalstimulierende GKW angesprochen und erläutert. Neben diesen Wäschen existieren aber noch einige andere, ebenfalls an das Konzept der basalen Stimulation angelehnte, spezielle Varianten der GKW. Diese werden hier allerdings nur kurz erwähnt. Alle diese Wäschen können belebend (gegen die Haarwuchsrichtung und den Muskelverlauf, Waschzusatz Rosmarin) oder beruhigend (mit der Haarwuchsrichtung und dem Muskelverlauf, Waschzusatz Lavendelmilch) sein.

- Die reinigende GKW. Waschzusatz Salbei (2 Eßlöffel (EL) Blätter mit 1 l Wasser, 4 min ziehen lassen + 4 l Wasser).

- Die beugende GKW. Waschen mit der Haarwuchsrichtung bzw. dem Muskelverlauf plus Verwendung entsprechender Waschzusätze.

- Die aufrichtende GKW. Waschen gegen die Haarwuchsrichtung bzw. Muskelverlauf plus entsprechende Waschzusätze.

- Die hautstabilisierende GKW. Als Waschzusatz wird die Fruchtauspressung aus einer $^1/_2$ Zitrone in 5 l Wasser angesetzt. Diese Waschung ist gut zum Hautschutz bzw. Hautstabilisierung geeignet z.B. bei Diabetes Mellitus.

- Die schweißreduzierende GKW. Waschzusatz ist Salbei oder Pfefferminze (2 EL Blätter mit 1 l Wasser ansetzen, 4 min ziehen lassen plus weitere 4 l Wasser).

- Die infektionsverhütende GKW. Waschzusatz ist Salbei (2 EL Blätter mit 1 l Wasser ansetzen, 4 min ziehen lassen plus weitere 4 l Wasser).

- Die geruchsreduzierende GKW. Waschzusatz ist Salbei (2 EL Blätter mit 1 l Wasser ansetzen, 4 min ziehen lassen plus weitere 4 l Wasser) oder Obstessig (2 EL plus 5 l Wasser).

- Die schmerzreduzierende GKW.
- Die fiebersenkende GKW.

Im Rahmen der GKW sei noch auf die große Bedeutung der Infektionsverhütung, speziell bei neurochirurgisch-neurologischen, vor allem der intensivmedizinisch behandelten Patienten, hingewiesen. Gründe für das Erfordernis der Infektionsverhütung sind:

- Sehr viele der auf neurochirurgisch-neurologischen Normal- und Intensivstationen behandelten Patienten erhalten routinemäßig hohe bis höchste Dosen an Kortikoiden. Dexamethason wird zur Behandlung des tumorinduzierten perifokalen Hirnödems eingesetzt.
- Immunsupprimierende Medikation (Antibiotika u.a.).
- Ein oftmals recht ausgeprägter Postaggressionsstoffwechsel.
- Schwere, konsumierende Erkrankungsumstände, Fieber, Diabetes mellitus usw.

Diese Umstände bedingen eine ausgeprägte Infektanfälligkeit. Neben den Atemwegen ist die Haut sehr stark gefährdet, bakterielle und mykotische Infektionen zu erleiden.

Zusammenfassung

- Reinigung, Sauberkeit und Schutz des eigenen Körpers sind ein menschliches Grundbedürfnis. Dieses Grundbedürfnis ist im allgemeinen individuell verschieden ausgeprägt.

- Die ATL „Sich pflegen, sich kleiden" bedeutet im Rahmen neurochirurgisch-neurologischer Allgemein- und Intensivbehandlung, daß ein solcher Patient in erster Linie gepflegt wird. Dies wiederum bedeutet vordringlich:
    - Infektionsverhütung und -behandlung,
    - Wundverhütung und -behandlung,
    - Mobilisierung,
    - Thrombose-, Dekubitus- und Kontrakturenprophylaxe,
    - sensorische Stimulierung sowie Re-Integration von Körperschemata.

- Aktivitäten im Rahmen der ATL „Sich pflegen, sich kleiden" bedeuten auch Stimulation und Aktivierung des Patienten. Dies kann einerseits die Rehabilitation und das gesamte Outcome verbessern, andererseits den Patienten aber auch gefährden (Stichwort „minimal handling"). Somit muß eine Aktivierung und Stimulation durch Körperpflegemaßnahmen immer von der aktuellen, individuellen Situation und der spezifischen Gefährdungssituation abhängig gemacht werden.

- Gewisse, in der Versorgung und Körperpflege von neurochirurgisch-neurologischen Allgemein- und Intensivpatienten relevante Maßnahmen unterscheiden sich in einigen Teilbereichen von den für alle anderen Patienten relevanten Pflegemaßnahmen.
  - **Mundpflege.** Ist der Patient in der Akut- bzw. Postakutphase, sollte die Maßnahme schnell, effektiv und schonend durchgeführt werden. Eventuell zusätzliche Analgosedativa großzügig einsetzen. Der Kopf des Patienten soll nicht überstreckt werden, um den Zugang zum Mund zu erleichtern. Ebenso soll keine überstreckende Lagerung erfolgen, um Mundpflege unter Laryngoskopsicht durchführen zu können. Tonuserhöhungen des Masseters können als alleiniger Ausdruck einer neurologischen Symptomatik zu sehen sein und/oder als Anhalt für taktile Abwehr gelten. Zähneknirschen und Mahlbewegungen können Ausdruck einer Bewußtseinsstörung (MHS) sein und/oder als Anhalt für eine Art Autostimulation gelten. Oral-fasziale Automatismen können im Rahmen eines sogenannten Mittelhirnsyndroms als Enthemmungsphänomen wieder auftreten. Hypersalviation ist ein bei Mittelhirnsymptomatiken häufiger auftretendes Phänomen. Grundsätzlich sollte die Mundpflege unter dem Aspekt „Basale Stimulation" überdacht werden.
  - **Nasenpflege.** Aufgrund spezieller Umstände (z.B. Operation mit transsphenoidalem Zugangsweg, Traumatisierung) kann es durch unsachgemäßes Vorgehen zu schwerwiegenden Schädigungen kommen. Vorsicht ist daher geboten bei transnasalem Einlegen von Magensonden, Absaugen des Nasen-Rachenraumes, Manipulationen mit Watteträgern und Einbringen von Nasentropfen.
  - **Augenpflege.** Augenpflege hat einen hohen Stellenwert im Rahmen der Versorgung, da Patienten mit Bewußtseinsstörungen, im Koma, unter Sedierung usw. häufig Lidschlag- bzw. Lidschlußstörungen haben. Aus diesen Gründen ergibt sich die Gefahr von Austrocknung, Hornhauterosionen, Konjunktividen und Infektionen. Entsprechend sind Maßnahmen zur Versorgung bzw. Befeuchtung erforderlich. Möglichkeiten sind zum Beispiel Anbringen von Uhrglasverbänden, das Einbringen von befeuchtenden Salben und der Verschluß der Augenlider mit kleinen Pflasterstreifen. Hinsichtlich der Salbenapplikation ist zu berücksichtigen, daß keine abdeckenden Salben verwendet werden sollten, da diese Substanzen die Kontrolle der Pupillen erschweren. Die Verwendung von Mydriatika ist als sehr problematisch zu sehen. Mydriatika machen die Beurteilung der Pupille auf Größe und Form sowie der Lichtreaktion über längere Zeit unmöglich.
  - **Ohrenpflege.** Bei der Ohrenpflege sind ähnliche Umstände zu berücksichtigen wie bei der Nasenpflege. Beobachtung sowie die vorsichtige Reinigung des äußeren Ohrs unter infektionsverhütenden bzw. -reduzierenden Bedingungen stehen im Vordergrund.

- **Tracheostoma-Anlage und Versorgung.** Die Anlage eines Tracheostomas erfolgt aufgrund verschiedenster Indikationen. Bei der Tracheotomie sollte berücksichtigt werden, daß die OP-Lagerung nach Möglichkeit in Rückenlage mit 30°-Oberkörperhochlage mit gerade ausgerichteter Kopf-Körper-Achse erfolgen sollte. Hypoventilation während der Tracheotomie kann zum ICP-Anstieg führen. Bei der Versorgung des Tracheostomas nach Anlage ist zu beachten, daß die Fixierung der Trachealkanüle ohne Kompression der Jugularvenen erfolgen soll. Wird durch zu enges Halteband eine venöse Stauung erzeugt, so kann diese den intrakraniellen Druck erhöhen. Hypersalviation kann zu Wundheilungsstörungen und allgemeinen Versorgungsproblemen führen. Mögliche Abhilfen sind Einsatz spezieller Trachealkanülen mit Absaugmöglichkeit, Anbringen einer Dauerabsaugung am Tracheostoma und Applikation von Belladona-Präparaten. Einsatz von stark fetthaltigen Salben zur Haut-Abdeckung ist eher als ungünstig zu betrachten.
- **Ganzkörperwäsche GKW.** Die Ganzkörperwaschung ist unter speziellen Aspekten bezüglich sensorischer Stimulation und Handling insgesamt zu sehen. Bei den Ausführungen sollten Aspekte der Basalen Stimulation, des Bobath-Konzepts und der Infektionsverhütung berücksichtigt werden.

KAPITEL 4

ATL „Essen und Trinken, Ernährung"

Die in diesem ATL-Kapitel besprochenen Themen sind

4.1 Allgemeines zum Thema „Essen und Trinken, Ernährung" *91*
4.2 Formen der Nahrungs- und Flüssigkeitsaufnahme *92*
4.2.1 Nahrungs- und Flüssigkeitsaufnahme per os *92*
4.2.2 Nahrungs- und Flüssigkeitsaufnahme enteral *93*
4.2.3 Nahrungs- und Flüssigkeitsaufnahme parenteral *93*
4.3 Nahrungsbestandteile *94*
4.3.1 Fett *94*
4.3.2 Kohlenhydrate *94*
4.3.3 Eiweiß *95*
4.4 Nahrungsbedarf *95*
4.5 Postaggressionsstoffwechsel *96*
4.6 Zentrale Steuerung der Nahrungs- und Flüssigkeitsaufnahme *97*
4.7 Zentrale Steuerung des Schluckens, Ablauf des Schluckakts *99*
4.8 Besonderheiten der Ernährung bzw. der Nahrungs- und Flüssigkeitsaufnahme *100*
4.8.1 Schluckversuch und Schlucktraining *100*
4.8.2 Einlage einer Magensonde transnasal *101*
4.8.3 Grundumsatz und angepaßter Bedarf an Energie *102*
4.8.4 Flüssigkeitszufuhr und Bilanz *102*
4.8.5 Streßgastritis bei mesenzephaler Beeinträchtigung *103*
4.8.6 Aminosäuren in der parenteralen Ernährung *103*
4.8.7 Fett in der parenteralen Ernährung *104*
Zusammenfassung *104*

4.1
Allgemeines zum Thema „Essen und Trinken, Ernährung"

Essen und Trinken bedeutet für den Menschen nicht nur die Aufnahme von Flüssigkeit, Energieträgern und den anderen Nahrungsbestandteilen zur Sicherstellung der Lebensfunktionen. Nahrungsaufnahme ist auch eine kulturelle, gesamtgeschichtliche, aber auch individuelle, lustvolle, eventuell auch unlustvolle, sinnliche Erfahrung. Die Nahrungsaufnahme und die Ernährung begleiten den Menschen von seinem ersten Atemzug bis zu seinem Ende. Sie bedeuten Erfahrung von menschlicher Nähe, Sicherheit, Befriedigung, somatosensible Stimulation und bei Abwesenheit das Gegenteil mit existentieller Verunsicherung.

Störungen der Nahrungsaufnahme und Ernährung betreffen den Menschen sowohl körperlich als auch psychisch. Umgekehrt finden aber Störungen von Soma und Psyche ihren Ausdruck in Nahrungsaufnahme und Ernährung. Beispiele sind die Anorexie, Bulimie, Adipositas, das peptische Ulkus und diverse andere Magen-Darm-Störungen. Unangenehmes schlägt auf den Magen, das „Frustfressen" als Phänomen bei Trauer und Depression ist allgemein bekannt. Die Auflistung der an Ernährung und Verdauung beteiligten Strukturen beschreibt auch grob den Weg der Nahrung im Verdauungstrakt:

- **Zähne, Zunge, Mund, Rachen, Pharynx.** Aufgaben sind das Zerkleinern, Durchmischen, Einspeicheln und Transportieren der Nahrung.
- **Ösophagus.** Seine Aufgabe ist der Transport der Nahrung in den Magen.
- **Magen.** Dort erfolgt die Durchmischung, Zerkleinerung, Aufspaltung der Nahrung und Zugabe des Magensafts.
- **Leber und Galle.** Die Abgabe des Gallensafts erfolgt in das Duodenum.
- **Pankreas.** Die Abgabe der Pankreasenzyme erfolgt in das Duodenum.
- **Duodenum, Jejunum und Ileum.** Dort erfolgt die Aufspaltung und Resorption der Nahrung.
- **Colon ascendens, Colon transversum, Colon descendens, Sigmoid.** Nach Resorption von Wasser und Elektrolyten resultiert die Eindickung der Nahrungsreste.
- **Rektum.** Sammlung der Nahrungsreste.
- **Anus.** Ausscheidung der Nahrungsreste.

4.2
Formen der Nahrungs- und Flüssigkeitsaufnahme

4.2.1
Nahrungs- und Flüssigkeitsaufnahme per os

Diese Art der Verköstigung ist die normalste Form der Ernährung, aber bei Patienten, welche sich mit einer schweren, möglicherweise vital bedrohenden Erkrankung in Behandlung bzw. auf einer Intensivstation befinden, sehr selten möglich. Gründe für eine Störung oder Unmöglichkeit der normalen Nahrungsaufnahme sind z.B.

- Bewußtseinsstörungen,
- geblockte Trachealkanüle und Beatmung,
- Operationen am Magen-Darm-Trakt,
- Magen-Darm-Atonie aufgrund Medikamentenwirkungen,
- Schluckstörungen,
- Störungen bzw. Verletzungen im Mund-Nasen-Rachen-Raum usw.

Soll die Nahrungsaufnahme per os durchgeführt werden, müssen also bestimmte Bedingungen gegeben sein:

- Der Patient muß wach und kooperativ sein.
- Es dürfen bei dem Patienten keine Störungen des Magen-Darm-Trakts vorliegen, die gegen eine enterale Nahrungszufuhr sprechen.
- Der Patient muß den Schluckakt ohne Störungen und ohne Aspirationsgefährdung durchführen können.
- Es sollten keine Umstände vorliegen, die ein Erbrechen mit Aspirationsgefährdung bedingen können.

4.2.2
Nahrungs- und Flüssigkeitsaufnahme enteral

Die enterale Ernährung kann und wird dann durchgeführt, wenn eine Nahrungs- und Flüssigkeitsaufnahme per os aufgrund des Fehlens einer der oben angeführten Bedingungen nicht möglich ist, aber der Verdauungstrakt funktioniert und keine weiteren Gründe gegen eine enterale Ernährung sprechen. Enterale Ernährung hat gegenüber parenteraler Ernährung die Vorteile, daß sie physiologischer, billiger und komplikationsärmer ist sowie einen geringeren Überwachungsaufwand erfordert. Die enterale Ernährung kann folgende Komplikationen haben: Übelkeit, Erbrechen, Blähungen, Diarrhöe, Aspiration, Sondendislokation und Sondenverstopfung. Zur Durchführung der enteralen Ernährung kommen in Frage:

- transoral bzw. transnasal geführte Magen-, Duodenal - oder Jejunalsonde, perkutane endoskopische Gastrostomiesonde (PEG), perkutane Jejuno-Gastrostomiesonde u.a.,
- Sondenkost in Form von nährstoffdefinierten Diäten, chemisch definierten Diäten und speziell krankheitsadaptierten Diäten.

4.2.3
Nahrungs- und Flüssigkeitsaufnahme parenteral

Die parenterale Ernährung wird dann durchgeführt, wenn eine Nahrungs- und Flüssigkeitsaufnahme per os oder enteral nicht möglich oder kontraindiziert ist. Voraussetzung für die Durchführung ist ein korrekt liegender Zentralvenenzugang. Dieser Zugang ist unabdingbar notwendig, um hochosmolare Flüssigkeiten in relativ hoher Geschwindigkeit ohne Schäden für die venösen Gefäße zuführen zu können. Während dieser parenteralen Ernährung ist ein entsprechendes Monitoring unerläßlich. Es umfaßt die Herz-Kreislauf-Parameter, den Zentralvenendruck (ZVD), die Urinausscheidung, die Bilanzierung von Ein- und Ausfuhr sowie die tägliche Gewichtskontrolle. Zusätzlich zu diesem Monitoring ist selbstverständlich eine relativ engmaschige Überwachung von labortechnisch zu bestimmenden Parametern notwendig. Beispiele für diese Parameter sind:

- Serumelektrolyte,
- Gesamteiweiß im Serum,
- Plasmaosmolarität,
- Serumharnstoff und Kreatinin,
- Serumblutzucker,
- Eiweiß,
- Serumcholesterin und Serumtriglyzeride,
- Blutbild,
- Gerinnungsstatus,
- Sammelurinanalyse auf Retentionswerte,
- Berechnung der Stickstoffbilanz.

4.3 Nahrungsbestandteile

Zur Aufrechterhaltung der Lebensfunktionen ist der Mensch auf eine ausreichende Nahrungs- und Flüssigkeitszufuhr angewiesen. Diese Nahrung setzt sich zusammen aus Kohlenhydraten, Fetten und Fettsäuren, Eiweiß und Aminosäuren, Vitaminen, Elektrolyten, Spurenelementen, Ballaststoffen und Wasser. Die einzelnen Energieträger haben eine bestimmte Energiedichte. Ihnen kommt ein bestimmter, prozentualer Anteil am täglichen Gesamtenergiebedarf zu.

4.3.1 Fett

Fett hat einen hohen Brennwert mit 37,2 kJ/g (9,3 kcal/g), benötigt relativ viel Sauerstoff (O_2) bei der Metabolisierung, führt aber zu einer relativ geringen Belastung des Organismus mit Kohlendioxid (CO_2). Bei der Fettgabe sollte die Zufuhr essentieller Fettsäuren und fettlöslicher Vitamine erfolgen. Die minimale Zufuhrmenge von Fett sollte 10g pro Tag betragen.

4.3.2 Kohlenhydrate

Kohlenhydrate werden insulinabhängig metabolisiert und führen während der Metabolisierung zu einer relativ hohen Belastung des Organismus mit Kohlendioxid (CO_2).

4.3.3 Eiweiß

Eiweiß sollte im allgemeinen nicht als Energielieferant in Betracht gezogen werden. Eine minimale Zufuhr an essentiellen Aminosäuren ist unabdingbar notwendig, um die Synthese von körpereigenen Eiweißstrukturen aufrecht zu erhalten. Während der Zufuhr von Eiweiß muß immer auch eine ausreichende Menge an Kohlenhydraten mit verabreicht werden. Ist dies nicht der Fall, werden die Aminosäuren dann doch als Energielieferanten im Energiestoffwechsel verbraucht.

4.4 Nahrungsbedarf

Ein erster Anhalt für die Ermittlung des Nahrungsbedarfs ist der Grundumsatz. Dieser Grundumsatz meint die Menge an Energie bzw. Energieträgern und Flüssigkeit, die erforderlich ist, um in absoluter Ruhe und bei Normtemperaturen die Lebensfunktionen zu erhalten. Der reale, tägliche Nahrungs- und Flüssigkeitsbedarf eines Menschen ist dagegen aber von seinem Alter, seiner Größe, seinem Geschlecht, seiner körperlichen Aktivität, seiner Körpertemperatur, einer eventuell vorliegenden Erkrankung usw. abhängig. Das bedeutet, daß zu dem Grundumsatzbedarf ein zusätzlicher Bedarf besteht, damit die Zufuhr an Energieträgern und Flüssigkeit ausreichend und situativ angemessen ist. Situativ und angemessen meint:

- genügend Energie,
- genügend bzw. eine Mindestmenge an Eiweiß und essentiellen Aminosäuren,
- genügend Kohlenhydrate,
- genügend Mineralstoffe,
- genügend essentielle Fettsäuren,
- genügend Vitamine,
- genügend Wasser.

So geht man z.B. beim schwerkranken Menschen wie einem Intensivpatienten von einem situativ angemessenen Kalorienbedarf von ca. 160 kJ/kgKG/Tag (= 40 kcal/kgKG/Tag) aus. Hat der Patient zusätzlich noch Fieber, so erhöht sich der Kalorienbedarf für jedes Grad erhöhte Körpertemperatur um 20–32 kJ/kgKG/Tag (5–8 kcal/kgKG/Tag). Ist die Zufuhr an Nahrung adäquat, die Stoffwechsellage entsprechend und die Stickstoffbilanz positiv, so spricht man von anabolem Metabolismus (Aufbaustoffwechsel). Das Gegenteil der Anabolie ist die Katabolie. Unzureichende Ernährung, Streß, Verbrennungen, Operationen u.a. führen zu einer Umwandlung von komplexen, körpereigenen Strukturen wie Proteinen zu einfachen Strukturen wie Harnstoff, also einem Abbau. Tabelle 4.1 stellt die Nah-

Tabelle 4.1. Nahrungskomponenten, Anteile und Grundumsatz

Nahrungskomponente	Energiedichte pro g	%-Anteil am Gesamtenergiebedarf	Grundumsatz
Kohlenhydrate	16,4 kJ (4,1 kcal)	60%	4–8 g/kgKG/Tag
Eiweiß (Aminosäuren)	16,4 kJ (4,1 kcal)	15%	1–2 g/kgKG/Tag
Fett	37,2 kJ (9,3 kcal)	25%	3–4 g/kgKG/Tag
Wasser			30–40 ml/kgKG/Tag
Natrium			1,5–2,5 mmol/kgKG/Tag
Kalium			1–2 mmol/kgKG/Tag

rungskomponenten, deren Anteile und Daten zum Grundumsatz in einer Übersicht zusammen.

4.5
Postaggressionsstoffwechsel

Diese Stoffwechsellage ist das Beispiel für die Katabolie schlechthin. Sie kann bei praktisch allen extremen, den Organismus in einen Alarm-, Abwehr- bzw. Notstand versetzenden Umständen wie Trauma, Streß, Operation u.a. beobachtet werden. Der Definition nach ist diese spezielle Stoffwechsellage bei schwerkranken Menschen, wie z.B. Patienten auf Intensivstationen, also ein häufig anzutreffender Umstand. Der Umgang mit den sich aus diesem Umstand ergebenden speziellen Problemen rechtfertigt eine nähere Betrachtung des Phänomens „Postaggressionsstoffwechsel". In diesem Postaggressionsstoffwechsel werden vermehrt bestimmte, sogenannte „katabole" Hormone (Katecholamine, Glukagon, Kortisol u.a.) freigesetzt. Durch die Wirkung dieser Hormone kommt es zu einer Steigerung

- der Glykogenolyse,
- der Lipolyse,
- der Glukoneogenese,
- der Ketonbildung,
- des Insulinspiegels.

Gleichzeitig besteht jedoch eine Insulintoleranz, wodurch es im Gefolge zu Glukoseverwertungsstörungen kommt. Desweiteren liegt sowohl ein Protein- als auch ein intrazellulärer Kaliumverlust vor, und die Stickstoffbilanz wird negativ. Dieser Zustand hat direkt nach dem Auslösemoment (z.B. Unfall mit Polytraumatisierung) sein Maximum und klingt im Normalfall dann im Verlauf einiger Tage ab (Abb. 4.1). Liegt eine solche „Postaggressionsstoffwechsellage" vor, ist eine anabole Ernährung in dieser Zeit nicht möglich. Die „Insulinresistenz" verhindert die korrekte Verwertung zugeführter Glukose, während gleichzeitig ein massiver Abbau körpereigener Proteine stattfindet. Somit ist während der ersten 1–2 Tage

Abb. 4.1.
Postaggressionsstoffwechsel

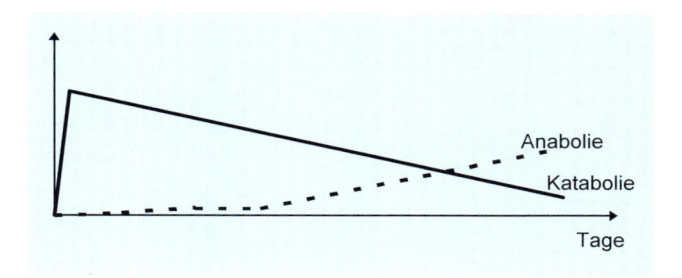

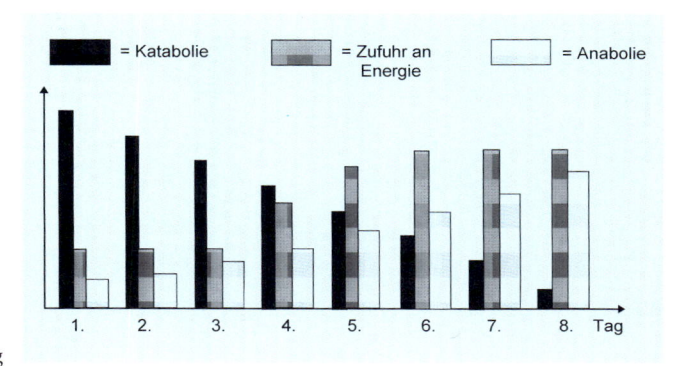

Abb. 4.2.
Postaggressionsstoffwechsel und Ernährung

in einer Postaggressionsstoffwechsellage eine Ernährung im üblichen Sinn nicht sinnvoll. Benötigt werden in dieser Zeit adäquate Mengen an Flüssigkeit, dem Blutzuckerspiegel adäquat angepaßte Mengen an Glukose, Vitaminen, Spurenelementen und Elektrolyten. Mit der Zufuhr von Aminosäuren sollte zu dieser Zeit insgesamt eher zurückhaltend verfahren werden. Klingt der Aggressionsstoffwechsel ab, kann die Zufuhr von Energieträgern gesteigert werden (Abb. 4.2). Anhaltspunkte für das „Wann, Was und Wieviel" bezüglich der Zufuhr von Energieträgern bieten der Blutzuckerspiegel und die Erstellung der Stickstoffbilanz in einem solchen Zustand.

4.6
Zentrale Steuerung der Nahrungs- und Flüssigkeitsaufnahme

Die Steuerung der Nahrungs- und Flüssigkeitsaufnahme erfolgt durch das ZNS und hier in erster Linie durch zentrale Regulationszentren im Hypothalamus (Abb. 4.3). Dort befinden sich grob unterteilt drei Hauptregelbereiche:

- **Das sogenannte „Hunger- oder Freßzentrum".** Dieses Zentrum wurde im lateralen Tuberbereich (Nuclei tuberales) des Hypothalamus lokalisiert. Eine Stimulation führt zu einem entsprechenden Hungergefühl und zur Nahrungsaufnahme.

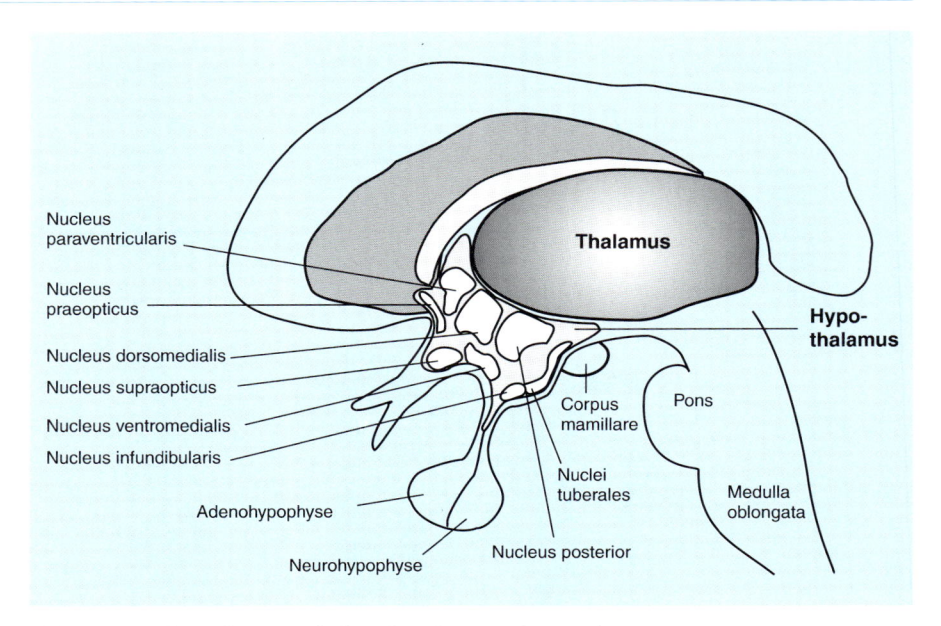

Abb. 4.3. An der Nahrungsaufnahme beteiligte Strukturen des ZNS

- **Das sogenannte „Sättigungszentrum".** Dieses Zentrum befindet sich im Bereich des Nucleus ventromedialis. Eine Stimulation dieses Zentrums führt zur Appetitlosigkeit. Erfolgt eine Stimulation während der Nahrungsaufnahme, wird diese sofort unterbrochen und eingestellt.

Die Aktivität dieser beiden Zentren steht normalerweise in einem ausgewogenen Verhältnis zueinander. Kommt es nun zu einer Störung eines der Zentren, so bewirkt dies auch eine Störung des Verhältnisses. Demzufolge kommt es zu einem relativen Überwiegen des nicht gestörten Zentrums. So hat beispielsweise eine Störung des Freßzentrums ein Überwiegen des Sättigungszentrums mit entsprechender Appetitlosigkeit und Abmagerung zur Folge.

- **Steuerung des Flüssigkeitshaushalts.** In den Bereichen des Nucleus supraopticus und des Nucleus paraventricularis befinden sich Osmorezeptoren, welche sehr empfindlich auf Änderungen der Salzkonzentration in dem umliegenden Gewebe reagieren. Um regelnd auf den Wasserhaushalt eingreifen zu können, wird das antidiuretische Hormon Adiuretin (ADH) gebildet. Dieses ADH fördert die tubuläre Wasserrückresorption in den Nieren. Kommt es zu einer ADH-Sekretions- bzw. ADH-Bildungsstörung durch eine Schädigung in diesen hypothalamischen Kerngebieten, so folgt daraus ein Diabetes insipidus centralis (Polyurie). Diese Polyurie führt bei dem Patienten zu dem Verlangen, große Mengen an Flüssigkeit zu sich zu nehmen, also dem klinischen Bild der Polydipsie.

4.7
Zentrale Steuerung des Schluckens, Ablauf des Schluckakts

Die Nahrungsaufnahme erfolgt normalerweise auf dem peroralen Weg, dem Vorgang des „Essens und Trinkens". Die Nahrung wird zur Mundhöhle transportiert, im Mund von Zunge und Zähnen zerkleinert bzw. portioniert. Ausreichend eingespeichelt und geringfügig durchmischt, ist die Nahrung so für den Transport in den Magen vorbereitet. Der Vorgang des Nahrungstransports in den Magen erfolgt durch einen Vorgang namens Schluckakt. Dieser Schluckakt wird in erster Linie vom sogenannten Schluckzentrum, einer Nervenzellformation im Bereich der Formatio reticularis in der Medulla oblongata initiiert (Abb. 4.4). Zusätzlich zum Schluckzentrum ist noch eine andere Zellformation (ebenfalls in der Formatio reticularis im Bereich der Pons) aktiv, und weitere, bestimmte Hirnnervenkerne werden aktiviert. Diese Nervenkerne sind wiederum Ursprung der folgenden Hirnnerven:

- III – N. oculomotorius,
- IV – N. trochlearis,
- V – N. trigeminus,
- VII – N. faszialis,
- IX – N. glossopharyngeus,
- X – N. vagus,
- XII – N. hypoglossus.

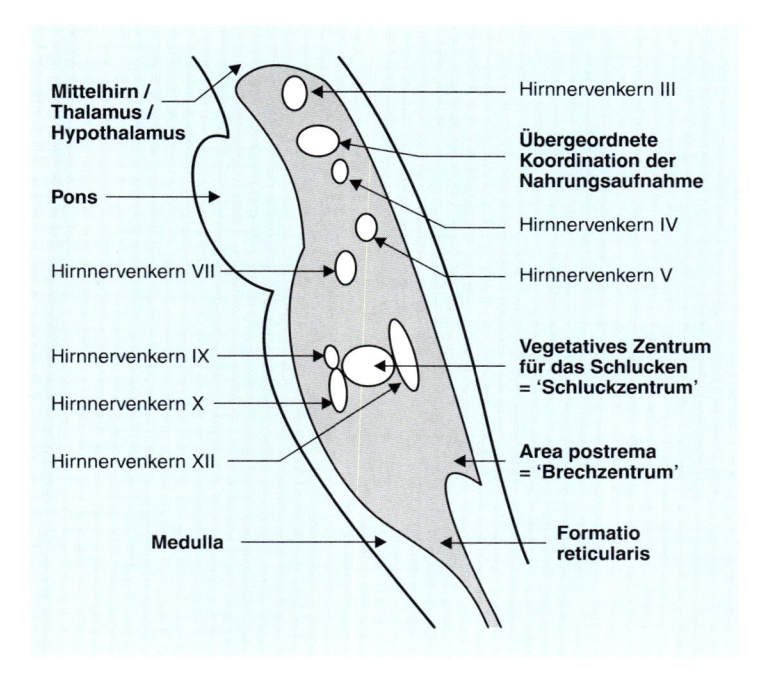

Abb. 4.4. Am Schluckakt beteiligte Strukturen des ZNS

Der auf diese Weise vielfältig gesteuerte, reflektorisch erfolgende Schluckakt ist ein komplizierter Vorgang. Alle die Muskeln, die an diesem Vorgang beteiligt sind, müssen wohl dosiert in Stärke und Reihenfolge innerviert werden, damit der Bissen vom Mund in den Magen befördert wird. Das Schlucken selbst erfolgt sowohl unwillkürlich als auch willkürlich und leitet den eigentlichen Schluckakt ein. Die Zunge drückt den Bissen gegen den weichen Gaumen und der Kiefer schließt sich. Dadurch wird der Nasen-Rachen-Raum abgedichtet, und der Bissen biegt durch weiteren, aboralen Druck der Zunge den Kehldeckel zurück. Auf diese Weise gelangt dieser Bissen in den unteren Pharynxbereich. Nun wird die Atmung angehalten und die Stimmritze verschlossen. Das Zungenbein sowie der Kehlkopf werden soweit angehoben, daß der Kehldeckel die Luftröhre völlig verschließt. Erschlaffen nun die Schließmuskeln des unteren Pharynx, so drückt die Zunge nun den Bissen in den Ösophagus. Während sich nun der Kehlkopf wieder senkt, setzt die Atmung wieder ein. Eine peristaltische Welle der den Ösophagus umgebenden Muskulatur befördert nun den Bissen zum Magen.

4.8
Besonderheiten der Ernährung bzw. der Nahrungs- und Flüssigkeitsaufnahme

Der „typische", vital bedrohte, neurochirurgisch-neurologische Patient ist häufig mehr oder minder stark bewußtseinsgestört. Seine Vigilanz ist gemindert, oder er ist agitiert, verwirrt, stark unruhig. Nicht weniger oft sind solche Patienten aber auch über relativ lange Zeiträume analgosediert, intubiert und/oder beatmet. Zumindest in der Akutphase kann man bei diesen Patienten die Symptome eines Postaggressionsstoffwechsels beobachten. Hinzu kommt häufig eine aufgehobene oder sehr stark geminderte Magen-Darm-Motilität aufgrund Analgetikawirkung. Dies führt zu starkem Reflux von Magensaft bei hochgestellter Magen-Darm-Peristaltik usw. All diese Umstände sind hinreichend Anlaß genug, einen solchen Patienten zumindest in der Akutphase parenteral zu ernähren. Ist diese Akutphase vorbei, die Magen-Darm-Peristaltik ausreichend und liegen keine weiteren Einschränkungen vor, so kann mit dem enteralen Kostaufbau begonnen werden. Dies erfolgt dann z.B. über eine Magensonde oder PEG. Eine Applikation von den Magen-Darm-Trakt tonisierenden Pharmaka ist in der Regel zumindest in der Anfangszeit der Enteralisierung erforderlich.

4.8.1
Schluckversuch und Schlucktraining

Eventuell kann in dieser Postakutphase bereits ein Schluckversuch mit dem Patienten unternommen werden. Voraussetzungen dafür sind:

- Minderung der Bewußtseinsstörung,
- Stabilisierung des klinischen Zustandes,

- kontinuierlich reproduzierbare und effiziente Schutzreflexe,
- koordinierte Schluckmanöver von Speichel.

Es ist sinnvoll und notwendig, diese Schluckversuche zumindest zu Anfang nur unter Aufsicht erfolgen zu lassen. Die für diese Schluckversuche verwendeten Speisen sollten von der Konsistenz her weder zu dünn, noch zu dick sein. Halbfeste Speisen bzw. Breie wie Joghurt, Haferschleim, Grießbrei etc. eignen sich dafür besonders. Gelingen diese Versuche, sollten festere und flüssigere Varianten versucht werden. Verschluckt sich der Patient an festen Speisen, so kann dies eventuell auf eine Schling- bzw. Koordinationsstörung hinweisen. Erfolgt das Verschlucken bei dünnen Speisen oder Flüssigkeiten, so sollte an eine Sensibilitätsstörung im Mund-Rachen-Bereich gedacht werden. Besondere Vorsicht und sorgfältige Überwachung der Nahrungsaufnahme ist immer geboten bei

- Patienten nach Langzeitintubationen,
- Patienten mit Innervationsstörungen der Gesichts-Rachen-Hals-Strukturen, wie z.B. bei Faszialisparese,
- Patienten nach Traumata bzw. Eingriffen in der hinteren Schädelgrube,
- Patienten mit Kleinhirnschädigungen,
- Patienten mit Hirnstammschädigungen,
- Patienten mit Traumatisierungen der Gesicht-Rachen-Hals-Strukturen, wie z.B. nach Gesichtsschädelverletzungen.

4.8.2
Einlage einer Magensonde transnasal

Bei bestimmten Patienten ist die Einlage einer Magensonde über bzw. durch die Nase sehr kritisch zu sehen, wenn nicht sogar als kontraindiziert zu betrachten. Dies sind Patienten

- nach transsphenoidalen Operationen (Hypophysentumor-OP usw.),
- nach Schädel-Hirn-Traumata im Bereich der vorderen Schädelgrube,
- mit frontalen Schädelbasisfrakturen,
- mit Verletzungen des knöchernen Schädels im Mittelgesicht- und Stirnbereich.

Grund hierfür ist die mögliche Trans- bzw. Dislokation der Magensonde bei der Einlage. Die Sonde kann beim Vorschieben nicht den beabsichtigten Weg in Richtung Ösophagus und Magen nehmen, sondern weiter nach kranial durch die Schädelbasis in den intrakraniellen Raum vorgeschoben werden und dort entsprechende Verletzungen, Infekte usw. auslösen.

4.8.3
Grundumsatz und angepaßter Bedarf an Energie

In den vergangenen Jahren wurde bei neurochirurgisch-neurologischen Intensivpatienten, insbesondere bei Patienten mit Schädel-Hirn-Trauma (SHT), immer von einem sehr hohen Energiebedarf ausgegangen. Die Angaben über diesen Energiebedarf bewegten sich dabei in einem Bereich von 320–480 kJ/kgKG/Tag (= 80–120 kcal/kgKG/Tag). Zeitgemäße Änderungen des therapeutischen Managements, adäquate Analgosedierungen, Einsatz neuzeitlicher Methoden zur Ermittlung des Realbedarfs an Energie u.a. haben diese Annahmen relativiert. Aufgrund dieser Ergebnisse wurden diese Hochbedarfannahmen im großen und ganzen mittlerweile verlassen. Man ist dazu übergegangen, auch für diese Patienten von einem, wie auch für andere Intensivpatienten üblichen, normalen Energiebedarf von ca. 160 kJ/kgKG/Tag (= 40 kcal/kgKG/Tag) auszugehen.

4.8.4
Flüssigkeitszufuhr und Bilanz

Auf die Flüssigkeitszufuhr, die Flüssigkeitsbilanz und den Flüssigkeitshaushalt ist bei neurochirurgisch-neurologischen Allgemein- und Intensivpatienten ein besonderes Augenmerk zu richten. Die Flüssigkeitszufuhr bestimmt maßgeblich das intravasale Volumen. Dieses intravasale Volumen wiederum ist eine der Stellgrößen, welche bei diesen Patienten den intrakraniellen Druck mitbestimmt. Hypervolämie erhöht den ZVD und damit den Jugularvenendruck. Der erhöhte Jugularvenendruck wiederum bedeutet eine venöse Abflußstörung aus dem Schädel, diese Abflußstörung wiederum erhöht das intrakranielle Blutvolumen pro Zeiteinheit. Dies seinerseits erhöht wiederum den intrakraniellen Druck. Zugleich fördert die Hypervolämie die Tendenz zur zerebralen Hyperämie. Hyperämie wiederum erhöht das intrakranielle Blutvolumen pro Zeiteinheit und erhöht auf diese Weise ebenfalls den intrakraniellen Druck. Desweiteren fördert die Hyperämie die Tendenz zur Ödematisierung bzw. verstärkt ein bereits bestehendes Ödem. So kann also gesagt werden, daß sich der intrakranielle Druck direkt proportional zur Hydratation ändert (Tabelle 4.2). Die Zielvorgabe ist es nun, den intrakraniellen Druck möglichst niedrig zu halten bzw. die Entstehung von erhöhtem intrakraniellen Druck zu verhindern. Daher sollte die Flüssigkeits-

Tabelle 4.2. Hydratation und intrakranieller Druck

Flüssigkeitszufuhr/Intravasalvolumen	Effekt auf den intrakraniellen Druck
⇑	ICP ⇑
⇓	ICP ⇓
⇔	ICP ⇔

zufuhr bei neurochirurgisch-neurologischen Intensivpatienten zumindest in der Akutphase einer intrakraniellen Drucksteigerung eher restriktiv gehandhabt werden. Anzustreben ist in der Regel eine ausgeglichene bis leicht negative Bilanz bei Werten des Zentralvenendrucks (ZVD) von 0–5 cmH$_2$O. Eine relative Ausnahme von dieser Forderung gilt für Patienten, bei denen Operationen am Gefäßsystem des ZNS durchgeführt wurden (z.B. Aneurysma) und die postoperativ eine Intensivbehandlung erhalten (z.B. Nachbeatmung). Für diese Patienten kristallisiert sich in den letzten Jahren eine Änderung des therapeutischen Konzepts heraus. Hatte man früher den Schwerpunkt der Behandlung eher auf die Minderung bzw. Vermeidung des Vasospasmus gelegt, so rückt jetzt die Optimierung der zerebralen Perfusion in den Mittelpunkt der Aufmerksamkeit. Stichwort ist hier das sogenannte „hyperdyname Kreislaufmanagement". Bei diesen Patienten soll sich der mittlere arterielle Blutdruck (MAP) bei Werten von 90–100 mmHg bewegen, und der ZVD soll am oberen Normalbereich bei Werten von 10–12 cmH$_2$O liegen. Bei diesen Patienten wird eine eher ausgeglichene bis leicht positive Bilanz angestrebt.

4.8.5
Streßgastritis bei mesenzephaler Beeinträchtigung

Traumatisierung, Ischämie und Blutung führen in der Regel zu Ödem und Schwellung des Hirngewebes. Diese Ödematisierungen bzw. Schwellungen führen zu Massenverschiebungen, die weitere Beeinträchtigungen von Hirnarealen zur Folge haben. Sehr oft werden in diesen Zusammenhängen auch Affektionen des Mittelhirns mit Irritation von Thalamus und Hypothalamus beobachtet. Ergebnisse dieser Irritationen sind neben Hypertonie, Tachykardie, Hyperthermie und Hyperhydrosis auch ein Vagusreiz. Dieser Vagusreiz führt an den Zielorganen Magen und Duodenum ohne entsprechende Gastritis- bzw. Ulkusprophylaxe innerhalb kürzester Zeit zu Streßgastritis und Streßulkus.

4.8.6
Aminosäuren in der parenteralen Ernährung

Tierexperimentelle Untersuchungen hatten in den letzten Jahren die Vermutung genährt, daß ein gewisser Zusammenhang zwischen Entwicklung und Unterhalt einer Hirngewebsödematisierung und der Zufuhr von bestimmten Aminosäuren (Glutamat und Aspartat) besteht. Diese Annahme wird jetzt zunehmend in Frage gestellt (übertragbare Bedingungen des Experiments, Dosierung der Aminosäuren während der Untersuchungen u.a.). So geht die Tendenz eher wieder in die Richtung, daß bei der parenteralen Nahrungszufuhr die üblicherweise verwendeten Aminosäurelösungen ohne spezifische Einschränkung eingesetzt werden können.

4.8.7
Fett in der parenteralen Ernährung

Die Zufuhr von Fett als Ernährungsbestandteil der parenteralen Ernährung in der Akutphase von neurochirurgisch-neurologischen Allgemein- und Intensivpatienten wird kontrovers diskutiert. Die Positionen reichen dabei von der Forderung, unbedingt Fett als hochwertigen Energielieferanten einzusetzen, bis hin zu der Überlegung, so lange kein Fett in der parenteralen Ernährung einzusetzen, wie eine Störung der Blut-Hirn-Schranke, wie z.B. Schwellung, Ödem oder Ischämie mit Perifokalödem, nachweisbar ist. Die obige, Fett ablehnende Arbeitshypothese geht dabei unter anderem von der Annahme aus, daß die relativ großen Fettpartikel der zugeführten Fettemulsion die bereits gestörte Sauerstoffversorgung bzw. Mikrozirkulation in ödematisiertem bzw. geschwollenem Hirngewebe noch zusätzlich stört.

Zusammenfassung

- Patienten in der Akutphase werden in aller Regel parenteral ernährt. Liegt in dieser Akutphase eine Störung der Blut-Hirn-Schranke (Hirnödem, Schwellung) vor, so erfolgt die Ernährung vordringlich mit Glukose und Aminosäuren.

- Anhand der allgemeineren Überlegungen zum Postaggressionsstoffwechsel wird in den ersten Tagen nach Operationen bzw. Traumatisierungen eher eine Zurückhaltung bei der Menge der verabreichten Aminosäurelösungen empfohlen.

- Die Gabe von Fetten wird in der Akutphase ebenfalls eher zurückhaltend beurteilt.

- Patienten in der Postakutphase erhalten so früh wie möglich enteralen Kostaufbau.

- Nahrungszufuhr per os erfordert die Erfüllung bestimmter Voraussetzungen und Bedingungen. Die Durchführung erfordert zumindest zu Beginn Aufsicht und eine gewisse Vorsicht.

ATL „Ausscheiden"

Die in diesem ATL-Kapitel besprochenen Themen sind

5.1 Allgemeines zum Thema „Ausscheiden" 106
5.2 Urinausscheidung 106
5.2.1 Innervation der Harnblase 107
5.2.2 Rezeption der Blasenfülle und willkürliche Miktion 107
5.2.3 Bewußtseinsstörungen und ihre Auswirkungen auf die Miktion 108
5.2.4 Störungen im Bereich „Hirnrinde – Pons" 109
5.2.5 Spinale Störungen oberhalb der lumbosakralen Segmente 109
5.2.6 Spinale Störungen im Bereich der Sakralsegmente 109
5.2.7 Störungen der nervalen Bahnen zwischen Blase und Sakralsegmenten 110
5.3 Salz- und Wasserhaushalt 110
5.3.1 Am Salz- und Wasserhaushalt beteiligte Strukturen 110
5.3.2 Renin-Angiotensin-Aldosteron-System 112
5.3.3 Allgemeine Störungen des Salz- und Wasserhaushaltes 111
5.3.3.1 Isoosmotisches Volumendefizit 111
5.3.3.2 Wasserdefizit 112
5.3.3.3 Salzdefizit 112
5.3.3.4 Isoosmotischer Volumenüberschuß 113
5.3.3.5 Wasserüberschuß 113
5.3.3.6 Salzüberschuß 113
5.3.4 Spezielle Störungen des Salz- und Wasserhaushaltes 113
5.3.4.1 Syndrom der unangemessenen Natriumsekretion 114
5.3.4.2 Induzierte Hypovolämie, Osmodiuretika, Barbiturate und die Folgen 114
5.3.4.3 Diabetes insipidus centralis 117
5.3.4.4 Dialyse und intrakranieller Druck 119
5.4 Stuhlausscheidung 119
5.4.1 Innervation des Enddarms 119
5.4.2 Rezeption der Darmfülle und die willkürliche Stuhlausscheidung 121
5.4.3 Bewußtseinsstörungen und ihre Auswirkungen auf die Darmentleerung 122
5.4.4 Störungen im Bereich „Hirnrinde – Pons" 122
5.4.5 Spinale Störungen oberhalb der lumbosakralen Segmente 122
5.4.6 Spinale Störungen im Bereich der Sakralsegmente 123
5.4.7 Defäkation, Erkrankungssituation und therapeutisches Management 123
Zusammenfassung 124

5.1
Allgemeines zum Thema „Ausscheiden"

Wie bereits mehrfach in einzelnen Kapiteleinleitungen erwähnt, ist eines der Charakteristika des Lebens das Schwingen der einzelnen Lebensäußerungen zwischen Polen. Diese Pole sind neben Einatmen und Ausatmen, Schlafen und Wachen auch die Nahrungsaufnahme und Ausscheidung.

Mit der Nahrungsaufnahme werden nicht nur „nützliche" Substanzen aufgenommen, sondern auch „unnütze" oder sogar schädliche. Diese und die nicht mehr verwendbaren Abbauprodukte des Stoffwechsels werden über die Ausscheidungssysteme „Urin" und „Stuhl" eliminiert. Zugleich haben beide Systeme auch weitere Funktionen in der Aufrechterhaltung der Homöostase. Somit gehört die Ausscheidung von Urin und Stuhl zu den existentiellen Lebensfunktionen. Zugleich ist Ausscheidung aber, ebenso wie andere Lebensäußerungen, eine kulturelle, gesamtgeschichtliche, aber auch individuelle, lustvolle, eventuell auch unlustvolle, sinnliche Erfahrung. In Analogie zur Nahrungsaufnahme begleitet die Ausscheidung den Menschen von seinem ersten Atemzug bis zu seinem Ende. Sie bedeutet Erfahrung von Erziehung, Konditionierung, Intimität, Tabu, Sicherheit, menschlicher Nähe, Befriedigung, somatosensible Stimulation und bei ihrer Abwesenheit das Gegenteil mit existentieller Verunsicherung. Als Beispiel für die tiefe Verankerung zivilisatorischer Ausscheidungsrituale kann der traumatisierte, agitierte, bewußtseinsgestörte Patient angeführt werden. Bemerkt dieser Patient einen Harndrang, so wird er, oft voller Unruhe, nicht davon zu überzeugen sein, daß für ihn mit seinem Harnblasenverweilkatheter keine Notwendigkeit besteht, die Toilette aufzusuchen. Ebenso ist es sehr schwierig, einen erwachsenen bzw. älteren Patienten dazu zu bewegen, im Bett liegend in eine Windelhose abzuführen, wenn eine entsprechende Situation dies zwingend erfordert. Auch bei den Störungen der Ausscheidung finden sich die Analogien zur Nahrungsaufnahme. Diese Störungen betreffen den Menschen sowohl körperlich als auch psychisch. Umgekehrt finden aber Störungen von Soma und Psyche ihren Ausdruck in der Ausscheidung. Beispiele sind die Obstipation, die Streßdiarrhöe, die Streßinkontinenz usw.

5.2
Urinausscheidung

Der in den Nieren gebildete Urin fließt durch die Harnleiter (Urether) in die Harnblase. Dort wird er gesammelt und über die Harnröhre ausgeschieden. Damit dieser simpel erscheinende Vorgang korrekt abläuft und die letztendliche Urinausscheidung im Sinne einer Kontinenz bewußt erfolgen kann, bedarf es einer feinsinnigen, nervalen, sensomotorischen Kontrolle von Nieren, Urethern, Harnblasenmuskeln und Urethra.

5.2.1
Innervation der Harnblase

Die motorische Kontrolle der Harnblase erfolgt vorwiegend über den Parasympathikus. Von sakralen Wirbelsegmenten (S2–S4) ziehen die Nn. splanchnici pelvini zu Ganglienstrukturen in der Harnblasenwand (M. detrusor) und des internen Blasenschließmuskels (M. sphincter internus). Bei einer parasympathischen Stimulation folgt die Kontraktion der Blasenwand und die Erschlaffung des inneren Schließmuskels. Dadurch tritt Urin in die Harnröhre, woraufhin reflektorisch auch der äußere Blasenschließmuskel erschlafft und die Miktion einsetzt. Eine Schädigung der parasympathischen Fasern bewirkt eine Blasenatonie. Neben der parasympathischen Innervation ist die Harnblase auch sympathisch versorgt. Diese sympathischen Fasern nehmen bei Wirbelsäulensegmenten Th12, L1 und L2 ihren Ursprung und versorgen die muskuläre Blasenwand ebenso wie den inneren Blasenschließmuskel. Sympathische Stimulation mindert den Tonus des M. detrusor und erhöht den Tonus des inneren Blasenschließmuskels. Im Gegensatz zum Effekt bei der parasympathischen Schädigung sind bei der Schädigung der sympathischen Strukturen keine oder nur geringfügige Folgen für die Blasenfunktion erkennbar.

5.2.2
Rezeption der Blasenfülle und willkürliche Miktion

Die zunehmende Füllung der Blase mit Urin wird von in der Blasenwand befindlichen Dehnungs- und Schmerzrezeptoren registriert (Abb. 5.1). Afferente Fasern leiten diese Informationen zu Sakralsegmenten (S2–S4) und werden von dort über die Nn. splanchnici pelvini mit tonisierenden Impulsen für den Blasenwandmuskel und den inneren Blasenschließmuskel beantwortet.

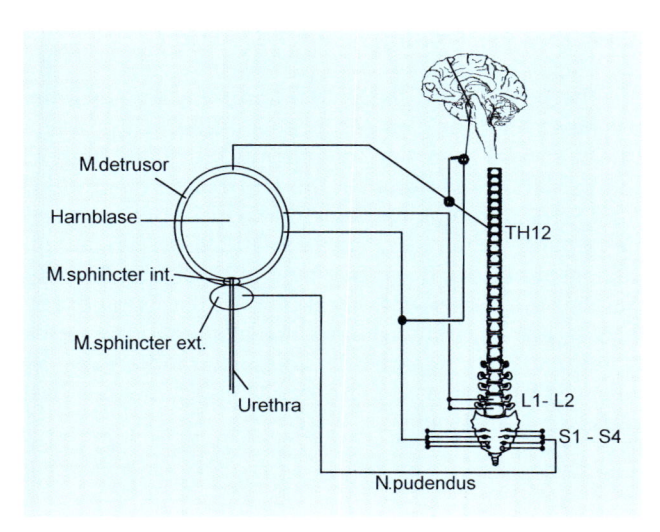

Abb. 5.1.
Nervale Regulation und Innervation der Urinausscheidung

Aufgrund dieses Reflexbogens führt eine zunehmende Füllung der Blase zu einer entsprechend zunehmenden Blasenwandspannung und zu einem zunehmend kräftigeren Schluß des inneren Blasenschließmuskels. Neben der Sakralsegmentverschaltung kommt es zusätzlich zu einer Weiterleitung der Dehnungs- und Schmerzrezeptorinformationen über die spinalen Hinterstrangbahnen zentralwärts. Als erste „Adresse" fungiert dabei ein pontines „Detrusor-Zentrum" im Bereich der Formatio retikularis nahe dem Locus coeruleus. Mit der Weiterleitung der Information von dort zur Hirnrinde, dem Lobus paracentralis, gelangt die Information der Blasenfülle in den Bereich der bewußten Wahrnehmung. Von der Hirnrinde ausgehende, willkürliche, motorische Impulse können sowohl die Blasenentleerung über eine Verstärkung der weiter oben beschriebenen Abläufe verzögern als auch die bewußte Blasenentleerung auslösen bzw. einleiten. Diese bewußte Kontrollmöglichkeit bezüglich der Miktion betrifft den äußeren Blasenschließmuskel, den M. sphincter externus. Dieser Muskel besteht aus quergestreifter Muskulatur und unterliegt der Willkürkontrolle. Die über efferente Impulse aus dem Lobus paracentralis stimulierten somatomotorischen Fasern haben ihren Ursprung im Bereich der Sakralsegmente S2–S4 und ziehen im N. pudendus zum äußeren Blasenschließmuskel. Willkürliche Blasenentleerung erfolgt dann über die Hemmung des M. levator ani. Durch die Hemmung und damit Tonusminderung dieses Muskels senkt sich die Harnblase, der Blasenausgang öffnet sich, es tritt Urin in die Harnröhre und die Miktion setzt ein. Erfolgt trotz übervoller Blase aus irgendeinem Grund keine Miktion, so kommt es aufgrund eines zusätzlichen Detrusorreizes zu einer reflektorischen Kontraktion desselben und zu einer Entspannung des inneren Blasenschließmuskels. Dadurch tritt Urin in die Harnröhre, woraufhin reflektorisch auch der äußere Blasenschließmuskel erschlafft und die Miktion einsetzt.

5.2.3
Bewußtseinsstörungen und ihre Auswirkungen auf die Miktion

Störungen des Bewußtseins beeinträchtigen die Willkürkontrolle bezüglich der Kontinenz. Ist der Patient soporös oder gar komatös, ist eine willkürliche Miktion in der Regel nicht möglich. Die sich im Laufe der Zeit füllende Harnblase führt zu einer zunehmenden Dehnung der Blasenwand. Die in dem Blasenwandmuskel befindlichen Dehnungs- und Schmerzrezeptoren registrieren diese Dehnung und leiten afferent verlaufende Impulse weiter. Über bestimmte Reflexbögen kommt es ab einem gewissen Füllungspunkt der Blase zu einem zusätzlichen Reiz des Blasenwandmuskels. Dieser Reiz führt zu einer Kontraktion des Blasenwandmuskels, während sich gleichzeitig der M. sphincter internus entspannt. Daraufhin setzt die Miktion mit entsprechend mehr oder minder kompletter Entleerung der Harnblase ein. Beim großen epileptischen Anfall (Grand mal) kommt es fast regelmäßig zum unkontrollierten Urinabgang.

5.2.4
Störungen im Bereich „Hirnrinde – Pons"

Diese Störungen betreffen

- die Überleitungsstrukturen von der Medulla zur Pons,
- das pontine „Detrusor-Zentrum" (Formatio reticularis nahe dem Locus coeruleus),
- die Überleitung von der Pons zur Hirnrinde (Lobus paracentralis).

Störungen im Bereich „Hirnrinde – Pons" führen alle zu ähnlichen Ergebnissen wie die Störungen im direkten Bereich der Sakralsegmente. Die Folgen sind auch hier Innervationsstörungen des Blasenwandmuskels M. detrusor, aber auch Sensibilitätsstörungen bezüglich der Wahrnehmung der Blasenfülle. Dies kann zu einer Atonie der Blasenwand führen. Die Blase weitet, dehnt sich unter Füllung und erschlafft. Sowohl die koordinierte Kontraktion der Blase als auch die Wahrnehmung der Blasenfüllung ist gestört. Klinisch können sich diese Umstände wie folgt äußern

- autonome Blase (Harnretention, permanentes Harnträufeln),
- Überlaufblase (eventuell sogar Blasenruptur möglich).

5.2.5
Spinale Störungen oberhalb der lumbosakralen Segmente

Spinale Diskonnektion (Querschnittslähmung) im Bereich der Hals-, Brust- bzw. Lendenwirbelsäulensegmente führt neben den anderen charakteristischen Querschnittssymptomen auch zu einer „automatischen Blase". Die Füllung der Blase wird nicht mehr wahrgenommen, die bewußte Steuerung der Miktion ist nicht mehr möglich. Über die sakralen Reflexbögen kommt es ab einem bestimmten Füllungszustand der Blase zu einer Entleerung. Charakteristisch für diesen Blasenautomatismus ist der in der Blase verbleibende Restharn.

5.2.6
Spinale Störungen im Bereich der Sakralsegmente

Störungen im Bereich der Sakralsegmente S2–S4 führen oft zu Störungen der Reflexbögen „Blase – Sakralmark". Als Ursachen kommen Traumatisierungen des Sakralbereichs, Nervenwurzelschädigungen, Erkrankungen der spinalen Hinterstränge wie bei Tabes dorsalis und anderes in Frage. Folgen und Symptome wie unter Punkt 5.2.4 beschrieben.

5.2.7
Störungen der nervalen Bahnen zwischen Blase und Sakralsegmenten

Störungen im Bereich dieser Bahnen führen zu ähnlichen Ergebnissen wie unter Punkt 5.2.4 beschrieben. Ursächlich kommen hier Traumatisierungen der nervalen Bahnen durch Operationen im Bereich des kleinen Beckens (gynäkologische OP, Anlage von Darmstomata) oder aber auch Destruktion der Bahnen durch Neoplasma in Betracht. Folgen und Symptome wie unter Punkt 5.2.4 beschrieben.

5.3
Salz- und Wasserhaushalt

Das Urinausscheidungssystem hat nicht nur die Aufgabe, Substanzen aus dem Körper zu eliminieren, sondern auch mitregulierend den Salz- und Wasserhaushalt aufrecht zu erhalten. Zusätzlich werden im Bereich dieses Ausscheidungs- und Regulationssystems auch noch bestimmte Substanzen produziert. Um die Homöostase „Aufnahme, Produktion, Ausscheidung", „Salz- und Wasserhaushalt" aufrecht zu erhalten, bedient sich der Organismus bestimmter, automatisch ablaufender Regelkreisläufe. Diese Regulationsabläufe sind wiederum miteinander verbunden.

5.3.1
Am Salz- und Wasserhaushalt beteiligte Strukturen (Abb. 5.2)

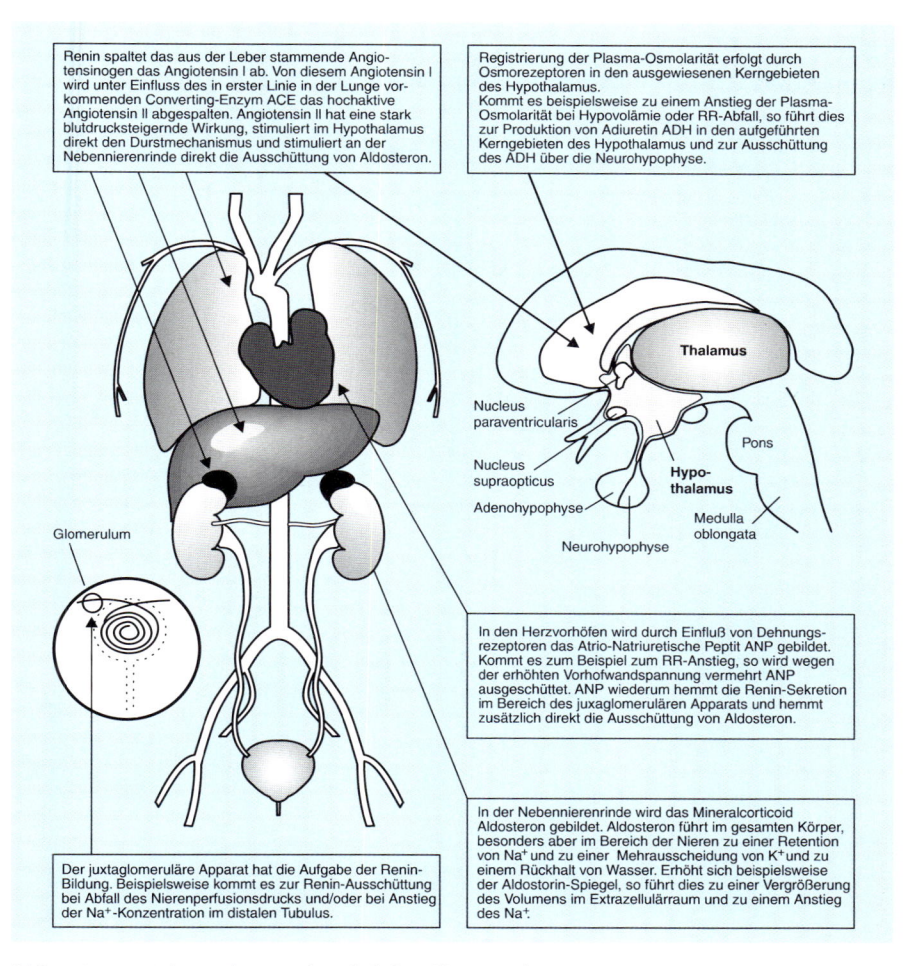

Renin spaltet das aus der Leber stammende Angiotensinogen das Angiotensin I ab. Von diesem Angiotensin I wird unter Einfluss des in erster Linie in der Lunge vorkommenden Converting-Enzym ACE das hochaktive Angiotensin II abgespaltet. Angiotensin II hat eine stark blutdrucksteigernde Wirkung, stimuliert im Hypothalamus direkt den Durstmechanismus und stimuliert an der Nebennierenrinde direkt die Ausschüttung von Aldosteron.

Registrierung der Plasma-Osmolarität erfolgt durch Osmorezeptoren in den ausgewiesenen Kerngebieten des Hypothalamus.
Kommt es beispielsweise zu einem Anstieg der Plasma-Osmolarität, so führt dies zur Produktion von Adiuretin ADH in den aufgeführten Kerngebieten des Hypothalamus und zur Ausschüttung des ADH über die Neurohypophyse.

Thalamus
Nucleus paraventricularis
Pons
Nucleus supraopticus
Hypothalamus
Adenohypophyse
Medulla oblongata
Neurohypophyse
Glomerulum

In den Herzvorhöfen wird durch Einfluß von Dehnungsrezeptoren das Atrio-Natriuretische Peptid ANP gebildet. Kommt es zum Beispiel zum RR-Anstieg, so wird wegen der erhöhten Vorhofwandspannung vermehrt ANP ausgeschüttet. ANP wiederum hemmt die Renin-Sekretion im Bereich des juxaglomerulären Apparats und hemmt zusätzlich direkt die Ausschüttung von Aldosteron.

In der Nebennierenrinde wird das Mineralcorticoid Aldosteron gebildet. Aldosteron führt im gesamten Körper, besonders aber im Bereich der Nieren zu einer Retention von Na^+ und zu einer Mehrausscheidung von K^+ und zu einem Rückhalt von Wasser. Erhöht sich beispielsweise der Aldostorin-Spiegel, so führt dies zu einer Vergrößerung des Volumens im Extrazellulärraum und zu einem Anstieg des Na^+.

Der juxtaglomeruläre Apparat hat die Aufgabe der Renin-Bildung. Beispielsweise kommt es zur Renin-Ausschüttung bei Abfall des Nierenperfusionsdrucks und/oder bei Anstieg der Na^+-Konzentration im distalen Tubulus.

Abb. 5.2. Am Salz- und Wasserhaushalt beteiligte Strukturen

5.3.3
Allgemeine Störungen des Salz- und Wasserhaushaltes

5.3.3.1
Isoosmotisches Volumendefizit

Ursachen sind beispielsweise Blutverlust, Aszitesdrainage, diuretische Behandlung, Erbrechen, Durchfall u.a. Das Volumen des Extrazellulärraumes sinkt, das Intrazellulärvolumen bleibt ebenso wie die Osmolarität konstant. In der Folge kommt es zur Hypovolämie.

5.3.2
Renin-Angiotensin-Aldosteron-System (Abb. 5.3)

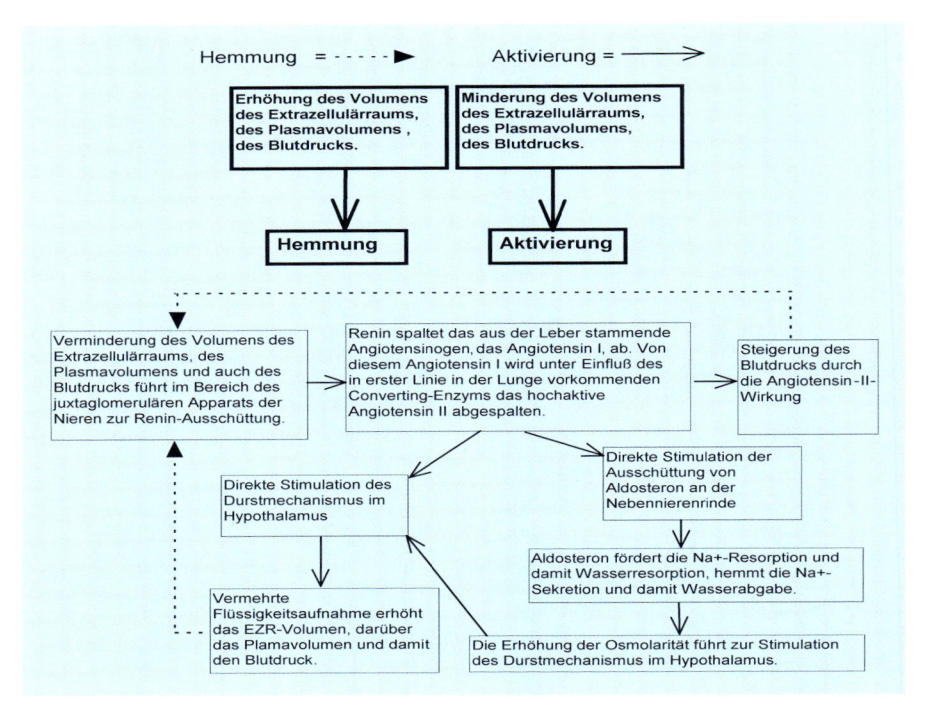

Abb. 5.3. Renin-Angiotensin-Aldosteron-System

5.3.3.2
Wasserdefizit

Ursachen sind beispielsweise Schwitzen, osmotische Diurese, Diurese bei Diabetes insipidus centralis (ADH-Mangel) u.a. Das Volumen des Extrazellulärraumes sinkt. Es erfolgt eine Verschiebung des Volumens von intrazellulär nach extrazellulär bei steigender Osmolarität. In der Folge kommt es zur Hypovolämie.

5.3.3.3
Salzdefizit

Ursachen sind beispielsweise Erbrechen, Durchfall, Schwitzen, Aldosteronmangel, Hypokaliämie, „salzverlierende Nephritis", Syndrom der unangemessenen Natriumsekretion bei ZNS-Schädigungen u.a. Das Volumen des Extrazellulärraumes sinkt, es erfolgt eine Verschiebung des Volumens von extrazellulär nach intrazellulär bei fallender Osmolarität. In der Folge kommt es zur Hypovolämie, aber auch zu extrazellulären Ödemen wie Lungenödem oder intrazellulären Ödemen wie Hirngewebsödem.

5.3.3.4
Isoosmotischer Volumenüberschuß

Ursachen sind beispielsweise akute Glomerulonephritis, Herzinsuffizienz, dekompensierte Leberzirrhose, nephrotisches Syndrom u.a. Das Volumen des Extrazellulärraumes steigt, das Intrazellulärvolumen bleibt ebenso wie die Osmolarität konstant. In der Folge kommt es zu extrazellulären Ödemen wie z.B. beim Lungenödem.

5.3.3.5
Wasserüberschuß

Ursachen sind beispielsweise übermäßige ADH-Sekretion, intensive Spülungen des Magen-Darm-Traktes mit hypotonen Lösungen, übermäßige intravenöse Zufuhr von hypotonen Lösungen u.a. Das Volumen des Extrazellulärraumes steigt, und es erfolgt eine Verschiebung des Volumens von extrazellulär nach intrazellulär bei sinkender Osmolarität. In der Folge kommt es zu extrazellulären Ödemen wie Lungenödem, aber auch zu intrazellulären Ödemen wie beim Hirngewebsödem.

5.3.3.6
Salzüberschuß

Ursachen sind beispielsweise übermäßige intravenöse Zufuhr von hypertonen Lösungen, übermäßige Aldosteronausschüttung, Therapie mit Steroiden u.a. Das Volumen des Extrazellulärraumes steigt, es erfolgt eine Verschiebung des Volumens von intrazellulär nach extrazellulär bei steigender Osmolarität. In der Folge kommt es zu extrazellulären Ödemen wie z.B. beim Lungenödem.

5.3.4
Spezielle Störungen des Salz- und Wasserhaushaltes

- Zusätzlich zur neurochirurgisch-neurologischen Problematik können durch Begleit- bzw. Vorerkrankungen und Begleitumstände metabolische Störungen entstehen, die den Salz- und Wasserhaushalt dysregulieren können (z.B. Hyperglykämie).

- Durch Postaggressionsstoffwechsel, Trauma u.a. kommt es zum Albuminverlust. Dies führt zur Reduktion des intravasalen, onkotischen Drucks. Dies wiederum führt zum Shift von Flüssigkeit in den Extrazellulärraum.

- Ist eine enterale Nahrungszufuhr aus verschiedenen Gründen nicht möglich, so muß dieser Patient parenteral ernährt werden. Damit muß die Homöostase des Salz- und Wasserhaushaltes ebenfalls durch die parenterale Zufuhr sichergestellt werden. Aufgrund dieser Künstlichkeit sind Schwankungen dieses Haushalts in einem gewissen Maß fast unausweichlich.

- Vital bedrohte, neurochirurgisch-neurologische Intensivpatienten werden in aller Regel beatmet. Durch die Beatmung und deren Auswirkungen auf die Druckverhältnisse im Thorax bzw. das Herz kommt es zu bekannten Veränderungen wie Volumen-Shift, Abnahme des Herzzeitvolumens (HZV), Abnahme der Diurese u.a. Aufgrund dieser Umstände ist eine Flüssigkeitsbilanzierung und damit auch Überwachung der Urinausscheidung obligat.

5.3.4.1
Syndrom der unangemessenen Natriumsekretion
Traumatisierungen des Hirngewebes, vor allem in der vorderen Schädelgrube, führen nach Abklingen der Akutphase häufig zu einer zuerst diskret, aber dann zunehmend deutlicher werdenden Störung des Elektrolythaushaltes, dem Syndrom der unangemessenen Natriumsekretion. Auslösende Umstände dieser Störung können sein:

- Ischämien,

- Massenverschiebungen von Hirngewebe aufgrund Raumforderungen mit Schub- und Schereffekten,

- Schädigungen, Störungen, Einblutungen im Hypophysen- bzw. Hypothalamusbereich aufgrund diverser Ursachen u.ä.

Als ursächlich verantwortlich für dieses Syndrom werden hypothalamisch zuzuordnende Störungen im Bereich der dortigen Osmorezeptoren und hormonproduzierenden Strukturen für das Zielorgan „Niere" vermutet. Eine eindeutige und letztendlich schlüssige Erklärung für diesen relativ häufig zu beobachtenden Umstand gibt es aber zur Zeit keine. Klinisch imponiert bei diesem Syndrom der inadäquate Natriumverlust über den Urin und die trotz massiver Substitution fortbestehende, kaum zu bessernde Hyponatriämie. Eine spontane, langsam einsetzende Besserung dieses Zustandes kann häufig erst nach Wochen beobachtet werden. Da eine massive Substitution von Natrium die Natriumverlustsituation alleine in der Regel nicht befriedigend löst, sollte man zusätzlich zur Substitution von Natrium versuchsweise die Flüssigkeitszufuhr reduzieren. Oft kann dann eine Reduktion des Natriumverlustes beobachtet werden und infolgedessen dann auch im Laufe der Zeit, bei Beibehaltung der Flüssigkeitsrestriktion, die Natriumsubstitutionsmenge reduziert werden. Bei zu raschem, aggressivem Ausgleich einer chronischen bzw. subchronischen Hyponatriämie besteht allerdings die große Gefahr einer Demyelinisierung, der zentralen, pontinen Myelinolyse. Häufige Kontrollen des Serumnatriumspiegels, der Serumosmolarität, des Flüssigkeitshaushaltes und die Überwachung des Urins mittels Sammelurin sind in dieser Situation obligat.

5.3.4.2
Induzierte Hypovolämie, Osmodiuretika, Barbiturate und die Folgen
Vital bedrohte, neurochirurgisch-neurologische Patienten sind in aller Regel primär dadurch gefährdet, daß die Versorgung des ZNS mit Sauerstoff und anderen Substraten durch bestimmte Umstände bedroht werden kann bzw. bereits in Frage gestellt ist. Das Hauptgefährdungsmoment ergibt sich dabei aus einer intrakraniellen Drucksteigerung. Diese Drucksteigerung kann sich lokal begrenzen, wie z.B. bei einem Perifokalödem, und/oder generalisiert sein. Das Ergebnis einer

Drucksteigerung ist in jedem Fall eine Perfusions- und damit Versorgungsstörung. Die grundsätzlichen therapeutischen Bemühungen im Rahmen eines Intensivbehandlungskonzeptes zielen in einer solchen Situation daher natürlich auf die Aufrechterhaltung und Optimierung der ZNS-Perfusion und gleichzeitige Reduzierung der intrakraniellen Drucksteigerung ab.

- Das erste konzeptionelle Standbein der Therapie zur Behandlung bzw. Prophylaxe der Drucksteigerungen ist die restriktiv gehandhabte **Flüssigkeitszufuhr**. Ziel dieser Restriktion ist es, die Flüssigkeitsgesamtbilanz leicht negativ oder zumindest ausgeglichen zu halten.
- Das zweite konzeptionelle Standbein der den intrakraniellen Druck reduzierenden Therapie ist die **Entwässerung des ödematisierten Hirngewebes**. Dies wird in der Regel durch die Applikation von Osmodiuretika zu erreichen versucht.
- Das dritte konzeptionelle Standbein der Gesamttherapie ist die **Aufrechterhaltung und Optimierung des zerebralen Perfusionsdrucks**. Dieser Perfusionsdruck ergibt sich grob rechnerisch aus der Differenz von mittlerem arteriellen Blutdruck (MAP) und intrakraniellem Druck (ICP), d. h. **CPP = MAP − ICP**. Um eine Mindestversorgung des Hirngewebes sicherzustellen, muß der CPP mindestens 50 mmHg betragen. Um diese Minimalanforderung zu erfüllen, muß sich der MAP zumeist in einem Bereich von 90–100 mmHg bewegen. Dies läßt sich in der Regel durch die Applikation von Katecholaminen erreichen.
- Das vierte konzeptionelle Standbein der den intrakraniellen Druck reduzierenden Therapie ist die **tiefe Analgosedierung und Barbituratnarkose**. Dies dient einmal der Kupierung hyperenergetischer Zustände wie z.B. Streß u.ä. und reduziert zugleich den Stoffwechsel des ZNS. Unter Inkaufnahme einer Reduktion der Zellaktivität (durch Zellvergiftung), bis hin zum Burst-suppression-EEG, kann auf diese Weise eine Reduzierung der zerebralen Hyperämie und damit des intrakraniellen Absolutvolumens pro Zeiteinheit erreicht werden.

Einige der verschiedenen Teilaspekte dieses Therapiekonzepts haben dabei auch Auswirkungen auf den Salz- und Wasserhaushalt des Körpers. Ausnahme ist die hydrozephale Drucksteigerung. Ein Beispiel klinischer Bedingungen aus dem Bereich der Neurotraumatologie kann dies verdeutlichen. Ein Patient erleidet ein schweres Schädel-Hirn-Trauma (SHT) mit Hirngewebsödem, eine Aspiration von Magensaft wird beobachtet. Am Unfallort erfolgten große Volumengaben zur Stabilisierung des Kreislaufs. Eine Beatmung mit hohem PEEP und hoher inspiratorischer Sauerstoffkonzentration (FiO_2) wird aufgrund der Aspiration und der entsprechend schlechten Oxygenierung erforderlich. Aus diesem Umstand resultieren wiederum hohe Beatmungsdrücke. Es erfolgt eine Implantation eines Druckwandlers zur Messung des intrakraniellen Drucks (ICP). Der Patient wird mit Barbituraten (Thiopental-Natrium) aufgrund hoher ICP-Werte narkotisiert. Intermittierend werden Gaben von Osmodiuretika wegen ICP-Anstiegen erforderlich. Unter Analgosedierung, Relaxierung, Barbituratnarkose und Beatmungsbedingungen usw. stellen sich Zeichen der relativen Hypervolämie mit relativ hohem Zentralvenendruck (ZVD) (unter Beatmung) bei gleichzeitig niedrigem systemarteriellen Blutdruck ein. Dies macht die Gabe von Adrenalin und Noradrenalin in höchsten Dosierungen notwendig. Kurze Zeit später kommt es zum fast kompletten Stillstand der Diurese. Die Oligurie bessert sich kaum auf die Osmodiuretika-Gaben. Für den Salz- und Wasserhaushalt stellen sich bei diesem klinischen Fall folgende Konsequenzen:

- Hypovolämie aufgrund der Flüssigkeitsrestriktion und der durch Osmodiuretika geförderten Diurese,
- Anstieg der Plamaosmolarität aufgrund der Applikation hyperosmolarer Osmodiuretika,
- starke Kreislaufinstabilität und Hypotonie aufgrund der Hypovolämie und der von Analgosedierung sowie Barbituratnarkose induzierten Vasoparalyse,
- Applikation von Katecholaminen in hohen bis hin zu höchsten Dosierungen aufgrund der Hypotonie und Kreislaufinstabilität,
- Verwendung von Thiopental-Natrium für die Barbituratnarkose führt sehr häufig zu einer Hypernatriämie,
- Verwendung von Etomidat in hohen Dosen induziert in aller Regel einen Anstieg der Plamaosmolarität u.a.

Das Resümee der „therapeutischen Nebenwirkungen" in einer solchen Situation stellt sich folgendermaßen dar:

- Induzierte hyperosmolare Hypovolämie.
- Diureseabfall bis hin zur Oligurie bzw. Anurie und Nierenversagen aufgrund des Abfalls der Nierenperfusion und entsprechender Abfall der glomerulären Filtrationsrate. Auslöser hierfür sind die Hypovolämie, die Hypotonie, der Abfall des Herzzeitvolumens (HZV) unter Beatmung und hohe bis höchste Dosierung von Katecholaminen.
- Inadäquate Zufuhr von Natrium aufgrund der Medikation mit nachfolgender Hypernatriämie.
- Volumen-Shift in dritte Räume aufgrund metabolischer Störungen (Postaggressionsstoffwechsel) und der katecholaminbedingten Mikrozirkulationsstörungen.
- Durch die Hypovolämie, die Hypotonie, den Abfall des HZV und den Abfall der Nierenperfusion kommt es zur Aktivierung des Renin-Angiotensin-Aldosteron-Systems (RAA) mit Hyperaldosteronismus. Die Aktivierung des RAA und der Aldosteronanstieg führt wiederum zu Flüssigkeitsretention, verstärkter Natriumretention und dementsprechend zur Hypernatriämie.
- Hypernatriämie, Hypoalbuminämie und Hyperosmolarität unterhalten und verstärken Ödeme.

Die Handlungsmöglichkeiten in diesem Dilemma können folgendermaßen charakterisiert werden:

- Konsequente, peinlich genaue, stündliche Ein-Ausfuhr-Bilanzierung.
- Bei manifester Hypernatriämie oder Tendenz zur Hypernatriämie vorsichtige Korrektur der Entgleisung. Zufuhr von entsprechenden Infusionen wie Glucose 5% etc.
- Großzügige Applikation von hochkonzentrierten Humanalbuminen.
- Engmaschige Überwachung von Elektrolyten, Osmolarität und Nierenretentionswerten in Serum und Urin.
- Möglichst niedrig gehaltene Beatmungsdrücke.
- Ständiges Nach-Titrieren der Katecholamindosierung, damit bei möglichst geringen Katecholamin-Dosen ein MAP mit Werten von 90–100 mmHg resultiert.
- Ständiges Nach-Titrieren der Kaliumdosierung, damit die Schwankungen im Serum möglichst geringfügig bleiben.
- Frühzeitige Applikation von Schleifendiuretika wie Furosemid. Die kontinuierliche Zufuhr über Perfusionspumpen reduziert dabei Diurese-Schwankungen.
- Frühzeitige Applikation von potenten Aldosteronantagonisten. Dies limitiert die Auswirkungen des aktivierten RAA und räumt zelluläre Ödeme ab.
- Eine Nierenersatztherapie (z.B. Hämofiltration) verbietet sich leider oft aufgrund der intrakraniellen Blutungsgefahr (Heparinisierung) und dem durch die Dialyse induzierten Rebound-Effekt. Überlegenswert wäre in dieser Situation die sehr frühzeitige Option zum Einsatz der Peritonealdialyse.
- Polypragmatismus.

5.3.4.3
Diabetes insipidus centralis
Verschiedene Ursachen führen zu
- Ischämien des Hirngewebes,
- Massenverschiebungen von Hirngewebe aufgrund Raumforderungen mit Schub- und Schereffekten im Hypophysen- und Hypothalamusbereich,
- Einblutungen im Hypothalamus- und Hypophysenbereich aufgrund diverser Ursachen u.a.

Diese Umstände lösen in aller Regel auch Störungen der Hypothalamus- und Hypophysenfunktion aus. Klinisch können sich diese Affektionen in Störungen der Vigilanz, der Temperaturregulation, dem Tag-Nacht-Rhythmus u.ä. äußern. Eine dieser Störungen kann z.B. auch der Diabetes insipidus centralis sein. Normalerweise wird in dem hypothalamischen Kern Nucleus supraopticus in Abhängigkeit von der von speziellen hypothalamischen Rezeptoren gemessenen Plasmaosmolarität Adiuretin (ADH) produziert. Dieses ADH wird über Kapillare des Hypophysenstiels zur Neurohypophyse transportiert und gelangt nach Passage des Hypophysenhinterlappens in das Blutgefäßsystem. Mit dem Blut als Transportmedium kann das ADH zu den Nieren gelangen, wo es eine bestimmte Aufgabe in der Aufrechterhaltung der Homöostase des Salz- und Wasserhaushalts zu erfüllen hat. ADH steuert die Urinkonzentration in den Sammelrohren der Nephrone:

- Ist ADH in hoher Konzentration vorhanden, so kann dem Urin maximal so viel Wasser entzogen werden, bis die Urinosmolarität das 4fache der Plasmaosmolarität beträgt.
- Fehlt ADH, wird kaum oder gar kein Wasser mehr zurückresorbiert, die Urinosmolarität kann bis auf 50 mosm/kgH$_2$O abfallen. Es kommt dann zur drastischen Wasserdiurese mit einem entsprechend niedrigen spezifischen Gewicht des Urins und Diuresemengen von bis zu 1000 ml/h.

Im klassischen Fall des Diabetes insipidus centralis imponiert in der Klinik die im allgemeinen ohne andere klinische Erklärung (z.B. Zuckerdiurese, Diuretika-Gabe, PEEP-Reduktion, zusätzliche Volumengabe) oft schlagartig einsetzende Diurese von großen bis sehr großen Mengen hellen bis wasserklaren Urins. Die Urinmengen betragen dabei bei Erwachsenen in aller Regel mehr als 250–300 ml/h, können aber auch bis zu 1000 ml/h erreichen. Das spezifische Uringewicht beläuft sich auf weniger als 1016 g/l. Können die Patienten selbst Flüssigkeit zu sich nehmen, so resultiert eine Polydipsie. Erfolgt kein Flüssigkeitsausgleich, so entsteht nach kurzer Zeit eine hypovoläme Kreislaufdysregulation im Sinne eines Volumenmangelschocks. In der Praxis wird der Diabetes insipidus centralis häufig allerdings nicht mit den klassischen Symptomen zu beobachten sein. Bei kritisch kranken Patienten ist die Klinik oft von anderen Aspekten überlagert, verdeckt, kaschiert, oder aber die Symptome sind nur abgemildert zu beobachten. Die folgenden Beispiele für kaschierende Begleitumstände machen dies deutlich:

- Urinbeimischungen von Urobilinogen, Blut, Eiweiß, Sediment lassen den Urin eingefärbter bzw. dunkler erscheinen, als er es von seinem Verdünnungszustand her sein müßte.
- Ein erhöhter Blutzuckerspiegel läßt eher an eine Zuckerdiurese als an einen Diabetes insipidus centralis denken.
- Urinzucker und andere Substanzen erhöhen „fälschlicherweise" das spezifische Gewicht des Urins.
- Die Diuresemengen pro Stunde sind zwar deutlich erhöht, ohne jedoch klassische Ausmaße von z.B. 500–1000 ml/h anzunehmen.

Das therapeutische Vorgehen in der Behandlung dieser hormonellen Dysregulation ist die Substitution des fehlenden ADH durch synthetisches ADH i.v. oder auch als nasal zu applizierendes Spray. Liegt keine schlüssig zu beurteilende Situation vor (siehe obige Beispiele), so kann die „probeweise" Applikation von synthetischem ADH diagnostische Klarheit bringen.

- Liegt ein „latenter" Diabetes insipidus centralis vor, so werden sich die Stundendiureseportionen nach der ADH-Applikation wieder in Normalbereichen bewegen.
- Liegt kein „latenter" Diabetes insipidus centralis vor, so wird die Diurese für mehrere Stunden völlig zum Erliegen kommen, um danach wieder auf die dem Auslöser gemäße Menge anzusteigen.

5.3.4.4
Dialyse und intrakranieller Druck

Eine Indikation zur maschinellen Blutreinigung wird im allgemeinen nur dann gestellt, wenn die Nieren als Ausscheidungsorgane nicht mehr in der Lage sind, den Körper von zu eliminierenden Substanzen zu befreien bzw. bestimmte Regulationsaufgaben (z.B. Kalium) von den Nieren nicht mehr wahrgenommen werden können. Bei der Indikation zur maschinellen Blutreinigung geht es also in erster Linie um die Elimination von Kreatinin, Harnstoff und Kalium, wobei eine bestimmte Konzentration dieser Stoffe zugleich auch die Indikation zur Dialyse darstellt. Unter Intensivbehandlungsbedingungen ist die Niereninsuffizienz bzw. das Nierenversagen oftmals Begleitumstand der Primärerkrankung/en oder Nebeneffekt der aggressiven Behandlung und tritt akut oder subakut ein. Nach Elimination der die Insuffizienz bzw. das Nierenversagen auslösenden Bedingungen kann ein akutes Nierenversagen prinzipiell reversibel sein. In Hinsicht auf eine mögliche maschinelle Blutreinigung sind für die neurochirurgisch-neurologische Intensivbehandlung zwei Situationen besonders zu berücksichtigen.

- Die Niereninsuffizienz bei neurochirurgischer Maximalbehandlung zur ICP-Senkung. Im speziellen Rahmen einer Intensivbehandlung kann eine Niereninsuffizienz im Zusammenhang mit aggressivster Therapie zur Senkung eines erhöhten intrakraniellen Drucks häufiger beobachtet werden. Diverse Noxen (exzessiver Barbiturateinsatz u.a.), Beatmung, induzierte Hypovolämie, Einsatz von hyperosmolaren Osmodiuretika, hoch- bis höchstdosierte Katecholaminanwendung u.a. können im Laufe von Tagen zur Niereninsuffizienz bzw. zum Nierenversagen führen. Kann die Situation des Patienten stabilisiert werden und können die Noxen reduziert werden, so ist eine solcherart induzierte Insuffizienz in aller Regel nach einer gewissen Zeit reversibel bzw. kompensiert.

- Zerebrales Ödem bzw. Schwellung und Dialyse bei Niereninsuffizienz bzw. -versagen. Einmal kann eine Niereninsuffizienz bzw. ein Nierenversagen bereits als Vorerkrankung zusätzlich zur speziellen Problematik (ICP-Erhöhung) bestehen. Zum zweiten kann eine Niereninsuffizienz bzw. ein Nierenversagen im Rahmen der neurochirurgisch-neurologischen Intensivbehandlung erworben werden. Wird dann die Indikation zur maschinellen Blutreinigung gestellt, entsteht eine problematische Situation. Bei einem Patienten mit Niereninsuffizienz bzw. einem Nierenversagen beschränkt sich der Anstieg der harnpflichtigen Substanzen nicht nur auf den laborchemisch erfaßbaren Intravasalraum. Ein ähnlicher Dosisspiegel ist sowohl im Extravasal- als auch im Intrazellulärbereich zu finden. Wird ein solcher Patienten nun dialysiert, so kommt es zu einem relativ schnellen Abfall der intravasalen Konzentration der harnpflichtigen Substanzen. Dies führt zu einem osmotischen Gefälle „zugunsten" des Extrazellulär- und Intrazellulärraums, da dort noch eine höhere Konzentration dieser Substanzen herrscht. Das Ergebnis ist dann ein mehr oder minder lange andauerndes, mehr oder minder deutliches zelluläres und/oder extravasales Ödem. Besteht nun bereits zuvor eine besondere Affektierbarkeit und Irritationsbereitschaft des ZNS bezüglich Ödematisierung und Schwellung bzw. liegt bereits eine Schwellung und Ödematisierung vor, so wird ein

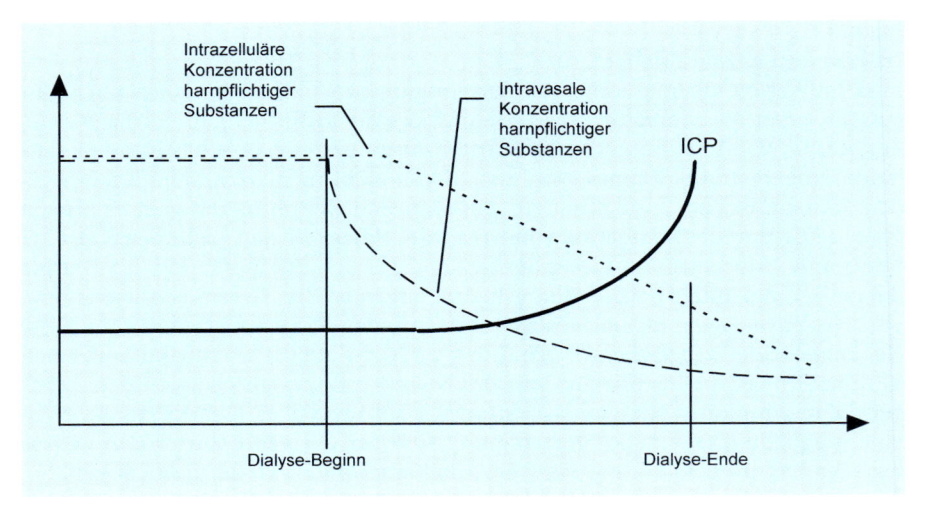

Abb. 5.4. Intrakranielle Druckerhöhung und Dialyse bei Nierenversagen

solcher Patient diese Dialyse in aller Regel nicht ohne übermäßige Probleme (massive Zunahme von Ödem und Schwellung) überstehen (Abb. 5.4).

5.4 Stuhlausscheidung

Der sich im Verdauungstrakt sammelnde und aus den nicht verdaulichen Resten der Nahrung bzw. aus Stoffwechselabfallprodukten bestehende Stuhl wird im Normalfall mittels einer Eigenbewegung des Darms (Peristaltik) zum Ende des Darmrohres befördert und dort ausgeschieden. Damit dieser simpel erscheinende Vorgang korrekt abläuft und die letztendliche Stuhlausscheidung im Sinne einer Kontinenz bewußt erfolgen kann, bedarf es einer feinsinnigen, nervalen, sensomotorischen Kontrolle von Darm, Darminnervation, Schließmuskeln und verschiedenen anderen Strukturen, wie z.B. Bauchdeckenmuskeln u.a.

5.4.1 Innervation des Enddarms

Der funktionelle Ablauf der Darmentleerung ist in vielen Teilaspekten der Harnblasenentleerung ähnlich. Die Eigenbewegung des Darms erfolgt vorwiegend aufgrund der Einflüsse des Parasympathikus. Die Bahnen der nervalen Enddarmversorgung (Nn. splanchnici pelvini) nehmen ebenso wie bei der Blaseninnervation ihren Ursprung in sakralen Segmenten (S2–S4). Bei einer parasympathischen Stimulation folgt eine Peristaltikanregung des Darms bei gleichzeitiger Erschlaffung des inneren Schließmuskels. Wird zugleich die Bauchpresse aktiviert, setzt nun die Stuhlausscheidung ein. Schädigung der versorgenden parasympathischen Fasern bewirkt Darmatonie. Neben der parasympathischen Innervation ist der Enddarm auch sympathisch versorgt. Diese sympathischen Fasern nehmen bei den Wirbelsäulensegmenten L1 und L2 ihren Ursprung und versorgen die Darmwände ebenso wie den inneren Blasenschließmuskel. Sympathische Stimulation hemmt die Peristaltik und erhöht den Tonus des inneren Schließmuskels.

5.4.2
Rezeption der Darmfülle und die willkürliche Stuhlausscheidung

Die zunehmende Füllung des Enddarms wird von in der Darmwand befindlichen Dehnungsrezeptoren registriert (Abb. 5.5). Afferente Fasern leiten diese Informationen zu Sakralsegmenten (S2–S4). Von dort werden diese Informationen über die spinalen Hinterstrangbahnen zentralwärts weitergeleitet. Eine erste „Umschaltadresse" ist auch hier ein pontines Zentrum im Bereich der Formatio retikularis. Mit der Weiterleitung von dort zur Hirnrinde, dem Lobus paracentralis, gelangt die Information der Darmfülle und der Entleerungsimpuls in den Bereich der bewußten Wahrnehmung. Von der Hirnrinde ausgehende, willkürliche, motorische Impulse können nun die Darmentleerung sowohl einleiten als auch hemmen. Diese bewußte Kontrollmöglichkeit betrifft den äußeren Schließmuskel, welcher aus quergestreifter Muskulatur besteht und der Willkürkontrolle unterliegt. Die über efferente Impulse aus dem Lobus paracentralis stimulierten soma-

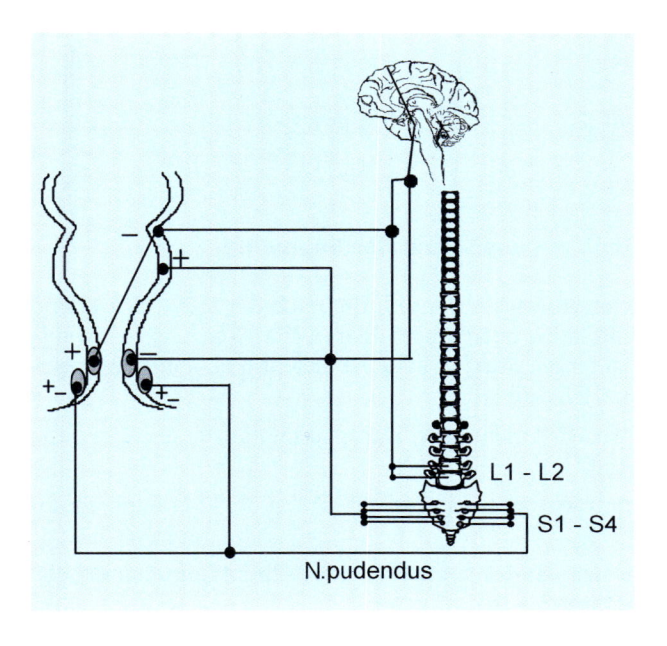

Abb. 5.5.
Nervale Regulation und Innervation der Stuhlausscheidung

tomotorischen Fasern haben ihren Ursprung im Bereich der Sakralsegmente S2–S4 und ziehen mit im N. pudendus zum äußeren Schließmuskel. Willkürliche Darmentleerung setzt dann ein, wenn der äußere Schließmuskel erschlafft und die Bauchpresse die Peristaltik unterstützt.

5.4.3
Bewußtseinsstörungen und ihre Auswirkungen auf die Darmentleerung

Störungen des Bewußtseins beeinträchtigen die Willkürkontrolle bezüglich der Kontinenz. Ist der Patient soporös oder gar komatös, ist eine willkürliche Defäkation in der Regel nicht möglich. Die im Laufe der Zeit zunehmende Füllung des Enddarms führt zu einer zunehmenden Dehnung der Darmwand. In der Darmwand befindliche Dehnungsrezeptoren registrieren diese Dehnung und leiten afferent verlaufende Impulse weiter. Über bestimmte Reflexbögen und zusätzliche parasympathische Impulse kommt es ab einem gewissen Füllungspunkt des Enddarms zu einer Entspannung des inneren Schließmuskels. Daraufhin setzt die Entleerung des Enddarms ein. Beim epileptischen Anfall kommt es im allgemeinen selten zum unkontrollierten Stuhlabgang.

5.4.4
Störungen im Bereich „Hirnrinde – Pons"

Sensibilitätsstörungen bezüglich der Wahrnehmung der Enddarmfülle resultieren aus Störungen in den Bereichen

- Überleitung von der Medulla zur Pons,
- pontines Zentrum,
- Überleitung von der Pons zur Hirnrinde (Lobus paracentralis).

5.4.5
Spinale Störungen oberhalb der lumbosakralen Segmente

Spinale Diskonnektion (Querschnittslähmung) im Bereich der Hals-, Brust- und Lendenwirbelsäulensegmente führt neben den anderen charakteristischen Querschnittssymptomen auch zu einem Stuhlverhalt, der Retentio alvi, mit gleichzeitig bestehender Inkontinenz. Hier gilt:

- Die Füllung des Enddarms wird nicht mehr wahrgenommen, da die afferenten Bahnen unterbrochen sind.
- Die Bauchpresse ist beeinträchtigt durch Unterbrechung der efferenten, motorischen Bahnen.
- Der Schluß des Sphincter ani ist durch eine reflektorisch bedingte, spastische Parese insuffizient. Es kommt zur Inkontinenz.

5.4.6
Spinale Störungen im Bereich der Sakralsegmente

Störungen im Bereich der Sakralsegmente S2—S4 führen zu Störungen des Analreflexes. Als Ursachen kommen Traumatisierungen des Sakralbereichs, Nervenwurzelschädigungen, Erkrankungen der spinalen Hinterstränge wie bei Tabes dorsalis in Frage. In der Folge kommt es zur Inkontinenz mit Stuhlabgang (Incontinentia alvi).

5.4.7
Defäkation, Erkrankungssituation und therapeutisches Management

- Störungen des Wasserhaushaltes wie unter den weiter oben abgehandelten, speziellen Kapitelteilen beschrieben, haben auch ihre Auswirkungen auf die Darmentleerung. Konsequente Minusbilanzierung und restriktiv gehaltene Flüssigkeitszufuhr führen zu einer Eindickung des Stuhls, Obstipation ist die Folge.

- Aufgrund der Applikation potenter Analgetika, Sedativa und Hypnotika kommt es zur Hemmung der Darmperistaltik bis hin zur Darmparalyse.

- Sympathikotone Reaktionslage meint Sympathikusaktivierung im Sinne einer Fluchtreaktion. Neben Tachykardie, Hypertonie u.ä. wird die Peristaltik des Magen-Darm-Trakts gehemmt und über Tonisierung der Schluß des Sphincter ani verstärkt. Gründe hierfür sind z.B. Streß, Schmerzen, Angst, Mittelhirnaffektion, Hoch-Dosis-Applikation von Katecholaminen usw.

- Neben der Tendenz zur Obstipation kann aber ebenso gut auch eine eher Diarrhöe-ähnliche Situation vorliegen. Ursächlich kann dies z.B. durch Applikation potenter Antibiotika bedingt sein. Weiterhin in Frage kommen aber auch enteraler Kostaufbau mit schlecht verträglicher Sondenkost, Infektionen des Magen-Darm-Bereichs usw.

Zusammenfassung

Zur Urinausscheidung

All die vielfältigen, akuten Störungen des ZNS, aber auch längerfristige Funktionsstörungen können eine normale Urinausscheidung im Sinne einer bewußten Blasenkontrolle oder Kontinenz erschweren oder unmöglich erscheinen lassen. Diese Auswirkungen führen zum einen zur erhöhten Gefährdung des Patienten (z.B. Dekubitusgefährdung), zum anderen ist eine exakte Kontrolle der Flüssigkeitsausscheidung bei dieser speziellen Patientenklientel aus den verschiedensten Gründen erforderlich.

- Exakte Bilanzierung ist bei jedem Beatmungspatienten obligatorisch.
- Exakte Bilanzierung ist bei jedem vital bedrohten, parenteral ernährten Patienten obligatorisch.
- Bei Patienten mit Gefährdung bzw. manifester Steigerung des intrakraniellen Drucks sollte die Flüssigkeitsbilanz leicht negativ oder zumindest ausgeglichen sein. Damit dies realisiert werden kann, muß eine exakte Registrierung der Ausscheidung möglich sein u.a.

Aus diesen Überlegungen ergibt sich die Forderung nach einem Urinableitungssystem mittels suprapubischem Harnblasenverweilkatheter oder transurethralem Harnblasenverweilkatheter. Eine der wenigen Ausnahmen für die ansonsten erforderliche, kontinuierliche Urinableitung ist der „komplikationslose" Querschnitt. Hier kann intermittierend eine Einmalkatheterisierung der Harnblase erfolgen.

Zum Salz- und Wasserhaushalt

- Das Urinausscheidungssystem hat neben einer Vielzahl anderer Organe und Organsysteme die Aufgabe, den Salz- und Wasserhaushalt mitzuregulieren und aufrechtzuerhalten. Um die Homöostase „Aufnahme, Produktion, Ausscheidung", „Salz- und Wasserhaushalt" aufrechtzuerhalten, bedient sich der Organismus bestimmter Regelkreisläufe, wie z.B. das Renin-Angiotensin-Aldosteron-System.
- Eine Vielzahl von Ursachen kann allgemeine Störungen des Salz- und Wasserhaushalts hervorrufen. Dabei kann es je nach Störungsursache und -verlauf zu Änderungen der Volumina des Intravasal-, des Extravasal- bzw. des Intrazellulärraums kommen. Von besonderer Bedeutung für neurochirurgisch-neurologische Patienten sind hier vor allem das Salzdefizit und der Wasserüberschuß. Durch beide können intrazelluläre Ödeme (das Hirnödem ist vor allem ein intrazelluläres Ödem) erzeugt bzw. unterhalten werden.

- Spezielle Störungen des Salz- und Wasserhaushalts können zusätzlich zur speziellen Problematik durch Begleit- und Vorerkrankungen bzw. Begleitumstände entstehen. Zu nennen sind hier vor allem die Hyperglykämie, der Postaggressionsstoffwechsel, Schock, Schwankungen in der Homöostase des Salz- und Wasserhaushalts durch die parenterale Ernährung, Beatmung mit ihren bekannten Auswirkungen usw.

- Traumatisierungen des Hirngewebes, vor allem in der vorderen Schädelgrube, können zu einer Störung des Elektrolythaushalts, dem Syndrom der unangemessenen Natriumsekretion, führen. Klinisch imponiert bei diesem Syndrom der inadäquate Natriumverlust über den Urin und die trotz massiver Substitution fortbestehende, kaum zu bessernde Hyponatriämie. Da eine massive Substitution von Natrium die Natriumverlustsituation alleine häufig nicht befriedigend löst, sollte man zusätzlich zur Substitution von Natrium versuchsweise die Flüssigkeitszufuhr reduzieren.

- Durch die spezielle Therapie zur Senkung des erhöhten intrakraniellen Drucks werden häufig drastische Störungen des Salz- und Wasserhaushalts provoziert. Das kompetente Management dieser Probleme entscheidet über die effiziente Drucksenkung oder den „Rebound" mit Zunahme des zerebralen Ödems.

- Der Diabetes insipidus centralis ist eine Störung, die durch eine Schädigung im Hypophysen- und Hypothalamusbereich entsteht. Es kommt zum Fehlen von ADH, woraufhin nur noch wenig bzw. kein Wasser in den Nieren rückresorbiert wird. Es kommt zur Ausscheidung von großen Mengen wasserklaren Urins (Urinmengen bis zu 1000 ml/h). Das spezifische Uringewicht beträgt dann weniger als 1016 g/l. In der Praxis wird der Diabetes insipidus centralis häufig nicht mit den klassischen Symptomen zu beobachten sein, da die Symptomatik überlagert sein kann. Beispiele hierfür sind erhöhter Blutzuckerspiegel, durch Urinbeimengungen oftmals dunkel gefärbter Urin. Therapie ist die Substitution von ADH.

- Nierenersatztherapien sind bei neurochirurgisch-neurologischen Patienten sehr kritisch zu sehen. Durch die mit einer Nierenersatztherapie verbundene therapeutische Heparinisierung steigt die Gefahr einer intrakraniellen Blutung bzw. Rezidivblutung. Durch die Dialyse entsteht eine Konzentrationsdiskrepanz von harnpflichtigen, osmotisch wirksamen Substanzen zwischen Intravasal-, Extravasal- und Intrazellulärraum, woraufhin es zumindest für eine gewisse Zeit zu einer Verstärkung zellulärer Ödeme kommen kann.

Zur Stuhlausscheidung

- Vielfältige, akute Störungen des ZNS, aber auch längerfristige Funktionsstörungen können eine normale Stuhlausscheidung im Sinne einer bewußten Kontrolle oder Kontinenz erschweren oder unmöglich erscheinen lassen. Dies führt zur erhöhten Gefährdung des Patienten (z.B. Dekubitusgefährdung).

- Die Herbeiführung einer Defäkation im Sinne von „Abführen" mit den verschiedensten Mitteln (parenterale Medikation, Klysmen, Einläufe, Suppositorien, Laxanziengabe, digitales Ausräumen usw.) kann zu einer starken Belastung des Patienten führen. Diese Belastung ist nicht nur in der emotionalen und psychischen Komponente zu sehen, sondern auch unter nerval-stimulatorischen Aspekten. Vagale Reize können zu einer starken Beeinträchtigung von Herz und Kreislauf führen, die einsetzende Peristaltik kann sehr schmerzhaft sein und damit den Streß des Patienten stark erhöhen. Des weiteren erhöht die die Ausscheidung unterstützende Bauchpresse plateauartig den intrakraniellen Druck. Diese Druckerhöhungen sind bei Patienten mit aktueller ICP-Erhöhung, aber auch bei Patienten mit Blutungsgefährdung (Aneurysma, zerebrale Blutungen u.a.) unbedingt zu vermeiden. Weicher Stuhl (Laxanzien) und streßfreie Darmentleerung (eventuell sogar unter Gabe von Sedativa und Analgetika) sind unbedingt zu fordern.

- Grundsätzlich gilt es, die Stuhlausscheidung zu unterstützen. Stichwörter sind Ernährung, Ballaststoffe, ausreichend Flüssigkeit, Laxanzien, Klysmen, Einläufe, Suppositorien, digitales Ausräumen u.a.

KAPITEL 6

ATL „Regulieren der Körpertemperatur" 6

Die in diesem ATL-Kapitel besprochenen Themen sind

6.1 Allgemeines zum Thema „Regulieren der Körpertemperatur" 127
6.1.1 Psychisch-emotionale Aspekte 128
6.1.2 Physikalisch-biologische Aspekte 128
6.2 Balance 128
6.3 Regulation 129
6.4 Tagesrhythmik der Körpertemperatur 130
6.5 Zusammenhänge zwischen Körpertemperatur, zerebralem Blutfluß und zerebralem Perfusionsdruck 130
6.6 Allgemeines zu Störungen der Körpertemperatur und der Temperaturregulation 132
6.7 Spezielles zu Störungen der Körpertemperatur und der Temperaturregulation 134
6.7.1 Sollwertverstellung bzw. Kontinua-Fieber bei subarachnoidaler Blutung (SAB) 134
6.7.2 Temperaturerhöhung bzw. Sollwertverstellung bei Mittelhirn-Syndromen der Grade II, III und IV 134
6.7.3 Körpertemperatur bei bakterieller Meningo-Enzephalitis 135
6.7.4 Körpertemperatur bei viraler Meningo-Enzephalitis 135
6.7.5 Körpertemperatur bei Hirnabszeß 135
6.7.6 Schädigung des Hypothalamus, Stammhirnschädigung sowie Hirntod 135
6.8 Registrierung der Körpertemperatur 136
6.9 Maßnahmen zur Regulierung der Körpertemperatur 137
Zusammenfassung 138

6.1
Allgemeines zum Thema „Regulieren der Körpertemperatur"

Wie bereits mehrfach in Einleitungen zu einzelnen ATL-Kapiteln erwähnt, ist eines der Charakteristika des Lebens das Schwingen einzelner Lebensäußerungen zwischen Polen. Diese Pole sind neben Einatmen und Ausatmen, Schlafen und Wachen auch die Körpertemperatur und die Regulation der Körpertemperatur in den körpereigenen Rhythmen. Die Systeme, welche die Temperatur regulieren, haben eine immanent wichtige Funktion in der Aufrechterhaltung der Homöostase. Somit gehören die Körpertemperatur und deren Regulation zu den existentiellen Lebensäußerungen.

6.1.1
Psychisch-emotionale Aspekte

Innere und äußere Wärme haben ihre Auswirkungen auf die Befindlichkeit, ebenso wie auch das Be- und Empfinden Auswirkungen auf die Körpertemperatur haben. Die folgenden Beispiele verdeutlichen hier die Zusammenhänge.

- Wohlbefinden und Entspannung fördern Empfindung von innerer Wärme.
- Heftiges Erschrecken führt zu einer sympathikotonen Reaktionslage mit Drosselung der Hautdurchblutung. Die Haut bzw. Körperoberfläche wird kühler, und die Kerntemperatur steigt.

6.1.2
Physikalisch-biologische Aspekte

Für den Ablauf von biologischen Lebensvorgängen ist eine bestimmte Umgebungstemperatur erforderlich. Diese „Arbeitstemperatur" ist für das Einsetzen, als auch für den Ablauf von Katalyse und anderen biologischen Funktionen notwendig. Unter- oder überschreitet die „Arbeitstemperatur" den Adaptionsbereich, kommt es zu ausgeprägten Störungen dieser Vorgänge bis hin zum Stillstand der Zellaktivität und Zelltod. Aber ebenso wie eine bestimmte Arbeitstemperatur erforderlich ist, entsteht bei den Arbeitsabläufen eine bestimmte Wärme, welche nach außen, zur Außenwelt hin, abgeführt werden muß. Dieses Abführen von Wärme dient wiederum der Aufrechterhaltung der optimalen Arbeits- und Zell-Umgebungstemperatur. Der Abtransport von Wärme kann über verschiedene Umstände erfolgen.

- **Wärmeleitung.** Erfolgt innerhalb fester Körper und ist von der Wärmeleitfähigkeit der beteiligten Substanzen abhängig.
- **Wärmetransport.** Transport der Wärmeenergie durch in Bewegung geratene Teilchen. Innerhalb des menschlichen Körpers erfolgt der Transport der Wärme in erster Linie durch das fließende Blut.
- **Wärmestrahlung.**
- **Wärmeabgabe** durch Flüssigkeitsverdunstung. Verdunstung von Flüssigkeiten auf Körperoberflächen führt zum Wärmeentzug. So entzieht z.B. 1 Liter verdunstete Flüssigkeit (z.B. Schweiß auf der Körperoberfläche) dem Körper die Wärmemenge von ca. 2400 kJ (= ca. 600 kcal).

6.2
Balance

Ein balancierter Wärmehaushalt zwischen den Polen „Wärmebildung bzw. -zufuhr und Wärmeabgabe" ist für das Leben ein unabdingbares Muß. Die Balance unter Einfluß der verschiedenen Faktoren ist in Abb. 6.1 dargestellt.

Wärmebildung / Zufuhr Reduktion der Abfuhr	Wärmeabgabe / Reduktion der Zufuhr / Erhöhung der Abfuhr
* Erhöhung der Umgebungstemperatur * Grundumsatzerhöhung * Nahrungsaufnahme * Muskelarbeit / Zittern * Drosselung der Hautdurchblutung * Verkleinerung der Körperoberfläche	* Minderung der Umgebungstemperatur * Vermehrte Schweißsekretion * Steigerung der Atemtätigkeit * Muskelruhigstellung * Steigerung der Hautdurchblutung * Vergrößerung der Körperoberfläche

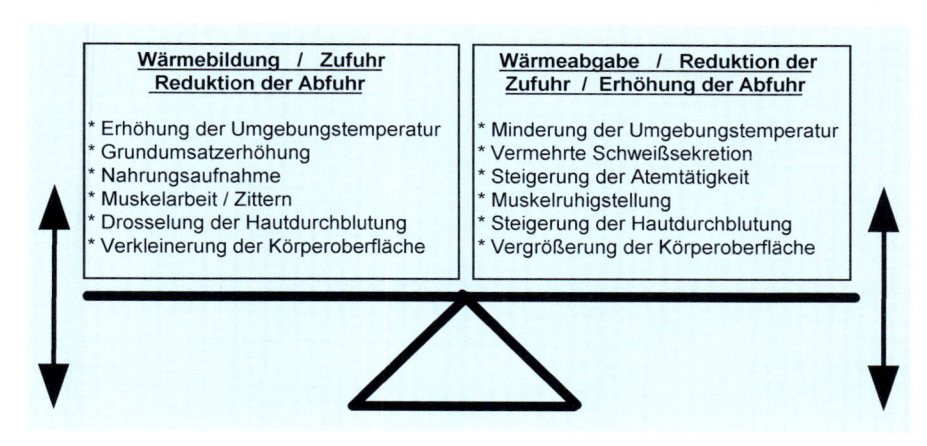

Abb. 6.1. Die Balance

6.3 Regulation

Um die weiter oben beschriebene Balance aufrechtzuerhalten, auftretende Schwankungen auszugleichen und die Körpertemperatur auf dem Sollwert zu halten, existiert im ZNS ein Steuerzentrum (Abb. 6.2). Dieses Steuerzentrum befindet sich im Hypothalamus. Hier registrieren Thermorezeptoren die Körperkerntemperatur. Zusätzliche Informationen über die Temperatursituation des Körpers erhält dieses Regulationszentrum aber auch von Thermorezeptoren des Rückenmarks und der Haut. All diese Informationen werden mit dem Sollwert

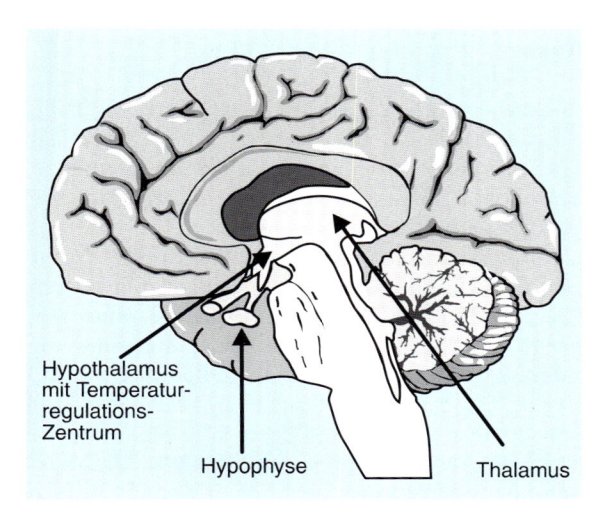

Abb. 6.2. Temperaturregulation

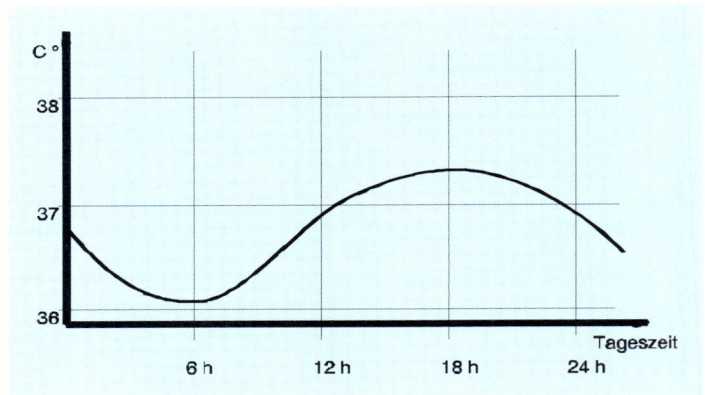

Abb. 6.3.
Die Tagesrhythmik der Körpertemperatur

verglichen, und es folgen Maßnahmen zur Temperaturregulation bei entsprechenden Differenzen zwischen Soll- und Ist-Wert. Der Sollwert beträgt unter physiologischen Bedingungen rund 37 °C und unterliegt rhythmischen Tagesschwankungen von ca. ±0,5 °C.

6.4
Tagesrhythmik der Körpertemperatur

Im Ablauf eines Tages kommt es zu physiologischen Schwankungen der Körpertemperatur. Diese Schwankungen nehmen unter Normalbedingungen ein charakteristisches Verlaufsprofil ein. Dieses Profil wird in Abb. 6.3 ersichtlich.

6.5
Zusammenhänge zwischen Körpertemperatur, zerebralem Blutfluß und zerebralem Perfusionsdruck

Wie auch im ATL-Kapitel „Für Sicherheit sorgen" (Abschn. 8.2.4 „Herz-Kreislauf-Funktion, ZNS-Durchblutung") dargelegt ist, bestehen zwischen zerebraler Durchblutung und der jeweiligen Körpertemperatur direkte Zusammenhänge. Eine direkte Auswirkung einer erhöhten Körpertemperatur ist die Neigung zur Hyperämie (Erhöhung der Durchblutung) in dem zu versorgenden Gewebe. Dies ist ein physiologischer Vorgang, um über die Hyperämie die Abfuhr der Wärme zu gewährleisten. Dies wiederum führt zum Anstieg des jeweiligen Blutflusses, hier CBF. Weiterhin führt eine Veränderung der Körpertemperatur zu einer Veränderung der Stoffwechselvorgänge in dem Sinne, daß eine Temperaturerhöhung die Stoffwechselvorgänge beschleunigt und den Anfall von Kohlendioxid (CO_2) bzw. Stoffwechselmetaboliten (z.B. Laktat) beschleunigt bzw. vermehrt und umgekehrt. Eine der Auswirkungen des erhöhten Spiegels von Kohlendioxid (CO_2) und sauren Metaboliten ist die Tendenz zur Gefäßdilatation. Dies wiederum führt zum Anstieg des jeweiligen Blutflusses, hier CBF. Die somit auf den

6.6 Allgemeines zu Störungen der Körpertemperatur und der Temperaturregulation

Tabelle 6.1. Körpertemperatur, Stoffwechsel und zerebraler Blutfluß (CBF)

Temperatur	⇔ Wechselwirkung	Stoffwechsel/ Stoffwechselmetabolite	⇒ Auswirkung	Zerebraler Blutfluß (CBF)
⇔		⇔	⇒	⇔
⇑		⇑	⇒	⇑
⇑⇑		⇑⇑	⇒	⇑⇑
⇓		⇓	⇒	⇓
⇓⇓		⇓⇓	⇒	⇓⇓

zerebralen Blutfluß ausgeübten Veränderungen durch Veränderungen der Temperatur und des Stoffwechsels sind in Tabelle 6.1 zusammengefaßt. Die Wechselbeziehungen sind unter normalen Bedingungen (z.B. normaler ICP) voll kompensiert. Kommt es allerdings zu einem Anstieg des intrakraniellen Drucks aufgrund Schwellung, Ödem, Blutung u.a., so kommt der Körpertemperatur eine sehr gewichtige Rolle zu. Eine Therapie zur Senkung eines erhöhten ICP wird so lange nicht effektiv greifen, wie sich die Körpertemperatur des Patienten in einem deutlich erhöhten Bereich befindet. Dieser Bereich beginnt in jedem Fall bei Temperaturen über 38 °C, also Fieber, kann aber auch schon im oberen subfebrilen Bereich angesiedelt sein.

> Die Normothermie ist einer der Schlüssel zum Erreichen und Erhalten eines normalen ICP (siehe Abb. 6.4).

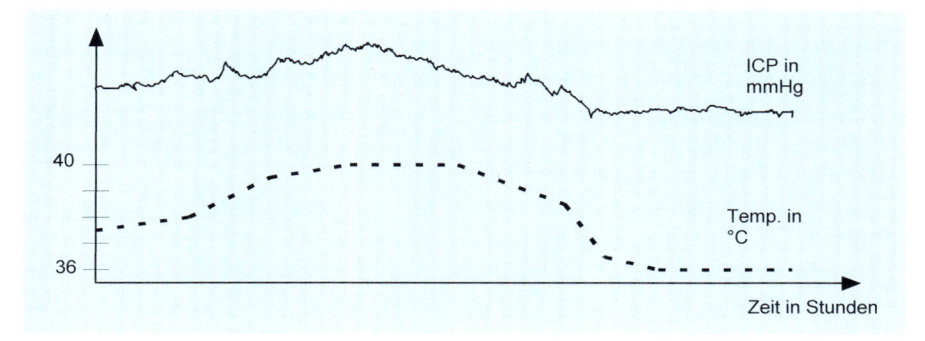

Abb. 6.4. Körpertemperatur und intrakranieller Druck (ICP)

Abb. 6.5.
Kontinuierliches Fieber

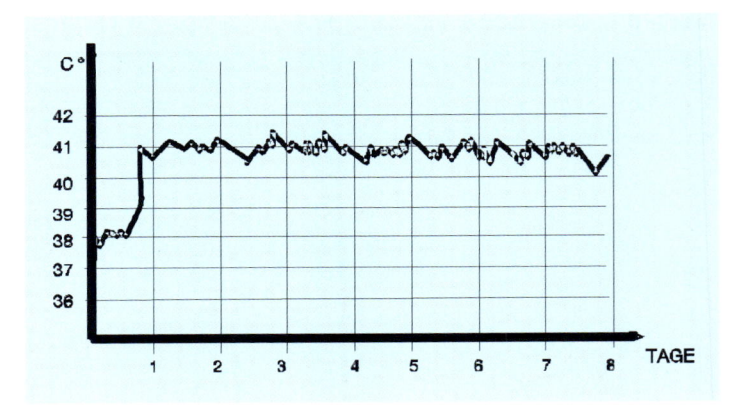

6.6
Allgemeines zu Störungen der Körpertemperatur und der Temperaturregulation

Störungen der Körpertemperatur und Temperaturregulation können in Störungen externer Genese und interner Genese differenziert werden.

- Externe Ursachen sind beispielsweise Unterkühlung, Erfrierung, Überhitzung, Hitzschlag, Sonnenstich etc.
- Interne Ursachen sind z.B. Hypothermie durch Ausfall bzw. Irritation des Temperaturregulationszentrums, Fieber aufgrund Infektionen, Irritation des Temperaturregulationszentrums, Exsikkose und/oder anderer Reizzustände.

Fieber wird allgemein unterteilt in kontinuierliches Fieber, intermittierendes Fieber, remittierendes Fieber und rhythmisches Fieber.

- Abb. 6.5 Kontinuierliches Fieber. Diese Fieberform spricht für eine kontinuierliche Tonisierung und Umstellung des zentralen Temperaturzentrums. Die Temperaturen befinden sich den gesamten Tag über auf etwa dem gleichen, hohen Niveau. Kontinuierliches Fieber kann z.B. bei der Generalisierung schwerer Infekte (z.B. Typhus), aber auch als Ausdruck zentraler Temperaturregulationsstörungen, wie sie unter anderem bei Subarachnoidalblutungen (SAB) beobachtet werden können, auftreten.
- Abb. 6.6 Intermittierendes, „septisches" Fieber. Einschwemmung von Bakterien bzw. Toxinen von Lokalherden in die Blutbahn löst einen Fieberschub aus. Dieser Schub wird oft von Schüttelfrost begleitet.
- Abb. 6.7 Remittierendes Fieber. Spricht für eine schwere, nicht generalisierte, nicht streuende Lokalinfektion. Für diese Fieberform sind Temperaturschwankungen von mindestens 1 °C zwischen morgens und abends charakteristisch.
- Abb. 6.8 Rhythmisches Fieber. In regelmäßigen Abständen auftretende Fieberschübe mit fieberfreien Intervallen (über Tage oder Wochen) sind für bestimmte Infektionskrankheiten (z.B. Malaria) charakteristisch.

6.6 Allgemeines zu Störungen der Körpertemperatur und der Temperaturregulation

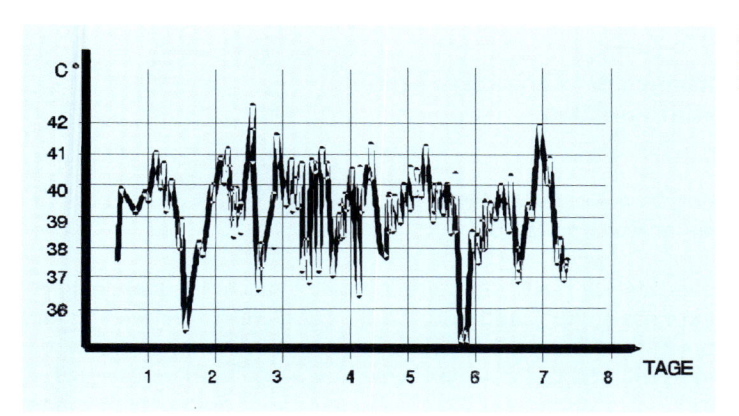

Abb. 6.6.
Intermittierendes Fieber

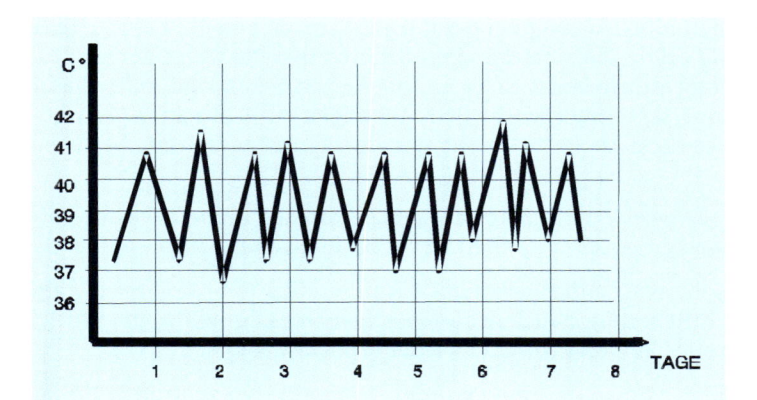

Abb. 6.7.
Remittierendes Fieber

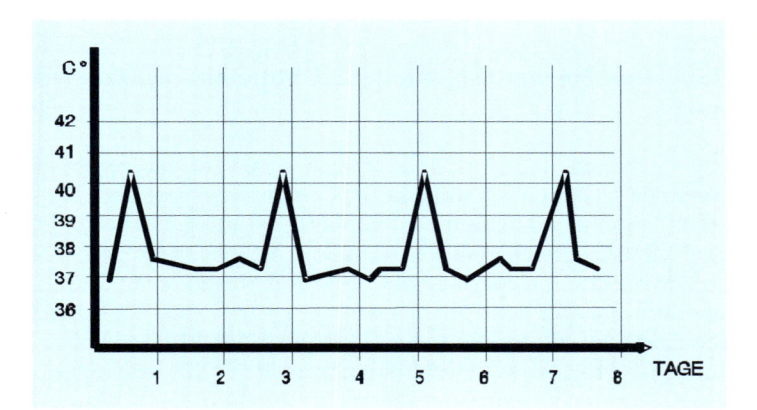

Abb. 6.8.
Rhythmisches Fieber

6.7
Spezielles zu Störungen der Körpertemperatur und der Temperaturregulation

6.7.1
Sollwertverstellung bzw. Kontinua-Fieber bei subarachnoidaler Blutung (SAB)

Bei subarachnoidaler Blutung (SAB), ob traumatischer, hypertoner oder aneurysmatischer Genese, kommt es zur Meningealreizung. Diese Meningealreizung und die damit einhergehende, diffuse, zerebrale Irritationssituation führen über die hypothalamische Irritation häufig zu einer Verstellung des Temperatursollwerts in Richtung höhere Körpertemperatur. Das Auftreten dieser Sollwertverstellung wird aber nicht nur bei der SAB beobachtet, sondern ist prinzipiell auch bei anderen zerebralen Reizzuständen (z.B. intrazerebrale Blutung, Hirntumor u.a.) möglich. Ursächlich ist wohl auch in diesen Fällen eine Irritation des Hypothalamus, genauer des dort befindlichen Temperaturzentrums, anzunehmen. Ist es zu dieser Regulationsstörung gekommen, beträgt die Körpertemperatur dann zumeist ca. 38–38,5 °C. Die Temperaturform ist das Kontinua-Fieber. Selten sind unter dieser Temperaturerhöhung tagesrhythmische Schwankungen zu beobachten. Charakteristische Hinweise für diese Form der Temperaturregulationsstörung bestehen dann,

- wenn z.B. keine Hinweise auf Infektionsquellen bestehen und/oder keine auffälligen Infektionshinweise im Blutbild zu beobachten sind,

- wenn auf die Gabe von zentral wirksamen Antipyretika (z.B. Metamizol) hin eine kritische Entfieberung stattfindet und nach kurzer Zeit (z.B. 2–3 Stunden) das vorhergehende Temperaturniveau wieder erreicht wird,

- wenn auf die Gabe von 50–100 mg Pethidin (Dolantin) bei zentralem Fieber eventuell eine Entfieberung stattfindet. Ist dies der Fall, wird auch hier nach relativ kurzer Zeit wieder das vorhergehende Temperaturniveau erreicht.

6.7.2
Temperaturerhöhung bzw. Sollwertverstellung bei Mittelhirn-Syndromen der Grade II, III und IV

Mittelhirnsyndrome der Grade II, III und IV sprechen für diffuse zerebrale und/oder lokale zerebrale Irritationssituationen. Psychische bzw. physische Agitiertheit und Unruhe, erhöhter Muskeltonus, forcierte Atmung, Hypertonie, Tachykardie u.a. sind klinische Zeichen dieser Irritation. All dies kann zum vermehrten Anfall von Wärme durch Hypermetabolismus und Muskelarbeit führen. Ist die Körpertemperatur erhöht, der Patient unruhig, gestreßt u.a., so ist die adäquate Analgosedierung im allgemeinen die Maßnahme der Wahl zur allgemeinen Normalisierung der vegetativen Funktionen, so auch der Körpertemperatur. Gelingt die Normalisierung der Körpertemperatur nicht auf diese Weise, muß zusätzlich an eine Verstellung des Sollwerts in Richtung Fieber gedacht werden. Diese Verstellung rührt dann von einer Irritation des Hypothalamus, genauer des dort befindlichen Temperaturzentrums.

6.7.3
Körpertemperatur bei bakterieller Meningo-Enzephalitis

Bei bakteriellen Meningo-Enzephalitiden ist im allgemeinen immer mit recht hohen bis sehr hohen Fieberwerten zu rechnen. Der Fieberverlauf bei dieser Störung ist entweder remittierend wie bei einer schweren, nicht generalisierten, nicht streuenden Lokalinfektion. Dann sind Temperaturschwankungen von mindestens 1 °C zwischen morgens und abends charakteristisch. Oder aber der Fieberverlauf ist intermittierend, d.h. septisch. Von den Lokalherden heraus kommt es zu Einschwemmungen von Bakterien bzw. Toxinen in die Blutbahn, und auf diese Weise werden Fieberschübe ausgelöst. Diese Schübe werden oft von Schüttelfrost begleitet.

6.7.4
Körpertemperatur bei viraler Meningo-Enzephalitis

Im Gegensatz zu den bakteriellen Meningo-Enzephalitiden ist das Fieberniveau bei viralen ZNS-Infekten im allgemeinen eher im unteren bis moderaten Fieberwertbereich anzusiedeln. Fieberschübe sind selten, eher kann mit kontinuierlichem Fieberverlauf im Sinne einer Irritation des Temperaturzentrums und somit einer Verstellung des Sollwerts in Richtung Fieber gerechnet werden.

6.7.5
Körpertemperatur bei Hirnabszeß

Bei Hirnabszessen bakterieller Ursachen ist im allgemeinen immer mit recht hohen bis sehr hohen Fieberwerten zu rechnen. Die Fiebersymptomatik kann einen remittierenden Verlauf haben, entspricht oft aber auch dem Bild einer schweren Septikämie. Aus dem Herd erfolgt eine Einschwemmung von Bakterien bzw. Toxinen in die Blutbahn und löst so Fieberschübe aus. Diese Schübe werden oft von Schüttelfrost begleitet. Der Fieberverlauf ist intermittierend, d.h. septisch.

6.7.6
Schädigung des Hypothalamus, Stammhirnschädigung sowie Hirntod

Durch eine Irritation des Hypothalamus, genauer des dort befindlichen Temperaturzentrums, kommt es, wie bereits ausgeführt, häufig zu einer Verstellung des Temperatursollwerts. Ursächlich kommen hier einmal diffuse, zerebrale Irritationssituationen, aber auch direkte, dienzephale Störungen (z.B. dienzephale Einklemmung) in Frage. Betrifft diese Irritation bzw. Schädigung den vorderen, rostralen Anteil des hypothalamischen Temperaturzentrums, so folgt in der Regel die Verstellung der Körpertemperatur in Richtung höhere Wertbereiche. Irritation bzw. Schädigung im kaudalen Bereich führt in der Regel zur Verstellung der Körpertemperatur in Richtung niedrigere Wertbereiche. Weiten sich nun die Störungen bzw. Schädigungen (z.B. steigender ICP) aus und kommt es im Bereich des kaudalen Hypothalamus zu schwerwiegendsten Störungen bzw. Funktionsausfällen, so kann in der Folge das Temperaturregulationszentrum gänzlich ausfallen. Dieser Ausfall der Regulation kann häufig vor Eintritt des Hirntods beobachtet werden. Charakteristisch für diesen Regulationsausfall ist die Poikilothermie = „Wechselwärme". Das Eintreten dieses Umstandes bedeutet die Tendenz zur Angleichung des Körpertemperatur-Niveaus an die Umgebungstemperatur. Wird der Patient in dieser Situation nicht kontinuierlich vor Wärmeverlust geschützt bzw. nicht angewärmt, so fällt die Körpertemperatur des Patienten bis zum Umgebungstemperatur-Niveau ab. Auf der anderen Seite kann ein inadäquates Anwärmen die Körpertemperatur des Patienten auf ein hohes bzw. sehr hohes Niveau anheben, ohne daß irgendwelche physiologischen Kompensationsmechanismen in Gang gesetzt würden. Ein Beispiel für das Verhalten von intrakraniellem Druck, Körpertemperatur und zerebralem Blutfluß bei Eintritt des Hirntods ist in Abb. 6.9 dargestellt.

6.8
Registrierung der Körpertemperatur

Grundsätzlich sollte bei kritisch kranken Patienten die Körpertemperatur als Körperkerntemperatur ermittelt werden. Messungen der Körpertemperatur an der Körperoberfläche (axillar, inguinal) sind unter den Aspekten „Unruhe, Kreislaufzentralisierung u.a." zu ungenau. Die Erfassung der Körperkerntemperatur

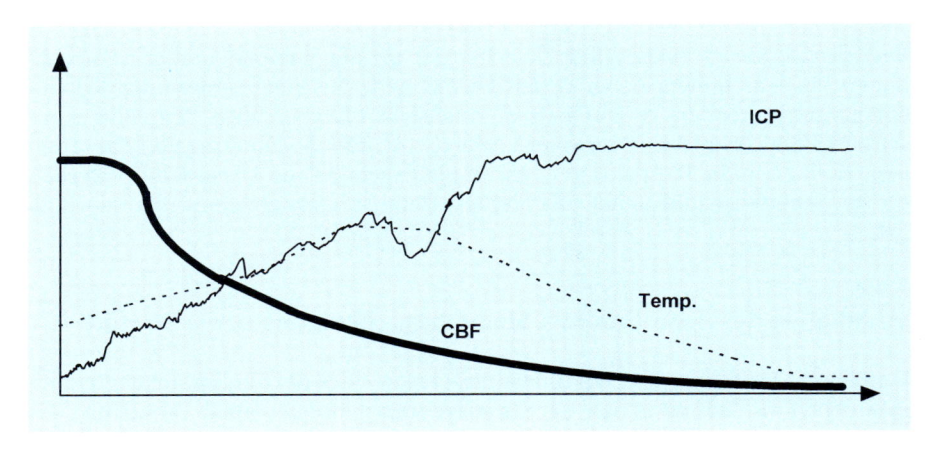

Abb. 6.9 ICP, Körpertemperatur und zerebraler Blutfluß (CFB) bei Eintritt des Hirntods

sollte nach Möglichkeit kontinuierlich erfolgen. Dies ist erforderlich, um abrupte Änderungen der Körpertemperatur frühzeitig erfassen zu können. All diese Überlegungen gelten insbesondere für Patienten mit Störungen des ZNS. Aufgrund dieser Überlegungen ergeben sich bestimmte Forderungen:

- Keine Verwendung von Glasthermometern (aufgrund der Verletzungsgefahr sind diese Instrumente gefährlich für unruhige Patienten),
- Messung im Mund nur bei absolut kooperativen, orientierten Patienten durchführen,
- Axillare bzw. inguinale Messung nach Möglichkeit vermeiden,
- Dauermessungen der Körpertemperatur nur kurzfristig unterbrechen,
- Die Messung kann bzw. sollte sinnvollerweise z.B. mit Rektalsonde oder in der Harnblase (mit Thermistor an der Spitze des Harnblasenverweilkatheters) erfolgen.

6.9 Maßnahmen zur Regulierung der Körpertemperatur

Eine Reduktion erhöhter Körpertemperatur kann durch verschiedene Maßnahmen erfolgen.

- Normalisierung der Homöostase im Sinne von Ausgleich größerer Volumendefizite, Reduktion von Schmerzen und Unruhe bzw. Agitiertheit durch adäquate Analgosedierung u.a.,
- Entfernen von wärmenden Utensilien aus dem Patientenbett, Aufdecken des Patienten,
- Ist die Körperperipherie des Patienten ausreichend warm, können Kälteanwendungen wie kalte Waschungen, Wadenwickel, Cool-Packs, Eisauflagen, Abeisen etc. versucht werden,
- Einsatz von speziellen Lüftermatratzen zur Kühlung,
- Gabe von zentral wirksamen Antipyretika (z.B. Metamizol, Paracetamol),
- Versuchsweise Gabe von 50–100 mg Pethidin (Dolantin).

Der Erhalt einer normalen Körpertemperatur kann erfolgen durch
- Bedecken des Patienten, Bettdecke,
- Einsatz von Lüftermatratzen zur Anwärmung.

Die Erhöhung verminderter Körpertemperatur erfolgt durch
- Bedecken des Patienten, Bettdecke,
- adäquat angewärmte Blutkonserven und Infusionslösungen,

- Wärmflasche,
- Verabreichung heißer Getränke,
- Einsatz von Lüftermatratzen zur Anwärmung.

Zusammenfassung

- Durch das individuelle Be- und Empfinden werden Körpertemperatur, Temperaturregulation und Temperaturempfinden mit beeinflußt.
- Für den Ablauf von biologischen Lebensvorgängen ist eine bestimmte Umgebungstemperatur erforderlich, zugleich entsteht bei diesen Lebensvorgängen eine bestimmte Wärme, welche abgeführt werden muß. Eine Balance zwischen Wärmebildung und -zufuhr sowie Wärmeabgabe ist unabdingbar notwendig.
- Die Registrierung und Thermoregulation erfolgen durch das ZNS-Steuerzentrum im Hypothalamus. Der Sollwert beträgt ca. 37 °C und unterliegt rhythmischen Tagesschwankungen von im Mittel ca. ±0,5 °C.
- Zwischen zerebraler Durchblutung und der Körpertemperatur bestehen direkte Beziehungen, die normalerweise voll kompensiert sind. Eine Erhöhung der Körpertemperatur führt zur Hyperämie und erhöht den Anfall von Kohlendioxid (CO_2) sowie Stoffwechselmetaboliten. Dies führt zum Anstieg des Blutflusses, hier CBF. Unter pathologischen Umständen mit Anstieg des ICP spielt die Körpertemperatur dann eine wichtige Rolle. Normothermie ist einer der Schlüssel zum Erreichen und Erhalten eines normalen ICP.
- Störungen der Körpertemperatur und Temperaturregulation können in Störungen externer und interner Genese differenziert werden. Fieber wird allgemein unterteilt in kontinuierliches Fieber, intermittierendes Fieber, remittierendes Fieber und rhythmisches Fieber.
- Störungen der Körpertemperatur und der Temperaturregulation in Zusammenhang mit Störungen des ZNS führen häufig zu charakteristischen Umständen und Symptomen.
  Sollwertverstellung bzw. Kontinua-Fieber bei subarachnoidaler Blutung (SAB). Die Körpertemperatur beträgt zumeist ca. 38–38,5 °C und ist kaum zu beeinflussen.
  Die diffusen zerebralen Irritationssituationen, psychische bzw. physische Agitiertheit, Unruhe, erhöhter Muskeltonus, forcierte Atmung, Hypertonie, Tachykardie u.a. können bei Mittelhirnsyndromen zur Temperaturerhöhung bzw. zur Sollwertverstellung führen. Adäquate Analgosedierung ist dann oft die Maßnahme der Wahl.
  Bakterielle Meningo-Enzephalitiden führen im allgemeinen immer zu hohem, remittierend oder intermittierend verlaufendem Fieber.

Bei viraler Meningo-Enzephalitis ist die Körpertemperatur bzw. das Fieberniveau eher im unteren bis moderaten Fieberwertbereich anzusiedeln. Der Fieberverlauf entspricht eher dem Kontinua-Fieber.

Bei Hirnabszessen bakterieller Ursache ist im allgemeinen immer mit recht hohen bis sehr hohen Fieberwerten zu rechnen. Der Fieberverlauf ist oftmals remittierend oder intermittierend.

Irritation bzw. Schädigung des Hypothalamus und Stammhirnschädigung führen häufig zu einer Verstellung des Temperatursollwerts in höhere oder niedrigere Wertbereiche. Bei größer werdenden bzw. sich ausweitenden Schäden kann es zum Ausfall des Temperaturregulationszentrums kommen. Dies ist häufig vor Eintritt des Hirntods der Fall. Charakteristisch ist dann die Poikilothermie, auch genannt „Wechselwärme".

- Grundsätzlich sollte bei kritisch kranken Patienten die Körpertemperatur als Körperkerntemperatur kontinuierlich erfaßt werden. Verwendung von Glasthermometern, orale Messung, axillare bzw. inguinale Messung sollten nach Möglichkeit vermieden werden. Dauermessungen sollen nur kurzfristig unterbrochen werden.

- Die Unterstützung zur Regulation der Körpertemperatur erfolgt im allgemeinen sowohl durch physikalische Maßnahmen als auch durch Medikamente.

ATL „Atmen"

Die in diesem ATL-Kapitel besprochenen Themen sind

7.1	Allgemeines zum Thema „Atmung"	142
7.2	Anatomie und Physiologie	143
7.3	Definitionen und Begriffe	144
7.4	Atmung und spezielle Behandlung	146
7.4.1	Sauerstoffversorgung und Kohlendioxidentsorgung	147
7.4.1.1	„Luxus-Oxygenierung" und Sauerstofftoxizität	148
7.4.2	Säure-Basen-Haushalt und Hyperventilation	150
7.4.2.1	Abfall des arteriellen Kohlendioxidpartialdrucks	150
7.4.2.2	Anstieg des arteriellen Kohlendioxidpartialdrucks	151
7.4.3	Druckveränderungen und Auswirkungen	152
7.4.3.1	Herzleistung	153
7.4.3.2	Venöser Strömungswiderstand	153
7.4.3.3	Venöser Einflußdruck	153
7.4.3.4	Atmung und intrathorakaler Druck	153
7.5	Atmung und Störungen des ZNS	155
7.5.1	Innervationsstörungen	155
7.5.2	Atemregulationsstörungen	155
7.5.3	Klinische Beispiele	156
7.6	Unterschied zwischen Atmung und Beatmung	157
7.7	Beatmung	159
7.7.1	Orale Intubation	161
7.7.2	Nasale Intubation	162
7.7.3	Tracheotomie	162
7.8	Beatmungsschemata	163
7.8.1	Volumenkontrollierte Beatmung	163
7.8.2	Druckkontrollierte Beatmung	164
7.8.3	CPAP	165
7.8.4	Druckunterstützte, assistierende Beatmung	166
7.8.5	SIMV-Varianten	167
7.8.5.1	SIMV	167
7.8.5.2	SIMV plus Druckunterstützung	167
7.8.5.3	SIPPV	168
7.8.5.4	SIPPV + Druckunterstützung	168
7.9	Entwöhnung von der Beatmung und die Extubation	168
7.10	Blutgasanalyse	170
7.10.1	Begriffsbestimmungen zur Blutgasanalyse	172
7.10.2	Sauerstoffbindungskurve	172
7.10.3	Interpretation der Blutgaswerte	173
7.11	Tätigkeiten und Prophylaxen	175
7.11.1	Analgosedierung und Atmung	175

7.11.2 Endotracheales Absaugen *176*
7.11.3 Nasal-orales Absaugen *178*
7.11.4 Blähen der Lungen *178*
7.11.5 Kontrolle der Atmung und Belüftung *180*
7.11.6 Überwachung des endexspiratorischen Kohlendioxidpartialdrucks *181*
7.11.7 Guedel- und Wendl-Tuben *183*
7.11.8 Lagerung und Atmung *184*
7.11.8.1 Ventilations- und Perfusionsquotient *184*
7.11.8.2 Sekretdrainage *185*
7.11.9 Atemgymnastik und Atemtherapie *186*
7.11.10 Hygiene *187*
 Zusammenfassung *187*

7.1
Allgemeines zum Thema „Atmung"

Wie bereits schon mehrfach in Einleitungen zu anderen ATL-Kapiteln erwähnt wird, manifestieren sich alle elementaren Lebensäußerungen für den Menschen in der für ihn sichtbaren und belebten Welt in einem Rhythmus von Spannung und Entspannung. An zentraler Stelle dieser Rhythmen steht für den Menschen die Atmung. Vorgeburtlich mit der mütterlichen Atmung, von Geburt an mit dem Entfalten der Lungen und den ersten Atemzügen bis zum Erlöschen der Atmung im Tod. Der Atem ist der Mittler an der Grenze zwischen Mensch und Umwelt. Diese Grenze ist eine hochempfindliche Membran, in deren Bereich sich direkt oder symbolisiert Störungen zwischen Mensch und Umwelt, Störungen in der Gesamtheit des Menschen und Störungen in der Umwelt manifestieren. Die immense Bedeutung der Atmung für den Menschen wird dadurch klar, daß ein Mensch ohne Flüssigkeit mehrere Tage, ohne Nahrung sogar Wochen, aber ohne Atmung nur sehr kurze Zeit überleben kann. Die zentrale Bedeutung „Atmen = Leben" hat in allen Kulturen zu allen Zeiten ihren Niederschlag gefunden. In Religionen und Philosophien hat die Atmung und ihre Rhythmik ihren Mittelpunkt („Der göttliche Atem, der die Welt erschafft und belebt", Atemmeditationen u.a.). Desgleichen hatte und hat die Atmung zentrale Bedeutung für die Heilkunde zu allen Zeiten. Für das Individuum Mensch bewegt sich der Vorgang „Atmen" zwischen den Polen „bewußt und unbewußt". Die Rhythmik des Ein- und Ausströmens der Luft hat etwas Autonomes, Selbständiges und ist in ihrer Selbständigkeit veränderbar über diverse Regulative. Teils bewußt, teils unbewußt, teils affektiv, teils reaktiv und reflektorisch ist die Atmung sowohl qualitativ als auch quantitativ veränderbar. Ebenso wie ein Mensch seine Atmung bewußt ändern kann (verlangsamen, anhalten, vertiefen, beschleunigen usw.), agiert er unbewußt mit dem Ausdrucksmittel „Atmung". Sehr treffliche Formulierungen hierfür sind „Es verschlägt einem den Atem", „atemberaubend schön" u.a.

- Ein Mensch mit depressivem Gemüt atmet eher flach und insuffizient. Ein aufgedrehtes bzw. manisches Gemüt wird eher beschleunigt und hyperventilatorisch atmen.

- Ein Mensch mit Affekthemmung und autoaggressiver Struktur hat große Chancen, ein bronchial-asthmatisches Syndrom zu entwickeln.
- Vergiftungen erlebt der Mensch z.B. mit reaktiven und reflektorischen Veränderungen der Atmung.

Trotz dieser Formulierungen und der Forderung, individuelle Gegebenheiten zu berücksichtigen, kann man jedoch sagen, daß jede Störung bzw. Beeinträchtigung der Atmung (gleich welcher Qualität und Quantität) auch immer ihre Auswirkung auf die Gesamtheit des Menschen hat. Ebenso hat aber auch eine Störung in den anderen Bereichen der Gesamtheit „Mensch" ihre Auswirkungen auf die Atmung. Mit jeder Störung der Atmung taucht das Lebensprinzip „Atmen" aus der Sphäre des Un- und Halbbewußten im Bewußtsein auf, mit dem Ergebnis, daß die Atmung als existentiell erlebt wird. Etwas Selbstverständliches ist plötzlich nicht mehr selbstverständlich, das Leben selbst wird als eingeschränkt erlebt bzw. ist bedroht. Der Mensch empfindet Unruhe, Verunsicherung und Angst bis hin zur Todesangst.

7.2
Anatomie und Physiologie

Die Atemwege als luftleitende Wege (Totraum) umfassen beim Erwachsenen ca. 150ml. Um das Atemgas zu ventilieren, ist Atemarbeit erforderlich. Diese wird in erster Linie von 2 Muskelstrukturen geleistet, und zwar vom Zwerchfell zu ca. 70% und von der Interkostalmuskulatur zu ca. 30%. Zusätzlich kann die Atemarbeit durch die Atemhilfsmuskulatur effektiviert und unterstützt werden. Durch Rippenhebung sind M. pectoralis major et minor, Mm. scaleni und M. sternocleidomastoideus inspiratorisch wirksam. Die Bauchmuskulatur ist exspiratorisch wirksam durch Rippensenkung und Hebung des Zwerchfells. Abb. 7.1 zeigt eine Übersicht und stellt schematisch den Verlauf des strömenden Atemgases dar. Das strömende Gasvolumen kann als Atemminutenvolumen berechnet werden. Allerdings besteht eine gewichtige Differenz zwischen gesamtem Atemminutenvolumen und dem alveolären Atemminutenvolumen. Die Formeln für die Berechnungen und entsprechende Beispiele finden sich in Abb. 7.2. Der eigentliche Gasaustausch findet in den Alveolen der Lunge statt. Die Alveolarwände sind aus den

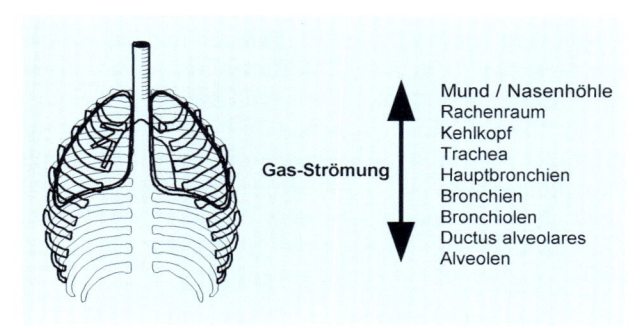

Abb. 7.1.
Verlauf des strömenden Atemgases

Gesamtes Atem-minutenvolumen	AMV = AF · 7 ml/kgKG · kgKG AMV = 20 · 7 · 70 = 9800 ml = 9,8 l
Alveoläres Atem-minutenvolumen	aAMV = AF · [(7 ml/kgKG · kgKG) − 150] aAMV = 20 · [(7 · 70) − 150] = 6800 ml = 6,8 l

Abb. 7.2. Berechnung der Atemvolumina

Alveolarzellen des Typ 1 und 2 (Surfactant-Produktion), Phagozyten, Basalmembran und Endothel aufgebaut. Durch die mechanische Atemtätigkeit kommt es zu spezifischen, für das Thema „neurochirurgisch-neurologische Krankenversorgung" sehr bedeutsamen Druckveränderungen im Brustkorb. Diese intrathorakalen Druckverhältnisse werden in Tabelle 7.1 dargestellt.

Tabelle 7.1. Übersicht über Druckwerte

Lokalisation	Inspiration	Exspiration
Pleuraspalt	−7 bis −8 cm H_2O	−4 cm H_2O
Alveolen	Negativ	Positiv

7.3
Definitionen und Begriffe

- **Atemzugvolumen** (AZV) bedeutet inspiratorisches Tidalvolumen (Gasmenge pro Inspirationshub) in ml. Der Begriff beschreibt die in den Atemwegen, also auch im Totraum, bei jedem Einatem- bzw. Ausatemmanöver strömende Gasmenge (Abb. 7.3).

- **Atemminutenvolumen** (AMV). Das AMV berechnet sich als Atemzugvolumen multipliziert mit der Atemfrequenz pro Minute in L/min. Das Ergebnis umfaßt also auch die Totraumventilation.

- **Alveoläres Atemminutenvolumen** (aAMV). Für die Berechnung des aAMV wird zunächst einmal vom Atemzugvolumen das Totraumvolumen abgezogen. Das so erhaltene Ergebnis wird mit der Atemfrequenz multipliziert und ergibt das tatsächlich in den Alveolen ventilierte Atemgas in L/min. Das aAVM ist für die reale Ventilation von großer Bedeutung. Als Beispiel für diese Bedeutung sei hier die Hyperventilation angeführt. Soll bei niedrigen Hubvolumina eine Steigerung des AMV nur durch eine Erhöhung der Atemfrequenz erreicht werden, so wird das aAMV deutlich abfallen. Dieser Abfall kann dann zur Retention des Kohlendioxids (CO_2) und sogar zur Hypoxämie führen.

- **Atemfrequenz** (AF) ist die Anzahl der Atemzüge pro min in 1/min.

7.3 Definitionen und Begriffe

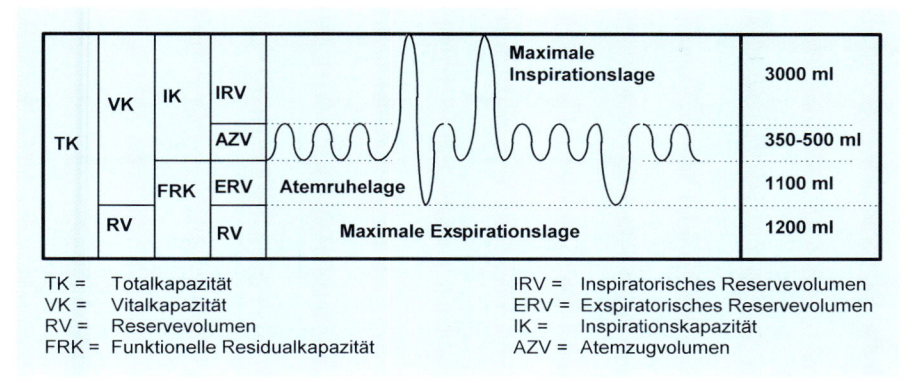

TK	VK	IK	IRV	Maximale Inspirationslage	3000 ml
			AZV		350–500 ml
		FRK	ERV	Atemruhelage	1100 ml
	RV		RV	Maximale Exspirationslage	1200 ml

TK = Totalkapazität
VK = Vitalkapazität
RV = Reservevolumen
FRK = Funktionelle Residualkapazität

IRV = Inspiratorisches Reservevolumen
ERV = Exspiratorisches Reservevolumen
IK = Inspirationskapazität
AZV = Atemzugvolumen

Abb. 7.3. Lungenvolumina

- Der **Trigger** ist ein Begriff der Beatmung und entspricht einer Art Schwellenschalter. Der Wert ist negativ und je nach Respirator in mbar oder cmH_2O skaliert. Der Triggerwert definiert sich als ein bestimmter Sog im Beatmungsschlauchsystem, den der Patient durch Einatmungsbestrebungen erzeugen muß, um eine Reaktion des Beatmungsgerätes auszulösen. Diese Reaktion ist je nach Beatmungsschema verschieden. Beispiele hierfür sind das Öffnen des Inspirationsventils bei CPAP, damit der Patient nach eigenem Ermessen ein- und wieder ausatmen kann, Auslösung eines druckunterstützten, selbstbestimmten und zusätzlichen Atemzyklus unter SIMV plus Druckunterstützung sowie Auslösung eines zusätzlichen, aber ansonsten völlig kontrollierten Atemzyklus unter kontrollierter Beatmung.

- **PEEP** ist ein Begriff der Beatmung. Der PEEP („positive endexpiration pressure") umschreibt eine Respiratoreinstellung, bei der bei beliebigen Beatmungsschemata der Atemwegsdruck am Ende der Exspiration nicht auf das atmosphärische Niveau abfällt, sondern ständig um einen bestimmten Wert über dem Atmosphärendruck erhöht bleibt. Alle Atemvorgänge finden dann auf dieser Grunddruckerhöhung statt (Abb. 7.4). So ergibt sich in der Regel der endinspiratorische Spitzendruck bei druckkontrollierter Beatmung aus dem eingestellten Druckniveau plus PEEP. Der PEEP dient dazu, die Atemwege permanent vorgebläht zu halten. Durch PEEP können sich bestimmte Vorteile ergeben. So wird durch die Vorblähung ein Kollaps der Atemwege verhindert und die Öffnungsdehnung der Atemwege bei der Inspiration erleichtert. Dadurch können die inspiratorische Atemarbeit vermindert und Atelektasen verhindert werden. Die Implementierung von PEEP in die Atmung bzw. Beatmung hat sowohl Vor- als auch Nachteile. Im allgemeinen verbessert ein PEEP den Gasaustausch für Sauerstoff (O_2) und erhöht auf diese Weise oft den arteriellen Sauerstoffpartialdruck (p_aO_2). Andererseits erfolgt durch den PEEP eine Erhöhung der funktionellen Residualkapazität. Die Folge kann eine Retention des Kohlendioxids (CO_2) und eine Erhöhung des arteriellen Kohlendioxidpartialdrucks (p_aCO_2) sein. Desweiteren ist zu berücksichtigen, daß bei assistierten Beatmungsverfahren gegen den PEEP-Druck aktiv ausgeatmet

Abb. 7.4.
Beatmung ohne PEEP und mit PEEP

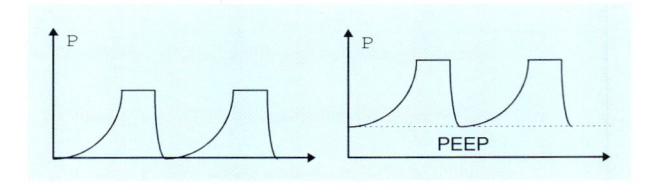

werden muß. PEEP führt somit also zu einer Erhöhung der exspiratorischen Atemarbeit. Durch den PEEP wird der intrathorakale Druck erhöht, mit allen möglichen Konsequenzen, wie z.B. ICP-Erhöhung u.a. Bei hohem PEEP kommt es zu einer Verminderung des Herzminutenvolumens (HMV) durch die mechanische Behinderung der Herztätigkeit. Durch den erhöhten Intrathorakaldruck wird das Herz komprimiert. Dadurch reduziert sich die Ejektionsfraktion, und das HMV sinkt. Dies kann sich klinisch im Blutdruckabfall und in der Kreislaufinstabilität äußern. Zugleich kann es zur Induktion einer „Niereninsuffizienz" durch den hohen PEEP kommen. Dies erklärt sich durch den Abfall des HMV. Es kommt dabei auch zur Reduktion der glomerulären Filtrationsrate (GFR) in der Niere. Hoher PEEP erfordert demgemäß zumeist eine Unterstützung der Nierenperfusion und Unterstützung der Diurese (z.B. durch Dopamin, Furosemid). Das Ausmaß von Vor- und Nachteilen ist in der Regel von der Höhe des PEEP abhängig. Den Zustand, bei welchem die Vorteile möglichst groß und das Ausmaß der Nachteile möglichst gering ist, nennt man „Best-PEEP". Dieser „Best-PEEP" ist individuell verschieden und muß in aller Regel anhand klinischer Parameter austitriert werden. Die klassischen Einsatzmöglichkeiten von PEEP sind der CPAP als assistiertes Beatmungsverfahren, Beatmungsbehandlung des Lungenödems, Beatmungsbehandlung der Aspirationspneumonie, innere Schienung bei instabilem Thorax, Beatmungsbehandlung des akuten Lungenversagens (ARDS bzw. RDS) u.a.

7.4
Atmung und spezielle Behandlung

Die Einflußnahme der Atmung auf das ZNS ist indirekt.

- Sauerstoffversorgung und Kohlendioxidentsorgung des gesamten Körpers und damit auch des ZNS.

- Säure-Basen-Haushalt. Atmung hat hier eine Mitregulationsaufgabe. Über den pCO_2 im arteriellen Blut wird der zerebrale Blutfluß (CBF) (normalerweise ca. 50ml/100mg/min) mitbestimmt.

- Druckveränderungen im Brustkorb. Diese Druckveränderungen entstehen durch die Atmung als mechanischen Vorgang und haben Auswirkungen auf die Blutdrücke im venösen und arteriellen Kreislaufsystem. Die ausgelösten Veränderungen im Kreislaufsystem haben wiederum ihre Relevanz in Bezug auf die Durchblutung des ZNS.

7.4.1
Sauerstoffversorgung und Kohlendioxidentsorgung

Die optimale Versorgung des Körpers und damit auch des ZNS mit O_2 ist von einer korrekten Konstellation bestimmter Komponenten abhängig. Die Hauptkomponenten dieses Versorgungssystems sind dabei:

1. der O_2-Wert der Inspirationsluft,
2. die Ventilationstätigkeit der Lungen,
3. die O_2-Transportfähigkeit der Lungen (Alveole/Kapillare),
4. die O_2-Transportkapazität des Blutes [hier vor allem Hämoglobinwert (Hb)],
5. der p_aO_2 im arteriellen Blut,
6. die Körpertemperatur,
7. der Säure-Basen-Haushalt,
8. der Perfusionsdruck des Blutes,
9. die Ungestörtheit des Transports des Blutes zu dem abhängigen Gewebe,
10. der O_2-Bedarf des abhängigen Gewebes,
11. der Abtransport bzw. die Elimination der Stoffwechselabfallprodukte.

Bei ruhiger Spontanatmung mit normaler Umgebungsluft (O_2-Gehalt ca. 21%) kann aufgrund der physikalischen Bedingungen der arterielle Sauerstoffpartialdruck (p_aO_2) maximal 98–100 mmHg betragen. Damit ist bei einem normalen Hämoglobin-Wert von ca. 15 g/l, einer Körperkerntemperatur von 37 °C und einem Blut-pH von 7,40 eine Sauerstoffsättigung (S_aO_2) von ca. 99% zu erwarten. Durch O_2-Gabe oder z.B. Beatmung läßt sich der p_aO_2 auf Werte über 100 mmHg (z.B. 120–130 mmHg) erhöhen. Dies führt aufgrund der physikalischen Gegebenheiten selbstverständlich nicht zu einer Erhöhung der S_aO_2 über 99–100%, hat aber bei Eintritt einer Drosselung der Gewebeperfusion mit versorgendem Blut eine besondere Relevanz. Ein in der Praxis häufig anzutreffender, realistischer p_aO_2 beträgt 70–95 mmHg. Da man sich mit diesen p_aO_2-Werten unter Normalbedingungen immer noch im oberen, horizontal bis leicht abfallend verlaufenden Teil der Sauerstoffbindungskurve bewegt, kann dann immer noch mit einer S_aO_2 von 95–99% gerechnet werden. Unter diesen Realbedingungen können diskrete und moderate Störungen einer der weiter oben aufgeführten, modulierenden Komponenten im allgemeinen durch die Pufferkapazität der anderen Komponenten kompensiert und die Versorgung des Körpers weiter gewährleistet werden. Aufgrund der hohen Hypoxieintoleranz gilt dies aber nur in eingeschränktem Maße für das ZNS. Für Patienten mit einer spezifisch intrakraniellen Problemsituation besteht aufgrund mannigfaltiger Ursachen eine drohende oder sogar manifeste Gefährdung durch Hypoxämie bzw. Hypoxie des ZNS. Ursachen hierfür sind z.B.

- Drosselung der Perfusion aufgrund der Druckwirkung einer intrakraniellen Drucksteigerung,
- Ischämie,
- Blutung,
- Ödem und Schwellung u.a.

Diese Störungen führen zumindest zu

- einer Reduktion des Perfusionsdrucks des Blutes,
- einer Störung des Bluttransports zu dem abhängigen Zielgewebe „ZNS",
- einer Erhöhung des Sauerstoffbedarfs des abhängigen Zielgewebes „ZNS",
- einer Störung des Abtransports bzw. der Elimination der Stoffwechselabfallprodukte.

Somit sind unter diesen Störungsbedingungen bereits mindestens 4 der 11 Hauptkomponenten des Versorgungssystems nachhaltig gestört und dysreguliert. Um die drohende oder sogar manifeste Gefährdung durch Hypoxämie bzw. Hypoxie des ZNS zu beseitigen bzw. in ihren Auswirkungen zu mildern, erfolgen in der Regel und wenn irgend möglich ursachenorientierte Maßnahmen:

- Senkung des erhöhten intrakraniellen Drucks (ICP) durch geeignete Maßnahmen, wie z.B. antiödematöse Medikation, Wiederherstellung der Perfusion etc.
- Geeignete Lagerung.
- Adäquate Analgosedierung.
- Anhebung der Sauerstofftransportkapazität des Blutes durch Bluttransfusionen bei Vorliegen einer Hämoglobinminderung.
- Therapeutische Hyperventilation. Die Hyperventilation selbst führt zur Reduktion des zerebralen Blutflusses, also des Kompartiments „Blut" und vermindert dadurch den ICP. Dies führt allerdings gleichzeitig zu einer Drosselung der Perfusion.

Als zusätzliche Maßnahme kann nun der p_aO_2 von normal 75–95 mmHg auf höhere Werte wie ca. 120–130 mmHg erhöht werden. Durch diese „Luxus-Oxygenierung" erhöht sich auch der p_aO_2 des im Versorgungsbereich gedrosselt fließenden Blutes. Somit ist in Situationen des Versorgungsengpasses eine gute Oxygenierung des im Zielgewebebereich fließenden Blutes gewährleistet; auf diese Weise kann die Pufferkapazität bezüglich einer Hypoxämie bzw. Hypoxie des ZNS erhöht werden (Tabelle 7.2).

7.4.1.1
„Luxus-Oxygenierung" und Sauerstofftoxizität

Um das Ziel der „Luxus-Oxygenierung" mit p_aO_2-Werten von ca. 120–130 mmHg zu erreichen, ist in aller Regel eine O_2-Gabe oder bei Beatmung die Erhöhung der inspiratorischen O_2-Konzentration (F_IO_2) notwendig. Diese Notwendigkeit macht eine Abwägung von Nutzen der Oxygenierung zu Schädlichkeit des Sauerstoffs in höheren Konzentrationen notwendig. Sauerstoff ist in höheren Konzentrationen als Toxin anzusehen. Dies gilt vor allem nach einer gewissen Anwendungszeitspanne.

- **Erwachsene und Schulkinder.** Hier führen zu hohe O_2-Konzentrationen in erster Linie zu Schleimhautschäden. Diese Schäden können bei Spontanatmung Nase, Mund und Rachen, aber auch die Lungen betreffen. Bei Beatmung führt die (zu) hohe O_2-Konzentration zu massiven Schäden am Endothel und zur Surfactantzerstörung. Nachfolgend kann dann ein schweres, oftmals fulminant und tödlich verlaufendes Lungenversagen (ARDS = „adult respiratory distress syndrom") die Folge sein. Bei Sauerstoffgabe mittels O_2-Maske bzw. O_2-Nasenkatheter ist Anfeuchtung obligat, führt bei Verabreichung von höheren Konzentrationen aber selbst bei großzügiger Anfeuchtung und Erwärmung des Atemgases zu einer Austrocknung und Schädigung der Schleimhäute. Konzentrationsgrenze bei der Daueranwendung von O_2 ist ein Sauerstoffanteil von mehr als 50% im Atemgas. Unter Beatmungsbedingungen ist die Anfeuchtung und Erwärmung der Atemgases obligatorisch. Eine F_iO_2-Konzentration von weniger als 50% wird in aller Regel immer toleriert. Problematisch werden F_iO_2-Werte über 50% über einen Zeitraum von mehr als 12–24 h.

- **Säuglinge und Frühgeborene.** Auch hier führen zu hohe O_2-Konzentrationen zu Schleimhautschäden. Diese Schäden können bei Spontanatmung die Schleimhäute von Nase, Mund und Rachen, aber auch die der Lungen betreffen. Bei Beatmung führt die zu hohe O_2-Konzentration zu massiven Schäden am Endothel und zur Surfactantzerstörung. Nachfolgend kann dann auch hier ein Lungenversagen (RDS = „respiratory distress syndrom") die Folge sein. Zusätzlich allerdings führt die hohe bzw. sehr hohe oder aber auch zu hohe O_2-Konzentration zu Schäden an den Netzhäuten mit der Gefahr der Erblindung. Unter Spontanatmung reichen die Möglichkeiten der Verabreichung von der Erhöhung der O_2-Konzentation im Inkubator bzw. Wärmebettchen bis hin zu O_2-Maske und O_2-Nasenkatheter, wobei Anfeuchtung und Erwärmung des Atemgases obligat ist. Unter Beatmung ist die Anfeuchtung und Erwärmung des Atemgases ebenfalls obligatorisch. Eine generelle Aussage zur F_iO_2-Konzentration kann bei Säuglingen und Frühgeborenen nicht getroffen werden. Für alle Arten der O_2-Verabreichung bei dieser Patientengruppe gilt aber immer und in jedem Fall folgendes.

Tabelle 7.2. Oxygenierungsbeispiel mit willkürlichen Zahlen

Bedingungen	Arterielles Blut	Blut im Versorgungsgebiet
Normalbedingungen: ICP = 10 mmHg MAP = 70 mmHg CPP = 60 mmHg	p_aO_2: 90 mm Hg	pO_2: 40 mmHg
Pathologische Bedingungen: ICP = 30 mmHg MAP = 70 mmHg CPP = 40 mmHg	p_aO_2: 90 mm Hg	pO_2: 25 mmHg
Pathologische Bedingungen: ICP = 30 mmHg MAP = 70 mmHg CPP = 40 mmHg	p_aO_2: 130 mm Hg	pO_2: 40 mmHg

> Sowenig zusätzliche Sauerstoffgabe wie möglich und nur soviel, wie unbedingt erforderlich. Die Erfordernis der O_2-Gabe und Konzentration ist immer anhand der Klinik und mittels geeigneter Überwachungsmöglichkeiten (Oxymetrie, kapilläre Blutgasanalyse, arterielle Blutgasanalyse) adäquat anzupassen.

Weitere, spezifische Informationen zu Oxygenierung usw. sind im Kapitelteil „Blutgasanalyse" zu finden.

7.4.2
Säure-Basen-Haushalt und Hyperventilation

Diskret-aktuelle oder moderat-chronifizierte Veränderungen des Säure-Basen-Haushalts bzw. des p_aCO_2 spielen unter Normalbedingungen bezüglich der Hirnperfusion eine nur untergeordnete Rolle. Kommt es allerdings unter pathologischen Bedingungen durch verschiedene Umstände zu einer deutlichen Änderung des arteriellen p_aCO_2 (z.B. 28 mmHg oder 60 mmHg), so folgt als Ergebnis u.a. eine Veränderung des Kalibers, d.h. der Weite der das ZNS durchziehenden arteriellen Versorgungsgefäße. Durch diese Kaliberveränderung kommt es auch zu einer Veränderung des zerebralen Blutflusses (CBF). Dieser CBF ändert sich dabei dann direkt proportional zu den Veränderungen des p_aCO_2. In einem p_aCO_2-Bereich von ca. 25–80 mmHg führt eine Änderung des p_aCO_2 um 1 mmHg zu einer Änderung des zerebralen Blutflusses (CBF) um ca. 1ml pro 100mg pro min.

7.4.2.1
Abfall des arteriellen Kohlendioxidpartialdrucks

Ein Abfall des p_aCO_2 hat u.a. eine Engerstellung der arteriellen, das ZNS versorgenden Blutgefäße zur Folge. Diese Engerstellung der Versorgungsgefäße führt zu einer Reduzierung des gesamten zerebralen Blutvolumens pro Zeiteinheit und hat damit eine Reduzierung des gesamten intrakraniellen Volumens pro Zeiteinheit zur Folge (Abb. 7.5). Vermutlich kann innerhalb eines gewissen Kompensationsrahmens die durch die Engerstellung der Versorgungsgefäße ausgelöste Absenkung der Perfusionsrate durch eine Erhöhung der Flußgeschwindigkeit gegenreguliert werden. Dieser mutmaßlichen Kompensation sind bei weiter absinkendem p_aCO_2 Grenzen gesetzt. Sinkt der p_aCO_2 unter die Kompensationsgrenze, so tritt eine zerebrale Minderperfusion mit allen daraus möglichen Konsequenzen ein. Zusätzlich kommt es bei einem Abfall des p_aCO_2 zu einer Rechtsverschiebung der Sauerstoffbindungskurve. Diese Rechtsverschiebung in den alkalischen (basischen) Bereich führt zu einer Verschlechterung der Sauerstoffabgabe vom Blut zum Zielgewebe und ist als Hauptursache einer zerebralen Ischämie bei zu starker Hyperventilation anzusehen. Ein p_aCO_2-Abfall

- reduziert also die zerebrale Blutflußrate,
- vermindert das intrakranielle Gesamtvolumen pro Zeiteinheit,

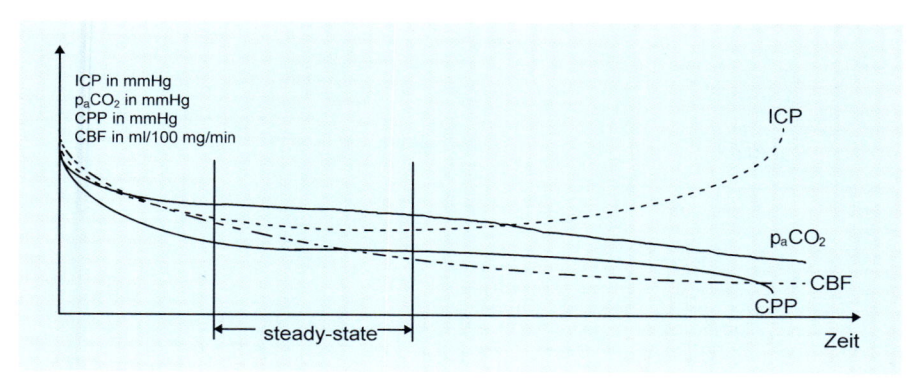

Abb. 7.5. Auswirkungen des p_aCO_2-Abfalls

- reduziert auf diese Weise möglicherweise den intrakraniellen Druck,
- verschlechtert die Hirngewebsoxygenierung durch Rechtsverschiebung der O_2-Dissoziationskurve,
- führt möglicherweise zur zerebralen Minderperfusion.

Bei Indikation zur therapeutischen Hyperventilation sollten p_aCO_2-Werte von 28–32 mmHg angestrebt werden. Bei kontinuierlicher Messung des Sauerstoffpartialdrucks des Hirngewebes (p(ti)O_2) und des ICP kann der p_aCO_2 im arteriellen Blut anhand dieser Meßwerte ausgerichtet und optimiert werden. Allerdings kann ein p_aCO_2 von deutlich unter 28 mmHg möglicherweise zu einer vasokonstriktorisch bedingten Hypoxämie führen. Werte von 20 mmHg und weniger führen sicher zu Ischämien.

7.4.2.2
Anstieg des arteriellen Kohlendioxidpartialdrucks

Der Anstieg des p_aCO_2 führt in der umgekehrt spiegelbildlichen Analogie zu den Effekten, die beim Abfall des p_aCO_2 zu beobachten sind, zu einer Weiterstellung des Kalibers der das ZNS durchziehenden arteriellen Versorgungsgefäße (Abb. 7.6). Das Ergebnis dieser Kaliberverstellung ist eine Steigerung der zerebralen Perfusionsrate. Diese Steigerung wiederum führt zu einer Erhöhung des gesamten zerebralen Blutvolumens pro Zeiteinheit und hat damit eine Erhöhung des gesamten intrakraniellen Gesamtvolumens pro Zeiteinheit und damit des intrakraniellen Drucks zur Folge. Vermutlich kann auch hier von einer gewissen Kompensation ausgegangen werden. Dieser mutmaßlichen Kompensation sind bei weiter steigendem p_aCO_2 Grenzen gesetzt. In diesem Fall führt die Steigerung der zerebralen Blutflußrate zur Kongestion, zur Hirnschwellung bzw. zum Hirnödem. Zusätzlich kommt es bei einem Anstieg des p_aCO_2 zu einer Linksverschiebung der Sauerstoffbindungskurve. Diese Linksverschiebung in den sauren Bereich führt zu einer Verbesserung der Sauerstoffabgabe vom Blut zum Zielgewebe.

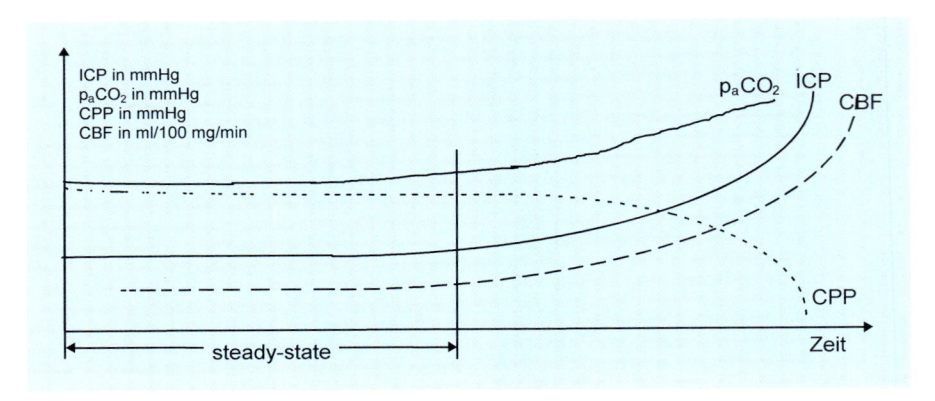

Abb. 7.6. Auswirkungen des p_aCO_2-Anstiegs

Ein p_aCO_2-Anstieg
- erhöht also die zerebrale Blutflußrate,
- erhöht das intrakranielle Gesamtvolumen,
- erhöht unter pathologischen Bedingungen den intrakraniellen Druck,
- verbessert die Hirngewebsoxygenierung durch Linksverschiebung der O_2-Dissoziationskurve,
- führt möglicherweise zur Kongestion, Hirnschwellung bzw. Hirnödem.

7.4.3
Druckveränderungen und Auswirkungen

Das zirkulierende, zerebrale Blutvolumen pro Zeiteinheit wird nicht nur durch die Zuflußrate (zerebraler Blutfluß) beeinflußt, sondern auch durch die venöse Abtransportkapazität mitbestimmt. Dieser Abtransport erfolgt durch große, venöse Blutleiter, welche letztendlich in das obere, große Hohlvenensystem münden. In diesem Hohlvenensystem herrscht ein Strömungsdruck, der maßgeblich von vier Determinanten bestimmt wird:

1. Herzleistung,
2. Strömungswiderstand der venösen Blutleiter im Schädelbereich,
3. Venöser Einflußdruck aus dem oberen und unteren, großen Hohlvenensystem,
4. Atmungstätigkeit und dem daraus resultierenden intrathorakalen Druck.

Dieser Strömungsdruck entspricht normalerweise in etwa dem ZVD-Wert. Neben den nachfolgenden Informationen finden sich nähere Erläuterungen zu „Einfluß des Blutdrucks auf den intrakraniellen Druck" im ATL-Kapitel „Für Sicherheit sorgen".

7.4.3.1
Herzleistung

Kann das Herz das ankommende, venöse Blut nicht in ausreichendem Maße abtransportieren, so resultiert eine Einflußstauung mit Erhöhung des ZVD. Bei bereits pathologisch erhöhtem intrakraniellem Druck oder der Tendenz zur Entgleisung kann daraus eine Kongestion mit Erhöhung des intrakraniellen Drucks resultieren.

7.4.3.2
Venöser Strömungswiderstand

Zum Beispiel kann ein erhöhter Strömungswiderstand in den Jugularvenen als Ausdruck einer Obliteration bzw. Thrombosierung dieser Gefäße einen venösen Rückstau und damit eine intrakranielle Kongestion zur Folge haben. Dies wiederum kann eine intrakranielle Drucksteigerung auslösen oder, bei bereits pathologisch erhöhtem intrakraniellem Druck, den Druck weiter erhöhen.

7.4.3.3
Venöser Einflußdruck

Sowohl aus dem oberen als auch aus dem unteren, großen Hohlvenensystem strömt venöses Blut zum Herzen und bestimmt durch seinen Einflußdruck den ZVD maßgeblich mit.

7.4.3.4
Atmung und intrathorakaler Druck

Bei der normalen Atmung beginnt die Inspiration durch aktive Dehnung und Vergrößerung der Lungen. Dies wird durch eine Mobilisation des Zwerchfells und eine Dehnung des Thorax bewerkstelligt. Atemgase strömen durch den so erzeugten Sog durch die oberen Atemwege und werden durch körpereigene Strukturen effektiv gereinigt, befeuchtet und angewärmt. So präpariert, gelangt die Luft in das Bronchialsystem und erreicht die Alveolen. Daß dies im Normalfall ohne größere Atemwegswiderstände, d.h. Gasturbulenzen und unangemessene Kaliberverengungen der Luftwege, geschieht, ist auf den Umstand zurückzuführen, daß die Dehnung und Weitung der Lungen durch muskulären Zug an den am weitest dezentral liegenden Strukturen in der Lungenperipherie ansetzt. Die Exspiration erfolgt in aller Regel passiv, indem die Spannung an und in den beteiligten Strukturen nachläßt bzw. endet. Das Zwerchfell kehrt wieder in seine Ausgangsposition zurück, und die Thoraxdehnung bzw. -hebung wird beendet. Dadurch verkleinern sich die Lungen wieder, und das Atemgas wird bis auf das stationäre Residualvolumen wieder aus dem sich verkleinernden Reservoir entfernt. Die Strömung des Atemgases in die Lungen wird als Flow bezeichnet. Als inspiratorischer Flow ist der Gasstrom zu Beginn der Inspiration am größten und wird zu Ende der Inspiration Null. Bei beginnender Exspiration kehrt der Flow nun als Exspirationsflow seine Richtung um, erreicht kurzfristig sein Maximum und fällt dann langsam ab, um am Ende der Exspiration wieder Null zu werden. Bei normaler Spontanatmung auf atmosphärischem Niveau herrscht im Pleuraspalt physiologisch ein Sog. Dieser Sog ist durch die elastische Aufspannung der Lungen im Thorax und durch die Vorspannung der am mechanischen Teil der Ventilation

Tabelle 7.3. Thorakale Drücke und Auswirkungen bei Spontanatmung

Normale Spontanatmung	Inspiration	Exspiration
ZVD	⇓	⇑
Blutstrom ⇒ re. Herz	⇑⇑⇑	⇓
Blutstrom re. Herz ⇒ Lunge	⇑⇑⇑	⇓
PAP PcWP	(⇑)	⇓
Blutstrom Lunge ⇒ li. Herz	⇓	(⇑)
PcWP LAP	(⇑)	⇓
Blutstrom li. Herz ⇒ Körper	⇔	⇔

beteiligten Strukturen gegeben. Er ist zu Beginn der Inspiration ebenso wie am Ende der Exspiration relativ niedrig bei Werten von –4 bis –2 cmH$_2$O und erreicht am Ende der Inspiration sein Maximum von –5 bis –8 cmH$_2$O. Diese wechselnden Druckverhältnisse herrschen allerdings nicht nur im Pleuraspalt, sondern finden auch in den umgebenden Strukturen und Abläufen ihren Ausdruck. Dies sind z.B.

- atemsynchrone Schwankungen des Zentralvenendrucks (ZVD),
- atemsynchrone Schwankungen des Pulmonalarteriendrucks (PAP),
- atemsynchrone Schwankungen des linksatrialen Drucks (LAP),
- atemsynchrone Schwankungen des mittleren arteriellen Drucks (MAP).

Allerdings sind diese Auswirkungen im venösen Niederdrucksystem sehr viel deutlicher zu beobachten als im arteriellen Hochdrucksystem. In einer Übersicht dargestellt, ergibt sich dann das Bild wie in Tabelle 7.3 dargestellt. Die Schwankungen des ZVD, ausgelöst durch Atmung und Thoraxblutpumpe, haben wiederum direkte Auswirkungen auf den Abflußwiderstand in den venösen, das ZNS entsorgenden Blutleitern. In diesem venösen Ableitungssystem findet sich bei der Inspiration unter normalen Bedingungen (d.h. Spontanatmung bei normalem ICP) dann ein leichter Druckabfall, bei Exspiration ein leichter Druckanstieg. Damit erklären sich die atemsynchronen Schwankungen des intrakraniellen Drucks (Abb. 7.7).

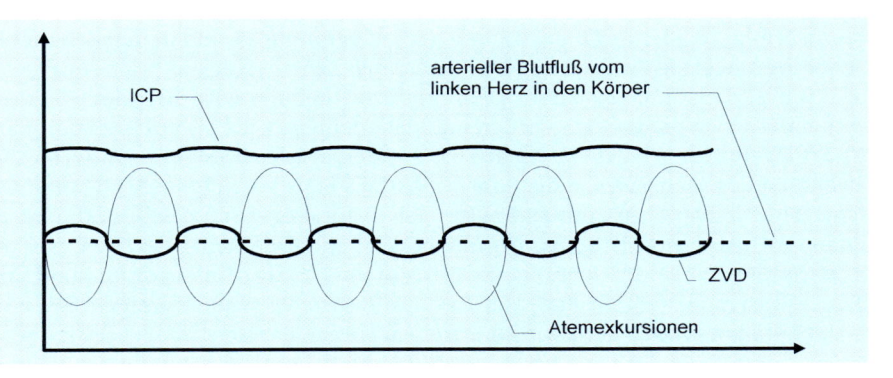

Abb. 7.7. Thorakale Drücke und Auswirkungen bei Spontanatmung

7.5
Atmung und Störungen des ZNS

Unter pathologischen Umständen ist die in vielerlei Hinsicht bestehende, relative Autonomie des ZNS gestört und durch äußere Regulationseinflüsse, wie z.B. Atmung und weitere, mit der Atmung zusammenhängende Umstände, stark modifizierbar. Störungen der Atmung sind bei Patienten mit neurologischen Störungen recht häufig zu beobachten. Umgekehrt sind Störungen des neurologischen Zustands aufgrund akuter Störungen der Atmung fast immer zu beobachten. Vereinfachend lassen sich bei Störungen der Atmung die Regulationsstörungen von den Innervationsstörungen der an der Atmung beteiligten Strukturen abgrenzen.

7.5.1
Innervationsstörungen

Diese Störungen beziehen sich in aller Regel auf Erkrankungsumstände, die mit einer häufig peripher zu lokalisierenden Innervationsstörung der zur Atmung erforderlichen Strukturen einhergehen. Bei den Innervationsstörungen selbst muß noch einmal differenziert werden. Betroffen sind z.B.

- die Strukturen der luftleitenden Wege, z.B. Stimmband-Parese, Gaumensegel-Parese usw.,
- die Umgebungsstrukturen, z.B. hohe Querschnittslähmung, Paresen der Interkostalmuskulatur u.a.

Klinisch imponiert bei der Innervationsstörung die mechanisch bedingte Hypoventilation. Da die Rezeptoraktivität im Regulationskreis der Atmung erhalten ist, können die Patienten Atemnot und Erstickungsgefühle empfinden. Weitere Symptome sind z.B. die angestrengte Atmung mit Einsatz der Atemhilfsmuskulatur und die paradoxe Atmung bei halbseitiger Phrenikusparese.

7.5.2
Atemregulationsstörungen

Atemregulationsstörungen können bei nahezu allen, das ZNS ursächlich oder mitbetreffenden Störungen auftreten. Ursachen sind Störungen, Modifikationen, Intensivierungen oder Minderungen der biochemischen und bioelektrischen Aktivität einzelner, die Atmung beeinflussender Hirnareale bis hin zum Ausfall dieser Aktivität, wie dies bei der zentralen Apnoe der Fall ist. Charakteristische Veränderungen bezüglich der Atemrhythmik, der Atemperiodik und der Atemtiefe finden sich so zum Beispiel bei der Biot'schen Atmung oder der Cheyne-Stoke'schen Atmung, aber auch bei quantitativen Bewußtseinsstörungen. Eine zunehmende Bewußtseinstrübung bis hin zur Bewußtlosigkeit, welcher Ursache auch immer, wird immer auch von Veränderungen der Atmung begleitet.

- Mittelhirnsyndrom Grad II (MHS 2) ⇒ vertiefte und beschleunigte Atmung.
- Mittelhirnsyndrom Grad III (MHS 3) ⇒ vertiefte und beschleunigte Atmung bzw. Cheyne-Stokes-Atmung.
- Mittelhirnsyndrom Grad IV (MHS 4) ⇒ vertiefte und beschleunigte Atmung bzw. Maschinenatmung.
- Bulbärhirnsyndrom Grad I und II (BHS 1 und 2) ⇒ terminale Schnappatmung, Ausfall der Spontanatmung.

7.5.3
Klinische Beispiele

- **Zytotoxisches Hirnödem** nach Herz-Kreislauf-Atemstillstand bzw. Perifokalödem bei Ischämie bzw. Enzephalomalazie. Kommt es zur Minderperfusion einzelner Hirnareale, so fällt in diesen Bereichen die Autoregulation des zerebralen Perfusionsdrucks aus. Ausfall der Autoregulation bedeutet dann direkte Abhängigkeit des zerebralen Perfusionsdrucks (CPP) vom arteriellen Mitteldruck (MAP). Im Extremfall, z.B. generalisierte Hirnschwellung, kann die gesamte zerebrale Perfusion direkt vom MAP abhängen.
- **Abfall des p_aCO_2** durch Hyperventilation. Kommt es durch Hyperventilation (z.B. psychogene Hyperventilation, forcierte Atmung bei MHS 4, kontrollierte Hyperventilation bei Beatmung) zu einem Absinken des p_aCO_2, so folgt als Ergebnis unter anderem eine Reduzierung des gesamten zerebralen Blutvolumens pro Zeiteinheit. Damit kommt es zu einer Reduzierung des gesamten intrakraniellen Volumens pro Zeiteinheit und im Endergebnis zur Reduzierung des intrakraniellen Drucks. Sinkt der p_aCO_2 allerdings weiter, so tritt dann eine zerebrale Minderperfusion mit allen daraus möglichen Konsequenzen ein.
- **Anstieg des p_aCO_2.** Kommt es z.B. durch Hypoventilation (z.B. bei Bewußtlosigkeit) zu einem Anstieg des p_aCO_2, so folgt eine Steigerung der zerebralen Perfusionsrate. Diese Steigerung wiederum führt zu einer Erhöhung des gesamten zerebralen Blutvolumens pro Zeiteinheit und hat damit eine Erhöhung des gesamten intrakraniellen Volumens pro Zeiteinheit zur Folge. Bei weiter steigendem p_aCO_2 führt die Steigerung der zerebralen Blutflußrate zur Kongestion, Hirnschwellung bzw. Hirnödem.
- **Kombinationen.** Als klinisches Beispiel steht hier ein Patient mit ausgedehntem Infarkt der A. cerebri media, Bewußtlosigkeit bei MHS 4, Abfall des MAP auf 50 mmHg, forcierter Atmung mit Abfall des p_aCO_2 auf 27 mmHg. Die Analyse der Situation ergibt den Perfusionsausfall und die Perfusionsminderung im Mediastromgebiet und Umgebung durch Ischämie und Ödematisierung. Dies führt zur Abhängigkeit der Restperfusion vom MAP. Desweiteren liegt ein Abfall des MAP durch die tiefe Bewußtlosigkeit vor. Dies führt zu einem Abfall der zerebralen Perfusionsrate. Der p_aCO_2 sinkt durch die Hyperventilation, und es kommt zu einem weiteren Abfall der zerebralen Perfusionsrate durch Engerstellung der Versorgungsgefäße.

Im Ergebnis können also bestimmte, pathophysiologische Abläufe in ihrer synergistischen Gesamtwirkung noch weiter pathologisierend auf die bereits hochgradig pathologische Gesamtsituation einwirken und eine Art „Negativdynamik" auslösen bzw. verstärken. Somit kann als Resümee konstatiert werden:

- Atmung kann durch Störungen des ZNS stark beeinflußt werden.
- Durch Auswirkungen der Atmung können Funktionen des ZNS beeinflußt werden.
- Durch Auswirkungen der Atmung können Auswirkungen von Störungen auf das ZNS modifiziert werden.
- Bereits relativ geringfügige Veränderungen der Atmung bzw. von Oxygenierung und CO_2-Elimination können bei den neurochirurgisch-neurologisch zu betreuenden Patienten eine vital bedrohliche Situation provozieren.

7.6
Unterschied zwischen Atmung und Beatmung

Die grundlegenden Unterschiede zwischen Eigenatmung und einer Beatmung sind bei verschiedenen Bedingungen zu suchen:

- den mechanischen Gas-Drücken,
- den mechanischen Gas-Druck-Verläufen,
- dem Gas-Flow-Verlauf.

Bei der maschinell-assistierenden Beatmung bzw. definiert-kontrollierten Beatmung wird die Füllung der Lungen mit Atemluft nicht wie bei der normalen Atmung dadurch bewerkstelligt, daß mittels einem von „innen" erzeugten Sog Luft in die Lungen gesaugt wird (siehe dazu auch im vorhergehenden Text bei Determinante 4), sondern in diversen Modi Luft von außen durch die Atemwege in die Lungen hineingepresst wird. Unter Beatmungsbedingungen erfolgt die Exspiration in aller Regel passiv. Öffnen des Exspirationsventils führt dazu, daß der Atemwegsdruck zusammenbricht, die Dehnung der Lunge reduziert wird und die Umgebungsstrukturen wieder in ihre Ausgangspositionen zurückkehren. Durch diese Gegebenheiten ergeben sich signifikante Unterschiede zur Spontanatmung mit deutlichen Unterschieden bezüglich der Qualität der Lungenfüllung und der Atmung insgesamt.

> Grundsätzlich kann gesagt werden, daß durch eine Beatmung, sei sie voll kontrolliert oder assistiert oder in welcher Art und Weise auch immer etabliert, die Atmung verschlechtert wird und zusätzliche Probleme aus der Beatmung erwachsen können.

Die Gründe hierfür sind:

- Die Lungen werden nicht so ökonomisch, effektiv und schonend mit Luft befüllt, sondern durch die hineingepresste Luft, ähnlich dem Aufblasen eines Luftballons, von „innen" nach „außen" ausgedehnt und befüllt.

- Bei Beatmung müssen mehr oder minder hohe Atemwegsdrücke in Kauf genommen werden. Die hohen Atemwegsdrücke erklären sich neben weiteren, möglichen Ursachen (z.B. chronisch obstruktive Lungenerkrankungen (COLD bzw. COPD)) aus zwei hauptsächlich dafür verantwortlichen Umständen. Erstens fällt durch die Dehnung der Lungen von innen nach außen in dem immer enger und verästelter werdenden Bronchialsystem der Flow und der Gasdruck in den Endstrecken des Bronchialsystems drastisch ab. Eine korrekte Belüftung erfordert somit also relativ hohe bis sehr hohe Atemwegsdrücke im großen Bronchialsystem, um nach der Druckreduzierung im Endstreckengebiet einen immer noch ausreichenden Atemwegsdruck zur Verfügung zu haben. Zum zweiten entstehen durch das Hineinpressen der Luft in das Bronchialsystem zu den bereits physiologischerweise im Bronchialbaum vorhandenen Gasturbulenzen noch weitere Turbulenzen. Diese können den Atemwegswiderstand zusätzlich deutlich erhöhen.

- Die intrathorakalen Druckverhältnisse kehren sich um. Dadurch, daß bei der Beatmung die Luft in die Lungen hineingedrückt wird, steigt nun bei der Inspiration der intrathorakale Druck an. Er hat am Ende der Inspiration das Druckmaximum und kann dabei durchaus ein weit positives Niveau erreichen. Ergibt sich z.B. aufgrund klinischer Notwendigkeit eine Beatmung mit PEEP, so wird durch den PEEP der intrathorakale Druck zusätzlich um ein definiertes Niveau kontinuierlich erhöht. Auf diesem erhöhten Niveau laufen dann die atemzyklischen Druckschwankungen ab. Der Sog im Pleuraspalt ist am Ende der Exspiration und zu Beginn der Inspiration in Wertbereichen wie bei normaler Spontanatmung zu suchen, kann aber durch einen PEEP in Richtung atmosphärisch Null oder sogar in den positiven Bereich korrigiert sein. Eine Änderung erfahren auch die Druckverhältnisse im großen Hohlvenensystem und der Ablauf der Thoraxblutpumpe. Der ZVD steigt jetzt während der Inspiration und fällt während der Exspiration wieder auf seinen Ausgangswert. Die bei normaler Spontanatmung beschriebene Unterstützung des venösen Rückstroms zum Herzen durch den Inspirationssog wird somit nahezu ausgeschaltet, und es resultiert eine Einflußstauung durch die Änderung der Druckverhältnisse bzw. -abläufe. Durch einen PEEP im Beatmungsregime erfolgt eine zusätzliche, kontinuierliche ZVD-Erhöhung, auf dessen Niveau dann die atemzyklischen ZVD-Schwankungen ablaufen. Diese Druckerhöhungen können sich klinisch als obere Einflußstauung mit Halsvenenstauung zeigen. Analog der Übersicht für die normale Spontanatmung ergibt sich die Darstellung in Tabelle 7.4. Liegt eine entsprechende, neurochirurgisch-neurologische Problematik vor, so kann unter diesen Umständen, das heißt Beatmung, dann auch der intrakranielle Druck steigen. Das Verhältnis Drucksteigerung des ZVD zu erhöhtem intrathorakalen Druck ist im allgemeinen linear, d.h. 1 mmHg Drucksteigerung intrathorakal erhöht den ZVD um ca. 1 mmHg. Dieses Verhältnis gilt bei entsprechender Disposition auch für den ICP, d.h. 1 mmHg Drucksteigerung

Tabelle 7.4. Thorakale Drücke und Auswirkungen bei Beatmung

Beatmung (z.B. mit PEEP)	Inspiration	Exspiration
ZVD	⇑⇑⇑	⇓
Blutstrom ⇒ re. Herz	⇓	⇑
Blutstrom re. Herz ⇒ Lunge	⇓	⇑
PAP PcWP	(⇓)	⇑
Blutstrom Lunge ⇒ li. Herz	(⇑)	⇓
PcWP LAP	(⇓)	⇑
Blutstrom li. Herz ⇒ Körper	(⇓)	(⇑)

intrathorakal kann den ICP um ca. 1 mmHg erhöhen. Diese Prämisse gilt allerdings nur, solange sich die ICP-Druckkurve im linearen Bereich bewegt. Sind die intrakraniellen Möglichkeiten eine Druckzunahme zu kompensieren erschöpft (z.B. ausgepreßte Liquor-Räume), so steigt der ICP dann nicht mehr linear, sondern in einem exponentiellen Druckkurvenverlauf an. So könnte z.B. die Erhöhung des intrathorakalen Drucks durch eine PEEP-Erhöhung um 2 mmHg mit einer Zunahme des ICP von 10 mmHg oder mehr quittiert werden. Eine Darstellung der Bezüge von Atemexkursionen zu ICP, ZVD und arteriellem Blutstrom vom linken Herzen in den Körper ist in Abb. 7.8 dargestellt.

7.7
Beatmung

Stellt sich im Rahmen einer Notfalltherapie oder einer intensivmedizinischen Behandlung die Frage nach der Indikation zur Beatmung, so ist diese Frage eigentlich und korrekterweise eher eine Frage nach der Indikation zur Intubation, und ob die unter der Intubation begonnene Beatmung fortgeführt werden muß oder soll. Die in der Intensivmedizin gültigen Indikationen zur Intubation und zur Fortführung der unter der Intubation begonnenen Beatmung orientieren sich im allgemeinen an den Begriffen der respiratorischen Partial- bzw. Globalinsuffi-

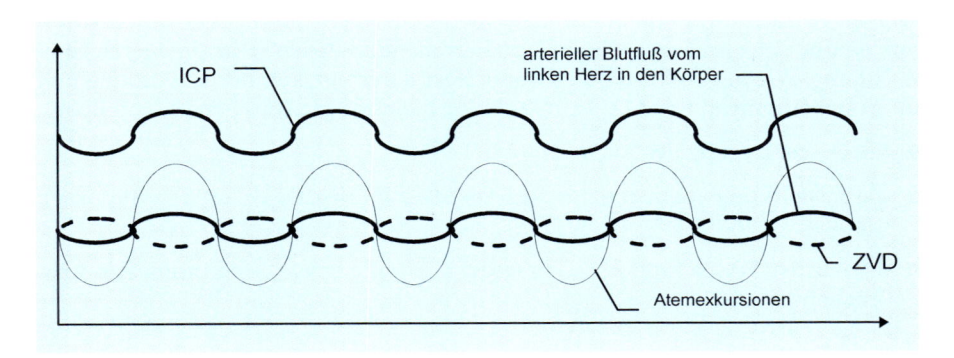

Abb. 7.8. Thorakale Drücke und Auswirkungen bei Beatmung

zienz. Dieser Indikationsrahmen trägt damit nur dem akuten und existentiell notwendigen Oxygenierungs- bzw. Kohlendioxideliminationsbedürfnis Rechnung. Die klassischen, absoluten Notfallindikationen zur Intubation und nachfolgender maschineller Beatmung sind z.B.

- Herz-Kreislauf-Atemstillstand,
- Atemstillstand,
- Schock,
- Thoraxkontusion mit instabilem Hämato-Pneumothorax u.a.

Sogenannte „subakute" Notfallindikationen sind z.B.

- Lungenödem,
- Aspiration,
- Intoxikation,
- Sepsis,
- schwere Pneumonie u.a.

Alle anderen Indikationen gehören nach allgemeiner Übereinkunft eher zum weiteren Behandlungsrahmen und sind somit mehr oder minder als planbare Indikation (z.B. postoperative Nachbeatmung nach kardiochirurgischen Eingriffen) zu sehen. Abgesehen von der Klinik und den absoluten Notfallindikationen, wie z.B. Atemstillstand, kann einzig die arterielle Blutgasanalyse (BGA) Aufschluß über das wahre Ausmaß einer Atemstörung geben. Die BGA ist damit als Anhalt für die Notwendigkeit einer maschinell unterstützten Ventilation anzusehen. Arterielle Blutgasanalysewerte mit einem p_aO_2 von weniger als 50 mmHg und/oder einem p_aCO_2 von mehr als 55 mmHg werden allgemein als absolute Intubations- und Beatmungsindikation betrachtet. Einschränkend muß hinzugefügt werden, daß diese Werte in erster Linie für Patienten ohne respiratorische Vorerkrankungen, wie z.B. chronisch obstruktive Lungenerkrankung (COPD) mit chronischer Hyperkapnie, gelten. Allerdings tragen die hier angeführten, allgemeinen Betrachtungen den Besonderheiten in der Behandlung von vital bedrohten, neurochirurgisch-neurologisch zu betreuenden Patienten nicht ausreichend Rechnung. Wie in dem bisherigen Kapiteltext dargelegt, kommt der Atmung und ihrer Auswirkung auf das ZNS eine Schlüsselposition zu. Dies betrifft vor allem

- die O_2-Versorgung des ZNS,
- die Auswirkung von mechanischen Drücken im Brustkorb auf den Blutdruck und ICP,
- die Art der Freihaltung der Atemwege, d.h. orale bzw. nasale Intubation bzw. Tracheotomie.

Auf die Freihaltung der Atemwege unter Berücksichtigung der Besonderheiten wird im folgenden eingegangen.

7.7.1
Orale Intubation

Die orale Intubation ist relativ einfach durchzuführen und daher im Notfall immer die Maßnahme der Wahl. Orale Intubation ist zur Kurzzeitintubation (z.B. Narkose) geeignet und üblich. Eine orale Intubation sollte im allgemeinen nach den Regeln der Erfahrung und nach den Empfehlungen von Fachautoren einen Zeitraum von 24 h nicht überschreiten. Ist dann eine prolongierte Intubation erforderlich, sollte, wenn irgend möglich, nasal umintubiert werden. In aller Regel ist für einen oralen Tubus ein zusätzlicher Beißschutz (Guedel-Tubus) erforderlich. Dieser Beißschutz stellt neben dem Tubus einen weiteren, großen Fremdkörper im Mund dar und verstärkt über den entsprechend verursachten Fremdkörperreiz sowie ausgelösten Würg- und Brechreiz den Streß des Patienten zusätzlich. Orale Intubation führt oft zur Steigerung der Salviation aufgrund des Fremdkörperreizes, erschwert die effiziente Mundpflege, erschwert die effiziente Tubusfixierung und fördert durch die ständige Fremdkörperpräsenz im Mund-Rachen-Raum die Infektanfälligkeit. Desweiteren kommt es aufgrund von Schluckbewegungen, Husten und Würgen häufig zu Lageveränderungen des Tubus und damit auch des Tubus-Cuffs. Durch diesen Umstand erhöht sich einmal die Wahrscheinlichkeit einer „stillen" Aspiration und zum zweiten die Gefahr einer Tubusdislokation (z.B. einseitige Belüftung durch einseitige Intubation). Dadurch, daß der Zugangsweg des Endotrachealtubus durch die Stimmritze führt, werden in nicht seltenen Fällen durch entsprechende Reizungen die Entwicklung von Granulomen an den Stimmbändern beobachtet. Desweiteren besteht das Risiko einer mechanischen Läsion der Stimmbänder. Ein bei einem Patienten liegender oraler Tubus führt im allgemeinen ohne adäquate Analgosedierung zu heftigen Hustenattacken, Würgen, Streß etc. und wird von daher in der Regel nur sehr schlecht toleriert. Hinsichtlich der Extubation sind zusätzlich einige Besonderheiten zu vermerken. Eine der Voraussetzungen für die Extubation ist ein Mindestmaß an Wachheit, welches sich absehbar weiter steigert, und das komplette Vorhandensein bzw. die Effizienz der Schutzreflexe. Dies ist bei Patienten ohne weitergehende Bewußtseinsstörung in aller Regel der Fall. Bei diesen Patienten gilt in der Regel der Grundsatz, wer sich gegen den Tubus wehrt, benötigt ihn auch nicht mehr. Anders die Situation bei Patienten mit bereits bestehenden (z.B. aufgrund eines Schädel-Hirn-Traumas (SHT)) qualitativen bzw. quantitativen Störungen des Bewußtseins. Hier ist es durchaus möglich, daß ein bewußtseinseingeschränkter Patient einen oralen Tubus und eventuell sogar eine kontrollierte Beatmung ohne Analgosedierung ohne Abwehr toleriert. Ebenso kann aber auch ein eigentlich soporöser Patienten, der mit ungezielter Abwehr auf Schmerzreiz reagiert, einen oral liegenden Tubus ohne adäquate Analgosedierung mit heftigen Hustenattacken, Würgen, Kauen und Streß quittieren. Bei dem letztgenannten Patienten darf die in der Regel streßbedingte Aktivität und Unruhe nicht mit beginnender Wachheit verwechselt werden. Ob das zur Extubation erforderliche, sich absehbar weiter steigernde Mindestmaß an Wachheit besteht, zeigt sich oft erst nach der Extubation. Leider reduziert sich nach der Extubation (der stressende Reiz „Tubus" ist entfernt) häufig Vigilanz und Wachheit deutlich bis sehr deutlich. Abnehmende Atemtätigkeit, mangelnde bis fehlende Expektoration sowie Verschlechterung der Blutgaswerte sind die Folge, und oftmals steht über kurz oder lang die Re-Intubation an.

7.7.2
Nasale Intubation

Diese Intubation ist im allgemeinen nicht so einfach durchzuführen. Als primäre Intubation erfolgt sie sehr selten, oft allerdings als nasale Umintubation nach vorher erfolgter Oralintubation. Eine nasale Intubation sollte im allgemeinen nach den Regeln der Erfahrung und nach den Empfehlungen von Fachautoren (aufgrund der nachfolgend beschriebenen Umstände und Folgen) einen Zeitraum von 3–5 Tagen nicht überschreiten. Ist dann weitergehend eine mechanische Freihaltung der Atemwege bzw. Beatmungsmöglichkeit erforderlich, so sollte dann, wenn irgend möglich, tracheotomiert werden. Nasale Intubation reduziert nach einer gewissen Gewöhnungszeit das Fremdkörpergefühl im Pharynx, erleichtert die effiziente Mundpflege, erleichtert die effiziente Tubusfixierung und reduziert die Infektanfälligkeit im Mund-Rachen-Raum. Dadurch, daß der Tubus an der Nase effizienter zu fixieren ist und durch den Zugangsweg für den Tubus selbst bereits eine gewisse Fixierung und Schienung besteht, kommt es seltener zu schluck- und sonstiger bewegungsabhängiger Tubusmobilisation. Damit reduziert sich die Gefahr der „stillen" Aspiration sehr deutlich. Nachteilig fällt allerdings die Tatsache der Tamponade eines Nasengangs aus. Diese Tamponade bzw. Reizung führt zum Sekretstau der betroffenen Nasennebenhöhle und damit zu einer erhöhten Infektanfälligkeit. Desweiteren werden aufgrund nasaler Intubation häufig Druckläsionen im Pharynx, der Nasenmuscheln und Dekubiti der Nasenflügelpartien beobachtet. Dadurch, daß der Zugangsweg des Endotrachealtubus ebenso wie bei der oralen Tubuslage durch die Stimmritze führt, werden in nicht seltenen Fällen durch entsprechende Reizungen die Entwicklung von Granulomen an den Stimmbändern beobachtet. Desweiteren besteht das Risiko einer mechanischen Läsion der Stimmbänder. Nasal liegende Tuben werden in der Regel nach einer gewissen Gewöhnungszeit auch ohne weitergehende Analgosedierung relativ gut toleriert. Somit kann das Weaning vom Beatmungsgerät und das Aufwachen nach längerer Analgosedierung relativ streßfrei erfolgen. Auch Bewußtseinsstörungen und fehlende bzw. inkomplette Schutzreflexe sind keine Hindernisse bei der Spontanatmung bzw. dem Training zur Erlangung einer effizienten Spontanatmung. Mit nasalem Tubus ist zusätzlich der Zugang zur effizienten Bronchialtoilette jederzeit verfügbar.

7.7.3
Tracheotomie

Die Tracheotomie erfordert in jedem Fall ein operatives Vorgehen mit den dann üblichen, bekannten Risiken. Primäre Tracheotomien erfolgen in der Regel selten, z.B. nach ausgedehnten Mittelgesichtsverletzungen, oder wenn eine längere oder sogar nicht absehbare Beatmungszeit bereits feststeht. Wurde erst nach bereits längerer Intubationszeit tracheotomiert, so sind häufig Wundheilungsstörungen zu beobachten. Dieser Umstand beruht im allgemeinen auf der Infektsituation des Mund-Nasen-Rachen-Raums, welche durch die längere Zeit der oralen bzw. nasalen Tubeneinlage begünstigt bzw. ausgelöst wurde (z.B. Sinusitis bei nasaler Intubation, Soor bei oraler Intubation, bakterielle Infekte der Schleimhäute). Vorteile der Tracheotomie:

- Eine effiziente Mund-Nasen-Rachen-Pflege wird erleichtert.
- Eine effiziente Fixierung der Trachealkanülentubus wird ermöglicht.
- Die Infektanfälligkeit im Mund-Nasen-Rachen-Raum wird reduziert.
- Nach einer Tracheotomie und Einlage einer geblockten Trachealkanüle besteht ein nur geringes Risiko einer „stillen" Aspiration. Da die Trachealkanüle am Hals und in direkter Umgebung des Kehlkopfes durch das Halteband fixiert ist, bewegt sich diese Kanüle bei Schluck- und sonstiger Bewegungsmobilisation des Kehlkopf-Hals-Trachea-Bereichs problemlos mit.
- Der Wechsel einer Trachealkanüle ist recht einfach durchzuführen und birgt ein nur geringes Traumatisierungsrisiko.
- Durch den unterhalb der Stimmritze liegenden Zugangsweg zur Trachea entfällt das Risiko einer Läsion der Stimmbänder bzw. Entwicklung von Granulomen.

Auch eine Trachealkanüle wird in der Regel nach einer gewissen Gewöhnungszeit ohne weitere, erforderliche Analgesie bzw. Sedierung relativ gut toleriert. Somit kann auch hier das Weaning vom Beatmungsgerät und das Aufwachen nach längerer Analgosedierung relativ streßfrei erfolgen. Ebenso sind Bewußtseinsstörungen und fehlende bzw. inkomplette Schutzreflexe keine Hindernisse bei der Spontanatmung bzw. dem Training zur Erlangung einer effizienten Spontanatmung. Mit Trachealkanüle ist der Zugang zum Bronchialsystem zur effizienten Bronchialtoilette jederzeit verfügbar.

7.8
Beatmungsschemata

7.8.1
Volumenkontrollierte Beatmung

Bei diesem Beatmungsverfahren wird festgelegt, wieviel Atemluft in l der Patient pro min erhalten soll, d.h. „das Volumen wird kontrolliert". Bei diesem Verfahren erhält der Patient eine bestimmte Anzahl Atemzüge pro Minute (Atemfrequenz), wobei jeder dieser Atemzüge ein definiertes Hubvolumen hat. Aus dieser Beziehung ergibt sich das Atemminutenvolumen nach der Formel $AMV = AF \times AZV$. Bei dieser Beatmungsform ist der Flow in aller Regel konstant oder akzelerierend (d.h. ansteigend). Ist das eingestellte Volumen pro Atemzug erreicht, schaltet der

Respirator auf Exspiration um. Volumenkontrollierte Beatmung ist ein relativ rigides Beatmungsschema und läßt dem Patienten praktisch keine Chance, eigene Anteile zur Atmung beizusteuern. Wird keine Vorsorge getroffen (z.B. Analgosedierung, Ausschalten des Atemantriebs durch Hyperventilation, adäquate Trigger-Schwelle, SIMV o.ä.), so beginnt oftmals ein Kampf zwischen Mensch und Maschine. Für den Trigger gilt im allgemeinen das folgende:
Kann der Patient aus eigener Kraft den eingestellten Trigger auslösen, so erfolgt ein kontrollierter Atemhub mit den eingestellten Werten. Damit besteht für den Patienten die Möglichkeit, das vorgegebene AMV zu überschreiten. Doch selbst bei bestehender Kooperation durch den Patienten entstehen relativ hohe Belastungen der Atemorgane. Dadurch, daß bei diesem Beatmungsverfahren das Atemzugvolumen festgelegt ist, können inspiratorisch relativ hohe bis hohe Atemwegsdrücke entstehen. Bei jedem Atemzug wird das voreingestellte Luftvolumen in die Lungen hineingepresst, und die Lungen sowie die Umgebungsstrukturen müssen sich entsprechend weiten und dehnen. Wird der Druckanstieg bei der Inspiration nicht durch eine Druckbegrenzung als oberster, maximaler Atemwegsdruck begrenzt, so können Schäden an den Atemorganen (z.B. ein Pneumothorax) entstehen. Ein gewichtiger Aspekt im Rahmen der neurochirurgischen Intensivbehandlung und Beatmung betrifft den p_aCO_2-Wert. Dadurch, daß von dem sehr starren Beatmungsschema ein konstantes Atemminutenvolumen garantiert wird und die Einstellung zum Atemzeitverhältnis bei diesem Beatmungsschema leicht kalkulierbare Auswirkungen hat, ist es möglich, den p_aCO_2 im allgemeinen hinreichend konstant auf einem gewünschten Wert zu halten. Unter Voraussetzung einer unproblematischen Lungensituation ist die volumenkontrollierte Beatmung trotz der sich ergebenden relativ hohen Atemwegsdrücke für Patienten mit manifester intrakranieller Drucksteigerung bzw. der Gefährdung, eine solche auszubilden, das Beatmungsverfahren der Wahl. Dies ist in der erreichbaren p_aCO_2-Konstanz begründet. Die p_aCO_2-Konstanz kann weitere, entsprechende Nachteile des Beatmungsverfahrens durchaus aufwiegen.

7.8.2
Druckkontrollierte Beatmung

Bei diesem Beatmungsverfahren wird festgelegt, mit welchem Atemwegsdruck dem Patienten wie oft pro min Atemluft zugeführt werden soll. Dies bedeutet, der reguläre Atemwegsdruck kann nie über die geräteseitigen Einstellungen (d.h. Druckniveau plus PEEP) ansteigen, d.h. „der Atemwegsdruck wird kontrolliert". Das AZV, also die Tiefe der Atemzüge, ist von verschiedenen Komponenten abhängig (Abb. 7.9). Aus diesen Beziehungen resultiert dann das sich ergebende Atemminutenvolumen nach der Formel AMV = AF × AZV. Da das Beatmungsgas während der Inspirationsdauer mit konstantem Druck zugeführt wird, nimmt der Flow während des Inspirationsvorgangs ab. Ist das Ende der Inspirationszeit erreicht, schaltet das Gerät auf Exspiration um. Für den Trigger gilt, kann der Patient aus eigener Kraft den eingestellten Trigger auslösen, d.h. einen Sog einer bestimmten Stärke erzeugen, so erfolgt ein kontrollierter Atemhub mit den eingestellten Werten. Damit besteht für den Patienten die Möglichkeit, das ange-

```
           ┌──── Atemwegsdruck ( inspiratorisches Druckniveau ) in mbar
           ├──── Atemzeitverhältnis I:E
           ├──── PEEP
    ( AZV )├──── Residualvolumen ( ist bei PEEP erhöht ! )
           ├──── Resistance
           ├──── Compliance
           └──── Kooperativität des Patienten
```

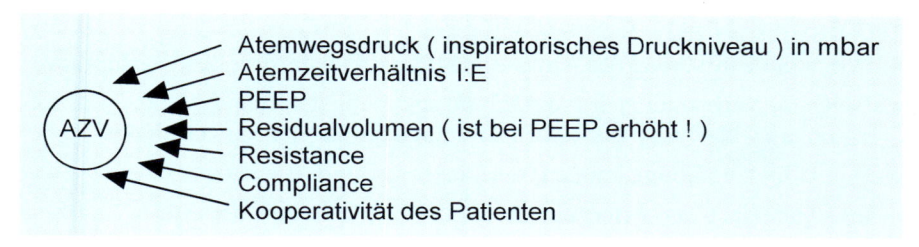

Abb. 7.9. Komponentenwirkung

strebte AMV zu überschreiten. Insgesamt gesehen ist die druckkontrollierte Beatmung ein elegantes, relativ schonendes Beatmungsschema und läßt dem Patienten unter den üblichen Einstellungen die Möglichkeit, eigene Anteile zur Atmung beizusteuern. Aufgrund der Tatsache, daß der Patient die Beatmung teilweise modifizieren kann, erfordert dieses Verfahren allerdings auch einen erheblich größeren Überwachungsaufwand als die volumenkontrollierte Beatmung. Dieser Überwachungsaufwand bezieht sich in erster Linie auf AZV, AMV und Compliance. Eine weitere Voraussetzung zur korrekten Anwendung dieses Beatmungsverfahrens ist die Bereitschaft, jederzeit mit feinfühligem Titrieren die Beatmung erneut dem Patienten und den Gegebenheiten anzupassen. So haben z.B. Kooperativität, Unruhe, Sekret in den Atemwegen, Verminderung der Compliance aufgrund Spastik des Bronchialsystems oder Erhöhung der Resistance wegen Kondenswasser im Schlauchsystem sofortige Auswirkungen auf das AZV und damit auf das Atemminutenvolumen.

Ein weiterer, wichtiger Berücksichtigungspunkt bei druckkontrollierter Beatmung ist der p_aCO_2. Aufgrund der fast permanent, zumindest geringfügig wechselnden Atemzugvolumina ist es im Grunde nur unter tiefster Sedierung bzw. Relaxierung und ständiger BGA-Kontrolle möglich, den p_aCO_2 auch nur annähernd so konstant auf einem gewünschten Wert zu halten, wie dies bei volumenkontrollierter Beatmung relativ einfach möglich ist. Hauptindikation für druckkontrollierte Beatmung ist die kritische, problematische Lungensituation, wie z.B. bei Aspiration, Thoraxtrauma, schwerer Pneumonie, ARDS und Lungenödem.

7.8.3
CPAP

Bei CPAP („continuous positive airway pressure") atmet der Patient spontan, und er bestimmt die meisten Respirationsparameter wie AF, AZV, AMV, Atemzeitverhältnis u.a. selbst. Allerdings erfolgt diese Atmung auf einem zum umgebenden Atmosphärenniveau erhöhten Druckniveau, dem PEEP. Wichtigste Einstellung am Respirator unter CPAP ist (neben dem PEEP selbst) der Trigger. Der Trigger muß adäquat eingestellt sein, damit der Patient das Gerät auch triggern kann, d.h. atmen kann.

Vorteile des CPAP sind (analog zum PEEP):

- Durch die Vorblähung der Atemwege wird ein Kollaps derselben verhindert.
- Durch die Vorblähung wird die Öffnungsdehnung der Atemwege bei der Inspiration erleichtert und damit die inspiratorische Atemarbeit vermindert.
- Durch die Vorblähung können Atelektasen verhindert werden.
- Im allgemeinen verbessert ein „Best-PEEP" den Gasaustausch für O_2.

Nachteile des CPAP sind (analog zum PEEP):

- Erhöhung der funktionellen Residualkapazität durch PEEP.
- $_aCO_2$-Retention bzw. p_aCO_2-Erhöhung durch Erhöhung der funktionellen Residualkapazität.
- Es muß gegen den PEEP-Druck aktiv ausgeatmet werden. CPAP führt somit zu einer Erhöhung der exspiratorischen Atemarbeit.
- Erhöhung des intrathorakalen Drucks mit allen Konsequenzen, z.B. ICP-Erhöhung u.a.
- Bei hohem PEEP kommt es zu einer Verminderung des HMV. Dies kann sich klinisch im Blutdruckabfall und in der Kreislaufinstabilität äußern.
- Induktion einer „Niereninsuffizienz" durch hohen PEEP.

CPAP am Respirator bzw. CPAP-Atmung mittels spezieller CPAP-Systeme dient der Atemunterstützung und hat seine Indikation, z.B. als

- Weaning, d.h. beim Entwöhnen vom Respirator,
- Training der Atemorgane,
- Atemunterstützung bei Schlaf-Apnoe (Anwendung von speziellen CPAP-Masken),
- Atemtraining zur Behandlung bzw. Prävention von Minderbelüftungen und Atelektasen.

7.8.4
Druckunterstützte, assistierende Beatmung

Für dieses assistierende Beatmungsschema gelten im Grunde alle Aussagen wie zur druckkontrollierten Beatmung mit der gewichtigen Ausnahme, daß der Patient spontan atmet. Er bestimmt damit die meisten Respirationsparameter wie AF, AZV, AMV, Atemzeitverhältnis u.a. zum allergrößten Teil selbst. Die Einatmung erfolgt mittels Unterstützung durch ein inspiratorisches Druckniveau. Das Verfahren kann mit PEEP kombiniert werden. Die wichtigste Einstellung am Respirator unter Druckunterstützung ist (neben dem Druckniveau selbst) auch hier der Trigger. Der Trigger muß adäquat eingestellt sein, damit der Patient das Gerät auch triggern kann, d.h. atmen kann. Druckunterstützung am Respirator dient der Atemunterstützung und hat seine Indikation, z.B. als

- Weaning, d.h. beim Entwöhnen vom Respirator,
- Training der Atemorgane,
- Atemtraining zur Behandlung bzw. Prävention von Minderbelüftungen und Atelektasen.

7.8.5
SIMV-Varianten

Als Allgemeines zu diesen Varianten gilt, daß diese Verfahren Kombinationen von Spontanatmung und assistierter bzw. kontrollierter Beatmung sind. Mit ihnen läßt sich eine kontrollierte Mindestventilation sicherstellen, und gleichzeitig ist für den Patienten die Möglichkeit einer Bedarfsatmung gegeben. Zur Sicherung der Mindestventilation werden eine Anzahl von SIMV- bzw. SIPPV-Zügen pro min vorgegeben. Diese SIMV- bzw. SIPPV-Züge werden entweder synchronisiert-kontrolliert oder triggergesteuert-synchronisiert-kontrolliert verabreicht. Der Patient hat dann die Möglichkeit, während der Zeitfenster zwischen kontrollierten Hüben spontan zu atmen. Der Gasfluß zur Inspiration wird dabei durch Triggerung ausgelöst. Während dieser Freiatmungsintervalle kann der Patient einzelne Modalitäten, wie z.B. AZV oder Atemzeitverhältnis, selbst bestimmen. Das Verhältnis zwischen definierten Atemhüben vom Respirator und den Freiatmungsfenstern ist von Respirator zu Respirator verschieden. Es kann von zeitlich relativ festgelegten Abständen der unbedingt zu verabfolgenden, assistierten Zügen bis hin zur an AMV und Apnoe orientierten Demand-Assistenz reichen. Die Indikation für SIMV bzw. SIPPV sind beispielsweise

- Weaning, d.h. beim Entwöhnen vom Respirator,
- Training der Atemorgane,
- Atemtraining zur Behandlung bzw. Prävention von Minderbelüftungen und Atelektasen.

7.8.5.1
SIMV
Die SIMV-Züge sind prinzipiell wie die Struktur einer volumenkontrollierten Beatmung konzipiert. Für diese SIMV-Züge werden SIMV-AZV, SIMV-AF, SIMV-AMV, SIMV-Druck u.ä. vorgewählt. Ein optional zu wählender PEEP gilt in der Regel sowohl für die SIMV-Zeit als auch für die freien Fenster. Unter PEEP entspricht die Atmung in den freien Intervallen dann einer CPAP-Atmung.

7.8.5.2
SIMV plus Druckunterstützung
Entspricht der SIMV-Struktur. Allerdings werden die Spontanatemzüge in den freien Fenstern mit einem definierbaren, inspiratorischen Druckniveau zusätzlich unterstützt. Die Atmung in den freien Intervallen entspricht dann einer Druckunterstützung mit PEEP bzw. eines CPAP plus Druckunterstützung.

7.8.5.3
SIPPV
Die SIPPV-Züge sind prinzipiell wie die Struktur einer druckkontrollierten Beatmung konzipiert. Für diese SIPPV-Züge werden SIPPV-Druckniveau, SIPPV-AF u.ä. vorgewählt. Ein optional zu wählender PEEP gilt in der Regel sowohl für die SIPPV-Zeit als auch für die freien Fenster. Unter PEEP entspricht die Atmung in den freien Intervallen dann einer CPAP-Atmung.

7.8.5.4
SIPPV plus Druckunterstützung
Entspricht der SIPPV-Struktur. Allerdings werden die Spontanatemzüge in den freien Fenstern mit einem definierbaren, inspiratorischen Druckniveau zusätzlich unterstützt. Die Atmung in den freien Intervallen entspricht dann einer Druckunterstützung mit PEEP bzw. eines CPAP plus Druckunterstützung.

7.9
Entwöhnung von der Beatmung und die Extubation

Ist aus dem einen oder anderen Grund eine weitere Beatmung bzw. Atmung am Respirator nicht mehr notwendig, so kann die Entwöhnung vom Gerät, das sogenannte „Weaning", beginnen. Dieses Weaning wird durch verschiedene Bedingungen bestimmt:

- **Art und Zeitdauer einer kontrollierten Beatmung.** Je länger ein Patient kontrolliert beatmet wird, um so mehr gewöhnt er sich daran, daß ihm die Aktivität des Atmens abgenommen wird, und um so atrophischer und inaktiver wird seine Atemmuskulatur werden. Hoher PEEP, hohe Atemhubvolumina, chronisch eher niedrige p_aCO_2-Werte reduzieren zusätzlich die Atemaktivität des Patienten. Das Training der muskulären Umgebungsstrukturen und die Umgewöhnung stehen unter diesen Voraussetzungen zunächst im Vordergrund.

- **Psychische Situation und Verfassung des Patienten.** Ist ein Patienten verängstigt, uninformiert, verwirrt, agitiert usw., wird er wenig kooperativ sein, und die Führung hin zur Spontanatmung wird sich entsprechend problematisch gestalten.

- **Art und Zeitdauer einer assistierten Beatmung.** Das Weaning hin zur Spontanatmung gestaltet sich insgesamt erheblich einfacher, wenn ein Patient bereits von Beginn einer Respiratorbehandlung an assistiert oder teilassistiert beatmet wurde, oder aber schon vor einiger Zeit von kontrollierter Beatmung zur assistierten Beatmung geführt werden konnte. Dies gilt um so mehr, wenn in der Einstellung der assistierten Beatmungsform Wert auf atemtrainierende Modifikationen gelegt wurde.

- **Die Atmung beeinflussende Medikation.** Eine potente Analgesie bzw. Sedierung wird in aller Regel die Situation bezüglich des Atemantriebs und der Effizienz der Expektoration eher ungünstig beeinflussen. Dies gilt auch und sogar eher besonders für Patienten mit Störungen im Bereich des ZNS. Andererseits besteht aber auch die Möglichkeit, daß eine adäquate Analgesie die Atmung ökonomisiert, die Expektoration unterstützt, eine Spontanatmung effektiviert und letzten Endes eine Extubation überhaupt erst möglich macht. Dies muß, wie alle anderen Aspekte, selbstverständlich immer individuell und im Einzelfall entschieden werden. Atmungsspezifische Medikamente wie β2-selektive Sympathomimetika können im Einzelfall ebenfalls hilfreich sein, ebenso wie die Wirkung von Expektorantien.

- **Pulmonale Vorerkrankungen** wie COPD bzw. COLD, Asthma bronchiale, Emphysem, chronische Bronchitis u.a. führen zu einer erheblichen Verschlechterung der Bedingungen, einen Patienten mit adäquaten, d.h. mit für diesen Patienten guten Blutgaswerten zur Spontanatmung zu leiten. Sehr vorsichtiges, sensibles Titrieren der Beatmungsparameter in der direkten, jeweiligen Situation, großes Verständnis und eine Menge Geduld lassen das schwierige Unterfangen oft jedoch gut gelingen.

- **Aktuelle, pulmonale Erkrankungen.** Hier gelten in etwa die gleichen Aussagen wie für die pulmonalen Vorerkrankungen.

- **Aktuelle Erkrankung/en.** Die aktuelle/n Erkrankung/en und deren Relevanz bezüglich der Atmungsorgane, der Umgebungsstrukturen der Atmungsorgane, des zentralen Atemantriebs, des zentral modulierten Atemrhythmus und des Hustenreflexes können eine Entwöhnung vom Respirator sehr schwierig und langwierig gestalten. Die Totraumverkleinerung und der jederzeit mögliche Zugang zum Bronchialsystem durch eine frühzeitige und großzügige Indikationsstellung zur Tracheotomie können in manchen Situationen die Spontanatmung überhaupt erst ermöglichen.

Ein Beispiel für den **Ablauf eines typischen Weanings** kann wie folgt skizziert werden:

- Phase der kontrollierten Beatmung (z.B. volumenkontrollierte Beatmung) unter adäquater Analgosedierung, eventuell auch Relaxierung.

- Ende der Relaxierung, Reduktion oder Ende der Sedierung und Umstellung der Beatmung von rein kontrollierter Beatmung auf teilassistiert-kontrollierte Beatmung wie SIMV oder SIMV plus Druckunterstützung. Die Beatmung gleicht zu diesem Zeitpunkt noch einer voll kontrollierten Beatmung, räumt dem Patienten jedoch Möglichkeiten zur Eigenatmung ein.

- Bei einsetzenden Spontanatmungsbestrebungen kann eine allmähliche Reduktion von PEEP, Anzahl der kontrollierten Atemzüge und des Druckniveaus unter optimierter Gestaltung der Triggereinstellung erfolgen. Ziel ist hier zunächst die Atmung mit CPAP unter moderatem PEEP oder Atmung unter Druckunterstützung mit geringst möglichem Druckniveau und moderatem PEEP. Bestehen keine Kontraindikationen, sollten auf dem Weg zu diesem Etappenziel zur effektiven Atelektasenprophylaxe neben der manuellen Lungenpflege (Blähen etc.) respiratoreigene Seufzerprogramme genutzt werden. Bietet der Respirator diese Option nicht, so kann eine Respiratoreinstellung mit einer SIMV-AF von 1/min mit hohem Atemhubvolumen (SIMV-Hubvolumen von 10–12 ml/kgKG) einen ähnlichen Prophylaxeeffekt ermöglichen. Bei der Reduktion der Beatmungseinstellungen sei vor einem zu forschen Reduzieren von mehreren Parametern gleichzeitig und vor allem des PEEP gewarnt. Dies gilt insbesondere nach Zeiten längerer, aggressiver Beatmung mit hohen PEEP-Werten. Eine Dekompensation der Lungenfunktion, starke Verschleimung durch übermäßige Sekretion von Trachealsekret und massive BGA-Verschlechterungen können die Folge sein.

- Ist das Etappenziel „Spontanisierung" erreicht, kann der Patient eventuell zunächst stundenweise oder aber auch definitiv spontan unter Raumluftbedingungen atmen. Dies geschieht unter O_2-Zufuhr, effizienter Atemluftanfeuchtung und Atemlufterwärmung.

Atmet der Patient nun eine entsprechende Zeitspanne effizient und stabil unter den vorgenannten Raumluftbedingungen, so kann die Extubation bzw. die Dekanülierung ins Auge gefaßt werden. Um die Extubation bzw. die Dekanülierung durchzuführen, ohne den Patienten zu gefährden, müssen wiederum bestimmte Bedingungen erfüllt sein:

- Der Hustenreflex des Patienten sollte effizient auslösbar sein. Der Patient sollte über einen ausreichend kräftigen Hustenstoß und eine gute Expektoration verfügen.
- Der Patient sollte ausreichend wach sein bzw. eine weitere Zunahme der Wachheit sollte absehbar sein.
- Der Patient sollte koordiniert und effizient schlucken können.
- Eine Gabe von Antiphlogistika und Medikamenten zur Schleimhautödemprophylaxe direkt vor, aber auch nach der Extubation ist üblich und hilfreich.
- Der Patient sollte nach Extubation bzw. Dekanülierung nach Möglichkeit in Sitzbettlagerung bzw. atemerleichternde Lagerung gebracht werden.
- Eine Gabe von Sauerstoff nach der Extubation bzw. Dekanülierung kann für eine entsprechende Zeit erforderlich werden.
- Eine suffiziente Überwachung des Patienten und seiner Blutgassituation ist obligatorisch. Hilfreich kann hier eine Pulsoxymetrie sein.

Weitere Aspekte zur Extubation in Zusammenhang mit unterschiedlichen Arten der mechanischen Atemwegefreihaltung finden sich im Abschn. „Beatmung" (7.7).

7.10
Blutgasanalyse

Die folgenden Aspekte, wie z.B. atmosphärische Gasdrücke, sind beim pulmonalen Gasaustausch von Belang:

7.10 Blutgasanalyse

- Der Gesamtluftdruck beträgt auf Meeresniveau ca. 1 bar. Dies entspricht 760 Torr = 760 mmHg und setzt sich aus der Summe der einzelnen Gaspartialdrücke von pO_2, pCO_2, pN_2, Wasserdampfdruck u.a. zusammen.
- Der Anteil des Sauerstoffs an der Atemluft beträgt ca. 21%, der pO_2 hat einen Partialdruck von ca. 159 mmHg.
- Der Anteil des N_2 beträgt ca. 78% bei ca. 600 mmHg pN_2.
- Gesättigter Wasserdampf hat in der Alveole bei 37 °C einen Partialdruck von ca. 47 mmHg.
- CO_2 diffundiert ca. 20mal schneller als O_2 durch die Schicht zwischen Alveole und Kapillare.
- Die Sauerstoff-Diffusionskapazität von den Alveolen ins Blut beträgt bei ruhiger Atmung ca. 230 ml O_2/min.

Tabelle 7.5. Gasdrücke

Gas	Partialdrücke in mmHg			
	Raumluft	Inspirationsluft	Exspirationsluft	Alveolarluft
O_2	159,6	149,3	120	104
CO_2	<1	<1	27	40
H_2O	<1	47	47	47
N_2	600	563	566	569

Die verschiedenen Gasdrücke sind in Tabelle 7.5 dargestellt. Je nach Abnahmeort (venös, zentral-venös, arteriell, gemischt-venös aus der A. pulmonalis oder kapillär) ergeben sich Möglichkeiten der Interpretation von Lungenfunktion, Effektivität der Ventilation bzw. Beatmung, Herzfunktion, Stoffwechselstörungen. Im allgemeinen kommen zur Diagnostik bzw. Verlaufskontrolle nur die arteriellen und gemischt-venösen Gasanalysen in Betracht bzw. bei Kleinkindern und Säuglingen die kapilläre Gasanalyse. Ist der Patient beatmet, sollten die Beatmungsparameter wie PEEP, AMV, Atemfrequenz, Spitzendrücke, F_IO_2-Konzentration, Hb, Temperatur und wo bzw. wie die BGA abgenommen wurde mit berücksichtigt werden. Parameter einer BGA sind p_aO_2, p_aCO_2, $_apH$, $_aHCO_3$, $_aBE$, S_aO_2 und Content (s. 7.10.1). Die BGA-Normalwerte sind in Tabelle 7.6 dargestellt.

Tabelle 7.6. Normalwerte einer arteriellen Blutgasanalyse

Analyseparameter	Wert
pO_2	>75 mmHg
pCO_2	ca. 40 mmHg
pH	7,36–7,44
HCO_3	22–28 mmol/l
BE	±3 mmol/l

7.10.1
Begriffsbestimmungen zur Blutgasanalyse

- p_aCO_2. Der Kohlendioxidpartialdruck beträgt normalerweise ca. 38–42 mmHg im arteriellen Blut.
- $_aBE$. Arterieller „base excess" oder auch „Basenüberschuß" genannt. Er beträgt normal +3 bis –3 mmol/l.
- $_aStBic = HCO_3$ st. Arterielles Standardbikarbonat mit ca. 24 mmol/l (als Bikarbonat gebundenes CO_2).
- $_aHCO_3$ abs. Tatsächlicher, aktueller arterieller Bikarbonatwert.
- p_aO_2. Sauerstoffpartialdruck im arteriellen Blut.
- S_aO_2. Arterielle Sauerstoffsättigung. Anteil des mit Sauerstoff beladenen Hämoglobins.
- $_aO_2$-Content. Sauerstoffgehalt im arteriellen Blut.
- $_apK$. Der Wert beträgt 6,1 und ist als das Verhältnis von gebundenem $_aCO_2$ zu freiem $_aCO_2$ definiert. Dieses Verhältnis beträgt etwa 20:1; damit ergibt sich ein normaler $_apH$ von 7,4.
- $_apH$. Dieser Säurewert beträgt im arteriellen Blut normalerweise ca. 7,38–7,42 und ist als der negative, dekadische Logarithmus der Wasserstoffionenkonzentration definiert. Der $_apH$-Wert berechnet sich nach der Henderson-Hasselbach-Gleichung (Abb. 7.10).

Im Blut ist Sauerstoff fast ausschließlich an Hämoglobin gebunden. 1 g Hämoglobin bindet maximal 1,38 ml O_2. Der $_aO_2$-Content berechnet sich aus: $Hb \cdot S_aO_2 \cdot 1{,}38$ d.h. Menge der Sauerstoffträger, der $_aO_2$-Sättigung sowie der O_2-Bindungskapazität des Hämoglobins. Die Sauerstoffbindungskapazität ist von verschiedenen Faktoren abhängig. Eine erhöhte Sauerstoffbindungskapazität ergibt sich z.B. bei hohem pH, niedriger Temperatur, niedrigem p_aCO_2. Eine verminderte Sauerstoffbindungskapazität besteht z.B. bei niedrigem pH, hohem p_aCO_2, hoher Temperatur. Der $_aO_2$-Content ist der entscheidende Faktor für den Sauerstoffgehalt im Blut. Als Untergrenze sollte bei gesunden Patienten 120 ml/l Blut nicht unterschritten werden. Bei herz- oder lungenkranken sowie neurochirurgisch-neurologischen Patienten sollten eher noch höhere Werte als Grenze genommen werden. Beispiel hierfür

- Hb 16,0 g/l, S_aO_2 0,90 bei 37° und pH 7,4 entsprechen etwa 198 ml O_2/l Blut,
- Hb 14,5 g/l, S_aO_2 0,99 bei 37° und pH 7,4 ergeben den gleichen $_aO_2$-Content.

7.10.2
Sauerstoffbindungskurve

Abbildung 7.11 zeigt den typisierten Verlauf der Sauerstoffbindungskurve, Tabelle 7.7 beschreibt Ursachen und Auswirkungen von Blutgasveränderungen.

$$pH = pK + \log(\text{gebundenes } CO_2/\text{freies } CO_2)$$
$$H^+ + HCO_3^- \Leftrightarrow H_2O + CO_2$$

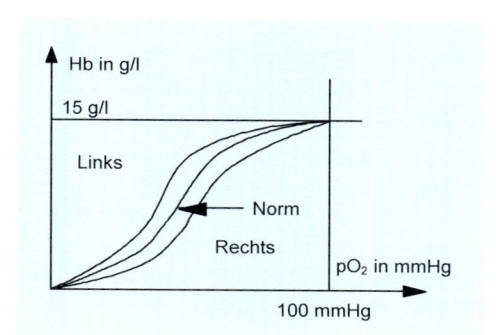

Abb. 7.10. pH-Berechnung

Abb. 7.11. Sauerstoffbindungskurve

7.10.3
Interpretation der Blutgaswerte

- p_aO_2. Niedriger Wert (Hypoxämie) kann ursächlich bedingt sein durch pulmonale Diffusionsstörungen (z.B. Lungenödem), pulmonale Verteilungsstörungen (z.B. Infiltrate, Atelektasen, Pneumonie), pulmonale Durchblutungsstörungen (z.B. Embolie), Störungen der Atemregulation.

- p_aCO_2. Parameter für die alveoläre Ventilation. Niedrige Wert können durch Hyperventilation (hohe AF, hohes AMV), hohe Werte durch Hypoventilation (niedrige AF, niedriges AMV) bedingt sein.

Tabelle 7.7. Ursachen und Auswirkungen von Blutgasveränderungen

Ursachenbeispiel	Effekt	Auswirkung
Alkalose, Temperatur ⇓, pH ⇑, p_aCO_2 ⇓, Herzinsuffizienz	Links-Verschiebung der Sauerstoffbindungskurve	Verschlechterung der O_2-Abgabe an das Gewebe
Azidose, Temperatur ⇑, pH ⇓, p_aCO_2 ⇑, Laktatazidose	Rechts-Verschiebung der Sauerstoffbindungskurve	Verbesserung der O_2-Abgabe an das Gewebe

- S_aO_2. In Korrelation mit dem Hb ist die Sättigung ein Parameter des O_2-Transports. Mit p_aO_2 und S_aO_2 kann die O_2-Bindungskurve bestimmt werden. Die gemischt-venöse Sättigung ist vor allem ein Kreislaufparameter. Niedrige Werte bedeuten schlechte Situation, niedriges HMV mit hoher O_2-Ausnutzung im peripheren Gewebe.

- $_a$pH-Wert. Der Wert entspricht ungefähr dem Ergebnis der Division des Standardbikarbonats durch den p_aCO_2. Niedriger Wert bedeutet Azidose. Ursachen sind z.B. respiratorisch (Hypoventilation), metabolisch (Anfall saurer Produkte, z.B. Schock, diabetisches Koma). Hohe Werte bedeuten Alkalose. Ursachen sind z.B. respiratorisch (Hyperventilation), metabolisch (Überschuß an Basen, meist aber bedingt durch Hypokaliämie).

- **Standardbikarbonat.** Synonym zu Alkalireserve. Der Wert definiert das Kohlensäurebindungsvermögen. Bikarbonat gehört zu den Puffersystemen, welche zur Konstanterhaltung des aktuellen pH-Werts im Blut dienen. Standardbikarbonat erfaßt nur metabolische Störungen (metabolische Azidose 10–24 mmol/L, metabolische Alkalose 26–35 mmol/L). Respiratorische Störungen müssen durch Messung des pH-Werts und des p_aCO_2 erfaßt werden.

- $_a$**BE (base excess).** Beschreibt den Basenüberschuß des Blutes unter definierten Standardanalysebedingungen zum pH-Wert von 7,40. Der $_a$BE dient der Berechnung des Pufferbedarfs.
  Berechnung bei Azidose: ml Bicarbonat 8,4% = (0,3 · kg KG · BE).
  Berechnung bei Alkalose: ml 2-molare HCl-Lösung 7,25% = (BE · kg KG)/2.

Bei respiratorischen Störungen ist immer zuerst der p_aCO_2 verändert, bei metabolischen Störungen ist immer zuerst das Bikarbonat verändert. Respiratorische Störungen werden metabolisch kompensiert, metabolische Störungen werden respiratorisch kompensiert (Tabelle 7.8).

Tabelle 7.8. Zusammenhänge von Blutgasparametern und Ursachen

Störung	Form	pH	pCO$_2$	HCO$_3$	Ursachen
Metabolische Azidose	kompensiert	⇔	⇓	⇓	Ketoazidose, Nieren-
Metabolische Azidose	dekompensiert	⇓	⇓	⇓	insuff., Diarrhoe, Hypoxie
Metabolische Alkalose	kompensiert	⇔	⇑	⇑	Erbrechen, Magen-
Metabolische Alkalose	dekompensiert	⇑	⇑	⇑	Saft-Verlust, Hypokaliämie
Respiratorische Azidose	kompensiert	⇔	⇑	⇑	Atemstörungen
Respiratorische Azidose	dekompensiert	⇓	⇑	⇑	Atemstörungen
Respiratorische Alkalose	kompensiert	⇔	⇓	⇓	Hyperventilation
Respiratorische Alkalose	dekompensiert	⇑	⇓	⇓	Hyperventilation

7.11
Tätigkeiten und Prophylaxen

Normalisierung, Stabilisierung, Effektivierung und Unterstützung der Atmung, Vermeidung und Behandlung von Minderbelüftungen und Atelektasen sowie Vermeidung und Behandlung von Atemwegsinfektionen stecken als Stichpunkte den Bezugsrahmen zu diesem Kapitelpunkt ab.

- Einfluß der adäquat angepaßten Analgosedierung auf die vegetative Situation und daraus folgend auch Stabilisierung und Normalisierung der Atmung.
- Endotracheales Absaugen zur Entfernung von Sekret aus Trachea und Bronchien,
- Nasal-orales Absaugen zur Entfernung von Sekret aus dem Mund-Nasen-Rachenraum,
- Blähen der Lungen,
- Kontrolle der Belüftung,
- Überwachung des endexspiratorischen $pCO_2 = {_{ee}}pCO_2$,
- Guedel- und Wendl-Tuben,
- Lagerung zur Effektivierung bzw. Unterstützung der Atmung und der Expektoration, Ventilations- und Perfusionsquotient, Sekretdrainage,
- Atemgymnastik und Atemtherapie,
- Hygieneregime und mikrobiologische Überwachung.

7.11.1
Analgosedierung und Atmung

Eine Verdeutlichung der Überschrift und von daraus zu folgernden Überlegungen ergibt sich am besten durch das folgende Beispiel. Ein Patient leidet an einem inoperablen, intrazerebralen Tumor und ist durch eine Hemiplegie immobilisiert. Ein nun durch das Tumorwachstum entstandener Verschlußhydrocephalus wird durch Implantation einer bis zum Peritoneum verlaufenden und dort endenden Liquordrainageeinrichtung entlastet. Der Patient hat postoperativ starke Schmerzen im Abdominalbereich. Aufgrund dieser Schmerzen bewegt er sich kaum und zeigt eine flache Schonatmung. Die Situationsanalyse ergibt das nachfolgende Bild. Der Patient ist neben anderen Gefährdungsaspekten durch seine Grunderkrankung und die Begleitumstände maximal gefährdet, eine Pneumonie und Atelektasen zu entwickeln. Die Operation mit den entsprechend invasiven Maßnahmen (Intubationsnarkose) hat die Gefährdung durch Sekretverhalt im Sinne einer Infektionsgefährdung weiter erhöht. Die postoperative Situation hat die Immobilisation noch verstärkt, und aus der zusätzlichen Schonatmung resultieren weitere Gefährdungspotentiale. Um dieser Situation gerecht zu werden, kann nun folgendes formuliert werden:

- Eine adäquate, postoperative Analgesie wird die durch die Schmerzen verstärkte Immobilisierung aufheben oder zumindest mindern.

- Eine adäquate, postoperative Analgesie wird die durch die Schmerzen entstandene Schonatmung aufheben oder zumindest mindern.

- Eine adäquate, postoperative Analgesie wird dazu führen, daß Maßnahmen zum Atemtraining und Prophylaxe vom Patienten toleriert werden bzw. er kooperativ daran mitarbeiten kann.

7.11.2
Endotracheales Absaugen

Endotracheales Absaugen verfolgt den Zweck, daß sich in den Atemwegen unterhalb des Tubuscuffs bildende Sekret zu entfernen. Geschieht dies nicht bzw. nur unzureichend, ist mit einem Sekretstau, Gasaustauschstörungen und Infektion der Atemwege zu rechnen. Da das endotracheale Absaugen selbst ein unphysiologischer, die körpereigenen Schutzbarrieren durchbrechender, invasiver Vorgang ist, muß dieser also aufgrund der hohen Gefahr der Keimverschleppung unter sterilen Kautelen erfolgen. Für den Patienten selbst ist das Absaugen eine sowohl psychisch als auch physisch sehr stark belastende Angelegenheit. Neben einem heftigen Husten- und Würgereiz löst das endotracheale Absaugen häufig Schmerzen und starke Ängste aus. Viele Patienten haben dieses „in der Lunge Herumstochern" als sehr unangenehm in Erinnerung. Verbale Begleitung des Arbeitsvorgangs, beruhigendes Eingehen auf den Patienten und die eventuelle Gabe eines leichten Beruhigungsmittels können hier hilfreich sein.

> Grundsätzlich gilt, daß so häufig wie nötig, aber so wenig wie möglich abgesaugt wird. Desweiteren wird so gründlich wie möglich und zugleich so schnell wie möglich abgesaugt.

Die Häufigkeit des Absaugens kann z.B. von klinischen Parametern, den Begleitumständen, der Menge des abzusaugenden Sekrets, der Auskultation der Atemgeräusche u.a. abhängig gemacht werden. Über Gebühr häufiges Absaugen kann z.B. eine starke Schleimsekretion auslösen, die dann wiederum ein noch häufigeres Absaugen erforderlich macht. Bei Kindern, Kleinkindern und Säuglingen wird sowieso im allgemeinen nur nach Bedarf und Auskultationsbefund endotracheal abgesaugt. So sind hier Absaugintervalle von 4–8 Stunden keine Seltenheit. Anders als bei Kindern, wird man bei Erwachsenen in Abhängigkeit von den Gegebenheiten im allgemeinen häufiger, z.B. in 1-, 2- oder 3stündlichen Intervallen, absaugen. Es ist sehr schwierig, bei Erwachsenen die Sekretmenge und die damit entstehende Absaugnotwendigkeit anhand eines Auskultationsbefunds festmachen zu wollen. Zwischen Sekretmenge und dem Auskultationsbefund besteht oft nur ein annähernder Zusammenhang.

> Liegt bei dem Patienten eine intrakranielle Drucksteigerung vor bzw. besteht die akute Gefahr der Ausbildung einer solchen, sollte unbedingt so selten wie möglich abgesaugt werden. Auskultationsbefunde und Blutgasanalysen können dann in Situationen der Maximalgefährdung einen Anhalt für ein erforderliches Absaugen geben.

Zusätzlich zu dem üblichen Vorgehen zum Absaugen sind einige Besonderheiten zu vermerken:

- Präoxygenierung. Unter diesem Begriff faßt man die prophylaktische Anhebung des p_aO_2 vor belastenden, potentiell Hypoxie bzw. Hypoxämie bewirkenden Maßnahmen (wie z.B. endotracheales Absaugen) zusammen. Diese Maßnahme soll also einen Hypoxie-Hypoxämie-Sicherheitspuffer darstellen. Wird nicht präoxygeniert, so zeigt die Erfahrung, daß es während und direkt nach dem Absaugen beim Patienten sehr viel leichter und häufiger zu Bradykardieepisoden kommen kann. Messungen von Hirngewebesauerstoffpartialdruckwerten ($p(ti)O_2$) mit der Licox-Sonde haben gezeigt, daß ein Patient mindestens 4–5 min reinen Sauerstoff atmen muß, bevor der deutliche Anstieg der $p(ti)O_2$-Meßwerte eine effektive Präoxygenierung anzeigt. Nach Abschluß der Maßnahme (z.B. Absaugen) sollte nach Möglichkeit noch 30–60 s nachoxygeniert werden. Manche Respiratoren haben auf Knopfdruck hin automatisch ablaufende Oxygenierungsprogramme, bei anderen müssen alle Regelvorgänge manuell erfolgen. Nach Ende der Nachoxygenierung muß unbedingt Sorge getragen werden, daß die inspiratorische O_2-Konzentration (F_IO_2) wieder auf den Ausgangswert zurückgestellt wird.

> Liegt bei dem Patienten eine intrakranielle Drucksteigerung vor bzw. besteht die Gefahr der Ausbildung einer solchen, sollte aufgrund der Hypoxie-Hypoxämie-Gefahr immer prä- und nachoxygeniert werden.

- Bronchiallavage. Diese Lavage hat sich als von günstigem Einfluß auf die Blutgassituation, als auch auf die Lösung von zähem Sekret und Borken erwiesen.
- Soll gezielt aus dem einen oder anderen Lungenflügel abgesaugt werden, so kann dies üblicherweise durch ein Seitwärtsdrehen des Kopfes erreicht werden. Wird der Kopf zur rechten Seite gedreht und dann der Katheter vorgeschoben, wird in aller Regel der linke Stammbronchus erreicht und umgekehrt.

> Auf das Vorgehen des Seitwärtsdrehen des Kopfes sollte jedoch unbedingt verzichtet werden, solange bei dem Patienten eine intrakranielle Drucksteigerung vorliegt bzw. die Gefahr der Ausbildung einer solchen besteht. Durch die Seitwärtsdrehung des Kopfes erfolgt eine Abflußbehinderung aus den Jugularvenen. Diese Abflußbehinderung kann zum intrakraniellen Druckanstieg führen.

Gezieltes Absaugen ohne Kopfdrehung kann mit gekröpften Absaugkathetern erfolgen. Hilfreich ist dabei ein Röntgenkontraststreifen auf dem Katheter, welcher eine ungefähre Orientierung bezüglich der Stellung der Katheterspitze ermöglicht.

- Der Vorgang des Absaugens an sich soll so schnell wie möglich erfolgen, in jedem Fall nicht länger als 15 s dauern, um eine Gefährdung des Patienten durch eine Hypoxie bzw. Hypoxämie möglichst gering zu halten.

> Liegt bei dem Patienten eine intrakranielle Drucksteigerung vor bzw. besteht die Gefahr der Ausbildung einer solchen, sollten die Diskonnektzeiten in jedem Fall so kurz wie irgend möglich gehalten werden. Der Grund hierfür ist neben der Hypoxiegefahr in erster Linie im Anstieg des p_aCO_2 bei ventilationsfreien Zeiten zu sehen.

7.11.3
Nasal-orales Absaugen

Aufgrund mannigfacher Ursachen kann es zu einer Ansammlung von Sekret im Mund-Nasen-Rachen-Raum kommen. Wird dieses Sekret nicht regelmäßig entfernt, so kann das gestaute Sekret zum einen möglicherweise den Nährboden von Infektionen bilden, und zum zweiten besteht die Möglichkeit, daß es entlang einer Leitschiene wie Tubus oder Magensonde zur stillen Aspiration kommt. Bei Patienten mit Tubus bzw. T-Kanüle ist die Entfernung des Sekrets also als eine Aspirations- und Infektprophylaxe aufzufassen. Ebenso kann mit diesem Absaugen bei nichtintubierten Patienten ein Reiz zum Abhusten ausgelöst werden.

> Bei Patienten mit Verletzungen im Nasen-Rachen-Bereich (z.B. Basisfraktur, transnasale Hypophysenresektion) ist nasales Absaugen wegen der großen Gefahr einer Traumatisierung, Blutung bzw. Infektion im allgemeinen kontraindiziert.

7.11.4
Blähen der Lungen

Unter Normalbedingungen kommt es bereits in Atemruhelage zur Ausbildung von minderbelüfteten Lungenbezirken. Diese minderbelüfteten Bezirke werden aber durch physiologische, periodisch auftretende Seufzer (z.B. Gähnen) wieder eröffnet. Unter pathologischen Bedingungen führen mannigfache, die Atemorgane direkt oder mitbetreffende Umstände, wie Immobilisation, Hypoventilation, Sekretanschoppung, Entzündung, Intoxikation, Trauma, Beatmung u.a., zu Belüftungsstörungen der Lungen. Diese schlecht bzw. gar nicht belüfteten Lungenbezirke können durch ein sachgerechtes, den Umständen angepaßtes Blähen der Lungen wieder geöffnet und belüftet werden. Somit hat das Blähen die Funktion des physiologischen Seufzers und nimmt eine zentrale Rolle in der Prävention und Behandlung von Störungen der Atmung ein.

> Liegt bei dem Patienten eine intrakranielle Drucksteigerung vor bzw. besteht die Gefahr der Ausbildung einer solchen, sollte vom Blähen der Lungen mit Beatmungsbeutel, Pendelsystem, Respirator oder anderen Fremdmitteln nach Möglichkeit dringend Abstand genommen werden. Durch den Vorgang des Blähens wird der intrathorakale Druck „peak"-artig erhöht. Dies wiederum kann eine Erhöhung des ICP, eventuell auch Plateau-Wellen zur Folge haben.

Soll Blähen durchgeführt werden, so ergeben sich dafür verschiedene Möglichkeiten:

- **Blähen der Lungen durch den Patienten selbst.** Kooperative Patienten werden aufgefordert, in bestimmten Abständen bzw. in Zusammenhang mit Pflegemaßnahmen wie Betten, Umlagern etc. tief ein- und nach Möglichkeit maximal wieder auszuatmen. Maximal mögliche Exspiration ist als ein effektiveres Atemtraining anzusehen als das möglichst tiefe Einatmen.

- **Blähen mit dem Beatmungsbeutel.** Voraussetzungen sind ein O_2-Anschluß sowie ein Reservoirbeutel. Es sollten mindestens 6 Beutelbeatmungen erfolgen. Die Inspiration sollte mit einem kräftigen Stoß beginnen, und der Beutel sollte während des Inspirationsendes für 1–2 s zusammengepreßt bleiben, um die Inspirationsluft in der Lunge zu halten und die optimale endinspiratorische Dehnung der Lungen zu gewährleisten. Bei Erwachsenen ergibt sich als nachteilig, daß der Beutel nur ein relativ geringes Volumen (ca. 1 l) hat, welches eigentlich nicht zur effektiven Blähung ausreicht. Trotzdem und vor allem hinsichtlich pädiatrischer Patienten gilt, unsachgemäßes Vorgehen kann zu einer möglichen Gefährdung des Patienten führen. Zu hoher Druck bzw. zu hohes Inspirationsvolumen kann eine Schädigung der Lunge (z.B. Pneumothorax) provozieren.

- **Blähen mit Pendelsystem und Rubenbeutel.** Voraussetzungen sind die Verwendung eines entsprechenden Beutels (bei Erwachsenen 2-l-Beutel) mit manuell einstellbarem Überdruckventil sowie ein O_2-Anschluß. Es sollten ebenfalls mindestens 6 Beutelbeatmungen erfolgen, wobei die Inspiration mit einem kräftigen Stoß beginnen und der maximale Inspirationsdruck durch das Überdruckventil begrenzt werden soll. Die Einstellung des Ventils erfordert Feingefühl und Erfahrung, um auf der einen Seite eine Barotraumatisierung der Lungen sicher zu verhindern, auf der anderen Seite aber eine optimale Blähung der Lungen zu erreichen. Der Beutel sollte während des Inspirationsendes für 1–2 s zusammengepreßt bleiben, um die Inspirationsluft in der Lunge zu halten und die endinspiratorische Dehnung der Lungen zu gewährleisten. Vorteil des Beutels ist das relativ große Volumen, welches zur effektiven Blähung ausreicht. Unsachgemäßes Vorgehen kann auch hier zu einer möglichen Gefährdung des Patienten führen. Ist das Pendelventil den Bedingungen nicht adäquat eingestellt, so kann durch einen zu hohen Druck bzw. zu hohes Inspirationsvolumen eine Schädigung der Lunge (z.B. Pneumothorax) provoziert werden.

- **Blähen mit dem Respirator.** Sind bei dem verwendeten Respiratortyp Möglichkeiten zum Blähen bzw. zur Seufzeratmung vorgesehen, so können diese selbstverständlich genutzt werden. So sind z.B. einige Respiratoren mit manueller Bläh-Taste ausgerüstet. Wird diese betätigt, so erhält der Patient in Abhängigkeit von dem verwendeten Beatmungsmuster in der Regel den nächsten Atemzug als druckbegrenzten Seufzer mit höherem (z.B. doppeltem) Atemhubvolumen wie der Regelatemzug. Andere Respiratoren wiederum haben regelrechte Seufzerprogramme, wo das Seufzervolumen, die Dauer, der Spitzendruck, die Frequenz u.a. frei definiert werden können. Eine weitere Möglichkeit zur Respiratorblähung besteht bei druckkontrollierter Beatmung oder bei Druckunterstützung. Dabei wird als erstes die Beatmungsspitzendruckgrenze auf z.B. 25 oder 28 mbar gesenkt. Dies ist unbedingt erforderlich, um jede mechanische Schädigung der Atemorgane zu verhindern. Dann wird das inspiratorische Druckniveau so weit erhöht, bis das Atemzugvolumen in etwa das Doppelte des Regelatemzugvolumens beträgt oder die Druckbegrenzung erreicht ist. Mit diesem deutlich erhöhten Atemzugvolumen läßt man den Patienten 1–2 min weiteratmen und reduziert am Ende der Seufzer-Phase die Druckwerte wieder auf die Ausgangssituation. Betätigung von „inspiration-hold"-Programmen oder „inspiration-hold"-Tasten kann nicht als Blähen betrachtet werden. Die Benutzung einer endinspiratorischen Exspirationssperre ist allerdings ein effektives und relativ schonendes Mittel zum endinspiratorischen Dehnen der Lungen. Wird „inspiration-hold" angefordert, so atmet der Patient mit der Maschine ein, und das inspirierte Volumen bleibt im Patiententhorax so lange, wie die Taste gedrückt bleibt.

7.11.5
Kontrolle der Atmung und Belüftung

Um der Wichtigkeit und Bedeutung der Kontrolle bzw. Überwachung der Atmung und Belüftung Rechnung zu tragen, muß diese Kontrolle und Überwachung regelmäßig und häufig erfolgen. Selten und unregelmäßig durchgeführt, fehlt der notwendige Vergleich. Dieser Vergleich mit einem „Vorher" ergibt sich wiederum nur aus dem kontinuierlich beobachteten Verlauf. Auszug aus dem Repertoire der Möglichkeiten zur Kontrolle und Überwachung der Atmung:

- Gesamteindruck des Patienten,

- Gesamteindruck der Atmung des Patienten, wie Geräusche, Rhythmik, Gerüche, Frequenz u.a.,

- Begutachtung der Thoraxexkursionen, d.h. Prüfung, ob sich der Thorax gleichmäßig und seitengleich hebt und senkt,

- Ermittlung der Atemfrequenz durch entsprechende Meßeinrichtungen oder auch Auszählen,
- Ermittlung von Atmungs- und Beatmungsparametern wie AMV, AZV, Spitzendruck, AF u.a. durch geeignete Meßinstrumente (z.B. am Respirator),
- Ermittlung der kapillären Sauerstoffsättigung (S_aO_2) durch Oxymetrie,
- Blutgasanalyse,
- Überprüfung der grundsätzlichen Seitengleichheit der Belüftung zum Ausschluß einer einseitigen Intubation durch Auskultation der Atemgeräusche mittels eines Stethoskops. Diese Überprüfung muß immer dann erfolgen, wenn eine Manipulation am Tubus (z.B. Erneuerung der Fixierung eines oral liegenden Tubus) erfolgte,
- präzise Auskultation mittels Stethoskop,
- Thoraxröntgendiagnostik,
- Ultraschall des Thorax,
- Überwachung von Thoraxdrainagen auf sachgerechte Funktion,
- EKG, Blutdruck, Urinausscheidung.

Weiter ergeben sich wichtige, zu klärende Fragen:

- Kommt der Patient mit der Beatmung zurecht?
- Reicht die Sedierung und/oder Analgesie?
- Triggert der Patient? Wie hoch ist der Eigenanteil am AMV?
- Beatmungsgeräteseitig stehen die nachfolgend gelisteten Aspekte im Vordergrund. Wie sind die aktuellen Parameter? Stimmen die eingestellten Parameter (AF, F_IO_2, PEEP, Drücke, Atemzeit-Ratio, AZV, AMV, Compliance, Resistance, Temperatur des Atemgases u.a.) mit der Dokumentation überein? Befindet sich Kondenswasser im Schlauchsystem? Sind die Wasserfallen geleert? Befindet sich Wasser im Befeuchtungsfilter? Arbeiten Befeuchter und Heizung einwandfrei? usw.

7.11.6
Überwachung des endexspiratorischen Kohlendioxidpartialdrucks

Eine Überwachung des endexspiratorischen Kohlendioxidwertes ($_{ee}CO_2$) kann aus verschiedenen Gründen erforderlich werden:

- **Bestimmung des pulmonalen Rechts-links-Shunts.** Um diese Bestimmung korrekt durchzuführen, muß über eine bestimmte Anzahl von Atemzügen hinweg die Exspirationsluft in einem Reservoir gesammelt werden. Aus diesem Sammelreservoir wird dann der mittlere pCO_2 mit einem geeigneten Meßgerät bestimmt. Mit diesem aufwendig ermittelten Wert kann dann mit anderen, meßtechnisch ermittelten Werten eine genaue, rechnerische Bestimmung des Shunts erfolgen.

- **Überwachung des über mehrere Atemzüge gemittelten $_{ee}CO_2$.** Diese Überwachung ergibt selbstverständlich keine zu Berechnungen zu verwertenden Meßwerte, aber mit auf diese Weise ermittelten Werten ist es möglich, zum einen grob die Tendenz der p_aCO_2-Werte abzuschätzen, zum zweiten eine grobe Abschätzung der Lungenfunktion anhand der Differenz zwischen dem mit BGA ermittelten p_aCO_2 und $_{ee}pCO_2$ zu treffen, und zum dritten kann auf diese Weise eine Überwachung der Atemfrequenz und der Atemrhythmik erfolgen.

Die Messung des $_{ee}pCO_2$ erfolgt mittels geeigneter Meßinstrumente, wie sie von verschiedenen Medizingeräteherstellern angeboten werden. Bauartbedingt kann diese Messung nur über Tubus, Trachealkanüle bzw. im Einbau in Beatmungsschlauchsystemen erfolgen. Die Messung selbst erfolgt nach dem Lichtabsorptionsprinzip. Dabei strömt die Atemluft durch die Meß-Cuvette, während eine Lichtquelle senkrecht zum Gasstrom strahlt. Nach entsprechender Filterung und Auswertung erfolgt die Meßstromsteuerung proportional der Lichtintensität im Empfänger, welche wiederum direkt proportional von der Menge der CO_2-Moleküle abhängt. Der Meßstrom wird nach entsprechender Modulation bzw. Verstärkung zu einem Darstellungsgerät (z.B. Monitor) übertragen und dort angezeigt. Dabei ergeben sich nicht nur der $_{ee}pCO_2$-Wert, sondern auch die Atemfrequenz und der Verlauf der $_{ee}pCO_2$-Kurve. Die sich so ergebende Monitorkurve ist also keine Atem- bzw. Beatmungskurve, sondern eine CO_2-Exspirationskurve. Der über den Fühler ermittelte $_{ee}pCO_2$-Wert entspricht in der Regel mmHg und ist der gemittelte, endexspiratorische pCO_2-Wert einer oder mehrerer Exspirationen. Hat der Patient eine normale alveoläre Ventilation (AF ca. 13–20/min, AZV ca. 6 ml/kgKG), so kann der so ermittelte $_{ee}pCO_2$-Wert in etwa dem alveolären pCO_2-Wert gleichen. Berücksichtigt man für diesen Wert nun noch einen normalen, physiologischen, pulmonalen re-li-Shunt von 3–5%, so entspricht der $_{ee}pCO_2$-Wert in etwa dem p_aCO_2. Erfahrungen haben gezeigt, daß unter den Bedingungen einer kontrollierten Beatmung bei unkomplizierter, pulmonaler Situation der nach BGA ermittelte p_aCO_2-Wert oftmals um 2–6 mmHg über dem $_{ee}pCO_2$-Wert des Fühlers liegt. Dieser Erfahrungsanhalt gilt allerdings nur für relativ lungengesunde Erwachsene. Bei kleinen Kindern stimmen die $_{ee}pCO_2$-Werte sehr viel besser mit den p_aCO_2-Werten überein.

> Liegt bei dem Patienten eine intrakranielle Drucksteigerung vor bzw. besteht die Gefahr der Ausbildung einer solchen, so sind diese Patienten durch Anstiege bzw. Abfälle des p_aCO_2 stark gefährdet. Die Erfassung des $_{ee}pCO_2$-Wertes stellt in diesen Situationen eine nicht zu unterschätzende, nicht invasive, zusätzliche Überwachungsmöglichkeit dar. Die $_{ee}pCO_2$-Messung ersetzt nicht die arterielle Blutgasanalyse, ist aber eine zusätzliche, den Patienten nicht belastende Überwachungsmöglichkeit.

7.11.7
Guedel- und Wendl-Tuben

- Guedel-Tubus. Eine der Hauptfunktionen besteht in der Freihaltung der Atemwege, indem das Zurückfallen der Zunge verhindert wird. Die zweite Hauptfunktion bezieht sich auf den Schutz eines oral liegenden Tubus bzw. einer oral liegenden Magensonde. Der einliegende Guedel fungiert in dem Fall dann als Beißschutz. Eine adäquat ausgewählte Größe des Guedel-Tubus ist für die sachgerechte Funktion unbedingt erforderlich. Für Erwachsene ist in der Regel ein Tubus der Größe 3–4 passend. Zu große Tuben verursachen schnell Druckläsionen der Schleimhäute. Bei liegendem Guedel-Tubus treten sehr schnell und häufig Schleimhautinfekte auf. Häufige und gründlichste Mundpflege ist unbedingt erforderlich. Guedel-Tuben sind unter Aspekten neurophysiologisch stimulierender Pflegekonzepte, wie z.B. basale Stimulation, eher kritisch zu sehen (siehe ATL-Kapitel „Kommunizieren", Abschn. 10.9 „Basale Stimulation").

- Wendl-Tubus. Die Hauptfunktion besteht ebenfalls in der Freihaltung der Atemwege. Zum zweiten ermöglicht der Wendl oftmals die blinde endotracheale Absaugung. Zusätzlich kann der Rachenraum problemlos abgesaugt werden. Eine adäquat ausgewählte Tubusgröße ist für die sachgerechte Funktion unbedingt erforderlich. Für Erwachsene ist in der Regel ein Tubus der Größe 28–32 Ch. passend. Zu große Tuben verursachen schnell Druckläsionen der Schleimhäute im Nasen-Rachen-Raum. Häufige und gründlichste Mund- und Nasenpflege ist unbedingt erforderlich. Bei liegendem Wendl-Tubus treten sehr schnell Schleimhautinfekte und Druckläsionen auf. Aus diesem Grund sollte wenn möglich in 2- bis 3stündlichen Abständen ein Wechsel der Nasenlöcher erfolgen.

> Bei Patienten mit Verletzungen im Nasen-Rachen-Bereich (z.B. Basisfraktur, transnasale Hypophysenresektion) ist die Einlage eines Wendl-Tubus wegen der großen Gefahr einer Traumatisierung, Blutung bzw. Infektion im allgemeinen kontraindiziert.

7.11.8
Lagerung und Atmung

Liegt bei dem Patienten eine intrakranielle Drucksteigerung vor bzw. besteht die Gefahr der Ausbildung einer solchen, so ist die Lagerung der Wahl die Rückenlage in 30°-Oberkörperhochlage mit achsengerecht gelagertem Kopf. Diesbezügliche Manipulationen haben ungünstigste Auswirkungen auf den intrakraniellen Druck und sind somit in Gefährdungssituationen strikt kontraindiziert. Zu unterlassen sind also

- Flachlagerungen,
- Kopftieflagerungen mit entsprechend ungünstiger Schwerkraftwirkung auf die intrakranielle Blutdrucksituation,
- Umlagerungen mit daraus möglicherweise resultierender venöser Stauung am Hals-Kopf-Bereich,
- Streß durch Manipulationen,
- durch die Sekretdrainage ausgelöste Hustenattacken u.a.

Weitere Informationen siehe auch Ausführungen zur ATL „Sich bewegen".

7.11.8.1
Ventilations- und Perfusionsquotient

Die Durchblutung der Lungen (Perfusion der Alveolarkapillaren) und die Belüftung (Ventilation der Alveolen) stehen in einem bestimmten Verhältnis zueinander, dem Ventilations-Perfusions-Quotienten. Üblicherweise ist dieser Quotient geringfügig kleiner als 1, d.h. die Perfusion überwiegt in geringem Maße die Ventilation. Nun wird aber die Ventilation nicht nur von dem Atemantrieb bzw. den mechanischen Abläufen bestimmt, ebensowenig wie die Perfusion nur durch das Herz-Kreislaufsystem bestimmt wird. Einen gewichtigen Modifikationsanteil an Ventilation und Perfusion der Lungen hat auch die Körperstellung im Raum. Der Ventilations-Perfusionsquotient ist im Sitzen anders als im Stehen oder Liegen. Als Beispiele zu dem Verhältnis von Lungendurchblutung zu Lungenbelüftung in Abhängigkeit der Körperstellung (Schwerkrafteinfluß) fungieren hier die Situation beim aufrecht stehenden Menschen während Spontanatmung (Abb. 7.12) und die Situation beim liegenden Menschen in 30°-Oberkörperhochlage während Spontanatmung (Abb. 7.13). Aus diesen Überlegungen ergeben sich bestimmte Forderungen bezüglich Lagerung und dem Ventilations-Perfusions-Quotienten:

- Flache Rückenlage ist die ungünstigste Position.
- Deutliche Oberkörperhochlage bis Sitzbett ist als günstig zu betrachten.
- Keine Lagerung ist optimal, wenn sie permanent beibehalten wird. Also so oft wie möglich und vertretbar Lagerungswechsel durchführen.

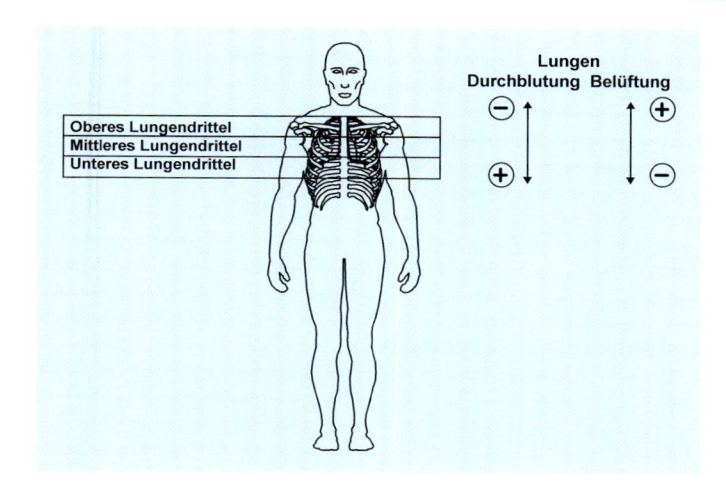

Abb. 7.12. Ventilation und Perfusion. Situation im Stehen

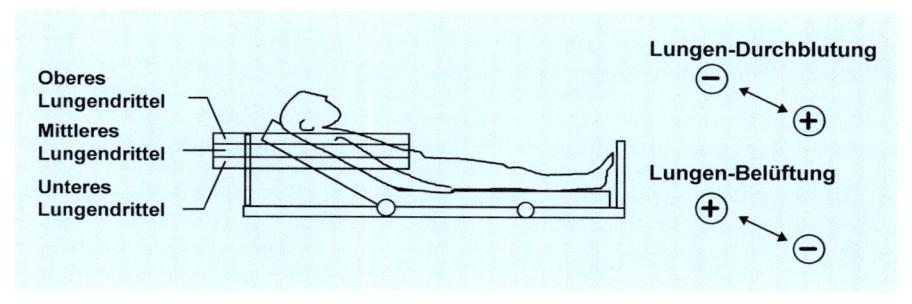

Abb. 7.13. Ventilation und Perfusion. Situation im Liegen bei 30°-Oberkörperhochlage

7.11.8.2
Sekretdrainage

Eine gewichtige Funktion bei Pneumonieprophylaxe und Therapie von pulmonalen Störungen bildet die Lagerungsdrainage des in den Atemwegen entstandenen bzw. befindlichen Sekrets. Immobilisation, Hypoventilation, Infektion u.a. bilden die Ursache der vermehrten Sekretbildung. Immobilisation, Lagerung in immer gleichen Positionen, Intubation und Beatmung u.a. sind Gründe für die Sekretanschoppung. Ziel der Lagerungsdrainage ist nun, die bestmögliche Entfernung von Sekret aus einzelnen Lungenbezirken durch gezielte Lagerung und dadurch möglicher Schwerkraftdrainage des Sekrets aus kleineren Bronchien hin zu den Hauptbronchien. Auch hier ergeben sich bestimmte Forderungen bezüglich der Lagerung:

- Die häufige flache Rückenlage ist die ungünstigste Position.
- Wenn Rückenlage, dann Oberkörperhochlage.
- Keine Lagerung ist optimal, wenn sie permanent beibehalten wird. Also so oft wie möglich und vertretbar Lagerungswechsel durchführen.

7.11.9
Atemgymnastik und Atemtherapie

Atemgymnastische bzw. atemtherapeutische Maßnahmen dienen zum einen als Pneumonie- und Atelektasenprophylaxe und zum zweiten als spezielle Atemtrainingsmaßnahmen, z.B. zur Steigerung der Suffizienz nach thoraxchirurgischen Eingriffen.
Ziele sind im einzelnen z.B.:

- Behebung von Fehlatmung,
- Sekretlockerung und Hilfe bei der Expektoration,
- Atemschulung.

Spezielle Maßnahmen sind:

- atemstimulierende Einreibungen (siehe ATL „Sich bewegen", Abschn. „Basale Stimulation"),
- passive Thoraxdehnungen (z.B. bei der Krankengymnastik, „Packe-Griffe" usw.),
- Einübung von Atemrhythmiken im Zusammenhang mit Mobilisationen,
- Atmen gegen Widerstände („Wegatmen" von Händen an Bauch, Thorax, Flanken usw.),
- Vibrationen und Klopfungen zur Lockerung von Sekret,
- Abklatschungen,
- Atmung mit Totraumvergrößerung,
- Atmung gegen exspiratorische Widerstände wie Luftballons, Wasserrohre usw.

> Liegt bei dem Patienten eine intrakranielle Blutung vor bzw. besteht die Gefahr der Entstehung einer solchen (Aneurysma), oder liegt eine intrakranielle Drucksteigerung vor bzw. besteht die akute Gefahr der Ausbildung einer solchen, so ist Abklopfen unbedingt zu unterlassen. Die so erzeugten Erschütterungen können Blutungen bzw. Plateau-Wellen auslösen. Desweiteren ist Atmung mit Totraumvergrößerung unbedingt zu unterlassen. Die Intensivierung der Atmung erfolgt bei der Totraumvergrößerung durch die Erhöhung des p_aCO_2. Damit werden aber auch das intrazerebrale Blutvolumen und damit eventuell auch der intrakranielle Druck erhöht.

7.11.10
Hygiene

Neurochirurgisch-neurologische Patienten gelten aufgrund bestimmter Bedingungen (z.B. schwere Erkrankung, Immunsuppression usw.) als Hochrisikopatienten. Daher sollten routinemäßig 1–2 mal pro Woche Proben zur mikrobiologischen Untersuchung bzw. Überwachung entnommen werden.

- Via Absaugen in einer Trachealsekretfalle gewonnenes Trachealsekret. Die Falle wird zwischen Saugerbesteck und Absaugkatheter eingebaut, und dann wird wie üblich abgesaugt,
- Sputum,
- Rachenabstrich,
- Abstrichproben aus Beatmungsschlauchsystemen,
- Proben aus Atemluftbefeuchtungseinrichtungen, wie z.B. Kaskaden, Vernebler,
- Proben aus Lavageflüssigkeitsbehältern u.a.

Zusammenfassung

- An zentraler Stelle der Rhythmen von Spannung und Entspannung steht für den Menschen die Atmung. Der Atem ist der Mittler an der Grenze zwischen Mensch und Umwelt und hat für den einzelnen Menschen eine immense Bedeutung.
- Atmung ist bewußt und unbewußt, sie wird durch Störungen psychischer wie auch physischer Natur verändert und beeinträchtigt.
- Die Einflußnahme der Atmung auf das ZNS ist indirekt. Sie bezieht sich auf die Sauerstoffversorgung und Kohlendioxidentsorgung des gesamten Körpers und damit auch des ZNS. Die Sauerstofftransportkapazität des Blutes ist ein wesentlicher Parameter für die Oxygenierungssituation. Eine Anhebung der Sauerstofftransportkapazität kann durch Bluttransfusionen erfolgen. Durch eine „Luxus-Oxygenierung" (Anhebung des p_aO_2 auf Werte von ca. 120–130 mmHg) erhöht sich der p_aO_2 des im Versorgungsbereich fließenden Blutes. In Situationen eines Versorgungsengpasses, z.B. Drosselung der Perfusion durch ein Ödem, wird somit trotzdem eine relativ gute Oxygenierung des im Zielgewebebereich fließenden Blutes gewährleistet. Auf diese Weise kann die Pufferkapazität bezüglich einer Hypoxämie bzw. Hypoxie erhöht werden. Sauerstoff ist in höheren Konzentrationen als Toxin anzusehen. Dies gilt für Erwachsene und vor allem für Kinder und Säuglinge. Hauptdeterminante für die Toxinwirkung ist die Expositionszeit. Zum zweiten hat die Atmung eine Einfluß-

nahme auf das ZNS über den Säure-Basen-Haushalt. Die Atmung hat im Säure-Basen-Haushalt eine Mitregulationsaufgabe, über den p_aCO_2 wird der zerebrale Blutfluß (CBF) mitbestimmt. Diskret-aktuelle oder moderat-chronifizierte Veränderungen des Säure-Basen-Haushalts bzw. des p_aCO_2 spielen unter Normalbedingungen bezüglich der Hirnperfusion nur eine untergeordnete Rolle. Kommt es allerdings unter pathologischen Bedingungen zu einer deutlichen Änderung des p_aCO_2 (z.B. 28 mmHg oder 60 mmHg), so ist die Folge eine Veränderung der Kaliberweite der das ZNS durchziehenden, arteriellen Versorgungsgefäße und damit auch eine Veränderung des zerebralen Blutflusses (CBF). Ein p_aCO_2-Abfall reduziert die zerebrale Blutflußrate, vermindert das intrakranielle Gesamtvolumen pro Zeiteinheit, reduziert darüber möglicherweise den intrakraniellen Druck, verschlechtert die Hirngewebsoxygenierung durch Rechtsverschiebung der O_2-Dissoziationskurve und kann zur zerebralen Minderperfusion führen. Ein p_aCO_2-Anstieg erhöht die zerebrale Blutflußrate, erhöht das intrakranielle Gesamtvolumen, erhöht unter pathologischen Bedingungen den intrakraniellen Druck, verbessert die Hirngewebe-Oxygenierung durch Linksverschiebung der O_2-Dissoziationskurve und kann zur Kongestion bzw. Hirnschwellung führen. Therapeutische Hyperventilation führt zur Reduktion des zerebralen Blutflusses, also des Kompartiments „Blut" und kann dadurch den ICP vermindern. Die Hyperventilation führt allerdings gleichzeitig zu einer Drosselung der Perfusion. Die dritte Einflußnahme erfolgt über Druckveränderungen im Brustkorb, die durch die Atmung als mechanischer Vorgang entstehen und Auswirkungen auf die Blutdrücke im venösen und arteriellen Kreislaufsystem haben. Die ausgelösten Veränderungen im Kreislaufsystem haben wiederum ihre Relevanz in Bezug auf die Durchblutung des ZNS. Durch die Atemtätigkeit werden vor allem Schwankungen des ZVD ausgelöst, die wiederum direkte Auswirkungen auf den Abflußwiderstand in den venösen, das ZNS entsorgenden Blutleitern haben. So findet sich für den ICP bei der Inspiration unter normalen Bedingungen (d.h. Spontanatmung bei normalem ICP) ein leichter Druckabfall, bei Exspiration ein leichter Druckanstieg. Dies erklärt die atemsynchronen Schwankungen des intrakraniellen Drucks.

- Unter pathologischen Umständen ist die in vielerlei Hinsicht bestehende, relative Autonomie des ZNS gestört und durch äußere Regulationseinflüsse, wie z.B. Atmung und weitere mit der Atmung zusammenhängende Umstände, stark modifizierbar. Störungen der Atmung sind bei Patienten mit neurologischen Störungen recht häufig zu beobachten. Umgekehrt sind Störungen des neurologischen Zustands aufgrund akuter Störungen der Atmung fast immer zu beobachten. Vereinfachend lassen sich bei Störungen der Atmung die Regulationsstörungen von den Innervationsstörungen der an der Atmung beteiligten Strukturen abgrenzen.

- Die grundlegenden Unterschiede zwischen Eigenatmung und einer Beatmung sind bei den mechanischen Gasdrücken, den mechanischen Gas-Druck-Verläufen und dem Gas-Flow-Verlauf zu suchen. Grundsätzlich kann gesagt werden, daß durch eine Beatmung (in welcher Art und Weise auch immer etabliert) die Atmung verschlechtert wird und zusätzliche Probleme aus der Beatmung erwachsen können. Neben einer Vielzahl anderer Probleme ergeben sich Konsequenzen bezüglich der speziellen Behandlung, da mehr oder minder hohe Atemwegsdrücke in Kauf genommen werden müssen und sich die intrathorakalen Druckverhältnisse umkehren. So kann unter diesen Umständen dann auch der intrakranielle Druck steigen.
- Die allgemein gültigen Bedingungen und Grenzwerte bezüglich notwendiger Intubation bzw. Beatmung tragen den Besonderheiten in der Behandlung von neurochirurgisch-neurologisch-intensivmedizinisch zu betreuenden Patienten nicht ausreichend Rechnung, da der Atmung und ihrer Auswirkung auf das ZNS eine Schlüsselposition zukommt. Dies betrifft vor allem die O_2-Versorgung des ZNS, die Auswirkung von mechanischen Drücken im Brustkorb auf den Blutdruck und ICP sowie die Art der Freihaltung der Atemwege, d.h. orale bzw. nasale Intubation bzw. Tracheotomie. Orale Intubation ist für diese spezielle Patientenklientel aus verschiedensten Gründen heraus die ungünstigste Art der Atemwegefreihaltung. Günstiger sind nasale Intubation und Tracheotomie.
- Die Grundsätze für die Entwöhnung von der Beatmung und die Bedingungen für eine Extubation sind grundsätzlich mit denen anderer Problempatienten vergleichbar. Zusätzlich sollte ein besonderes Augenmerk auf das Vorhandensein von Schutzreflexen und die Suffizienz der zentralen Atemregulation gerichtet sein.
- Bedingungen, Umstände und Grundsätzlichkeiten für die Blutgasanalyse und die ermittelten Werte sind prinzipiell mit denen anderer Problempatienten vergleichbar. Die durch die kontrollierte Hyperventilation erzeugte respiratorische Alkalose bedarf in der Regel keiner medikamentösen Korrektur.
- Praktische Tätigkeiten und Prophylaxen im Zusammenhang mit Atmung und neurochirurgisch-neurologischer Allgemein- und Intensivbehandlung beziehen sich vor allem auf die Normalisierung und Stabilisierung der Atmung, die Effektivierung und Unterstützung der Atmung, die Vermeidung und Behandlung von Minderbelüftungen und Atelektasen sowie die Vermeidung und die Behandlung von Atemwegsinfektionen. All dies sollte unter Berücksichtigung der Behandlungspriorität „ZNS" erfolgen.
Aus diesem Grund sind folgende Besonderheiten für Patienten mit erhöhtem intrakraniellem Druck bzw. mit der Gefährdung, eine Erhöhung des intrakraniellen Drucks auszubilden, zu beachten:

- Frühzeitige und großzügige Indikationsstellung zur Intubation und maschinellen Ventilationsunterstützung bzw. kontrollierten Beatmung.
- Vermeidung von Blutdruckentgleisungen und CO_2-Retention unter der Intubation.
- Nach Möglichkeit von vornherein nasale Intubation bevorzugen bzw. schonende nasale Umintubation direkt im Anschluß an die Primärintubation.
- Großzügige Indikationstellung zur frühzeitigen Tracheotomie, wenn abzusehen ist, daß eine längerfristige Notwendigkeit zur mechanischen Freihaltung der Atemwege bzw. Beatmung gegeben ist.
- Großzügige Indikationsstellung für Analgosedativa bei Beatmung. Unerwünschte Eigenatemmanöver stören die Beatmung, erhöhen möglicherweise den p_aCO_2 und den Streß für den Patienten.
- Gezielte Auswahl von schonenden Beatmungsschemata.
- Ungünstig gewählte, assistierende Beatmungsverfahren können trotz Sicherung der Ventilation bzw. Oxygenierung zu einer CO_2-Retention und zu einer erhöhten CO_2-Produktion aufgrund des Streß bzw. Anstrengung führen.
- PEEP kann bei disponierten Patienten zu einer Erhöhung des ICP führen.
- Implementierung von Seufzern in den Beatmungszyklus kann (analog PEEP) zu einer kurzfristigen, kräftigen Erhöhung des intrakraniellen Drucks führen. Dies kann zur Auslösung von Plateau-Wellen führen.
- Manuelles Blähen der Lungen mittels Beatmungsbeutel, aber auch andere Bläh-Manöver können (analog PEEP) zu einer kurzfristigen, kräftigen Erhöhung des intrakraniellen Drucks führen. Dies kann zur Auslösung von Plateau-Wellen führen.
- Bei kontrollierter Beatmung sollten niedrige Atemfrequenzen (ca. 9–12/min) und hohe Atemzugvolumina (ca. 7–12 ml/kgKG) gewählt werden.
- Anstreben einer „Luxus-Oxygenierung", d.h. p_aO_2-Werte von 120–130 mmHg sollten zur Aufrechterhaltung einer korrekten Hypoxie-Pufferfunktion angepeilt werden.
- Bei Indikation zur therapeutischen Hyperventilation sollten p_aCO_2-Werte von 28–32 mmHg angestrebt werden. Bei kontinuierlicher ICP-Messung kann der p_aCO_2 anhand der Werte von $p(ti)O_2$ und ICP ausgerichtet werden. Ein Unterschreiten eines p_aCO_2 von 28 mmHg kann möglicherweise zu einer vasokonstriktorisch bedingten Hypoxämie führen, Werte von 20 mmHg und weniger führen sicher zu Ischämien.

- Zum endotrachealen Absaugen zur Entfernung von Sekret aus Trachea und Bronchien sollte nach Möglichkeit keine Änderung der gerade ausgerichteten Kopf-Körper-Achse erfolgen.

- Die Überwachung der Atmung schließt neben den üblichen Überwachungsaspekten sinnvollerweise auch eine Überwachung des $_{ee}pCO_2$ ein.

- 30°-Oberkörperhochlage in Rückenlage mit gerade ausgerichteter Kopf-Körper-Achse hat häufig höhere Priorität wie Lagerungen zur Effektivierung und Unterstützung der Atmung und der Expektoration. Diese Lagerungen sind in der Akutphase unbedingt zu unterlassen und in der Postakutphase zumindest zu hinterfragen.

- Bei der Atemgymnastik und der Anwendung von physikalischen Maßnahmen gilt, daß kein Abklopfen und keine Ventilation mit erhöhtem Totraum durchgeführt werden darf. Diese Maßnahmen erhöhen gegebenenfalls die Gefahr einer intrakraniellen Blutung bzw. Nachblutung. Zum zweiten können sie einen bereits erhöhten intrakraniellen Druck weiter erhöhen bzw. die Gefahr vergrößern, eine intrakranielle Drucksteigerung auszubilden.

KAPITEL 8

ATL „Für Sicherheit sorgen"

In diesem speziellen Kapitel, der ATL „Für Sicherheit sorgen", werden sehr unterschiedliche Themen behandelt. Allen gemeinsam sind die Merkmale Überwachung, Beobachtung, Diagnostik und letztendlich Behandlung. Da so viele unterschiedliche Themen innerhalb dieses Kapitels besprochen werden, ist eine abschließende Zusammenfassung (wie bei allen anderen Kapiteln) leider nicht möglich. Die einzelnen Themen sind:

8.1	Überwachung, Beobachtung, Monitoring, Dokumentation	*196*
8.1.1	Allgemeines zu Überwachung und Beobachtung	*196*
8.1.1.1	Allgemeine Überwachung	*197*
8.1.1.2	Intensivüberwachung, Basis-Monitoring und erweitertes Monitoring	*197*
8.1.2	Beispiele für Überwachung und Beobachtung	*198*
8.1.3	Klinische Untersuchung	*201*
8.1.4	Labordiagnostik allgemein und speziell	*202*
8.1.5	Pflegeprozeß, Pflegeplanung und Pflegedokumentation	*202*
8.1.5.1	Pflegeprozeß im Bereich der neurochirurgischen und neurologischen Intensivpflege	*204*
8.2	Herz-Kreislauf-Funktion und Durchblutung des ZNS	*206*
8.2.1	Allgemeines zu Herz-Kreislauf-Funktion und ZNS-Durchblutung	*206*
8.2.2	Durchblutung des ZNS	*207*
8.2.2.1	MAP und zerebraler Perfusionsdruck	*207*
8.2.2.2	Unabhängigkeit der ZNS-Durchblutung von direkter Katecholamin-Wirkung	*208*
8.2.2.3	Zerebraler Blutfluß	*208*
8.2.2.4	Änderungen des zerebralen Blutflusses	*209*
8.2.3	Störung der zerebralen Autoregulation	*210*
8.2.3.1	Störung der Autoregulationsgrenzen	*210*
8.2.3.2	Ausfall der zerebralen Autoregulation	*211*
8.2.4	Reaktionen des Herz-Kreislauf-Systems bei Störungen des ZNS	*211*
8.2.4.1	Spezifische Kreislaufinstabilität	*211*
8.2.4.2	Kreislaufinstabilität und Behandlungsmanagement	*212*
8.2.4.3	Cushing-Reaktion	*212*
8.2.4.4	Spinaler Schock	*213*
8.2.4.5	MAP-ICP-Gegenkopplung	*213*
8.2.4.6	Dienzephale Einklemmung	*213*
8.2.4.7	Mesenzephale Einklemmung	*213*
8.2.4.8	Pontine Einklemmung	*213*
8.2.4.9	Bulbärhirnsyndrom und Hirntod	*214*
8.2.4.10	Guillain-Barré-Syndrom	*214*
8.2.4.11	Zerebrale Perfusion und Vasospasmus	*214*
8.2.5	Blutdruckmessung	*214*
8.2.6	Messung des Zentralvenendrucks	*215*

8.2.7	Pulmonalarterienkatheter	216
8.2.8	EKG-Monitoring und EKG-Ableitung	218
8.3	Radiologische, bildgebende Untersuchungsverfahren	219
8.3.1	Kraniale bzw. spinale Computertomographie	219
8.3.2	Magnetresonanztomographie, Kernspintomographie	224
8.3.3	Isotopendiagnostik	226
8.3.3.1	Hirnszintigraphie	227
8.3.3.2	Liquorszintigraphie	227
8.3.3.3	Emissionscomputertomographie	228
8.3.4	Röntgennativdiagnostik	228
8.3.5	Röntgenkontrastmitteldiagnostik	230
8.3.5.1	Zerebrale Angiographie	230
8.3.5.2	Zerebrale digitale Subtraktionsangiographie	231
8.3.5.3	Myelographie	233
8.4	Interventionelle Neuroradiologie	235
8.4.1	Okkludierende Verfahren	235
8.4.2	Rekanalisierende Verfahren	235
8.5	Stereotaxie und Neuroendoskopie	236
8.5.1	Verfahrensbeschreibung	236
8.5.2	Neuroendoskopie, minimal invasive endoskopische Neurochirurgie	237
8.5.3	Indikationen	238
8.5.4	Komplikationen	238
8.5.5	Nachversorgung und Überwachung	239
8.6	EEG, EMG bzw. ENG	239
8.6.1	Allgemeines zum EEG	239
8.6.2	Wellenformen im EEG	240
8.6.3	Pathologisches EEG	241
8.6.4	Epileptische Krampfpotentiale	241
8.6.5	Epilepsie	242
8.6.6	Plazierung der Elektroden zur normalen EEG-Ableitung	243
8.6.7	EEG-Monitoring	244
8.6.8	EMG/ENG	244
8.7	Evozierte Potentiale	245
8.7.1	Visuell evozierte Potentiale	245
8.7.2	Akustisch evozierte Hirnstammpotentiale	246
8.7.3	Somatosensibel evozierte Potentiale	247
8.7.4	Einsatzgebiete der evozierten Potentiale	249
8.8	Dopplersonographie	249
8.9	Intrakranieller Druck	251
8.9.1	Allgemeines zum intrakraniellen Druck	251
8.9.2	Normalwerte von intrakraniellem Druck und zerebralem Perfusionsdruck	252
8.9.3	Intrakranielle Druckwellen	253
8.9.4	Wellenförmigen Schwankungen des ICP	253
8.9.4.1	A-Wellen bzw. Plateau-Wellen	254
8.9.4.2	B-Wellen	254
8.9.4.3	C-Wellen	254
8.9.4.4	R-Wellen bzw. Rampenwellen	254
8.9.5	Intrakranielle Druckerhöhung	255
8.9.6	Hirnmassenverschiebungen bei akuter intrakranieller Drucksteigerung	256
8.9.7	Intrakranieller Druck und therapeutisches Gesamtkonzept	258
8.9.8	Ursachen der intrakraniellen Druckerhöhung	259
8.9.8.1	Hirnödem und Hirnschwellung	260
8.9.8.2	Zeitlicher Verlauf der intrakraniellen Druckerhöhung	260
8.10	Beispiele klinischer Symptome	262
8.10.1	Hirnstammkompression	262

8.10.1.1 Frühes Zwischenhirnsyndrom bei axialer Hirnstammkompression *262*
8.10.1.2 Spätes Zwischenhirnsyndrom bei axialer Hirnstammkompression *263*
8.10.1.3 Mittelhirnsyndrom bei axialer Hirnstammkompression *263*
8.10.1.4 Pontin-medulläres Syndrom bei axialer Hirnstammkompression *265*
8.10.1.5 Laterale Hirnstammkompression *265*
8.10.2 Weitere Symptome bei intrakranieller Druckerhöhung *266*
8.11 Methoden der ICP-Registrierung *267*
8.11.1 Ventrikeldruckmessung *267*
8.11.2 Epidurale Druckmessung *268*
8.11.3 Parenchymale Druckmessung *268*
8.11.4 Normalwerte und Interpretation der Meßwerte *268*
8.12 Externe Liquordrainagen und Liquordruck *269*
8.12.1 Indikationen *271*
8.12.2 Hydrocephalus *271*
8.12.3 Fehlerquellen bzw. Probleme bei der externen Ableitung *273*
8.12.4 Nach der Implantation *274*
8.12.5 Entfernung einer externen Liquordrainage *274*
8.12.6 Aufbau und Arbeitsprinzip einer internen Liquordrainage *274*
8.12.6.1 Funktionsprinzip *274*
8.12.6.2 Nach der Implantation *275*
8.12.6.3 Funktionsprüfung und Fehlerbedingungen *275*
8.12.7 Messung von Drücken in Liquorsystemen *276*
8.12.7.1 Meßprinzip *276*
8.12.7.2 Fehlerquellen und Probleme bei der Druckmessung *277*
8.13 Gaeltec-Meßsonde *278*
8.13.1 Meßprinzip *278*
8.13.2 Fehlerquellen und Probleme bei der Druckmessung *279*
8.13.3 Kalibrierung und Eichung der Sonde *282*
8.13.3.1 Benötigte Utensilien *283*
8.13.3.2 Eichvorgang *283*
8.13.3.3 Probleme *284*
8.13.4 Nach der Implantation *284*
8.13.5 Entfernung der Sonde *284*
8.14 Spiegelberg-Meßsonde *285*
8.14.1 Meßprinzip *285*
8.14.2 Fehlerquellen und Probleme bei der Druckmessung *286*
8.14.3 Nach der Implantation *288*
8.14.4 Entfernung der Sonde *289*
8.15 Camino-Meßsonde *289*
8.15.1 Material und Utensilien *289*
8.15.2 Vorgehen und Ablauf der Implantation *290*
8.15.3 Nach der Implantation *291*
8.15.4 Entfernung der Sonde *292*
8.16 Licox-p(ti)O$_2$-Meßsonde *292*
8.16.1 Meßprinzip *293*
8.16.2 „Normalwerte" und Interpretation *295*
8.16.3 Material und Utensilien *297*
8.16.4 Vorgehen und Ablauf der Implantation *298*
8.16.5 Eigentliche Implantation der Sonde *299*
8.16.6 Fehlerquellen und Probleme *300*
8.16.6.1 Probleme mit Hardwarekomponenten *300*
8.16.6.2 Softwareprobleme *301*
8.16.6.3 Probleme aufgrund der Lagerung der Sonde *301*
8.16.6.4 Fehler bei der Kalibrierung *301*
8.16.6.5 Probleme und Fehler bei der Implantation *302*
8.16.7 Nach der Implantation *303*

8.16.8	Entfernung der Sonde	304
8.17	Zentralvenöse Zugänge	304
8.17.1	Art des Zugangs	306
8.17.2	Zugangsgefäß	306
8.17.2.1	V.-jugularis-Katheter	306
8.17.2.2	V.-subclavia-Katheter	307
8.17.2.3	V.-basilica-Katheter	307
8.17.2.4	V.-femoralis-Katheter	307
8.18	Operativ eingelegte Drainagen	308
8.18.1	Lasche	308
8.18.2	Subkutane Drainage	309
8.18.3	Epidurale Drainage	309
8.18.4	Subdurale Drainage	309
8.18.5	Intrazerebrale Drainage	310
8.19	Liquorpunktion	310
8.19.1	Subokzipitalpunktion	311
8.19.2	Lumbalpunktion	312
8.19.3	Nach der Punktion	313
8.20	Thrombosegefahr, Blutungsgefahr, Antikoagulation, Antikoagulanzien	313
8.20.1	Blutungsgefährdung	313
8.20.2	Thromboemboliegefährdung	314
8.20.3	Antikoagulation	314
8.20.4	Antikoagulanzien	316
8.21	Neurochirurgisch-neurologische Krisensituationen und Kriseninterventionen	317
8.21.1	Akute intrakranielle Blutung	317
8.21.2	Akute intrakranielle Drucksteigerung bei Verschlußhydrocephalus	318
8.21.3	Akute intrakranielle Drucksteigerung als Ausdruck von Ödem bzw. Schwellung	318
8.21.4	Maximalbehandlungskonzept	319
8.22	Hygiene, Desinfektion und Sterilität	320
8.22.1	Infektionsgefährdung, Infektionsprophylaxe und Hygiene	320
8.22.2	Häufige Infektionen	320
8.22.3	Infektionsquellen	321
8.22.4	Übertragungswege	322
8.22.5	Prävention	322
8.22.6	Infektionsüberwachung	323
8.22.7	Desinfektion und Reinigung	323

8.1
Überwachung, Beobachtung, Monitoring, Dokumentation

8.1.1
Allgemeines zu Überwachung und Beobachtung

Die Überwachung und Beobachtung neurochirurgisch-neurologischer Patienten allgemein und der Intensivpatienten speziell, kann in mehrere, einander ergänzende und ineinander übergreifende Einzelbereiche differenziert werden:

- allgemeine Überwachung,

- Intensivüberwachung, Basis-Monitoring und erweitertes Monitoring,

- Überwachungsaspekte in speziellen Situationen,
- die klinische Untersuchung als allgemeine Statuserhebung,
- die Labordiagnostik,
- die Pflegeplanung und -dokumentation.

8.1.1.1
Allgemeine Überwachung

Die Überwachung im Rahmen der neurochirurgischen bzw. neurologischen Normalstationsversorgung orientiert sich an den Parametern der allgemein üblichen Überwachung von chirurgischen bzw. internistischen Patienten. Sie kann grob in 2 Hauptbereiche gegliedert werden:

- Vitalparameter wie Blutdruck, Herzfrequenz, Atmung, Körpertemperatur, Ausscheidung und die Bewußtseinslage. Hinzu kommen gegebenenfalls noch die Überwachung von Drainagefunktionen, Wunden u.a.
- Grob orientierende Überwachung von Einzelparametern des neurologischen Status, wie z.B. Pupillenreaktion, Motorik u.a.

Die Parameter der allgemeinen Überwachung werden im allgemeinen nach Bedarf bzw. täglich erfaßt und gegebenenfalls mittels geeigneter Unterlagen bzw. Medien protokolliert.

8.1.1.2
Intensivüberwachung, Basis-Monitoring und erweitertes Monitoring

Hinsichtlich der Überwachung muß für den Bereich der Intensivpflege gesondert angemerkt werden, daß gerade in diesem Bereich nur einzelne Teile dieses berufsübergreifenden Bereiches eindeutig der Tätigkeit einer bestimmten Berufsgruppe zugeschrieben werden können. Für andere, und zwar die weitaus meisten Aspekte, ist die Zuordnung unscharf, bewegt sich in der berufsübergreifenden Grauzone.

- **Basis-Monitoring.** Die Parameter des Basis-Monitorings und des allgemeinen neurochirurgisch-neurologischen Monitorings werden im allgemeinen stündlich bis mehrstündig erfaßt und gegebenenfalls mittels geeigneter Unterlagen bzw. Medien protokolliert.
    - EKG-Bild, Erfassung der Herzrhythmik und Rhythmusstörungen. Das EKG-Bild als Ausdruck der elektrischen Herzaktion wird mit dem bed-side-Monitor erfaßt und visualisiert.
    - Herzfrequenz (HF). Die HF wird manuell ausgezählt (z.B. bei peripher-zentralem Pulsdefizit) oder mit dem bed-side-Monitor erfaßt.
    - Blutdruck (RR). Die Messung des RR erfolgt unblutig oder blutig. Es werden Systole, Diastole und MAP erfaßt.
    - Atemfrequenz (AF). Die AF wird manuell ausgezählt oder mittels geeigneter Geräte bzw. dem bed-side-Monitor erfaßt.
    - Körpertemperatur. Die Temperatur wird als Kerntemperatur erfaßt. Aufgrund der Verletzungsgefahr sollten bei bewußtseinsgestörten, möglicher-

weise unkooperativen Patienten keine Glasthermometer und auch keine oralen Thermometer verwendet werden.
- Urinausscheidungsmenge. Erfassung der stündlichen Urinproduktionsmenge erfolgt im allgemeinen mit einem in der Harnblase eingelegten Harnblasenverweilkatheter bzw. suprapubischem Katheter.
- Pupillenreaktion. Prüfung der Pupillenreaktion auf Lichteinfall. Erfaßt werden Weite und Form der Pupillen sowie die Reaktion (direkt, konsensuell).
- Motorik. Erfaßt werden Status bzw. Veränderungen der Motorik, Seitendifferenzen, Ausfall, pathologische Bewegungs- und Reaktionsmuster.
- Bewußtseinslage. Die Überwachung bezieht sich auf Ansprechbarkeit, Kontaktfähigkeit, Reaktion, Orientiertheit in allen Qualitäten.
- Drainagemengen (z.B. externe Liquordrainagen, blut- bzw. liquorfördernde Drainagen).
- Sauerstoffsättigung (S_aO_2) (Pulsoxymetrie).
- Blutzucker.
- Zentraler Venendruck (ZVD).
- Blutgasanalyse-Werte.
- Exakte Bilanzierung und Dokumentation der Ein- und Ausfuhr bis hin zur Stundenbilanz.

■ **Erweitertes Monitoring.** Zu den Parametern der Basisüberwachung kommen gegebenenfalls weitere Parameter. Je nach Parameter kann die Erfassung nur mit entsprechendem, apparativen Aufwand möglich sein. Diese Parameter werden unter dem Begriff des erweiterten Monitoring zusammengefaßt.
- ICP bzw. IVP. Erfassung kann beispielsweise mit einem Hirnventrikelkatheter, Gaeltec-Sonde, Spiegelberg-Sonde, Camino-Sonde u.a. erfolgen.
- $p(ti)O_2$, z.B. mit der Licox-Sonde.
- EEG-Dauerableitung, Power-Spektrum-Analyse bzw. diskrete Fourier-Analyse (DFT).
- Meßwerte des Pulmonalarterienkatheters.
- Evozierte Potentiale.
- Transkranielle Dopplersonographie.

■ **Weiterführende, apparative Diagnostik.** Weitere Maßnahmen zur Überwachung und klinischen Beurteilung sind explizit in den Bereich der aufwendigen, apparativen Diagnostik einzuordnen. Diese Maßnahmen sind durch entsprechend große Invasivität und apparativen Aufwand gekennzeichnet. Beispiele hierfür sind die radiologisch-bildgebenden Verfahren (CCT, MRT u.a.), die Katheterangiographie, die stereotaktische Probeexploration u.a.

8.1.2
Beispiele für Überwachung und Beobachtung

Im Rahmen dieser Ausführung werden einige Beispiele für Überwachungsaspekte im Alltag und Umgang mit neurochirurgisch-neurologischen Patienten, vor allem Intensivpatienten, beschrieben. Der Schwerpunkt liegt dabei auf eventuell eintretenden Problemen bzw. Komplikationen und ihren klinischen Aspekten.

- Schnell und progrediente Änderungen der Pupillomotorik geben immer Anlaß für die Vermutung, daß eine akute Raumforderung vorliegen kann. Langsame Änderungen sprechen eher für chronifizierte Störungen bzw. für pharmakologische Ursachen. So z.B. führen einzelne Neuroleptika in hoher Dosierung zur allmählichen Mydriasis und gleichzeitiger Verlangsamung der Lichtreaktion. Eine Übersicht ist in Tabelle 8.1 dargestellt.

- Schnell und progredient verlaufende Änderungen im Verhalten des Patienten, vor allem Minderungen der Vigilanz, sprechen für das mögliche Vorhandensein einer akuten Störung. Langsam verlaufende Änderungen sprechen eher für eine pharmakologische Ursache (Analgetika, Sedativa, Neuroleptika) oder für einen entsprechend langsam verlaufenden, subakuten bzw. chronischen Prozeß.

Tabelle 8.1. Übersicht über Pupillomotorik und entsprechende Klinik

Normalbefund		Ausgangslage		↓ Lichteinfall ↓				Konvergenz		Reagibilität + = prompt (+) = eingeschränkt − = reaktionslos		Bemerkung
re	li	re	li	re	li	re	li	re	li			
●	●	●	●	●	●	●	●	●	●	+	+	Normalsiutation, LR bds., prompt ergiebig
●	●	●	●	●	•	●	●	●	●	−	+	Einseitige Mydriasis, z.B. bei ICP-Erhöhung
●	●	●	●	●	●	●	●	●	●	−	−	Pupillen bds. mittelweit + lichtstarr, bds. Amaurose
●	●	•	•	•	•	•	•	●	●	(+)/−	(+)/−	Pupillen bds. eng + unausgiebig reagierend. Diencephal-Syndrom
●	●	●	●	●	●	●	●	●	●	(+)/−	(+)/−	Pupillen bds. mittelweit mit keiner oder unausgiebiger LR bei mesencephalem Syndrom
●	●	●	•	●	•	●	•	●	●	−	−	Pupillen bds. mittel- oder übermittelweit, lichtstarr und oft entrundet bei Pons-Syndrom
●	●	●●	●●	●●	●●	●●	●●	●●	●●	−	−	Pupillen bds. submaximal bis maximal weit, entrundet und lichtstarr bei Bulbärhirn-Syndrom

- Das Auftreten vegetativer Auffälligkeiten ohne entsprechende, weiter zugehörige Klinik (z.B. starke Blutdruckinstabilität bei völlig konstant bleibender Herzfrequenz) spricht eher für das Vorhandensein einer neurologischen Störung als z.B. für ein internistisches Problem.

- Nach Eingriffen, Traumatisierungen bzw. Prozessen im Bereich der hinteren Schädelgrube und postoperativ bzw. posttraumatisch einsetzender Raumforderung (Ödem und Schwellung) ist weniger mit pathologischen Veränderungen der Pupillomotorik als mit vegetativen Störungen, wie Blutdruckschwankungen, Störungen der Herzrhythmik und Herzfrequenz, zu rechnen. Zusätzlich sei hier auf die große Gefahr der Ateminsuffizienz bei Spontanatmung hingewiesen.

- Nach Eingriffen, Traumatisierungen bzw. Prozessen in der hinteren Schädelgrube ist immer mit der Möglichkeit von Störungen der Motorik bzw. Sensibilität im Mund-Rachen-Kehlkopf-Bereich zu rechnen (z.B. Schluckstörungen).

- Nach Eingriffen, Traumatisierungen bzw. Prozessen im Bereich der vorderen Schädelgrube, temporo-lateral-basalen Schädelfrakturen, Mittelgesichtsfrakturen u.a. ist immer mit der Möglichkeit des Vorhandenseins einer Liquorfistel zu rechnen. Austritt von Blut und/oder serös-wässrigen Flüssigkeiten aus Nase, Mund, Ohren, Augen ist immer verdächtig auf das Vorhandensein einer solchen Liquorfistel.

- Jeder Patient mit einer temporo-latero-zentro-okzipitalen Schädelfraktur ist prädisponiert, ein Epiduralhämatom zu entwickeln.

- Postoperative Komplikationen, wie z.B. eine Nachblutung, zeigen sich klinisch häufig entweder in den ersten 1–2 Stunden postoperativ oder etwa 6–8 Stunden nach dem Ereignis.

- Dienzephale Einklemmung ist charakterisiert durch Bewußtseinsstörungen bis zum Sopor bzw. Koma, spontanen Massen- und Wälzbewegungen, Beuge-Strecksynergismen auf Schmerzreize, engen und unausgiebig auf Licht reagierenden Pupillen (Miosis) sowie Unregelmäßigkeiten von Blutdruck, Herzfrequenz und Atmung.

- Mesenzephale Einklemmung ist charakterisiert durch Koma, spontane Strecksynergismen und Opisthotonus, mittelweite und unausgiebig auf Licht reagierende Pupillen, Hypertonie, Tachykardie, Hyperthermie und Hyperhydrosis. „Streckkrämpfe" sind Ausdruck einer mesenzephalen Einklemmung und nicht Ausdruck eines epileptischen Krampfgeschehens.

- Pontine Einklemmung ist charakterisiert durch Koma, leichte Strecksynergismen, heruntergesetzten Muskeltonus und mittelweite, oftmals lichtstarre Pupillen.

- Das Bulbärhirnsyndrom ist charakterisiert durch Koma, hypotone Muskulatur, Areflexie, zumeist maximal weite und lichtstarre Pupillen sowie terminale Schnappatmung.

- Rhythmische, tonische, klonische, auf einzelne Muskelgruppen oder Körperbereiche beschränkte oder auch generalisierte muskuläre Auffälligkeiten bieten immer Anlaß zu der Überlegung, ob es sich hier um ein epileptisches Krampfgeschehen handeln könnte. Dieser Verdachtsauffassung widerspricht es, wenn durch passiven Druck auf bzw. Zug an den betroffenen Muskeln diese muskulären Auffälligkeiten unterdrückt werden können. Für eine Unwahrscheinlichkeit spricht weiterhin, wenn der betreffende Patient wach, kommunikationsfähig, keine vegetativen Auffälligkeiten zeigt und in der Lage ist, mit der betroffenen Extremität willkürliche, motorische Handlungen durchzuführen.

- Werden neurochirurgische bzw. neurologische Patienten im Rahmen einer Intensivbehandlung relaxiert, so sollte eine EEG-Überwachung mittels Dauerableitung wegen Krampfgefährdung, Sedierungstiefe, Barbituratnarkose u.a. obligat sein.

8.1.3
Klinische Untersuchung

Die klinische Untersuchung des Patienten zur Verlaufskontrolle erfolgt durch das ärztliche Personal.
Neben einer allgemeinen Untersuchung ist dabei die Feststellung des Reflexstatus, motorisch-sensibler Aktionen bzw. Reaktionen und der psychische bzw. psychiatrische Status des Patienten von besonderer Bedeutung. Diese klinisch-neurologische Untersuchung folgt in der Regel einem bestimmten Schema. Zuerst wird der Allgemeinbefund erhoben und dann die spezifischere Untersuchung durchgeführt. Diese spezifischere Untersuchung beginnt mit den Hirnnerven des Kopfes. Dann folgt das motorische System mit

- Willkürmotorik (Trophik der Muskulatur, Kraftentfaltung, Ruhetonus),
- Reflexen (Eigenreflexe, Fremdreflexe, spastische Zeichen, Haltungsreflexe),
- Kleinhirnsystem (Tonus, Koordination, Hypermetrie, Schrift, Sprache),
- extrapyramidalem System.

Daran anschließend wird die Sensibilität mit den Qualitäten Berührungsempfinden, Schmerzempfinden, Temperaturempfinden, Tiefensensibilität, Vibrationsempfinden und Stereognosie geprüft. Als nächster Untersuchungspunkt folgt die Sprache (Dysarthrie, Aphasie), dann die Untersuchung auf Apraxie und Agnosie. Der abschließende Untersuchungspunkt betrifft die Bewußtseinslage. Stichworte sind hier

- Durchgangssyndrome (DS), wie anamnestisches DS, affektives DS, paranoides DS, apathisches DS,
- Trübungssyndrome quantitativer Art, wie Somnolenz, Sopor und Koma,
- Trübungssyndrome qualitativer Art, wie apallisches Syndrom und Delir.

8.1.4
Labordiagnostik allgemein und speziell

Die Labordiagnostik im Rahmen neurochirurgisch-neurologischer Behandlung unterscheidet sich im Grundsatz nicht von der Routine- und Notfalldiagnostik, die bei anderen, eventuell intensivbehandlungsbedürftigen Patienten erforderlich ist. Allerdings ist ein besonderes Augenmerk auf bestimmte Parameter zu richten:

- **Serumosmolarität.** Die Serumosmolarität ist ein wichtiger Parameter bei Einsatz von Osmodiuretika zur Senkung des ICP bzw. IVP.
- **Serumnatrium.** Es sind häufige Kontrollen notwendig, um frühzeitig einen Natriumanstieg und damit eine vermehrte Flüssigkeitsretention zu erkennen.
- **Serumeiweiß bzw. Serumalbumin.** Mit einem ausreichend hohen onkotischen Druck kann eine entsprechende Ödemprophylaxe sichergestellt werden bzw. eine laufende Ödemtherapie entscheidend mit unterstützt werden.
- **Hämoglobin.** Es ist besonderes Augenmerk auf eine hinreichende Sauerstofftransportkapazität zu legen.
- **Blutzucker.** Unter Bedingungen des Postaggressionsstoffwechsels und eventuell zusätzlichem, hochdosierten Einsatz von Kortikoiden kann es zu exzessiven Blutzuckerstörungen kommen. Hohe Blutzuckerwerte allein können bereits ein Hirnödem auslösen. Besonderer Augenmerk ist auf die Blutzuckersenkung mit Insulin i.v. zu richten. Jede Senkung von mehr als 100 mg% pro h kann ein ausgeprägtes Hirnödem verursachen.
- **Globaltests der Blutgerinnung** (Quick, PTT, TZ, Fibrinogen). Bei entsprechend vital bedrohten Patienten sollte mindestens einmal täglich eine Kontrolle des Blutgerinnungsglobaltests erfolgen. Schon beim allergeringsten Verdacht auf eine vorbestehende bzw. zusätzlich erworbene Gerinnungsstörung (z.B. Wunden bluten diskret bis auffällig lange nach, nach Bagatelltraumata entstehen größere Hämatome u.a.) sollte unverzüglich eine umfangreiche, spezielle und differenzierte Diagnostik eingeleitet werden.
- **Infekt-Screening.** Erfolgt eine externe Ableitung von Liquor cerebrospinalis durch ein Drainagesystem, so werden im allgemeinen täglich Proben für ein Infekt-Screening entnommen.

8.1.5
Pflegeprozeß, Pflegeplanung und Pflegedokumentation

Im Rahmen der Behandlung eines kranken Menschen ist Krankenpflege ein vitaler und unverzichtbarer Bestandteil aller therapeutischen Bemühungen um, für und mit diesem Patienten.
Unter stationären Bedingungen durchgeführte Krankenpflege wird in der Regel von der Anzahl der zu versorgenden Patienten und deren Pflegebedürftigkeit mitbestimmt. Um dem Anspruch einer möglichst umfassenden, kompetenten, ganzheitlichen, individuellen, medizinisch-wissenschaftlich begründeten, pflegeri-

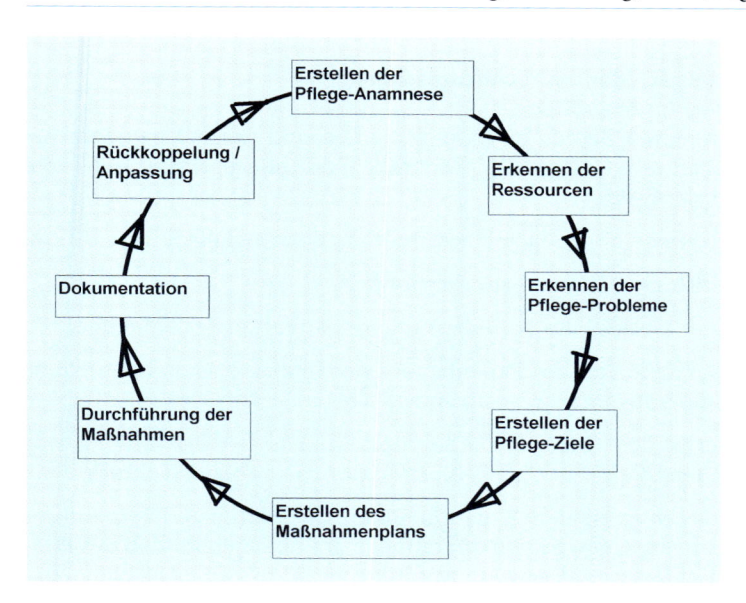

Abb. 8.1.
Regelkreis des Pflegeprozesses

Regelkreis (im Uhrzeigersinn): Erstellen der Pflege-Anamnese → Erkennen der Ressourcen → Erkennen der Pflege-Probleme → Erstellen der Pflege-Ziele → Erstellen des Maßnahmenplans → Durchführung der Maßnahmen → Dokumentation → Rückkoppelung / Anpassung

schen Versorgung genügen zu können, sollte Krankenpflege geplant und strukturiert sein. Ausgehend von der Forderung nach „patientenorientierter und -zentrierter Pflege" wurde ein rückgekoppeltes Analysemodell des geplanten, individualisierenden Pflegeprozesses entwickelt. Im bislang üblichen Sinne wird dieser Pflegeprozeß als Regelkreis dargestellt (Abb. 8.1). Dieser Pflegeprozeß ist die Grundlage der Pflegeplanung. Um die Pflegeplanung zu gestalten, werden wiederum bestimmte Pflegekonzeptionen zugrunde gelegt. Eines der im deutschsprachigen Raum weitverbreiteten Modelle ist das Lebensaktivitätsmodell von Nancy Roper. Diesem Modell liegt auch die Struktur dieses Buches zugrunde. Hinsichtlich der Pflegeanamnese gilt grundsätzlich folgendes:
Während des gesamten medizinischen Behandlungsverlaufs fallen permanent umfangreiche Informationen über den betreffenden Patienten an. Hierzu gehören medizinische und soziale Anamnesedaten, Untersuchungsergebnisse, Behandlungsmaßnahmen u.a. Für die geplante Pflege sind grundsätzlich alle über einen Patienten anfallenden Informationen von Bedeutung. Allerdings kann den einzelnen Informationen eine durchaus unterschiedliche Priorität für den Pflegeprozeß zugemessen werden. Das Hauptarbeitsmittel zur Umsetzung des Pflegeprozeßprocederes ist die Pflegedokumentation. Diese Dokumentation ist kein Krankenblatt und auch keine Überwachungs- und Behandlungsakte, sie kann aber in umfassende Unterlagensysteme eingebunden sein. Über die Umsetzung des Pflegeplanungs- und Dokumentationsmodells in der normalstationären Krankenversorgung und in anderen Bereichen existieren ausreichend Praxisberichte, und diese Form der Umsetzung ist die am ehesten etablierte. Für den Bereich der Intensivpflege gibt es aber kaum Erfahrungen bzw. Praxismodelle. Um diesem Umstand Rechnung zu tragen, folgt nun eine Analyse der Bedingungen. An die Analyseergebnisse anknüpfend, werden dann Anforderungen an ein Pflegedokumentationssystem für den Intensivpflegebereich formuliert.

8.1.5.1
Pflegeprozeß im Bereich der neurochirurgischen und neurologischen Intensivpflege

Unter intensivstationären Bedingungen, allgemeinen und speziell neurochirurgisch-neurologischen, sind folgende, besondere und pflegeplanungsrelevante Aspekte zu berücksichtigen:

- Aufenthalt des Patienten im allgemeinen nur bei vitaler Gefährdung,
- oft tiefe Bewußtlosigkeit, Koma bzw. Verwirrtheit,
- häufiger, abrupter Wechsel des Befindens und der Situation des Patienten,
- oft nur kurze Verweildauer des Patienten auf der Intensivstation bei unkompliziertem, postoperativem bzw. posttraumatischem Verlauf,
- aus der Erfordernis der Überschaubarkeit und Effizienz der Behandlungseinheit resultieren relativ rigide Organisations- und Arbeitsablaufstrukturen.

Ausgehend von dieser speziellen Situation unter vorgenannten Bedingungen erscheint es gerechtfertigt, gewisse Modifikationen am üblichen Modell des Pflegeprozesses vorzuschlagen und gewisse Anforderungen an ein Pflegeplanungs- und Dokumentationssystem zu formulieren:

Erstellung einer verallgemeinerten Struktur der Pflegeplanung

1. **Anamnese.** Zur Anamnese gehört die Eruierung und Dokumentation des körperlichen und psychischen Zustands, der sozialen Verhältnisse und der Krankengeschichte, soweit diese für die derzeitige, aktuelle Pflege von Bedeutung sind. Im allgemeinen steht die kurze und prägnante Erfassung des körperlichen und psychischen Zustands des Patienten zu Beginn der Behandlung bzw. Akutphase aufgrund der vitalen Gefährdung im Vordergrund.
2. **Problemanalyse.** Als Allgemeinprobleme und Gefährdungen ergeben sich Gefährdungen durch Ischämie, Blutung bzw. Nachblutung, epileptische Krämpfe, Vasospasmus der Hirnarterien, intrakranielle Druckerhöhung, kardiovaskuläre Instabilität bzw. Insuffizienz, technisches Versagen des Beatmungsgerätes bzw. Diskonnektion, respiratorische Instabilität bzw. Insuffizienz bzw. Atemstillstand, technisches Versagen des Monitoring, nosokomiale Infektionen (Pneumonie, Harnwegsinfekte, Mykosen usw.), Immobilisation, Thrombose, Embolie, Dekubitalulzera, Kontrakturen, Unruhe und Verwirrtheit usw. Weitere Pflegeprobleme ergeben sich durch psychische Affektionen (hirnorganisches Psychosyndrom, Hirnsubstanzdefekte, Medikamentenwirkungen, Intensiv-Care-Syndrom usw.). Zu diesen Allgemeinheiten kommen die sich aus der Anamnese ergebenden individuellen Pflegeprobleme.
3. **Ressourcenanalyse.** Formulierung der patienteneigenen Ressourcen erfolgt aus der Anamnese. Diese Analyse orientiert sich an der Anamnese des körperlichen und psychischen Zustands, des Alters, der Vorerkrankungen, der Schwere der derzeitigen Erkrankung, dem sozialen Umfeld bzw. den Angehörigen.
4. **Pflegeziele.** Formulierung und Erstellung von anzustrebenden Nah- und Fernzielen. Allgemeine Nah- und Fernziele sind beispielsweise die Stabilisierung bzw. Effektivierung der Vitalfunktionen, Vermeidung zusätzlicher Komplika-

tionen (Infekte, Dekubiti, Kontrakturen, Embolie und Thrombose u.a.), psychische und physische Aktivierung und Mobilisierung, Verlegung in stabilisiertem Zustand (Normalstation, Rehabilitation, Pflegeinstitution u.ä.), Beistand beim menschenwürdigen Sterben.
5. **Maßnahmenplan.** Erstellung und Planung von Maßnahmen zur Erreichung der Pflegeziele unter Berücksichtigung der Punkte von 1 bis 4. Dieser Maßnahmenplan orientiert sich weiterhin an Monitoring und Kontrolle der erfaßbaren Parameter, Kontrolle bzw. Aufrechterhaltung der Funktion der technischen Geräte, endotrachealem Absaugen nach Bedarf, nasal-oralem Absaugen nach Bedarf usw. Weitere Punkte sind Körperpflegemaßnahmen, Prophylaxenanwendung, Wundversorgungen (z.B. Tracheostomapflege) und Mobilisation in Abhängigkeit von der Situation des Patienten. Im allgemeinen erfolgen tägliche Verbandswechsel. Weiter zu nennen sind hygieneorientiertes Handeln, wie z.B. diverse Systemwechsel (Inhalatoren, Beatmungsschlauchsystem und -Kaskade, Infusionsleitungen, arterielle Spülsysteme etc.) sowie Aktivierung und psychische Betreuung u.a.
6. **Maßnahmendurchführung.**
7. **Dokumentation** von Anamnese, Analysen, Zielen, Dokumentation des Maßnahmenplans und der Maßnahmendurchführung.
8. **Feedback, Pflegevisite etc.** Hier erfolgt die eventuelle Anpassung der Planung bzw. der Maßnahmen ausgehend von Veränderungen am, mit und bei dem Patienten während des Pflegeprozesses.

Splittung der Maßnahmendokumentation

Im Rahmen einer Intensivbehandlung wechseln Situationen nur zu oft mit einer rasanten Dynamik. Als Beispiel hier die dramatische Verschlechterung oder Besserung des Patientenzustands, akut auftretende Probleme, welche sofortige, effiziente Lösungen erfordern usw. Um diesen Umständen Rechnung zu tragen, könnte sinnvollerweise eine Splittung der Dokumentation über die Maßnahmendurchführung erfolgen.
1. Im individuellen Pflegeplan wird ein Maßnahmenplan in sehr weit gefaßter Formulierungsbreite erstellt.
2. Dokumentation auf dem Überwachungsbogen. Auf dem Überwachungsbogen werden die im individuellen Pflegeplan erstellten Maßnahmen nur schematisch, aber entsprechend spezifisch festgehalten. Die hierfür erforderliche, spezifisch-schematische Form der Maßnahmendokumentation wird auf den meisten Intensiveinheiten bereits durchgeführt z.B.: 10.30 Uhr Mundpflege; 10.50 Uhr endotracheales Absaugen usw. Diese Splittung erscheint notwendig, da akute, situative Belange sowieso akut behandelt werden und allenfalls als Epikrise in die individuelle Pflegeplandokumentation eingehen können. Subakute und langfristige Belange aber können mit Pflegeplanungshintergrund in den individuellen Pflegeplan eingehen und für das weitere Vorgehen berücksichtigt werden.

Integration

Es muß die Möglichkeit bestehen, die individuelle Pflegeplanung bei Bedarf in eine allgemeine Pflegeplanstruktur zu integrieren.

Anforderungen an Pflegeplanungs- und Dokumentationssysteme

Damit ein Pflegeplanungs- und Dokumentationssystem als effizientes und damit sinnvolles Arbeitsmittel genutzt werden kann, sollten folgende Voraussetzungen erfüllt sein:

1. Die Informationsspeicherung und -verwertung sollte selbstverständlich unter Pflegeprozeßaspekten erfolgen können.
2. Es sollte Zugang und Verfügbarkeit von allen Pflegedokumentationsdaten über den gesamten Behandlungsverlauf möglich sein.
3. Es sollte die Möglichkeit zur Auswertung des gesamten Dokumentationsdatenpools eines Patienten bestehen, und diese Ergebnisse sollten entsprechend visualisiert werden können, z.B. mittels Graphik usw.
4. Die anfallenden Daten sollten sprach- und beschreibungsstandardisiert dokumentiert werden können. Dies ist die Grundlage für Auswertbarkeit und Vergleichbarkeit der Daten eines oder mehrerer Patienten.
5. Der Zeitaufwand für die Datendokumentation, -sicherung und -auswertung sollte möglichst minimal sein bei gleichzeitig größtmöglichem Spektrum. Zugleich sollten die Anforderungen an den bzw. die Bearbeiter möglichst gering gehalten sein.
6. Die gesetzlichen Anforderungen bezüglich der Dokumentation von Pflegetätigkeit sollten erfüllt werden.

8.2
Herz-Kreislauf-Funktion und Durchblutung des ZNS

8.2.1
Allgemeines zu Herz-Kreislauf-Funktion und ZNS-Durchblutung

Das Herz-Kreislauf-System als Funktionseinheit versorgt den gesamten Körper mit dem notwendigen Blut. Eine detaillierte und umfassende Beschreibung von Einzelheiten dieser Funktionseinheit würde den Rahmen dieser Abhandlung sprengen. Aus diesem Grund erfolgt hier eine Beschränkung auf Allgemeinheiten des Herz-Kreislauf-Systems und natürlich besondere, neurologisch-neurochirurgisch relevante Aspekte.

- **System.** Das Herz-Kreislauf-System besteht aus einem Hoch- und einem Niederdrucksystem mit dem Herz als pumpendem Hohlmuskel im Zentrum. Teile des Hochdrucksystems sind die linke Herzkammer, Aorta und arterielles Gefäßsystem. Teile des Niederdrucksystems sind die Herzvorhöfe, die rechte Herzkammer, Venen und Kapillaren. Eine zusätzliche Unterscheidung erfolgt in einen Körperkreislauf und einen kleinen Kreislauf, den Pulmonalkreislauf.

- **Herzleistung.** Ein ohne Einschränkung normal arbeitendes Herz gewährleistet einen Cardiac Index von ca. 2,7–4,3 l/min/m² Körperoberfläche. Dies entspricht beim Erwachsenen einem Herzminutenvolumen (HMV) von 4–8 l/min. Von diesem HMV werden alleine ca. 25% für die Durchblutung und Versorgung des ZNS benötigt.

■ **Blutdruck.** Die Höhe des systemarteriellen Blutdrucks wird durch bestimmte Komponenten bestimmt. Diese Komponenten sind das prinzipielle Pumpleistungsvermögen des Herzens, die aktuelle Pumpleistung, die Herzfrequenz, der Tonus der Muskulatur, durch die die arteriellen Gefäße ziehen, sowie die Flußrate in den arteriellen Gefäßen. Diese Flußrate hängt direkt von der Weite dieser Gefäße ab. Die sich somit ergebende Komponentenwirkung führt zu einem systemarteriellen Blutdruck der normalerweise ca. 120 mmHg systolisch und 80 mmHg diastolisch beträgt. Der aus diesem systemarteriellen Blutdruck resultierende mittlere arterielle Blutdruck (MAP) bewegt sich in einem Normbereich von ca. 70–105 mmHg. Neben einer meßtechnischen Bestimmung des MAP läßt sich der MAP-Wert anhand einer entsprechenden Formel berechnen: $MAP = p_{diast} + [(p_{syst} - p_{diast}) : 3]$

8.2.2
Durchblutung des ZNS

8.2.2.1
MAP und zerebraler Perfusionsdruck

Der MAP hat eine große Bedeutung für alle die Körperteile bzw. Organe, die auf eine konstante Blutflußrate angewiesen sind. Diese Organe sind in erster Linie die Nieren und das ZNS. Das ZNS als stoffwechselaktives Organ benötigt, wie bereits ausgeführt, ca. 25% des HMV. Das sauerstoff- und glukosereiche Blut wird mit einem bestimmten Druck, dem zerebralen Perfusionsdruck (CPP), in das ZNS gepumpt. Dieser CPP ist neben einem anderen, gewichtigen Parameter ein Maß für die Verfügbarkeit der Stoffwechselsubstrate am Endverbrauchergewebe „Gehirn" bzw. ZNS. Der CPP ist abhängig vom arteriellen Mitteldruck (MAP) und dem intrakraniellen Druck (ICP) und kann rechnerisch anhand der Formel CPP = MAP-ICP bestimmt werden. Da der ICP beim Gesunden ca. 5–15 mmHg und der MAP ca. 70–105 mmHg beträgt, resultiert daraus ein CPP von ca. 55–100 mmHg. Die Graphik in Abbildung 8.2 verdeutlicht das Bild der systemarteriellen Druckkurve in Zusammenhang mit dem intrakraniellen Druckkurvenverlauf. Die Vergleichbarkeit beider Druckkurvenverläufe ergibt sich aus der Tatsache, daß das Gehirn normalerweise synchron im Perfusionsschlag des systemarteriellen Blut-

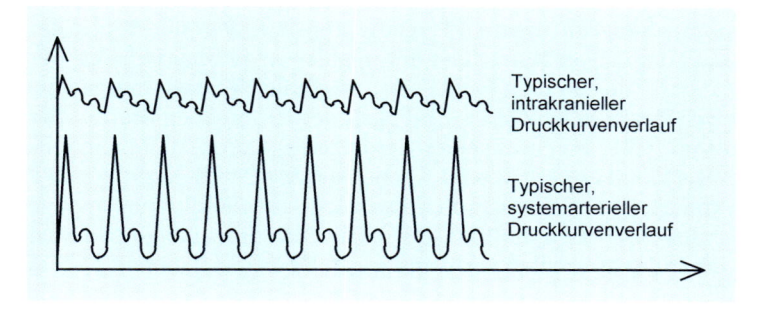

Abb. 8.2. Systemarterielle Druckkurve und intrakranieller Druckkurvenverlauf

drucks pulsiert, d.h. größer und kleiner wird. Somit kann der intrakranielle Druckkurvenverlauf als Synonym für den zerebral-arteriellen Druckkurvenverlauf gelten.

8.2.2.2
Unabhängigkeit der ZNS-Durchblutung von direkter Katecholamin-Wirkung

Wie bereits weiter oben aufgeführt, wird der Perfusionsdruck, mit dem Blut durch ein beliebiges, arterielles Blutgefäß gepreßt wird, nicht nur von dem vom Herzen aufgebauten Druck bestimmt. Ein weiterer, gewichtiger Faktor für den sich jeweils entwickelnden Perfusionsdruck ist die „lichte Weite" des zu perfundierenden Gefäßes. Bei den allermeisten Blutgefäßen des Körpers wird diese „lichte Weite" durch nerval-hormonelle Einflüsse bestimmt. Durch sympathische Stimulation bzw. die Wirkung von Katecholaminen wie Adrenalin, Noradrenalin, Dopamin, Dobutamin u.a. erfolgt eine allgemeine Verengung von Gefäßen des arteriellen Körpergefäßsystems. Durch diese Verengung steigt der Perfusionsdruck in den Gefäßen, also der systemarterielle Blutdruck und damit der MAP. Diese Bedingungen gelten aber vermutlich nicht für die direkten Versorgungsgefäße des ZNS. Diese arteriellen Blutleiter scheinen nicht wie andere Körperarterien mit Veränderungen ihrer „lichten Weite" auf nervale Stimulation und Katecholaminwirkung zu reagieren. Obwohl die direkten Versorgungsgefäße des ZNS bei einer systemisch-adrenergen Reaktionslage von der allgemeinen Vasokonstriktion ausgenommen zu sein scheinen, kommt es unter obigen Bedingungen dennoch zum Anstieg des CPP. Ursache hierfür ist der beim Anstieg des systemarteriellen Blutdrucks ebenfalls ansteigende MAP und seine Beziehung zum zerebralen Perfusionsdruck CPP. Änderungen der ZNS-Durchblutung im Zusammenhang mit einer systemischen nervalen Stimulation bzw. Katecholaminwirkung sind somit immer als das Ergebnis indirekter Wirkungen aufgrund der Änderung des systemarteriellen Blutdrucks zu sehen.

8.2.2.3
Zerebraler Blutfluß

Der zweite, wichtige Parameter für die Verfügbarkeit der Stoffwechselsubstrate am Endverbrauchergewebe „Gehirn" bzw. ZNS ist der zerebrale Blutfluß (CBF). Bestimmend für den CBF sind der Anflutdruck des Perfusionsblutes (CPP), das intrakraniell zirkulierende Blutvolumen sowie die venöse Abtransportkapazität. Der CBF bewegt sich normalerweise in einem Bereich von ca. 50 ml pro 100 mg Gewebe pro min und ist unter physiologischen Bedingungen durch eine Autoregulation in Zusammenhang mit dem CPP relativ konstant. Verändert sich der MAP und damit auch der CPP, so führt diese Autoregulation automatisch zu einer Anpassung des Kalibers (der „lichten Weite") der zerebralen Versorgungsgefäße. Damit verändert sich zwar die Flußgeschwindigkeit des strömenden Blutes, aber der zerebrale Blutfluß (CBF) bleibt in seiner Gesamtmenge pro Zeiteinheit konstant. Auf diese Weise bleibt ein Abfall oder Anstieg des MAP und damit des CPP in den Bereichen von ca. 50–150 mmHg unter physiologischen Bedingungen ohne Auswirkungen auf den zerebralen Blutfluß (CBF). Die Zusammenhänge zwischen MAP, CBF und Kaliber der arteriellen Versorgungsgefäße sind in Tabelle 8.2 schematisch dargestellt.

Tabelle 8.2. MAP, CBF, Kaliber der Versorgungsgefäße unter Normalbedingungen

Mittlerer arterieller Druck (MAP)	Kaliber (Weite) der Versorgungsgefäße	Zerebraler Blutfluß (CBF)
Konstant	⇔	Konstant
⇑	⇓	Konstant
⇑⇑⇑	⇓⇓	Konstant
⇓	⇑	Konstant
⇓⇓	⇑⇑⇑	Konstant

8.2.2.4
Änderungen des zerebralen Blutflusses

Eine Änderung des zerebralen Blutflusses (CBF) kann aber auch unter normalen Bedingungen durch den Einfluß anderer Modulatoren durchaus möglich sein.

- **Arterieller Kohlendioxidpartialdruck (p_aCO_2).** Umfassende Erläuterungen zu diesem Sachverhalt finden sich im ATL-Kapitel „Atmen". Darum soll hier nur eine kurze, geraffte Darstellung des Sachverhalts erfolgen. Diskret-aktuelle oder moderat-chronifizierte Veränderungen des Säure-Basen-Haushalts bzw. p_aCO_2 spielen unter Normalbedingungen bezüglich der Hirnperfusion nur eine untergeordnete Rolle. Kommt es allerdings durch verschiedene Umstände zu einer deutlichen Änderung des p_aCO_2 (z.B. 28 mmHg oder 50 mmHg), so folgt als Ergebnis unter anderem eine Veränderung der Kaliberweite der das ZNS durchziehenden, arteriellen Versorgungsgefäße. Durch diese Kaliberveränderung kommt es auch zu einer Veränderung des zerebralen Blutflusses (CBF). Der CBF ändert sich dann direkt proportional zu den Veränderungen des p_aCO_2. In einem p_aCO_2-Bereich von ca. 25–80 mmHg führt eine Änderung des p_aCO_2 um 1 mmHg zu einer Änderung des zerebralen Blutflusses (CBF) um ca. 1 ml pro 100 mg Gewebe pro min. Ein p_aCO_2-Abfall reduziert also die zerebrale Blutflußrate, vermindert das intrakranielle Gesamtvolumen, reduziert möglicherweise den intrakraniellen Druck, verschlechtert die Gewebeoxygenierung durch Rechtsverschiebung der O_2-Dissoziationskurve und führt möglicherweise zur zerebralen Minderperfusion. Ein p_aCO_2-Anstieg erhöht die zerebrale Blutflußrate, erhöht das intrakranielle Gesamtvolumen, erhöht möglicherweise den intrakraniellen Druck, verbessert die Gewebeoxygenierung durch Linksverschiebung der O_2-Dissoziationskurve und führt möglicherweise zur Kongestion bzw. Hirnschwellung. Diese Aspekte sind unter pathologischen Bedingungen, wie z.B. bei einer bereits bestehenden Hirngewebsödematisierung, von noch größerem Belang.

- **Körpertemperatur und Stoffwechselmetabolite.** Eine direkte Auswirkung einer erhöhten Körpertemperatur ist die Neigung zur Hyperämie (Erhöhung des Blutflusses und des zirkulierenden Blutvolumens) in den Versorgungsgeweben. Dies ist ein physiologischer Vorgang, um auf diese Weise die Abfuhr der Wärme zu gewährleisten. Weiterhin führt eine Veränderung der Körpertemperatur zu einer Veränderung der Stoffwechselvorgänge in dem Sinne, daß eine Temperaturerhöhung die Stoffwechselvorgänge beschleunigt und den Anfall von CO_2 bzw. Stoffwechselmetaboliten (z.B. Laktat) beschleunigt bzw. ver-

Tabelle 8.3. Änderungen des CBF unter Normalbedingungen

Temperatur	Stoffwechsel bzw. Stoffwechselmetabolite	Arterieller pCO_2	Zerebraler Blutfluß (CBF)
Normal	Normal	Normal	Konstant
⇑	⇑	⇑	⇑
⇑⇑	⇑⇑	⇑⇑	⇑⇑
⇓	⇓	⇓	⇓
⇓⇓	⇓⇓	⇓⇓	⇓⇓

mehrt und umgekehrt. Eine der Auswirkungen des erhöhten Spiegels von CO_2 und sauren Metaboliten ist die Tendenz zur Gefäßdilatation. Dies wiederum führt zum Anstieg des jeweiligen Blutflusses, hier CBF. Eine Veränderung im Ablauf von Stoffwechselvorgängen selbst, z.B. septikämische Bedingungen, führt zum vermehrten, systemischen Anfall von Stoffwechselmetaboliten (hier z.B. Laktat). Eine der Auswirkungen des erhöhten Spiegels dieser Metabolite ist die Tendenz zur Gefäßdilatation. Dies wiederum führt zum Anstieg des jeweiligen Blutflusses, hier CBF. Die auf den zerebralen Blutfluß ausgeübten Veränderungen durch Veränderungen des arteriellen pCO_2, der Temperatur und des Stoffwechsels sind in Tabelle 8.3 zusammengefaßt.

8.2.3
Störung der zerebralen Autoregulation

8.2.3.1
Störung der Autoregulationsgrenzen

Die im vorhergehenden Text beschriebene Autoregulation und deren Bedingungen für das ZNS (aber auch für die Nieren) sind nicht starr fixiert, sie sind im Laufe einer bestimmten Zeit (z.B. Jahre) durchaus an veränderte Bedingungen anpaßbar. So werden durch eine jahrelang bestehende arterielle Hypertonie die Autoregulationsbereiche der Nieren als auch die Autoregulationsbereiche des ZNS in höhere Bereiche verschoben. Beispiel mit willkürlich gewählten Zahlen:

- Normotonie: MAP 80–120 mmHg ⇒ Regulationsbereich 50–150 mmHg,

- Hypertonie: MAP 100–200 mmHg ⇒ Regulationsbereich 80–230 mmHg.

Wird nun der Blutdruck eines solchen Hypertoniepatienten im Rahmen einer Behandlung in deutlich niedrigere MAP-Bereiche von z.B. 60–80 mmHg gesenkt oder der Patient erleidet einen Einbruch des systemarteriellen Blutdrucks aus anderen, unterschiedlichen Gründen, so kann dies bei diesem Patienten zu mehr oder minder schweren Konsequenzen führen. Dadurch, daß sich die MAP-Werte unterhalb der Autoregulationsgrenzen befinden, kann dies für die Nieren bereits einen Rückgang der glomerulären Filtrationsrate (GFR) mit Abfall der Diurese bis hin zur Anurie bedeuten. Wird der MAP wieder angehoben, kommt es in aller Regel zur Erholung der Nierenfunktion. Für das ZNS können die Folgen aus dem MAP-Abfall allerdings deutlich schwerwiegender sein. Eine Perfusionsminderung in Endstromgebieten wie dem Gehirn führt zur Hypoxämie bis zur Hypoxie mit allen daraus möglichen Folgen. Besteht bei diesem Patienten, dessen Autoregulationsgrenze in höhere Druckwertbereiche verschoben ist, zusätzlich noch eine ZNS-Perfusionsbehinderung aufgrund Ischämie, Ödem und Schwellung, so ist dieses Endstromversorgungsgebiet natürlich noch mehr gefährdet, eine Hypoxämie bzw. Hypoxie zu erleiden.

8.2.3.2
Ausfall der zerebralen Autoregulation
Neben solchen grundsätzlichen Störungsbedingungen, wie Beeinträchtigung bzw. Schädigung von Kreislaufregulationszentren in Pons und Stammhirn-Bereich, ist die intrakranielle Drucksteigerung die häufigste, temporäre Ursache für den Ausfall der zerebralen Autoregulation. Ab bestimmten intrakraniellen Druckwerten kommt es zu einem Zusammenbruch der Autoregulation. Hier kann kein fester Wert angegeben werden, ab dem es zum Ausfall der Autoregulation kommt. Erfahrungswerte haben gezeigt, daß dies bereits bei ICP-Werten von 25–35 mmHg der Fall sein kann. Ein solcher Ausfall bedeutet die direkte Kopplung des zerebralen Perfusionsdrucks (CPP) an den MAP. Fällt der MAP, so fällt gleichsinnig auch der CPP und umgekehrt. Aufgrund der Kopplung des CBF an den CPP kommt es auch zu einem gleichsinnigen Verhalten des CBF bei Veränderungen des MAP. Diese Dysregulationen sind in Tabelle 8.4 zusammengefaßt.

Tabelle 8.4. MAP, Versorgungsgefäßkaliber, CPP, CBF bei Ausfall der Autoregulation

Mittlerer arterieller Druck (MAP)	Kaliber (Weite) der Versorgungsgefäße	Zerebraler Perfusionsdruck (CPP)	Zerebraler Blutfluß (CBF)
Konstant	⇔	Konstant	Konstant
⇑	Unverändert ⇔	⇑	⇑
⇑⇑	Unverändert ⇔	⇑⇑	⇑⇑
⇓	Unverändert ⇔	⇓	⇓
⇓⇓	Unverändert ⇔	⇓⇓	⇓⇓

8.2.4
Reaktionen des Herz-Kreislauf-Systems bei Störungen des ZNS

8.2.4.1
Spezifische Kreislaufinstabilität
Bei vielen akuten, mit substanziellen Defekten einhergehenden Störungen des ZNS (insbesondere im Bereich der hinteren Schädelgrube bzw. Hirnstamm), bei aneurysmatisch bedingten Subarachnoidalblutungen (SAB) der Grade III–V (nach Hunt und Hess) u.a. läßt sich oftmals eine ausgeprägte Kreislaufinstabilität beobachten. Diese Instabilität macht sich mit häufigen, spontanen Wechseln zwischen hypotoner und hypertoner Dysregulation bemerkbar, ohne daß eine zusätzliche Ursache bzw. ein zu dem Trauma hinzukommender, begründender Umstand hierfür zu finden wäre.

- Das erste Charakteristikum für diese Art der Dysregulationen ist der Umstand, daß die Herzfrequenz während dieser Dysregulationen oftmals auffällig stabil bleibt.

- Zum zweiten ist die Reaktion des Herz-Kreislaufsystems auf die Art der Katecholaminstützung zur Behebung der hypotonen Dysregulation zu nennen. Wird Dopamin in therapeutisch wirksamer Gefäßdosierung appliziert, kommt es auffällig oft, trotz ausgeglichenem Flüssigkeitshaushalt, zur Tachykardie. Diese Tachykardie wird selten oder nie bei der Applikation von therapeutischen, aber noch moderaten Dosen von Noradrenalin beobachtet. Hier fällt eher die Normalisierung und Effektivierung der Kreislaufparameter unter der Applikation auf. Diese Praxisbeobachtung legt den Schluß nahe, daß es bei diesen Kreislaufstörungen am ehesten zu einem Ausfall bzw. einer Minderung der zentralen Steuerung des Gefäßtonus zu kommen scheint. Das klinische Bild scheint somit am ehesten der Dysregulation im septischen Schock zu gleichen.

- Das dritte Charakteristikum ist die Art des Ansprechens der hypertonen Dysregulation auf Antihypertonika. Häufig kann hier entweder ein sehr starkes Ansprechen bei minimalster Dosierung von schwach wirksamen Antihypertonika oder ein Nicht-Ansprechen bei selbst maximalster Dosierung von Kombinationen potentester Antihypertonika beobachtet werden.

8.2.4.2
Kreislaufinstabilität und Behandlungsmanagement
Zusätzlich zu den aufgrund der ZNS-Störung eintretenden Dysregulationen kann es zu dysregulierenden Auswirkungen des intensivmedizinischen Flüssigkeits- und Kreislaufmanagements kommen. Patienten mit der Tendenz zur intrakraniellen Drucksteigerung (Ausnahmen sind Patienten mit einem Hydrocephalus), werden in aller Regel von der Bilanz her eher „trocken gefahren". Der Grund für diese Verfahrensweise ist die Gefährdung der Patienten durch eine intrakranielle Flüssigkeitseinlagerung. Dies bedeutet, daß die tägliche Flüssigkeitsbilanz dieser Patienten zumindest ausgeglichen bzw. leicht negativ sein sollte mit ca. 10% der gesamten Flüssigkeitszufuhr. Bei Erwachsenen sind dies ca. –250 bis –400 ml/Tag. Dieses restriktive Flüssigkeitsmanagement alleine kann im Laufe von Tagen aufgrund der eintretenden Hypovolämie zur Kreislaufinstabilität führen. Sowohl die spontanen Dysregulationen als auch die notwendigerweise provozierten Kreislaufinstabilitäten bedürfen einer bisweilen sehr hoch dosierten Stützung durch Katecholamine wie Dopamin, Dobutamin, Noradrenalin und Suprarenin.

8.2.4.3
Cushing-Reaktion
Diese Reaktion ist bei deutlich erhöhtem intrakraniellen Druck (ICP) zu beobachten. Als terminale Gegenregulationsreaktion auf den stark abfallenden, zerebralen Perfusionsdruck (CPP) kommt es zu einem Anstieg des peripheren, systemarteriellen Blutdrucks.

8.2.4.4
Spinaler Schock
Nach Eintritt einer schweren Traumatisierung des Spinalmarks, z.B. bei akutem Querschnitt nach Wirbelsäulentrauma, kommt es zu einem Zustand, den man als „spinalen Schock" bezeichnet. Charakteristisch ist für diesen Zustand der Tonusverlust der akut gelähmten Körperpartien. Ist der „Querschnitt" hoch genug, wird dann auch das Herz-Kreislaufsystem deutlich in Mitleidenschaft gezogen. Es können in dieser Situation dann kräftige Instabilitäten des Blutdrucks, aber ebenso auch Herzrhythmusstörungen beobachtet werden. Oft wird dann eine medikamentöse Stützung des Herz-Kreislaufsystems erforderlich. Dieser spinale Schock dauert in der Regel Stunden bis Tage und klingt dann, eventuell unter Zurücklassung von längerfristigen bis persistierenden Schäden, ab.

8.2.4.5
MAP-ICP-Gegenkoppelung
Ist der intrakranielle Druck (ICP) stark erhöht und/oder befindet sich ein Schädigungsherd im Bereich der hinteren Schädelgrube bzw. Medulla, kommt es häufig zu einem charakteristischen ICP-MAP-Verhalten. Steigt der ICP, fällt der arterielle Mitteldruck (MAP) und umgekehrt. Eine solche Reaktion läßt auf eine schwere Beeinträchtigung von Kreislaufregulationszentren in Pons und Stammhirnbereich schließen.

8.2.4.6
Dienzephale Einklemmung
Hier bestehen oftmals keine eindeutigen, deutlich charakteristischen Herz-Kreislaufreaktionen. Es kommt häufig jedoch zu deutlichen Unregelmäßigkeiten des systemarteriellen Blutdrucks sowie der Herzfrequenz und der Herzrhythmik.

8.2.4.7
Mesenzephale Einklemmung
Hier können oftmals charakteristische Herz-Kreislaufreaktionen beobachtet werden. Phasenweise kommt es häufig sowohl zu einer relativ sprunghaften Erhöhung des systemarteriellen Blutdrucks auf systolische Werte von 180 mmHg und höher als auch zu einem ebenso recht sprunghaften Anstieg der Herzfrequenz auf Werte von 140–160/min.

8.2.4.8
Pontine Einklemmung
Bei der Einklemmung im Foramen Magnum Occipitale („Untere" Einklemmung) werden deutliche Herz-Kreislaufreaktionen beobachtet. Diese können zu Beginn der Einklemmung den Reaktionen auf die „obere" Einklemmung ähneln, aber auch der Cushing-Reaktion gleichen. Oft bestehen eine deutliche Minderung des systemarteriellen Blutdrucks und eine Verlangsamung der Herzfrequenz.

8.2.4.9
Bulbärhirnsyndrom und Hirntod
Ist die Einklemmung komplett, sind die charakteristischen Herz-Kreislaufreaktionen durch eine sehr starke Hypotonie (ohne Kreislaufunterstützung mit Katecholaminen bewegt sich der systolische Blutdruckwert bei ca. 40–60 mmHg), ausgeprägte Bradykardie (ca. 30–50/min) und Herzrhythmusstörungen gekennzeichnet. Dieser Verlust der Kreislaufregulationsfähigkeit entspricht dem Zirkulationsstillstand in den medullären Herz-Kreislaufzentren und geht dem kompletten Blutdruckzusammenbruch und Herzstillstand unmittelbar voraus.

8.2.4.10
Guillain-Barré-Syndrom
Beim Guillain-Barré-Syndrom (GBS) ist die vegetative Situation häufig durch einen Wechsel von Über- und Unterfunktion von Sympathikus und Parasympathikus gekennzeichnet. Beispiele hierfür sind anfallsweise auftretende hypertone und hypotone Blutdruckentgleisungen, paroxysmale Tachykardien, Extrasystolien, Bradykardien, Blutdruckinstabilitäten bei Lagewechsel, abnorme Empfindlichkeit bei selbst geringem Volumenmangel usw. Die Behandlung dieser Dysregulationen ist neben den üblichen intensivmedizinischen Maßnahmen im allgemeinen eine symptomatische und umfaßt z.B. die Implantation eines Herzschrittmachers, Bedarfsapplikation von Katecholaminen sowie Parasympatholytika (Atropin) u.a.

8.2.4.11
Zerebrale Perfusion und Vasospasmus
Im Gefolge einer Subarachnoidalblutung (SAB) (aneurysmatisch oder auch traumatisch bedingt) aus einer das Hirn versorgenden Arterie kommt es zusätzlich zu den anderen Symptomen wie Bewußtseinsstörungen, Meningismus usw. auch sehr häufig zu Spasmen der Hirnbasisarterien, hier vor allem des betroffenen Gefäßes, aber auch der arteriellen Endstrecke. Diese Spasmen werden durch die Freisetzung gefäßverengend wirkender Substanzen (Serotonin, Dopamin usw.) aus dem im Subarachnoidalraum befindlichen Blut verursacht. Die Spasmen können lokal begrenzt aber auch generalisiert sein, in jedem Fall führen sie aber über die Vasokonstriktion zu einer mehr oder minder ausgeprägten Versorgungsstörung des abhängigen Gewebes. Diese Versorgungsstörungen können sogar in ischämischen Infarkten münden. Zur Behandlung bzw. Prophylaxe dieser Spasmen soll sich Nimodipin, ein spezifischer Kalziumantagonist, eignen. Desweiteren wird seit einiger Zeit das Konzept des hyperdynamen Kreislaufmanagements (gute Hydratation und MAP-Werte von ca. 90–100 mmHg) vertreten, um die Minderperfusion zu limitieren.

8.2.5
Blutdruckmessung

Es gibt grundsätzlich 3 angewandte Methoden zur Bestimmung und Überwachung des Blutdrucks:

- blutig-arterielle Blutdruckmessung,
- unblutig-auskultatorische Blutdruckmessung nach Riva-Rocci,
- oszillometrische Blutdruckmessung mit Dinamap oder ähnlichen Geräten.

Die 3 Meßmethoden haben ihre jeweiligen Vor- und Nachteile. Ist der Patient jedoch kritisch krank bzw. ist eine genaue Blutdrucküberwachung erforderlich (z.B. ICP-Erhöhung, Katecholaminapplikation, erforderliche MAP-Stabilität), so ist der blutig-arteriellen Meßmethode immer der Vorzug zu geben. Die blutig-arterielle Blutdruckmessung sollte bei Patienten mit Störungen, wie unter dem vorangehenden Kapitelteil „Reaktionen des Herz-Kreislauf-Systems bei Störungen des ZNS" beschrieben, obligatorisch sein. Abbildung 8.3 zeigt eine typische arterielle Blutdruckkurve und eine von Luftblasen im Meßsystem verfälschte, gedämpfte Kurve.

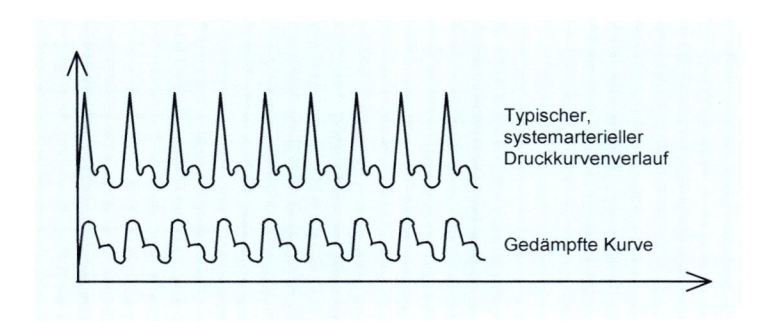

Abb. 8.3. Arterielle Druckkurvenbilder

8.2.6
Messung des Zentralvenendrucks

Voraussetzung zur Ermittlung des zentralvenösen Drucks (ZVD) ist immer die Einlage eines zentralvenös plazierten Zentralvenenkatheters (ZVK). Das Meßprinzip ist in Abbildung 8.4 dargestellt. Der ZVD-Wert ist ein Anhalt für

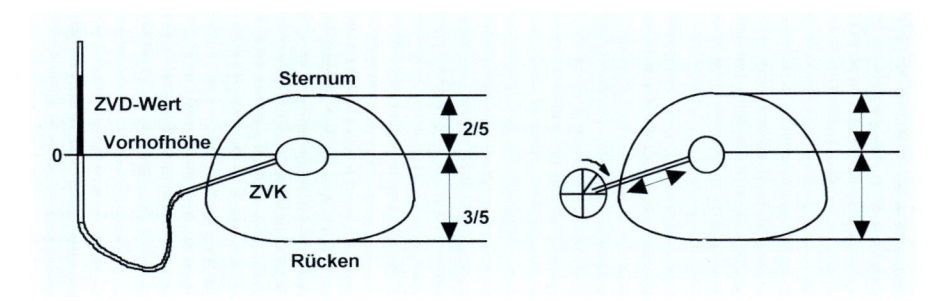

Abb. 8.4. Prinzip der ZVD-Messung. ZVD-Messung mit Druckwandler

Abb. 8.5.
Beispiel für eine ZVD-Kurve am Monitor

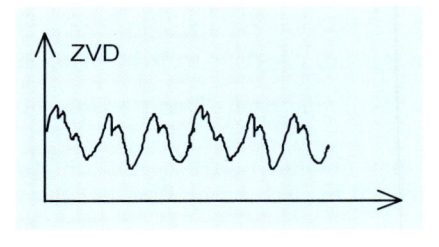

- die Größe des zirkulierenden Flüssigkeitsvolumens im Gefäßsystem,
- den Jugularvenendruck als Maß für den venösen Ablaufwiderstand aus dem Schädel,
- die Leistungsfähigkeit des rechten Herzens.

Der ZVD-Normalwert beträgt ca. 0–8 cmH$_2$O bzw. 0–6 mmHg (1 mmHg = 4/3 cmH$_2$O) (Abb. 8.5). Die Messung sollte, wenn irgend möglich, am flach liegenden Patienten durchgeführt werden. Ist der Patient beatmet bzw. ist aus einem anderen Grund der intrathorakale Druck des Patienten künstlich verändert, so sollte der ZVD unbedingt einmal unter diesen Bedingungen (z.B. mit Beatmung) und zum zweiten unter Normalbedingungen (in dem Fall also ohne Beatmung) ermittelt werden. Der Zeitraum, in dem der Patient die horizontale Lagerung zur ZVD-Messung einnehmen muß, sollte bei Patienten mit intrakranieller Drucksteigerung oder der Gefahr der Ausbildung einer solchen so kurz wie möglich gehalten werden. Bei kritisch kranken, neurochirurgisch-neurologischen Intensivpatienten kann die Horizontallage aufgrund der unbedingt einzuhaltenden 30°-Lagerung oft gar nicht möglich sein. Ist dies der Fall, so sollte trotzdem in der einzuhaltenden Körperposition gemessen werden. Der auf diese Weise ermittelte ZVD-Wert ist zwar als Absolutwert nicht direkt verwertbar, ergibt aber zumindest einen Anhalt. Werden nun alle weiteren Messungen immer in dieser Position und unter denselben Bedingungen durchgeführt, so ergibt sich daraus ein Anhalt für die tendenzielle Entwicklung des ZVD.

8.2.7
Pulmonalarterienkatheter

In der Intensivmedizin ist der Einsatz eines Pulmonalarterienkatheters (PA-Katheter) bei allen Schockzuständen, Sepsis, Lungenversagen (z.B. ARDS), multiplem Organversagen, beim Umsatz großer Infusionsvolumina, bei unklarer kardiovaskulärer Instabilität und aggressivem Einsatz vasoaktiver Substanzen indiziert. Bei Patienten mit Störungen, wie im vorangehenden Text „Reaktionen und Störungen des Herz-Kreislauf-Systems bei Störungen, des ZNS" beschrieben, können während der intensivmedizinischen Akutphasenbehandlung schwerste Herz-Kreislaufdysregulationen auftreten. Diese können bedingt sein durch

- die primäre Störung an sich,
- kardiopulmonale Vorerkrankungen,
- die erforderliche Negativ-Bilanzierung und der daraus resultierenden Hypovolämie,
- die Nebenwirkungen von Medikamenten zur Analgosedierung bzw. Narkose,
- den aggressiven Einsatz von Katecholaminen,
- eine eventuell erforderliche, aggressive Beatmung.

Der Einsatz eines PA-Katheters stellt in dieser Situation ein nicht zu unterschätzendes Hilfsmittel zur Therapiesteuerung dar. Mit ihm können

- weitere diagnostische Lücken geschlossen werden,
- der Einsatz von Vasoaktiva bestimmt und eingesetzte Vasoaktiva besser titriert werden,
- die intravasalen Volumensituationen besser abgeschätzt und titriert werden,
- funktionelle Parameter von Lunge, Herz und Gefäßsystem gemessen und berechnet werden. Mit diesen Werten kann eine optimierte Anpassung des therapeutischen Regimes an die Erfordernisse erfolgen. Die Liegedauer eines PA-Katheters sollte wegen der zunehmenden Komplikationsgefährdung (Thrombose, Infektion u.a.) nach Möglichkeit 72 h nicht überschreiten. Komplikationen während der Implantation, z.B. Rhythmusstörungen, können im allgemeinen durch Lageveränderung bzw. Injektion von Lidocain recht gut beherrscht werden. Bei der Implantation des Katheters bzw. Vorschieben muß sich eine charakteristische Einschwemmkurve (Abb. 8.6) auf dem Monitor ergeben. Prinzipiell entspricht das Vorgehen bei der Implantation der Einlage eines üblichen zentralen Katheters. Punktionsort ist im allgemeinen eine der großen Venen (V. jugularis interna, V. subclavia). Allerdings sollte bei neurochirurgisch-neurologischen Patienten die Vene der Wahl die V. subclavia oder eine große periphere Vene am Arm sein, da bei Punktion einer der Halsvenen eine Abflußstauung mit Irritation des intrakraniellen Drucks resultieren könnte.

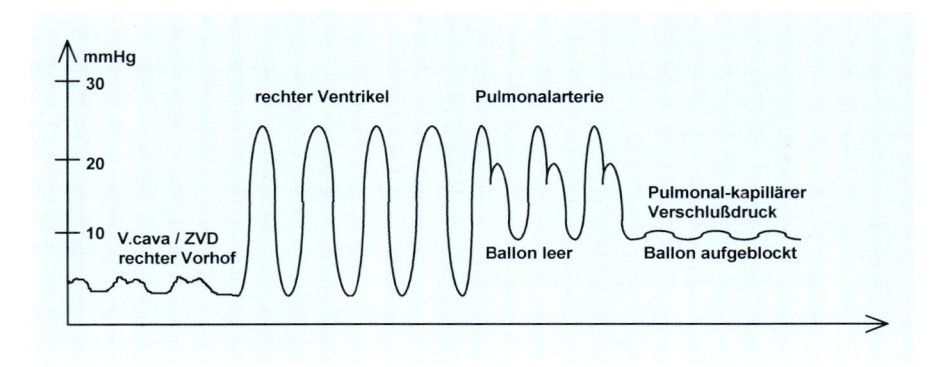

Abb. 8.6. Einschwemmkurve des Pulmonalarterienkatheters

8.2.8
EKG-Monitoring und EKG-Ableitung

Ein kontinuierliches EKG-Monitoring, d.h. die fortlaufende Ableitung, Anzeige, Registrierung der bio-elektrischen Aktivität des Herzens und der Herzfunktion, ist für einen vital bedrohten Patienten unbedingt erforderlich und somit für jeden Intensivpatienten obligat. Die Aussagefähigkeit des via Monitoring abgeleiteten EKG ist im Vergleich zu einem normalen Mehrkanal-EKG-Schreiber sehr eingeschränkt, jedoch können akzeptable Informationen bezüglich Herzfrequenz, Rhythmusstörungen und Myokardinnenschicht-Ischämien (ST-Senkung) gewonnen werden. Das Aufkleben der Elektroden sollte nach gründlicher Hautreinigung der vorgesehenen Stellen, eventueller Rasur und Entfettung erfolgen. Das Ableitungsschema ist nicht vorgeschrieben, jedoch sollten die Klebestellen der Elektroden in etwa ein gleichschenkeliges Dreieck bilden. Mögliche Klebestellen für die Elektroden sind z.B.

- 2 Klebungen parasternal (Pectoralis major), 1 Klebung mittlere Axillarlinie 5. ICR li,
- 2 Klebungen mittlere Axillarlinie 5. ICR re + li, 1 Klebung auf Sternummitte,
- 3 Klebungen in einer Linie vertikal auf dem Sternum usw.

Eine differenzierte Diagnostik der elektrischen Abläufe am Herzen ist nur mittels differenziertem EKG möglich. Hierzu werden die Extremitätenableitungen nach Einthoven und Goldberger mit den Brustwandableitungen nach Wilson kombiniert. Ohne angeschlossene Extremitätenableitung ist eine Brustwandableitung nicht möglich.

- **Extremitätenableitung.** Die Extremitätenelektroden werden oberhalb der Hand- und Fußgelenke angebracht, und es wird ein sicherer elektrischer Kontakt zur Haut (z.B. mittels feuchtem Elektrodenpapier bzw. Elektrodengel) hergestellt. Anschluß der Kabel erfolgt nach der „Ampelregel". Rot = rechter Arm, Gelb = linker Arm, Grün = linker Fuß und Schwarz = Nullelektrode rechter Fuß. Diese Verschaltung ermöglicht die Ableitungen nach Einthoven (I, II, III) und nach Goldberger (aVR, aVL und aVF).

- **Brustwandableitung.** Das Anbringen der Brustwandableitung erfolgt nach den folgenden Richtlinien:

    C1 = rechts-parasternal 4. ICR (palpatorisch ist dies zumeist der 3. ICR),

    C2 = links-parasternal 4. ICR (palpatorisch ist dies zumeist der 3. ICR),

    C3 = zwischen C2 und C4,

    C4 = linke Medioklavikularlinie 5. ICR,

    C5 = linke vordere Axillarlinie in Höhe C4 und

    C6 = linke mittlere Axillarlinie in Höhe C4.

8.3
Radiologische, bildgebende Untersuchungsverfahren

Diese Art von Diagnostik hat den grundlegenden Sinn, weitere, aufschlußreiche Informationen über die Erkrankung des Patienten und die damit zusammenhängenden Umstände zu erlangen. Im allgemeinen trägt diese Diagnostik aber auch ein gewisses Gefährdungspotential für den Patienten in sich. Dies gilt auch für neurochirurgisch-neurologisch behandelte Patienten, und dabei speziell für die Intensivpatienten. Die Gefährdung des Patienten im Rahmen von radiologisch-bildgebenden Untersuchungsverfahren beginnt beim in der Regel zur Untersuchung erforderlichen Transport, betrifft das zur Untersuchung oftmals erforderlich werdende Umlagern, die häufig notwendige Flachlage des Patienten während der Untersuchung und endet nicht zuletzt z.B. bei den Komplikationen der Angiographie. Diesen Umständen muß durch das Ergreifen entsprechender Sicherheitsmaßnahmen sowie einer aufmerksamen Beobachtung und Überwachung durch das behandelnde bzw. begleitende Personal Rechnung getragen werden.

8.3.1
Kraniale bzw. spinale Computertomographie

Diese Spezialform der Röntgenuntersuchung erlaubt die Herstellung geschichteter Aufnahmen des knöchernen Schädels und des Gehirns sowie des Spinalbereichs (mit und ohne Kontrastmittel). Die dabei entstehenden Bilder erlauben Rückschlüsse auf anatomische Verhältnisse und Strukturveränderungen. Beurteilbar sind dabei vor allem

- die Gewebsdichte des ZNS, Fremdkörper,
- anormale Blutungen,
- möglicherweise vorhandene Tumore,
- Weite, Form, Aussehen des zu untersuchenden Objekts (z.B. des Ventrikelsystems),
- Hirnödem und Hirnschwellung,
- Ischämien,
- Lage von Kathetern, Drainagen,
- knöcherne Strukturen u.a.

Das Meßverfahren beruht auf einer computerisierten Messung von Dichteunterschieden der einzelnen Gewebestrukturen. Das Dichteauflösungsvermögen des Verfahrens ist dabei abhängig von der Anzahl der emittierten Photonen, welche das Gewebe durchdringen. Die Röntgenabsorptionswerte werden von Detektoren gemessen, und die Photonen werden in elektrische Impulse umgewandelt. Digital gespeichert, analysiert und auf einem Monitor abgebildet, stellen sich Dichteunterschiede als Graustufen dar. Bei diesem Verfahren entsteht eine entsprechende Strahlenbelastung für den Patienten und die Untersuchungsumgebung. Die Vorbereitung des Patienten zur Untersuchung muß die eventuell erforderliche Kontrastmittelgabe berücksichtigen (nüchterner Patient). Während der CT-Untersuchung liegt der Patient flach auf dem Untersuchungstisch. Diese Flachlage kann ungünstige Auswirkungen auf die intrakranielle Drucksituation haben. Diesem und anderen Umständen muß in der Überwachung entsprechend Rechnung getragen werden. Bei vital bedrohten bzw. instabilen Patienten sind Beatmung, Monitorüberwachung usw. während der Untersuchung obligatorisch. In Hinsicht auf die Beurteilung der CT-Bilder gilt:

- Je dichter eine Substanz ist, um so heller stellt sie sich im CT-Bild (hyperdens) dar.
- Je mehr zellarme Flüssigkeit (Plasma, Liquor) ein Gewebe enthält, um so dunkler erscheint es im CT-Bild (hypodens). Beispiel hier ist ödematisiertes Hirngewebe.
- Knochen erscheint weiß (hyperdens).
- Hirn- und Rückenmarksgewebe stellt sich grau dar.
- Liquor stellt sich im CT-Bild schwarz (hypodens) dar.
- Frische Blutungen stellen sich weiß bis hellgrau (hyperdens) dar.
- Sehr frische zerebrale Ischämien stellen sich in CT-Bildern in der Regel nicht dar. Der früheste Nachweis gelingt im allgemeinen erst nach ca. 12–24 h. Dann erscheinen die ischämischen Bezirke als Hypodensität.
- Kontrastmittelanreicherungen sind hyperdens.

Die folgenden CCT-Bilder verdeutlichen die Diagnostikmethode und zeigen mit ihr erzielbare Ergebnisse:

- Abbildung 8.7, CCT-Bild, Normalbefund,
- Abbildung 8.8, CCT ohne Kontrastmittel bei einem Patienten mit Hirntumor (Lymphom),
- Abbildung 8.9, CCT mit Kontrastmittel bei einem Patienten mit Hirntumor (Lymphom),
- Abbildung 8.10, CCT bei einem Patienten mit einem Subduralhämatom,
- Abbildung 8.11, CCT bei einem Patienten mit Hydrocephalus nach intrazerebraler Blutung,
- Abbildung 8.12, CCT bei einem Patienten mit intrazerebraler Blutung,
- Abbildung 8.13, CCT bei einem Patienten mit Hirnödem und Hirnschwellung nach Subarachnoidalblutung (SAB).

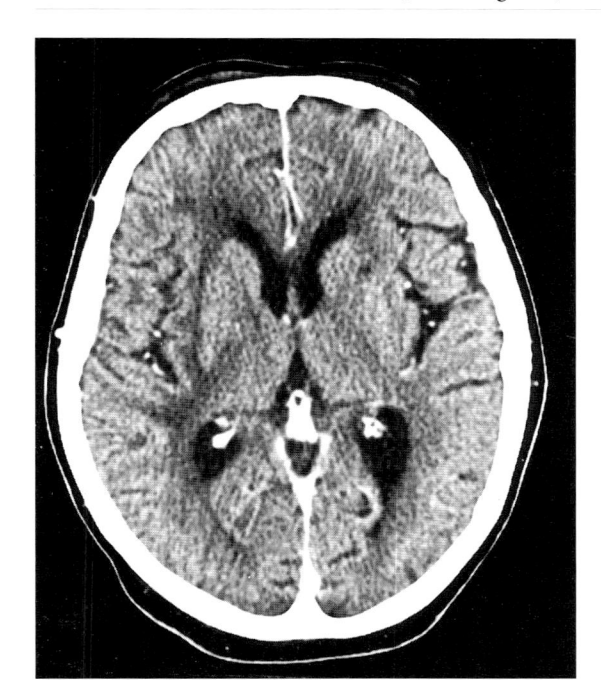

Abb. 8.7.
CCT-Bild, Normalbefund

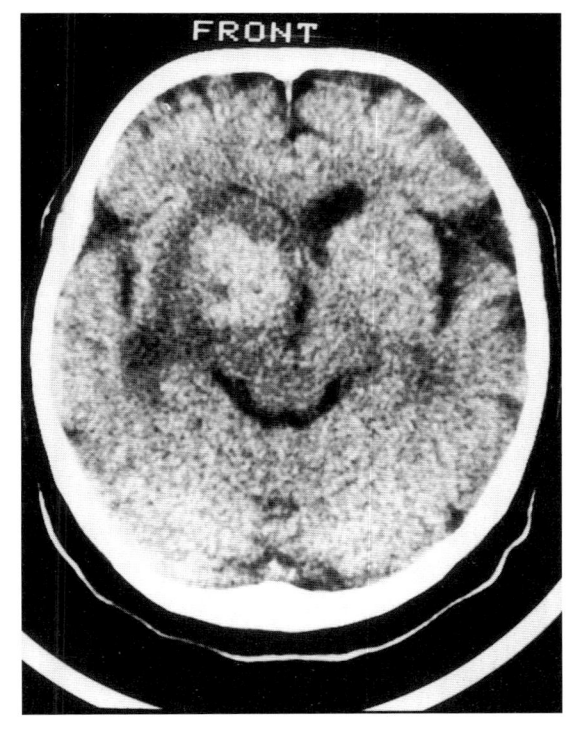

Abb. 8.8.
CCT ohne Kontrastmittel bei einem Patienten mit Hirntumor (Lymphom)

Abb. 8.9.
CCT mit Kontrastmittel bei einem Patienten mit Hirntumor (Lymphom)

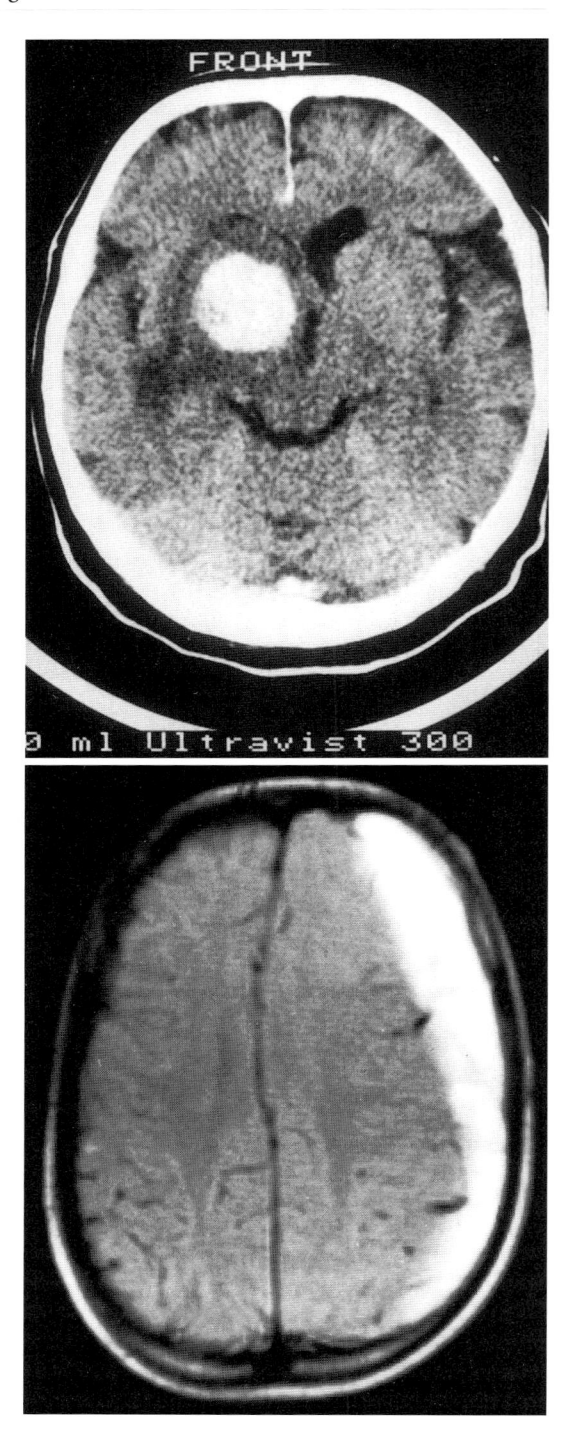

Abb. 8.10.
CCT bei einem Patienten mit einem Subduralhämatom

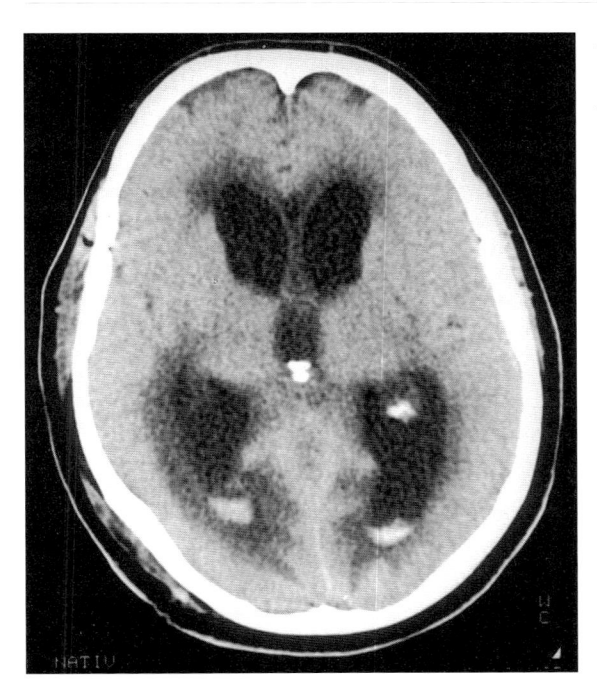

8.3 Radiologische, bildgebende Untersuchungsverfahren 223

Abb. 8.11.
CCT bei einem Patienten mit Hydrocephalus nach intrazerebraler Blutung

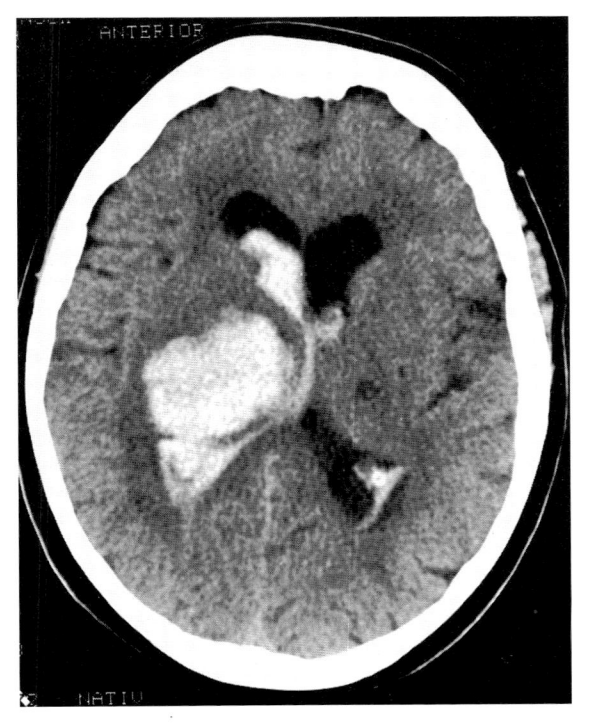

Abb. 8.12.
CCT bei einem Patienten mit intrazerebraler Blutung

Abb. 8.13.
CCT bei einem Patienten mit Hirnödem und Hirnschwellung nach Subarachnoidalblutung (SAB)

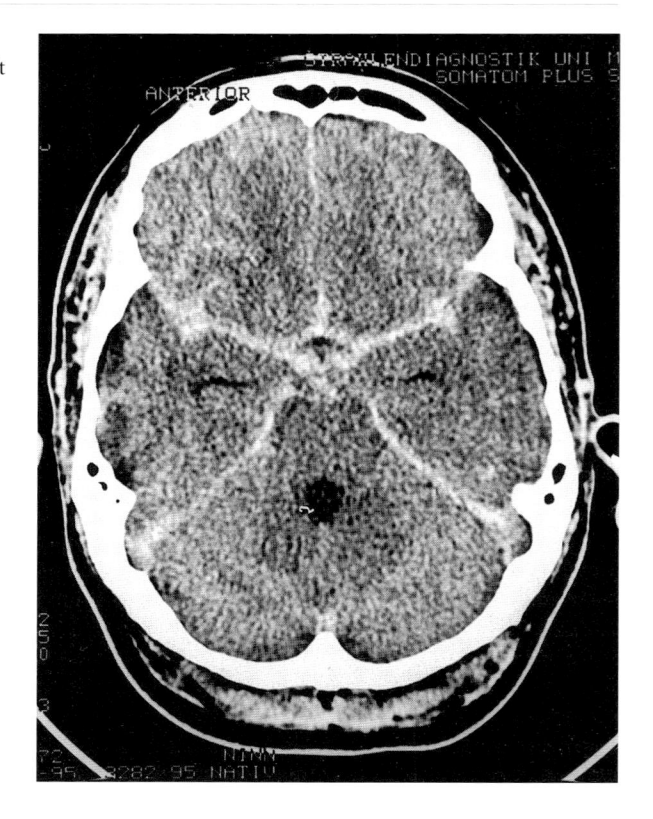

8.3.2
Magnetresonanztomographie, Kernspintomographie

Auch diese Spezialform der Röntgenuntersuchung erlaubt die Herstellung geschichteter Aufnahmen (transversal, sagittal und koronar) des knöchernen Schädels, des Gehirns und des Spinalbereichs (mit und ohne Kontrastmittel). Die dabei entstehenden, besonders detailreichen, fein differenzierten Bilder ermöglichen Rückschlüsse auf anatomische Verhältnisse und Strukturveränderungen wie Gewebsdichte, Blutungen, Tumore, Ventrikelsystem, Hirnödem, Ischämien, Lage von Kathetern bzw. Drainagen u.a. Das Meßverfahren kann folgendermaßen kurz beschrieben werden. Jede Art von Gewebe besitzt einen gewissen Anteil an Wasserstoffatomen (Protonen/H). Diese Wasserstoffatome können durch Einwirkung eines sehr starken Magnetfelds aus ihrer ursprünglichen Position abgelenkt werden. Wird nun das Magnetfeld wieder abgeschaltet, so kehren die Protonen unter Aussendung von elektromagnetischen Wellen wieder an ihren angestammten Platz zurück. Die Rückkehr wird als transversale bzw. longitudinale Relaxierung bezeichnet und dauert unterschiedlich lange. Diese Zeiten werden als Relaxationszeiten bezeichnet. Sie sind von der Interaktion der ausgelenkten Protonen mit den umgebenden Atomen und Molekülen = T1 und den Wechselwirkungen

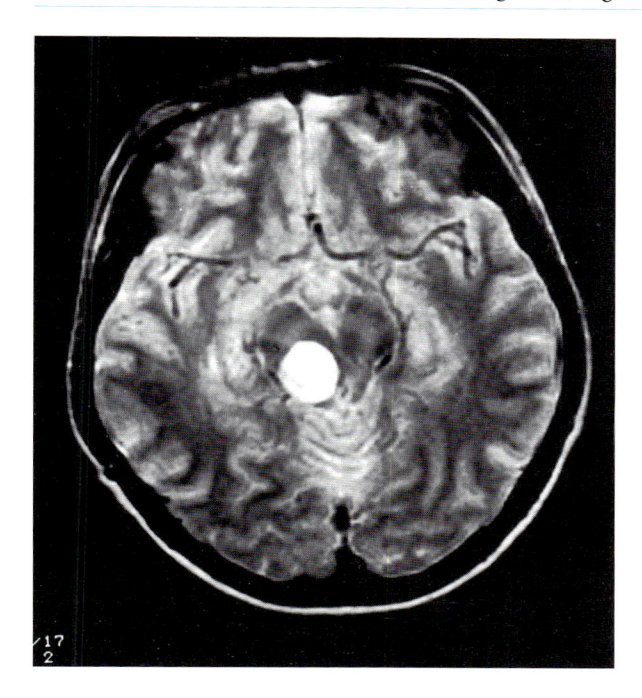

Abb. 8.14.
MRT-Bild bei einem Patienten mit Hirntumor (Pons-Gliom)

der Protonen untereinander = T2 abhängig. Die somit entstehenden, elektromagnetischen Wellen werden aufgezeichnet und mittels eines Computers zu einem Bild konstruiert. Die Signalintensität mit der sich dann die einzelnen Strukturen auf diesem Bild darstellen, ist somit von der Anzahl der im Gewebe enthaltenen Protonen und deren Verhalten in einem sich ändernden Magnetfeld (T1- und T2-Zeit) abhängig. Mittels besonderer Bearbeitungen können die sich auf diese Weise ergebenden Bilder nun verschieden, nach T1 oder T2 gewichtet werden. Mit dem T1-Bild können Feingewebestrukturen besser, im T2-Bild Gewebewasser signalintensiver dargestellt werden. Durch das Meßverfahren entsteht weder für Patient noch Umgebung eine Strahlenbelastung. Abbildung 8.14 zeigt ein MRT-Bild bei einem Patienten mit einem Hirntumor (Pons-Gliom), Abbildung 8.15 zeigt ebenfalls ein MRT-Bild bei einem Patienten mit Hirntumor (eingeblutetes Cavernom). Neurochirurgisch-neurologische Indikationen für eine Kernspindiagnostik sind:

- Sehr sensitiver Nachweis einer Schrankenstörung, also eines Hirnödems. Das in der Kernspintomographie verwendete Kontrastmittel (Gadolinium) tritt bei Störung der Blut-Hirn-Schranke in das Hirnparenchym über.

- Sehr sensitiver Nachweis von Kontusionsblutungen, subduralen bzw. epiduralen Hämatomen, Tumoren und Fehlbildungen, Aneurysmen, Ischämien und disseminierten Prozessen (z.B. MS-Herde). Einige Tumore (Meningeome u.a.) erscheinen im Nativbild isodens und werden erst unter Kontrastmittelgabe dargestellt.

Abb. 8.15.
MRT-Bild bei einem Patienten mit Hirntumor (eingeblutetes Cavernom)

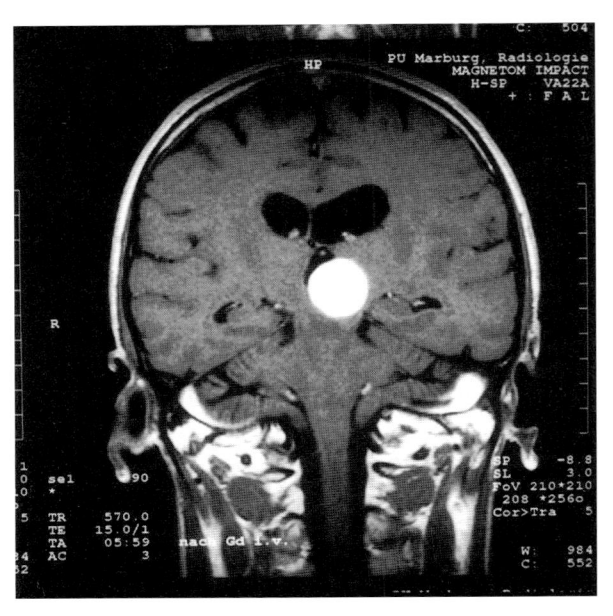

Nachteilige Aspekte der Kernspinuntersuchung sind die räumliche Beengung (Ganzkörperröhre), die langen Untersuchungszeiten (1–2 h) und das emittierte, starke Magnetfeld. Dieses Magnetfeld gestaltet sowohl die Patientenüberwachung während der Untersuchung (z.B. hinsichtlich EKG-Kabel) als auch therapeutische Maßnahmen schwierig. Beispielsweise muß ein Beatmungsgerät sehr weit vom Magnetfeld entfernt in einem anderen Raum aufgestellt werden. Die Beatmung selbst ist nur mit überlangen, 4–6 m langen Beatmungsschläuchen möglich. Die Auswirkungen des starken, emittierten Magnetfelds stellen dann auch die Kontraindikationen für dieses Untersuchungsverfahren dar. Dies ist in erster Linie das Vorhandensein jeglichen magnetischen Metalls im Körper des zu Untersuchenden. Dies können z.B. Knochenplatten bzw. Dübel und Schrauben sein, Metallsplitter, OP-Clips, Herzschrittmacher, Medikamentenpumpen u.a.

8.3.3
Isotopendiagnostik

Zur Vorbereitung gilt, daß der Patient zur Untersuchung im allgemeinen nüchtern sein sollte. Dies ist durch die Möglichkeit der Anaphylaxie als Reaktion auf die Isotopen-Gabe bedingt. Die Überwachung des Patienten während der Untersuchung erfolgt entsprechend der Erfordernisse und des Zustands des Patienten. Nach der Untersuchung ist neben der Vitalparameterüberwachung besonderes Augenmerk auf jene vorab erwähnten Immunreaktionen zu richten. Desweiteren gilt das Augenmerk möglichen Liquorunterdrucksymptomen, wenn eine entsprechende Punktion der liquorführenden Strukturen erfolgte.

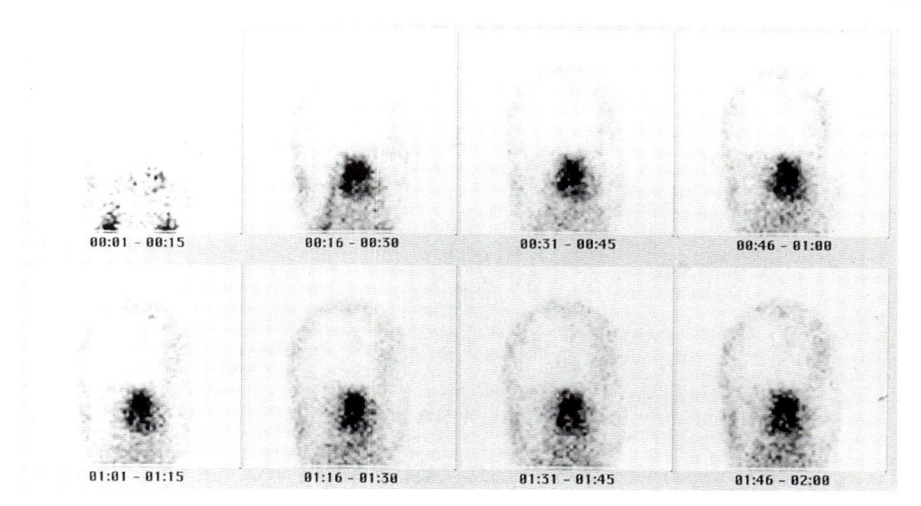

Abb. 8.16. Szintigraphische Darstellung des Gehirns beim zerebralen Perfusionsstillstand

8.3.3.1
Hirnszintigraphie

Nach zumeist intravenöser Injektion einer Isotopenverbindung (z.B. Technetium) wird mittels der Gamma-Kamera oder des Szintillationszählers ein Bild der Isotopen-Aktivität im Schädel- bzw. Hirnbereich angefertigt. Auf diese Weise gelingt es, einen Nachweis über eine Störung der Blut-Hirn-Schranke zu führen. Desweiteren können auf diese Weise intrakranielle Tumore dargestellt werden. Die Strahlenbelastung ist sowohl für Patient und Umgebung relativ gering und wird durch die geringe Halbwertszeit der verwendeten Isotope noch weiter vermindert. Desweiteren wird die Hirnszintigraphie auch zur Darstellung des zerebralen Perfusionsstillstands angewendet. Die Abbildung 8.16 zeigt eine Hirn-Szintigraphie-Bildserie bei zerebralem Perfusionsstillstand.

8.3.3.2
Liquorszintigraphie

Zur Durchführung einer Liquorszintigraphie wird radioaktiv markiertes Humanalbumin in den Spinalkanal injiziert. Zumeist erfolgt die Injektion im Bereich des Lumbalbereichs. Diese spezielle Szintigraphie dient dem Nachweis von Liquorzirkulations- und Resorptionsstörungen.

- Besteht eine Liquorfistel, so kann der Abfluß des Nukleids dargestellt werden.

- Besteht ein Normal-Druck-Hydrocephalus, so kommt es zum sogenannten zisterno-ventrikulären Reflux. Dadurch, daß der radioaktiv markierte Liquor in das Ventrikelsystem zurückströmt, ist er noch 24 h später dort nachweisbar.

Auch bei dieser Untersuchungsmethode ist die Strahlenbelastung sowohl für Patient als auch Umgebung relativ gering und wird durch die relativ geringe Halbwertszeit der verwendeten Isotope noch weiter vermindert.

8.3.3.3
Emissionscomputertomographie

Zur Zeit werden zwei Verfahren angewendet:

- **Positronen-Emissions-Computer-Tomographie (PET).** Bei diesem Verfahren werden speziell und aufwendig hergestellte Radionukleide mit sehr kurzer Halbwertszeit eingesetzt. Diese Nukleide markieren bestimmte Substanzen (z.B. Sauerstoff, Glukose). Die Registrierung des Emissionsbilds erlaubt z.b. die Darstellung von epileptogenen Herden und kleinen Tumoren, ebenso wie die Veränderungen bei präseniler Demenz oder bei Morbus Parkinson.

- **Single-Photon-Emissions-Computer-Tomographie (SPECT).** Hier wird die Radioaktivität im Bereich des Zielgewebes nach Applikation von bestimmten Nukleiden registriert und ausgewertet. Dies ermöglicht die Darstellung von zeitabhängigen Abläufen im Sinne der Durchblutung. Mit der Anwendung von SPECT im Bereich des Schädels wird die Darstellung von umschriebener Hypo- oder Hyperperfusion ermöglicht. Auf diese Weise können ischämische Areale, vaskularisierte Tumore, Angiome u.a. diagnostiziert werden.

8.3.4
Röntgennativdiagnostik

Die konventionelle Röntgendiagnostik von Schädel und Wirbelsäule gibt neben der Beurteilungsmöglichkeit der knöchernen Strukturen (z.B. Frakturen) zumeist nur indirekte Hinweise auf pathologische Veränderungen von Weichteilstrukturen. Die Röntgenaufnahmen werden grundsätzlich in zwei Ebenen, d.h. sagittal und seitlich durchgeführt. Die Zeichen einer intrakraniellen Drucksteigerung in der konventionellen Röntgendiagnostik sind wie folgt:

- Veränderungen der Sella turcica (z.B. Aufweitung, Destruktion).
- Eine Verschiebung des verkalkten Corpus pineale (Zirbeldrüse) weist auf eine Massenverlagerung hin.
- Bei Kindern sind eine Aufdehnung und Weitung der Schädelnähte bzw. Fontanellen, eine Größenzunahme des Schädels insgesamt und Impressiones digitatae (Wolkenschädel) zu beobachten.

Begrenzte, lokale Raumforderungen wie Tumore sind nur indirekt aufgrund der Zeichen einer intrakraniellen Drucksteigerung zu erkennen. Pathologische Verkalkungen können Hinweise auf Tumore, Fehlbildungen oder Hirnarteriensklerose sein. Im allgemeinen sind zusätzlich zu der konventionellen Röntgendiagnostik weitere, bildgebende Diagnostikverfahren erforderlich. Durch eine konventionelle Röntgendiagnostik entsteht eine Strahlenbelastung für Patient und Umgebung. Abbildung 8.17 zeigt den Normalbefund eines Schädel-Röntgen-Bilds, Abbildung 8.18 zeigt ein Röntgen-Bild bei Hypophysentumor und Abbildung 8.19 stellt eine Schädel-Röntgen-Übersicht bei Impressionsfraktur dar.

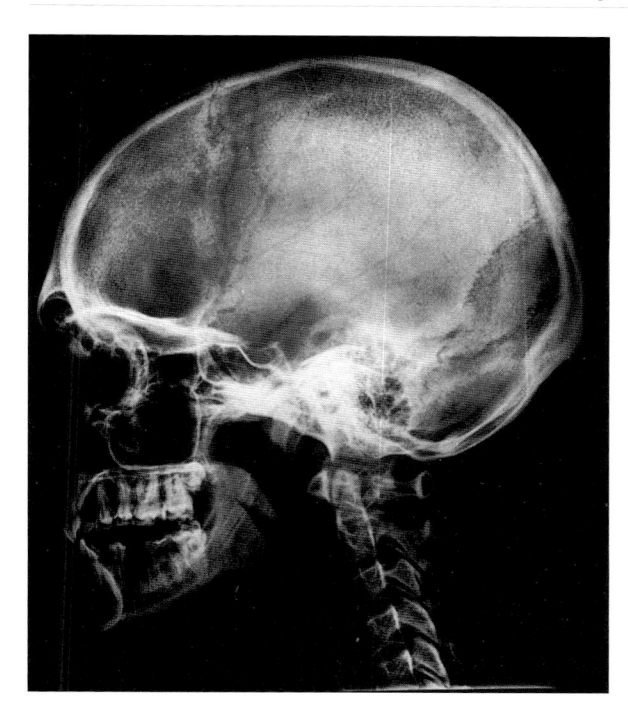

8.3 Radiologische, bildgebende Untersuchungsverfahren

Abb. 8.17.
Schädelröntgenbild,
Normalbefund

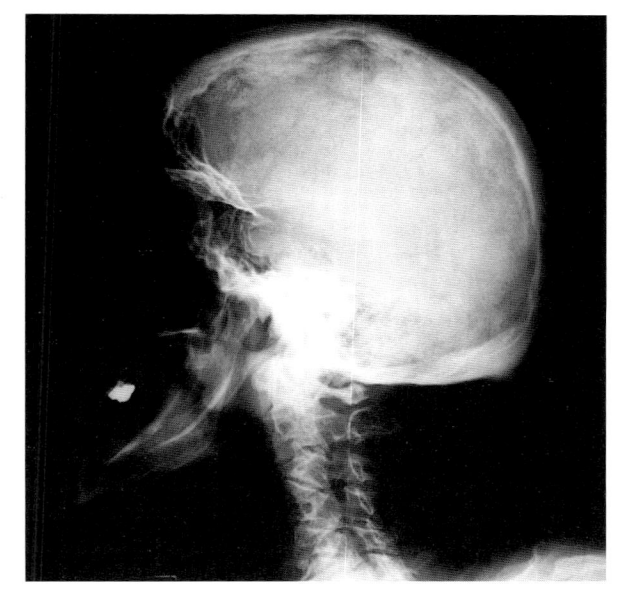

Abb. 8.18.
Schädelröntgenbild bei
Hyophysentumor

Abb. 8.19.
Schädelröntgenbild bei
Impressionsfraktur

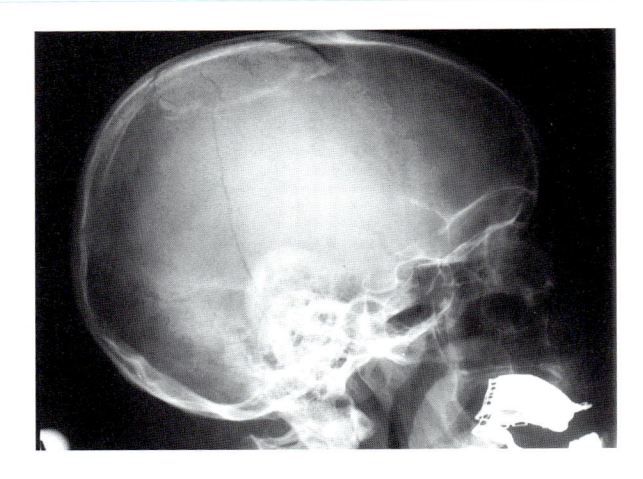

8.3.5
Röntgenkontrastmitteldiagnostik

8.3.5.1
Zerebrale Angiographie

Nach Punktion einer Arterie (im allgemeinen die A. femoralis) wird ein Katheter bis zu einem gewünschten Punkt vorgeschoben. Dies kann der Aortenbogen, der Truncus brachiocephalicus, die A. carotis oder sogar superselektiv ein einzelnes Hirnarteriengefäß sein. Ist der Katheter plaziert, wird – nach Injektion von wasserlöslichem Kontrastmittel – in schneller Folge eine Serie von Röntgenaufnahmen angefertigt. Diese Bilder zeigen nun die verschiedenen Füllungsphasen der Zielgefäße (arteriell-kapillär-venös). Auf diese Weise können Füllung, Anfärbungen, Anomalien, Kaliberschwankungen, Lumeneinengungen, Abbrüche, Verlagerungen und Spasmen beurteilt werden. Indikation für dieses Verfahren ist die Diagnostik von Gefäßveränderungen wie Mißbildungen (Angiome, Aneurysmen), Stenosen und Verschlüsse sowie der Nachweis des zerebralen Perfusionsstillstands im Rahmen der Hirntoddiagnostik. Das Verfahren der zerebralen Angiographie ist relativ komplikationsträchtig. Folgende Komplikationen können auftreten:

- Mechanischer Verschluß eines Gefäßes mit nachfolgender Ischämie (Hirninfarkt).
- Gefäßruptur.
- Durch das Verfahren ausgelöste Spastik der Hirngefäße mit entsprechenden Konsequenzen.
- Durch das Kontrastmittel kann eine Störung der Mikrozirkulation im Hirngewebe ausgelöst werden. Diese Gefahr ist bei vorgeschädigtem bzw. irritiertem Gewebe, wie dies bei ödematisiertem bzw. geschwollenem Hirngewebe der Fall ist, noch erheblich größer.
- Anaphylaxie aufgrund Kontrastmittelunverträglichkeit.

- Bei entsprechender Disposition nach der Untersuchung eintretende Hyperthyreose bei Verwendung jodhaltigen Kontrastmittels aufgrund keiner oder nicht ausreichender Blockade der Schilddrüse.
- Vagale Reaktionen und Kreislaufstörungen beim Entfernen der arteriellen Katheterschleuse.
- Einblutung und Hämatomentstehung im Bereich der Punktionsstelle sowohl bei liegendem Katheter als auch nach Entfernung des Katheters.
- Arterielle Thrombose distal der Punktionsstelle (z.B. im Bein oder Fuß nach Punktion der A. femoralis). Diese Thrombose kann nicht nur beim liegenden Katheter auftreten, sie kann ebenso während der Kompression nach Entfernung der Katheterschleuse bzw. nach Anlegen des Druckverbands auftreten. Der Druckverband verbleibt im allgemeinen etwa 12 h fest auf der Punktionsstelle, wird dann etwas gelockert und nach weiteren 12 h entfernt. Kontrolle der Durchblutung und der Pulse distal der Punktionsstelle ist obligat, solange der Druckverband angelegt ist.
- Ausbildung eines Aneurysmas im Bereich der Punktionsstelle nach Entfernung des Katheters.

Die Auflistung der möglichen Komplikationen beschreibt zugleich den speziellen Überwachungsaufwand bzw. Überwachungsrahmen während und nach dieser Untersuchung. Stichwort hier ist z.B. die zunächst in kurzen, später in größeren Abständen durchzuführende Kontrolle der Fußpulse nach Anlegen des Druckverbands u.a.

8.3.5.2
Zerebrale digitale Subtraktionsangiographie
Dieses Untersuchungsverfahren ähnelt der konventionellen Angiographie. Durch Zuhilfenahme von Computerberechnungen wird allerdings eine sehr viel detail- und kontrastreichere Darstellung der Zielgefäße bei kürzeren Untersuchungszeiten erreicht. Die DSA kann sowohl arteriell als auch venös erfolgen. Die venöse DSA eignet sich zur Darstellung von Übersichtsbildern in der zerebralen Ischämiediagnostik, während die detaillierte Darstellung von Hirngefäßen (z.B. für die Aneurysma-Diagnostik) die arterielle DSA erforderlich macht. Der Vorgang läßt sich wie folgt beschreiben:
Es wird eine „Leer"-Aufnahme des Zielgebiets, d.h. ohne Kontrastmittel, angefertigt. Danach erfolgt die sehr zügige Injektion des Kontrastmittels mittels einer Injektionspumpe. Diese Injektion kann über einen Venenkatheter (venöse DSA) oder aber über einen wie üblich eingeführten arteriellen Angiographiekatheter (arterielle DSA) erfolgen. Während der Injektion und der darauffolgenden Füllung der Gefäße erfolgt die übliche Röntgenserie. Von diesen Röntgenbildern wird nun die Leeraufnahme jeweils digital subtrahiert, und die so übrigbleibenden Füllungsphasen werden summiert und auf einem oder mehreren Bilden dargestellt. Die möglichen Komplikationen dieser Untersuchungsmethode ähneln denen der konventionellen Angiographie (Abb. 8.20–8.22).

Abb. 8.20.
Zerebrale Gefäßangiographie, Normalbefund

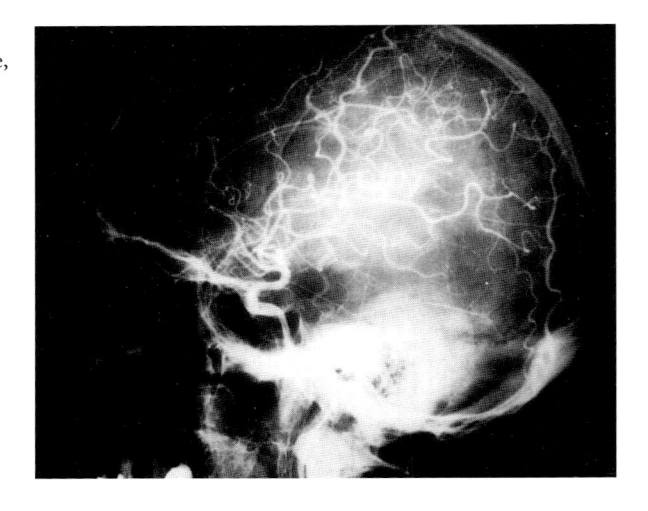

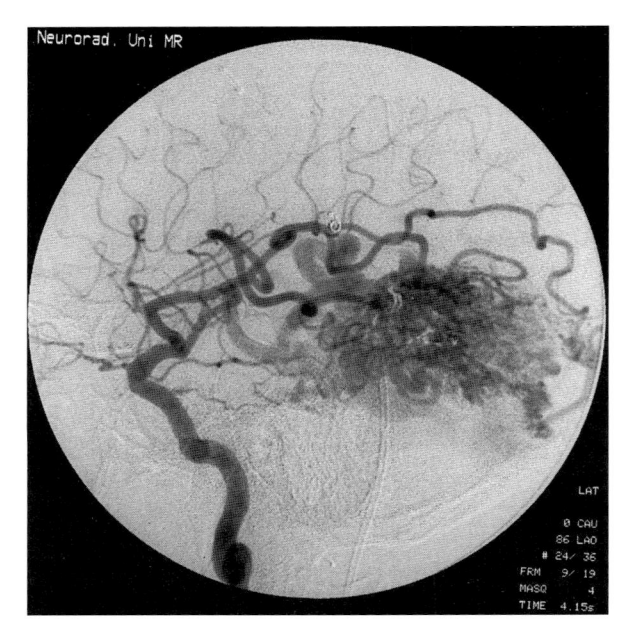

Abb. 8.21.
Bild einer zerebralen Gefäßangiographie bei einem Angiom

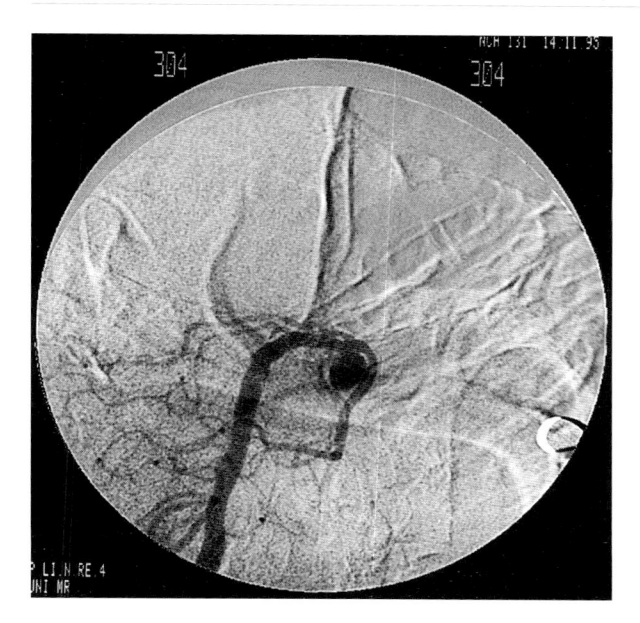

Abb. 8.22.
Bild einer zerebralen Gefäß-
angiographie bei einem
Aneurysma

8.3.5.3
Myelographie
Dieses Verfahren wird zur bildgebenden Diagnostik im Bereich der Wirbelsäule, und zwar des Spinalkanals, benutzt. Dazu wird nach Lumbal- oder Subokzipitalpunktion eine bestimmte Menge eines wasserlöslichen Kontrastmittels in den Liquorraum injiziert. Dieses Kontrastmittel hat ein größeres spezifisches Gewicht als der Liquor und würde sich bei senkrechter Stellung der Wirbelsäule (WS) im unteren Durasack sammeln. Wird nun die Stellung des Körpers im Raum verändert (z.B. Kopftieflage), so bewegt sich das Kontrastmittel aufgrund seiner Schwerkraftbestrebungen zum tiefsten Punkt. Auf diese Weise kann das Kontrastmittel durch Lagerung des Körpers an eine gewünschte, vorbestimmte Stelle im Spinalkanal bewegt werden. Ist die gewünschte Position bzw. Verteilung des Kontrastmittels erreicht, werden Röntgenaufnahmen des gewünschten Bereichs angefertigt. Auf diese Weise können verschiedene Bereiche der Wirbelsäule, wie z.B. der Spinalkanal, die Wurzeltaschen u.a., dargestellt werden. Die Indikationen zur Myelographie sind die Lokalisation intraspinaler, raumfordernder Prozesse, wie z.B. Bandscheibenvorfälle, Tumore, Fehlbildungen. Zur Vorbereitung des Patienten ist zu bemerken, daß neben dem üblichen, vorhergehenden Labor- und Untersuchungsprozedere darauf geachtet werden muß, daß der Patient nüchtern sein sollte (anaphylaktische Reaktionen). Nach der Untersuchung ist neben der Vitalparameterüberwachung besonderes Augenmerk auf jene vorab erwähnten Immunreaktionen, auf die Atmung (das im Spinalkanal zum Hirnstamm aufsteigende Kontrastmittel kann Störungen der Atmung hervorrufen) sowie auf Liquorunterdrucksymptome zu richten. Abbildung 8.23 zeigt den Normalbefund einer Myelographie, Abb. 8.24 zeigt das Bild einer Myelographie bei Syringomyelie.

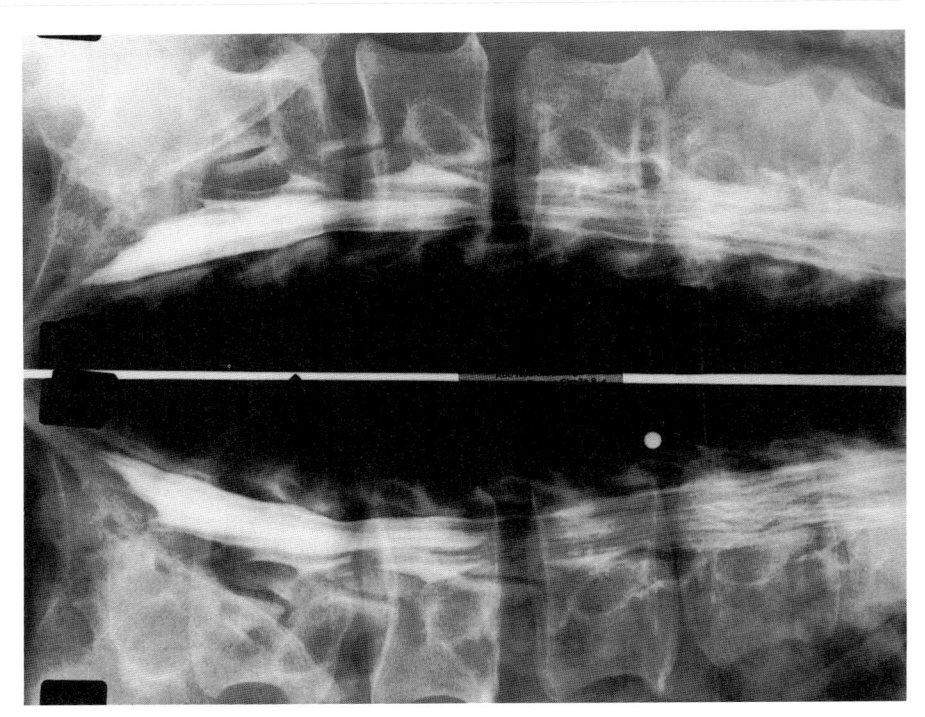

▲ **Abb. 8.23.** Myelographie, Normalbefund   ▼ **Abb. 8.24.** Myelographie, bei Syringomyelie

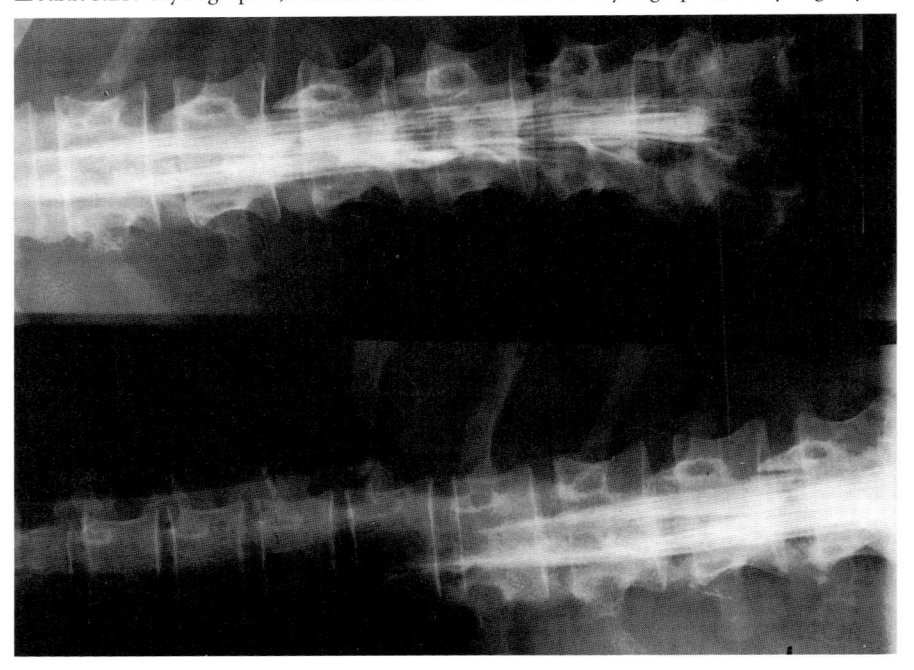

8.4
Interventionelle Neuroradiologie

Unter dem Begriff „Interventionelle Neuroradiologie" versteht man transvaskuläre, d.h. mittels Katheter durch das Gefäßsystem hindurch durchgeführte, therapeutische Maßnahmen, deren Verlauf und Erfolg mittels radiologischer Darstellung überprüft und verfolgt wird. Diese Behandlung wurde auf Grundlage und im Gefolge der (zerebralen) Angiographie entwickelt. Bei diesem Verfahren erfolgt die selektive bis superselektive Einführung eines Katheters in ein das ZNS versorgendes bzw. entsorgendes Gefäß und darauffolgend die Durchführung von verschiedenen Maßnahmen. Diese Maßnahmen wiederum werden je nach Durchmesser des Katheters durch den Arbeitskanal oder einen der Arbeitskanäle ermöglicht und durchgeführt. Die einzelnen Verfahren der interventionellen Neuroradiologie können in verschiedene Verfahren unterschieden werden.

8.4.1
Okkludierende Verfahren

Diese Behandlung zielt auf den gezielten Verschluß von bestimmten Strukturen ab. Dies kann z.B. ein Angiom sein, ein zerebrales Aneurysma oder aber auch die Versorgungsgefäße eines Tumors. Die zur Okklusion verwendeten Materialien sind unterschiedlicher Art und reichen von Embolisationsmaterial wie Silikon bis hin zu Drahtschlingen u.a.

8.4.2
Rekanalisierende Verfahren

- **Lokale Lyse.** Die Rekanalisierung eines durch einen thromboembolischen Verschluß okkludierten zerebralen Versorgungsgefäßes kann z.B. mittels einer lokalen Lyse über einen selektiv bzw. superselektiv plazierten Katheter versucht werden. Um eine solche Lyse durchführen zu können, müssen bestimmte Voraussetzungen gegeben sein (z.B. keine frische intrazerebrale Blutung), und der Gefäßverschluß sollte nicht länger als eine bestimmte Zeit (im allgemeinen weniger als 6 h) bestehen.

- **Ballondilatation.** Dieses Verfahren wird in erster Linie zur Behandlung von arteriosklerotisch bedingten Verengungen der Versorgungsgefäße Aa. vertebrales und Aa. subclavia eingesetzt.

Risiken, Komplikationen, Vorbereitung und Nachversorgung im Rahmen dieses Verfahrens sind vergleichbar mit dem Überwachungs- bzw. Versorgungsaufwand für Patienten vor und nach zerebraler Angiographie sowie für Patienten mit manifester bzw. drohender zerebraler Ischämie.

8.5
Stereotaxie und Neuroendoskopie

Die therapeutischen Indikationen, das Spektrum der Eingriffsmöglichkeiten insgesamt und das instrumentelle Repertoire der Stereotaxie bzw. Neuroendoskopie haben sich in den letzten Jahren immens ausgeweitet. Trotzdem können diese Verfahren neben den therapeutischen Aspekten auch bzw. immer noch zum Bereich Diagnostik und Untersuchung gezählt werden. Aus diesem Grund erfolgt im Rahmen der Besprechungen zum ATL-Kapitel „Für Sicherheit sorgen" auch eine kurze, schematische Übersicht über das Verfahren selbst, die Indikationen, den Ablauf, die Komplikationen sowie die Nachversorgung.

8.5.1
Verfahrensbeschreibung

Der Definition gemäß beschreiben die Begriffe „Stereotaxie und Neuroendoskopie" ein bestimmtes, hirnchirurgisch-therapeutisches Vorgehen, bei welchem das millimetergenaue Ansteuern eines bestimmten Ziels im Schädelinneren des Patienten mit Geräten für Diagnostik und Manipulation möglich ist. Um den gewünschten Zielpunkt genau zu erreichen, muß vor dem eigentlichen Eingriff die Lokalisation dieser „area of interest" bestimmt und berechnet werden. Dies erfolgt in der Regel durch ein radiologisch-bildgebendes Verfahren wie das CCT, welches direkt vor dem eigentlichen Eingriff durchgeführt wird. Bevor mit der vorbereitenden CT-Untersuchung begonnen wird, wird das stereotaktische Gerät, ein Ring mit graduierter Maßeinteilung, mittels Schraubdornen am Schädel des Patienten fest angeschraubt. Die auf den dann vom Tomographen hergestellten Bildern sichtbare Maßeinteilung des Rings ermöglicht eine genaue Ausmessung der kraniellen und intrakraniellen Topographie sowie die entsprechende Zielpunktberechnung. Abbildung 8.25 stellt eine Übersicht über das Verfahren dar.

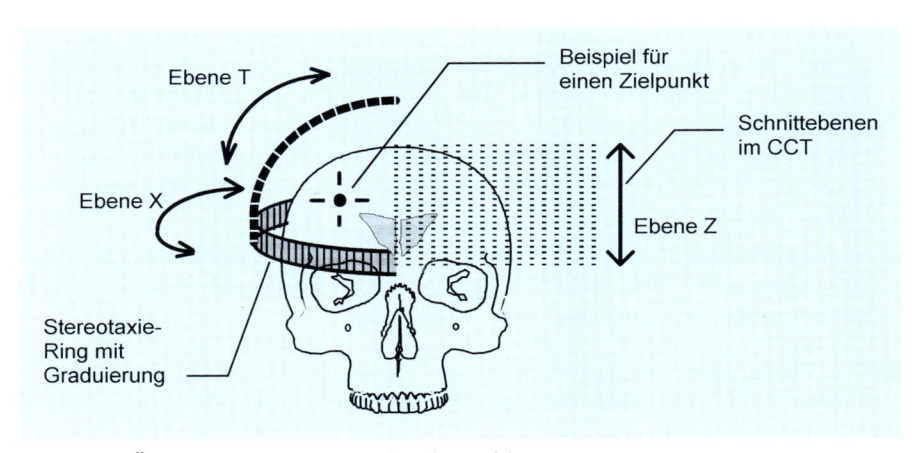

Abb. 8.25. Übersicht über das stereotaktische Verfahren

Nach Durchführung des CCT wird der Patient mit dem angeschraubten Stereotaxie-Ring, den CCT-Bildern und den errechneten Zielpunktkoordinaten in den OP-Saal gebracht. Dort wird nach entsprechend definitiver Narkosevorbereitung und -einleitung ein Halte- und Führungsgestänge (eventuell mit Mikrometerschrauben zur Feinjustierung) an dem Ring befestigt. An diesem Gestänge wird nun über eine Führungsmöglichkeit das Arbeitsgerät in den via Bohrloch-Trepanation erstellten Zugang zum intrakraniellen Raum eingeführt. Eine Stereotaxie im herkömmlichen Sinne beschreibt nun einen Vorgang, bei dem ein Arbeitsgerät (z.B. eine starre Biopsie-Zange) „blind", das heißt ohne direkte Sichtkontrolle, durch ein Endoskop in ein Zielgebiet geführt wird. Die Starrheit des Instruments, die notwendige Passage durch Hirngewebe mit Möglichkeit der entsprechenden Gewebsdestruktion sowie die Manipulation an Strukturen im Zielgebiet ohne Kontrolle der Auswirkungen und ohne direkte Interventionsmöglichkeit machen dieses Verfahren selbst unter Bildwandlerkontrolle sehr komplikationsträchtig. Um diese Komplikationsgefährdung zu minimieren und den Anwendungsrahmen zugleich zu erweitern, wurde nun die herkömmliche Stereotaxie mit den Möglichkeiten der Endoskopie kombiniert.

8.5.2
Neuroendoskopie, minimal invasive endoskopische Neurochirurgie

Im Rahmen der Neuroendoskopie erfolgt nun der Vorschub und die Navigation des Arbeitsinstruments unter Sichtkontrolle. Durch diese Verfahrenskombination sind beispielsweise visuelle Explorationen des Ventrikelsystems möglich. Spülungen sowie Manipulationen können durch den bzw. die Arbeitskanäle des Endoskops durchgeführt werden. Zu Manipulationen im Zielgebiet ist das Instrumentenrepertoire der Neuroendoskopie reichhaltig:

- Mikroscheren und -zangen für Biopsie und Dissektion von Zysten- und Abszeßmembranen,

- Ballons zur Zysto- und Ventrikulostomie,

- monopolare und bipolare Mikroelektroden sowie Lasersonden zur Gewebsvaporisation und Blutstillung,

- Ultraschallsonden.

Für die nähere und fernere Zukunft ist die Entwicklung von weiteren Geräten und Mikroinstrumenten absehbar. So existieren heute bereits rahmenlose Stereotaxiegeräte. Die auf diese Weise eröffneten Möglichkeiten, durch eine kleine Bohrloch-Trepanation (6–11 mm) intrakranielle Eingriffe mit geringem Traumatisierungsrisiko durchführen zu können, prägten den zunehmend populärer werdenden Begriff der „minimal invasiven endoskopischen Neurochirurgie (MIEN)".

8.5.3
Indikationen

Indikationen zur stereotaktischen Neuroendoskopie und MIEN sind beispielsweise:

- endoskopische Behandlung des Hydrocephalus. Stichwort ist hier die „Third ventriculostomy" als Alternative zur herkömmlichen Shunt-Anlage bei angeborener oder erworbener Stenose des Ventrikelsystems,
- endoskopisch-stereotaktische Biopsie ätiologisch unklarer intrakranieller, intrazerebraler raumfordernder Prozesse,
- endoskopische Entleerung bzw. Drainage intrazerebraler zystischer Prozesse,
- endoskopische Ausräumung spontaner hypertoner intrazerebraler Massenblutungen,
- endoskopische Ausräumung septierter chronisch subduraler Hämatome,
- endoskopische Ausräumung von Hirnabszessen.

Weitere Indikationen der Neuroendoskopie und MIEN:

- endoskopische Behandlung des Karpaltunnelsyndroms,
- intraspinale Endoskopie mit endoskopischer Operation der Syringomyelie, endoskopisch-spinale Adhäsiolyse sowie perkutane, endoskopische Bandscheibenoperationen.

8.5.4
Komplikationen

Aufgrund der Methodik und des Ablaufs ergeben sich neben den üblichen Risiken (wie z.B. Wundinfektion) im Rahmen einer Neuroendoskopie bzw. einer stereotaktischen Operation gewisse, spezielle Komplikationsmöglichkeiten und Risiken:

- Einblutungen im Bereich der Trepanation (epidural bzw. subdural),
- Parenchymblutungen im Bereich des durch das Gewebe hindurch führenden Endoskopiekanals,
- Blutungen im Manipulationsbereich (z.B. Biopsiestelle, Septen bzw. Membranperforation),
- Ventrikulitis, Meningitis und Enzephalitis,
- lokale bzw. generalisierte Hirnschwellung und Ödematisierung mit entsprechender Klinik als Ausdruck der fortgeleiteten Energiewirkung nach Lasereinsatz,

- vegetative Dysregulationen aufgrund Änderung der Liquordynamik (nach Ventrikulostomien),
- Hirnschwellung bzw. Ödematisierung mit entsprechender Klinik aufgrund Biopsie und Gewebemanipulation.

8.5.5
Nachversorgung und Überwachung

Die obige Auflistung der möglichen Risiken und Komplikationen beschreibt auch zugleich den Überwachungs- und Versorgungsaufwand bzw. entsprechende Notwendigkeiten nach einem solchen Eingriff.

8.6
EEG, EMG bzw. ENG

8.6.1
Allgemeines zum EEG

Analog zum EKG läßt sich auch die bioelektrische Aktivität des Gehirns als Elektroenzephalogramm (EEG) erfassen, ableiten und entsprechend verstärkt darstellen. Die Elektroden zur Erfassung der Signale können verschieden positioniert werden:

- Oberflächenelektroden werden auf der Kopfhaut plaziert.
- Nadelelektroden werden in die Kopfhaut eingestochen.
- Sphenoidalelektroden können durch das Os sphenoidale zum knöchernen Anteil der Schädelbasis geschoben werden.
- Epidurale Elektroden werden mittels Bohrlöchern epidural plaziert.
- Foramen-ovale-Elektroden werden durch das Foramen ovale in der Schädelbasis zum Temporallappen vorgeschoben.
- Subdurale Plattenelektroden werden implantiert und liegen dann subdural der Hirnoberfläche auf.
- Hirngewebe-Tiefenelektroden werden z.B. stereotaktisch nach Bohrlochtrepanation oder aber auch im Rahmen einer Kraniotomie in die Tiefe des Hirngewebes vorgeschoben. Die Elektrodenposition kann z.B. mittels vorhergehendem MRT errechnet werden.

Aufgrund der so abgeleiteten bioelektrischen Aktivität des Gehirns können Rückschlüsse gezogen werden auf

- Wellenformen,
- Frequenz,
- Verteilung der Aktivität,

- Reaktionen auf Reize,
- Beschleunigung bzw. Verlangsamung,
- Krampfpotentiale,
- Reaktionsfähigkeit bzw. -muster u.a.

Desweiteren ist das EEG eines der Hauptdiagnosemittel zur Feststellung des Hirntods. Das normale EEG des Erwachsenen zeigt in Entspannung bei geschlossenen Augen einen spindelförmigen Alpha-Rhythmus mit Ausprägung nach parieto-okzipital und einen Amplitudenabfall nach frontal. Beim Augenöffnen wird der Alpha-Rhythmus blockiert. Im Schlaf flacht die Kurve ab, d.h. die Amplitude vermindert sich und bei zunehmender Schlaftiefe nimmt auch die Frequenz ab. Dabei treten eingestreute Beta-Wellen (Schlafspindeln) auf. Im Traumstadium nimmt die EEG-Aktivität zu (REM-Phase).

8.6.2
Wellenformen im EEG

In Abbildung 8.26 sind die wesentlichsten EEG-Wellen mit Frequenz und charakteristischem Aussehen dargestellt. In der Entwicklung vom Neugeborenen bis zum 18./20. Lebensjahr entwickelt sich das EEG von extrem langsamen Rhythmen bis zum Alpha-EEG des Erwachsenen. Bis zum Alter von 6–7 Jahren finden sich eher langsame Wellen (Theta und Delta), im Alter von 6–7 Jahren kommt die wichtigste Zäsur, danach stabilisiert sich in der Regel der Alpha-Rhythmus. Die Amplituden der Wellen liegen in der Regel bei 50 µVolt und können zwischen 10 und 150 µVolt schwanken.

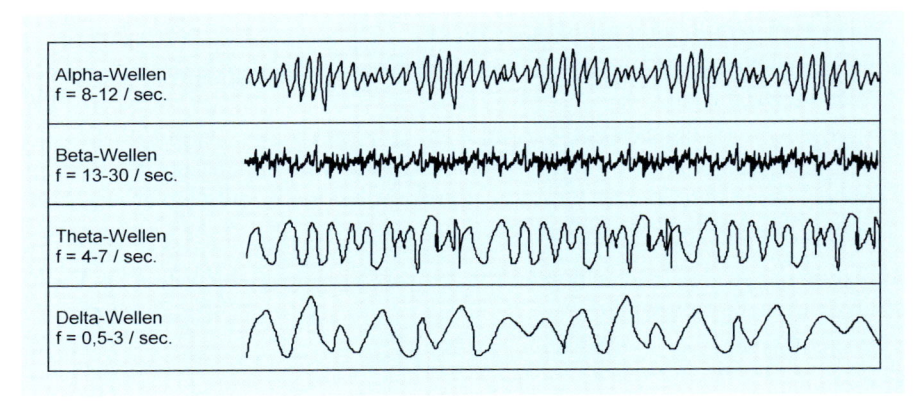

Abb. 8.26. Die wesentlichen EEG-Wellenformen

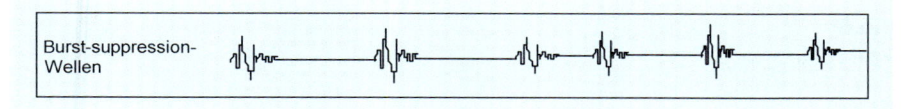

Abb. 8.27. Beispiel eines Burst-suppression-EEG bei Barbituratnarkose

8.6.3
Pathologisches EEG

Beim pathologischen EEG fallen im allgemeinen 3 Grundformen auf. Dies sind Allgemeinveränderungen und Dysrhythmien, die Herdbefunde und die Krampfpotentiale (Spikes bzw. Waves, Spikes und Waves).

- Verlangsamung ist als Ausdruck von Strukturschäden bzw. von Allgemeinveränderung, z.B. Ischämie, Blutung, Tumor, Reduktion des Aktivitätsniveaus nach schweren Strukturschäden, zu sehen.
- Beschleunigung bzw. Krampfpotentiale sind Ausdruck von idiopathischen Krampfaktivitäten bzw. Strukturveränderungen (z.B. Narbe, OP-Defekt, Tumor) usw.
- Herde finden sich im Sinne von Seitenverlagerung, Foci mit Verlangsamung bzw. Beschleunigung bzw. Krampfpotentialen.
- Verschiedene Medikamente haben Auswirkungen auf die elektrische Hirnaktivität z.B. „Burst-suppression"-EEG bei Barbituratnarkosen (Abb. 8.27).

8.6.4
Epileptische Krampfpotentiale (Abb. 8.28)

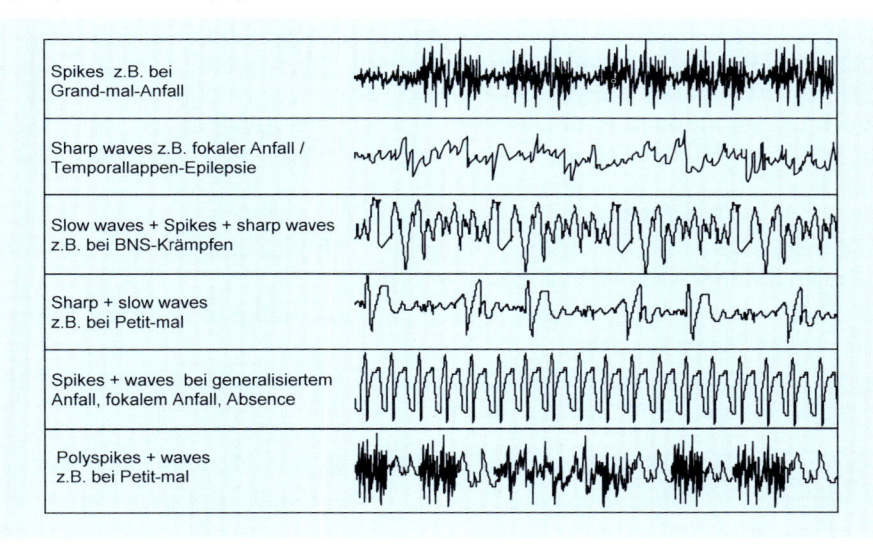

Abb. 8.28. Übersicht über epileptische Krampfpotentiale

8.6.5
Epilepsie

Epilepsie wird auch als Anfallsleiden bezeichnet und geht mit paroxysmalen, elektrischen Spontanentladungen der zentralen Neuronen einher. Dabei wird nach klinischen, elektroenzephalographischen und ätiologischen Kriterien die generalisierte von der fokalen Epilepsie unterschieden. Generalisierte Epilepsien vom „Petit-mal"- oder „Grand-mal"-Muster sind durch herabgesetzte Vigilanz, ein generalisiertes klinisches Bild sowie das entsprechende EEG-Bild charakterisiert. Fokale Epilepsien weisen oft keine Vigilanzminderung auf. Das Anfalls- und EEG-Muster ist dann einseitig, und die Klinik kann mit motorischen, sensiblen, sensorischen, vegetativen und psychischen Sensationen einhergehen. Fokale Anfälle können generalisieren und in Anfälle des „Petit-mal"- oder „Grand-mal"-Musters münden. Lokalisatorisch bedingte Anfälle erklären sich aus Herden wie Blutung, Tumor, Trauma, Enzephalitis und Infarkt. Grundsätzlich sind alle Intensivpatienten, also nicht nur Patienten mit einer neurochirurgisch-neurologischen Problematik gefährdet, irgendwann in einem Behandlungsverlauf eine epileptische Episode durchzumachen. Ursächlich können hierfür eine Vielzahl von Umständen als mögliche Ursachen ausgemacht werden:

- spezifische Provokation durch z.B. zu starke Hyperventilation unter Beatmungsbedingungen,
- zerebrale Hypoxämie bzw. Hypoxie,
- pharmakologische Nebenwirkung und Auswirkung,
- unter dem maximalen Streß der Intensivbehandlung erstmals auftretende, idiopathische Epilepsie u.a.

Selbstverständlich gilt diese Gefährdungseinschätzung im besonderen Maße für Patienten mit einer intrakraniellen Problematik. Rhythmische, tonische, klonische, auf einzelne Muskelgruppen oder Körperbereiche beschränkte oder auch generalisierte, muskuläre Auffälligkeiten bieten immer Anlaß zu der Überlegung, ob es sich dabei um ein epileptisches Krampfgeschehen handeln könnte.

Dieser Verdachtsauffassung widerspricht, wenn

- durch passiven Druck auf bzw. Zug an den betroffenen Muskeln diese muskulären Auffälligkeiten unterdrückt werden können,
- der betreffende Patient wach und kommunikationsfähig ist und keine vegetativen Auffälligkeiten zeigt,
- der betreffende Patient in der Lage ist, mit der betroffenen Extremität willkürliche, motorische Handlungen durchzuführen.

Die Therapie bzw. Behandlung einer Epilepsie stellt sich folgendermaßen dar:

- Wenn ein anfallprovozierender Umstand vorliegt, sollte dieser nach Möglichkeit ausgeschaltet werden.
- In der akuten Behandlung eines epileptischen Anfalls eignet sich Diazepam.

- In der Langzeittherapie bzw. Prophylaxe gilt der Grundsatz, daß zuerst eine Monotherapie mit einem Antikonvulsivum der ersten Wahl, bei Erfolglosigkeit ein Versuch mit einem Antiepileptikum der zweiten Wahl und bei persistierender Erfolglosigkeit eine Kombinationstherapie versucht werden sollte. Führt all dies nicht zu einem befriedigenden Ergebnis, so kann auch eine operative Ausschaltung des Krampffokus in Betracht gezogen werden.

8.6.6
Plazierung der Elektroden zur normalen EEG-Ableitung

Sphenoidalelektroden, epidurale Elektroden, Foramen-ovale-Elektroden, subdurale Plattenelektroden und Hirngewebe-Tiefenelektroden werden nach Bedarf, d.h. nach diagnostischer Zielsetzung, plaziert.
Die Hautoberflächen- und Hautnadelelektroden dagegen werden im allgemeinen nach einem international standardisierten Muster angebracht. Dazu werden 10 bis 20 Elektroden symmetrisch über beide Schädelhälften verteilt. Ein Beispiel hierfür ist in Abb. 8.29 dargestellt. Die von den Elektroden erfaßten Aktivitätspotentiale werden an ein Darstellungsgerät übermittelt. Mit diesem Gerät können die ableitenden Elektroden in ganz bestimmten Arten mit- und gegeneinander verschaltet werden. Auf diese Weise ergibt sich eine 8- bis 24-Kanal-Ableitung, mit der die Aktivität verschiedener Hirnareale verglichen bzw. die Aktivität einzelner Bereiche besonders hervorgehoben werden kann. Es werden in erster Linie 3 Hauptverschaltungsarten verwendet:

- **Unipolare Ableitung.** Alle Elektroden werden zu einer indifferenten Bezugselektrode (Nullelektrode), z.B. Ohrelektrode, hin abgeleitet.

- **Bipolare Ableitung.** Die Serienschaltung der Elektroden in Längs- oder Querreihen erlaubt die Ableitung der Potentialdifferenzen zwischen zwei Elektroden.

- **Referenzschaltung.** Eine Elektrode wird zur Bezugselektrode, dann wird jede weitere Elektrode gegen diesen Bezug verschaltet.

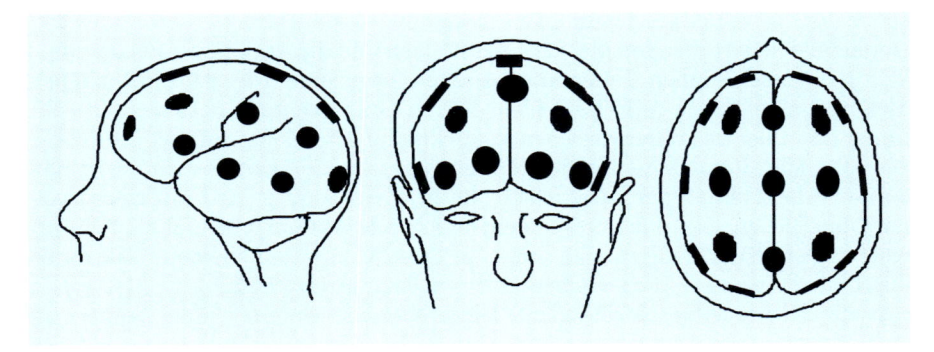

Abb. 8.29. Beispiel für die Verteilung von EEG-Elektroden auf der Schädeloberfläche

Abb. 8.30.
Beispiel für die Elektrodenverteilung bei einem EEG-Monitoring mit 3 Elektroden

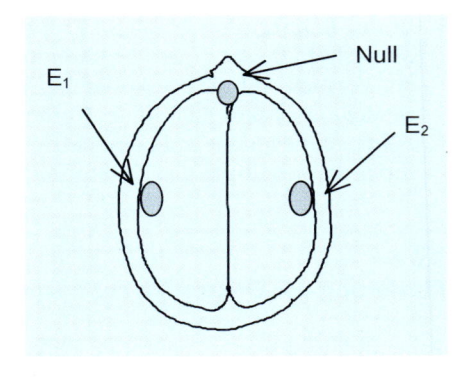

8.6.7
EEG-Monitoring

Die EEG-Überwachungsableitung dient der groben Rhythmus- und Gesamtaktivitäts-Überwachung. Verwendet werden in der Regel 3–5 Elektroden, womit sich eine 1- bzw. 2kanalige Ableitung ergibt. Ein Beispiel hierfür ist in Abb. 8.30 dargestellt. Eine sinnvolle Anbringung der Ableitelektroden ist dabei der Skalp im Bereich der motorischen Rindenfelder temporo-parietal bis temporal-zentral. Soll eine Überwachung der Gesamtaktivität (z.B. bei Narkotika-Applikation) erfolgen, so wäre eine Möglichkeit zur Analyse und Visualisierung dieser Analyse sinnvoll (z.B. Fourier-Analyse). Indikationen für dieses Monitoring sind z.B. die Relaxierung von krampfgefährdeten Patienten sowie die Überwachung der Narkosetiefe (Burst-suppression-EEG) bei Barbituratnarkose.

8.6.8
EMG/ENG

Die Elektromyographie EMG dient der Messung von Muskelaktionsströmen sowie der Nervenleitgeschwindigkeit in einem Muskel. Dazu werden Nadelelektroden in den betreffenden Muskel eingestochen und die Aktionsströme des Muskels bei verschiedenen Innervationsstärken gemessen. Die dabei erhaltenen Meßergebnisse geben Aufschluß über die Art einer eventuell bestehenden Lähmung und über eventuell vorliegende Rückbildungstendenzen dieser Lähmung. Die Möglichkeit zur Messung der Nervenleitgeschwindigkeit besteht darin, daß ein Nerv durch eine Oberflächenelektrode elektrisch gereizt wird. Mit einer zweiten Oberflächenelektrode wird das entsprechende Aktionspotential als Reizantwort registriert. Dividiert man nun die Strecke zwischen beiden Elektroden durch die Zeitspanne, die zwischen Reiz und Reizantwort vergangen ist, so ergibt sich die Nervenleitgeschwindigkeit. Diese spezielle Untersuchung nennt man auch Elektroneurographie. Sie gibt Auskunft über Nervenveränderungen, z.B. bei Polyneuropathie.

8.7
Evozierte Potentiale

Eine der Elektroenzephalographie (EEG) verwandte, ihr ähnliche Untersuchungsmethode ist die Ableitung der evozierten Potentiale (EP). Anders als beim EEG, wo die bioelektrische Aktivität des Gehirns als Summenimpulse lediglich erfaßt, abgeleitet und entsprechend verstärkt darstellt wird, wird bei den EP ein bestimmter, spezifischer, äußerer Reiz gesetzt und die bioelektrische Aktivitätsreaktion des Gehirns auf diesen Reiz registriert. Da diese Reaktionen aber nur sehr dezent und von geringfügiger Stärke sind, gehen sie normalerweise in der elektrischen Grund- bzw. Gesamtaktivität des Gehirns unter. Um diese spezifischen Potentialschwankungen nun sichtbar zu machen, bedarf es eines speziellen meßtechnischen Vorgehens und einer speziellen Apparatur. Dazu wird eine sehr große Anzahl von Reizen (die Zahl reicht von mehreren 100 bis hin zu 2000 Reizen) in kurzer Zeit (5–10 min) verabreicht, und zugleich werden an bestimmten, definierten Punkten die elektrischen Potentiale abgeleitet. Durch die Technik der elektronischen Mittelwertbildung (Eckfrequenzfilterung, „sampling" und „averaging") werden die jeweiligen, spezifischen Reaktionspotentiale aus dem „EEG-Grundrauschen" herausgefiltert. Nach Aufsummierung und Mittelwertbildung ergeben sich dann in der Regel reproduzierbare, charakteristische Potentialverläufe. Die so erhaltenen Potentiale haben im Rahmen von Diagnostik und Verlaufsbeurteilung unterschiedliche Aussagewerte. Die Bezeichnung der so evozierten Potentiale erfolgt nach den jeweils stimulierten Sinnesorgansystemen:

- VEP = visuell evozierte Potentiale,
- AEHP = akustisch evozierte Hirnstammpotentiale,
- SEP = somatosensibel evozierte Potentiale.

8.7.1
Visuell evozierte Potentiale

Die visuell evozierten Potentiale (VEP) können durch visuelle Reize (z.B. Schachbrettmuster mit alternierender Kontrastumkehr, Leuchtbrille, Leuchtbrille mit Lichtblitzerzeugung) ausgelöst werden (Abb. 8.31). Der Potentialverlauf zeigt beim Gesunden nach ca. 100 ms eine tiefe Potentialauslenkung (P100). VEP sind Potentiale später Latenz und sehr großen individuellen Schwankungen unterworfen. Störungen des Bewußtseins und der Vigilanz sowie Medikamenteneinflüsse können sie stark verändern. Damit sind z.B. die mit VEP gewonnenen Untersuchungsergebnisse bei komatösen bzw. sedierten Patienten nur unter großem Vorbehalt zu bewerten, und der Aussagewert wird derzeit noch unterschiedlich diskutiert.

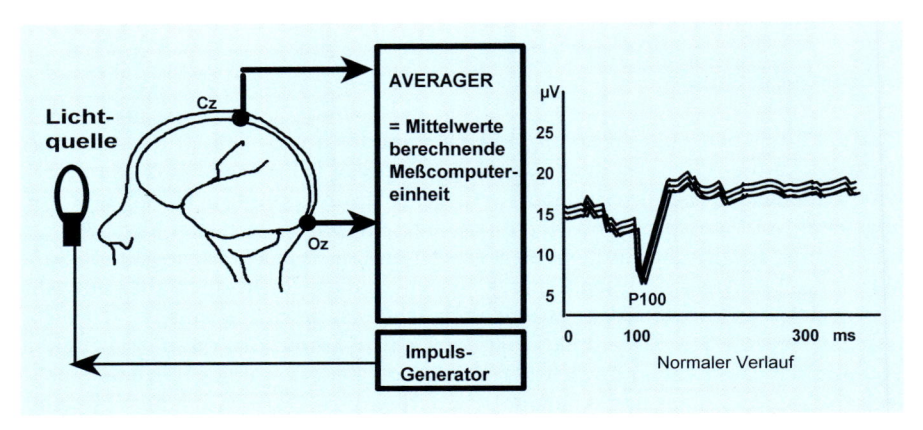

Abb. 8.31. Meßprinzip VEP

8.7.2
Akustisch evozierte Hirnstammpotentiale

Die akustisch evozierten Hirnstammpotentiale (AEHP) werden durch akustische Reize (Kopfhörer mit Verabfolgung einer großen Anzahl von Klickgeräuschen) ausgelöst. Das Meßprinzip ist in Abb. 8.32 dargestellt. Die AEHP-Potentialverläufe haben sehr niedrige Amplituden und ändern ihre charakteristischen Auslenkungen nach der Art der Ableitung (ipsilateral bzw. kontralateral). Die positiven Potentialanteile werden mit römischen Ziffern bezeichnet. Für diese Anteile werden räumliche Zuordnungen zu einzelnen Hirnstammstrukturen diskutiert:

- I und II: peripherer N. acusticus,
- III und IV: Medulla oblongata,
- V: pontomesenzephaler Übergang.

Da die akustisch evozierten Hirnstammpotentiale relativ unbeeinflußt von Medikamenten und Vigilanz reproduzierbar sind, eignen sie sich neben der Beurteilbarkeit der Hörbahn auch zur Verlaufsbeurteilung diffuser Hirnschädigungen und Therapieeffekte. Dies gilt insbesondere für die Diagnostik bei bewußtseinsgetrübten, komatösen Patienten. Abb. 8.33 zeigt beispielhaft den Verlauf der AEHP bei zunehmender kraniocaudaler Einklemmung bis hin zum eintretenden Hirntod.

8.7 Evozierte Potentiale 247

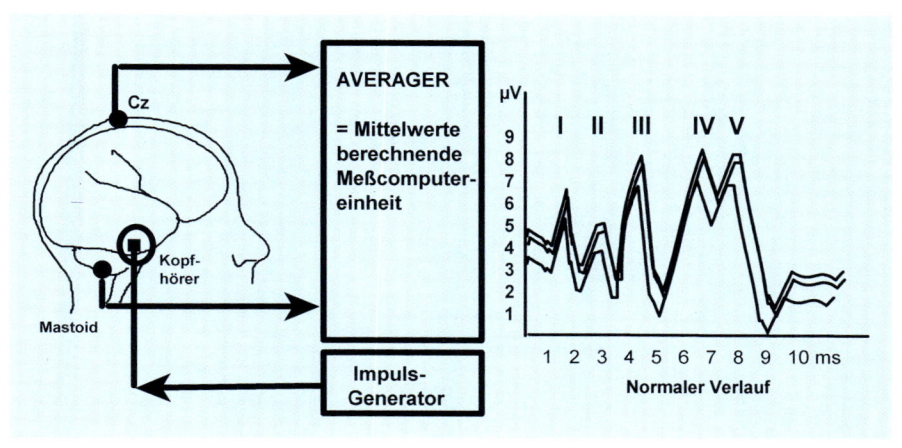

Abb. 8.32. Meßprinzip AEHP

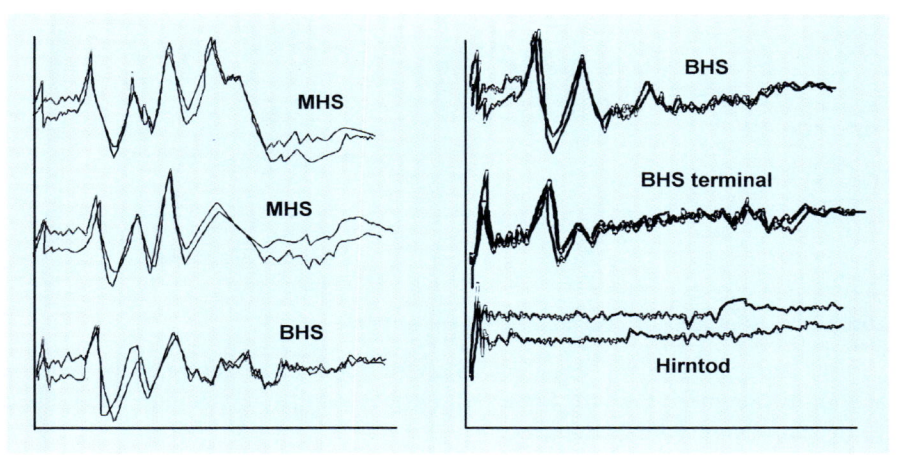

Abb. 8.33. AEHP-Potentiale bei Einklemmung bis zum Hirntod

8.7.3
Somatosensibel evozierte Potentiale

Die somatosensibel evozierten Potentiale werden durch Rechteckstromstöße ausgelöst, welche auf periphere Nervenstämme appliziert werden. Die so erhaltenen Reaktionen werden nach ihrem Ableitungsort differenziert:
- **Kortikale Ableitung** über dem Skalp. Dieses Potential ist mit seinem N20-P25-Komplex relativ stabil gegenüber Einflüssen wie Medikamentenwirkung und Vigilanz. Es ist relativ einfach reproduzierbar, und der N20-P25-Komplex ist mit ermittelten Normwerten beurteilbar.
- **Spinale Ableitung.** Diese Ableitung erfolgt über Dornfortsatz C7 oder C2 (HWK2). Die Latenzzeit zwischen N13 und der N20-Komponente wird als zen-

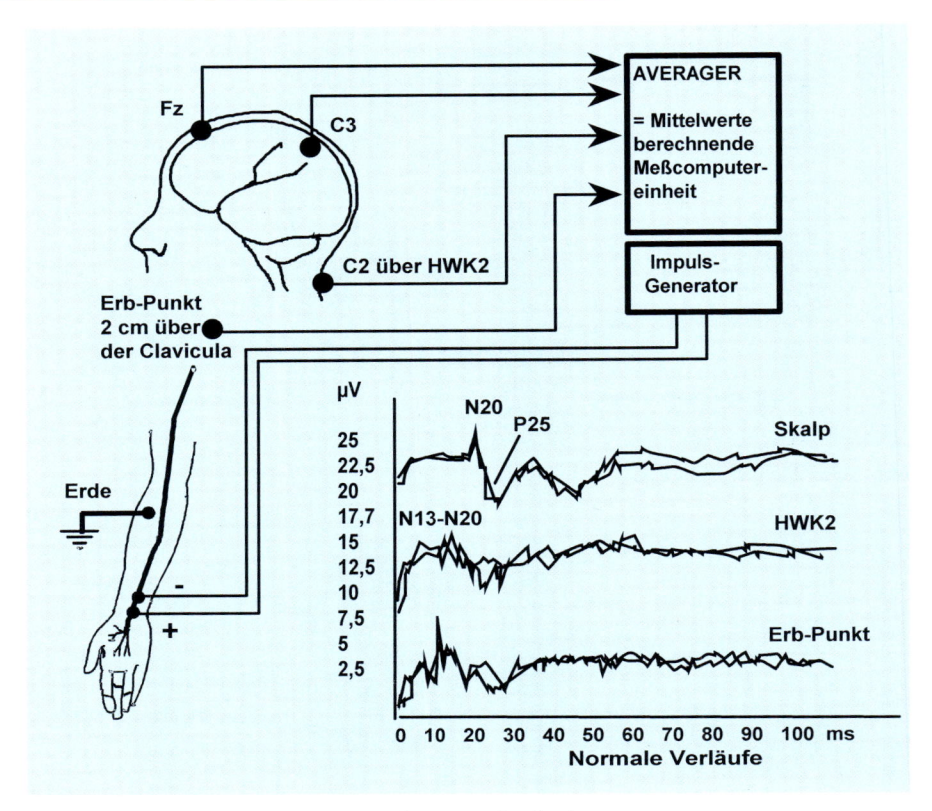

Abb. 8.34. Meßprinzip SEP und normale Potentialverläufe

trale Transmissionszeit bezeichnet. Sie repräsentiert die zentrale Überleitung vom Rückenmark bis zum Kortex und ergibt somit unabhängige Daten über die zentrale, sensible Leitung.

- **Periphere Ableitung** (z.B. ERB-Punkt). Diese Ableitung ermöglicht die Beurteilung der peripheren, sensiblen Leitung.

Abb. 8.34 zeigt die schematische Meßanordnung und die normalen Potentialverläufe. SEP sind ebenso wie die AEHP relativ unbeeinflußt von Medikamenten und Vigilanz reproduzierbar. Somit eignen sie sich gut zur Verlaufsbeurteilung diffuser Hirnschädigungen und Therapieeffekte. Dies gilt hier insbesondere für Diagnostik bei bewußtseinsgetrübten, komatösen Patienten. SEP lassen sich im Mittelhirnsyndrom oftmals nicht mehr nachweisen. Das SEP-C7-Potential ist oftmals in amplitudenreduzierter Form selbst im Hirntod nachweisbar. Bei Läsionen des Hirnstamms bzw. bei thalamischen Läsionen ist eine Verlängerung der Hirnstammtransmissionszeit möglich. Ebenso kann die SEP-N20-Komponente auch komplett ausfallen. Bei Halbseitensymptomatiken findet sich oft eine Amplitudenminderung des kortikalen Potentials. Bei ausgedehnten Läsionen kann das Potential sogar ausfallen.

8.7.4
Einsatzgebiete der evozierten Potentiale

Für die Verlaufsüberwachung, Diagnostik und Früherkennung von Komplikationen bei der Behandlung von bewußtseinsgetrübten, eventuell sogar komatösen Patienten auf neurochirurgischen bzw. neurologischen Normal- und Intensivstationen werden hauptsächlich die SEP und die AEHP eingesetzt. Die SEP eignen sich dabei besonders zur Früherkennung weiterer Komplikationen. Beispielsweise kann durch Darstellung und Auswertung der SEP eine relativ genaue Vorhersage über das Eintreten einer einseitigen Mydriasis und/oder Verlust der Lichtreaktion einer Pupille sowie des sekundären Anstiegs des intrakraniellen Drucks gemacht werden. Diese Vorhersage ergibt sich aufgrund des mindestens einseitigen Ausfalls der SEP in Kombination mit Minderung der SEP-Amplituden (0.01-Fraktile). Weiterhin besteht ein Korrelat zwischen SEP-Amplituden-Verminderung und einer zerebralen Hypoxie bzw. Ischämie.

8.8
Dopplersonographie

Eine in der Neurologie bzw. Neurochirurgie relativ häufig angewandte Diagnostikmethode ist die Dopplersonographie der extra- und intrakraniellen Gefäße. Diese Untersuchungsmethode beruht auf dem Doppler-Effekt. Dieser Effekt beschreibt eine Frequenzänderung von Schallwellen, wenn sich Sender und Empfänger relativ zueinander bewegen. Das folgende Beispiel verdeutlicht diesen Effekt. Die Tonhöhe einer Sirene, abgestrahlt von einem fahrenden Feuerwehrfahrzeug, ändert sich je nach dem, ob sich das Fahrzeug auf den Hörer zubewegt oder sich von ihm entfernt. Diesen Effekt macht man sich bei Ultraschalluntersuchungen der Strömungsgeschwindigkeit von Blut in Blutgefäßen zunutze. Mittels bleistiftartiger Sonden werden Signale von 2–8 MHz ausgesendet. Neben der Sendefunktion dienen die Sonden zugleich auch als Empfänger. Da die Erythrozyten des fließenden Blutes den ausgesandten Schall anders reflektieren als das Gefäßgewebe, ergeben sich bei entsprechender akustischer und visueller Darstellung charakteristische Strömungsbilder bzw. Tonfolgen. Mit der transkutanen Dopplersonographie wird die Beschallung der hirnversorgenden, zervikalen Arterien durchgeführt. Dabei kann die Darstellung der Veränderungen der relativen Flußgeschwindigkeit und Pulskurvenform diagnostische Hinweise auf Gefäßstenosen und Verschlüsse geben. So läßt sich mit Hilfe der transkutanen Dopplersonographie eine hämodynamisch relevante Stenose der A. carotis in 90–95% der Fälle nachweisen. Ein weiteres Einsatzgebiet für die transkutane Dopplersonographie besteht nun seit einigen Jahren zunehmend in der Diagnostik des zerebralen Perfusionsstillstands. Bei hirntoten Patienten findet sich über den großen Versorgungsgefäßen (Aa. carotis und Aa. vertebrales) ein charakteristisches Signal mit kurzem systolisch anterogradem und diastolisch retrogradem Fluß. Dieses Signal wird auch als zerebraler Pendelfluß bezeichnet. Bei der transkraniellen Dopplersonographie dienen die Temporalschuppe, das Foramen magnum occipitale und

Abb. 8.35.
Dopplersonographie-Bild der
A. basilaris, Normalbefund

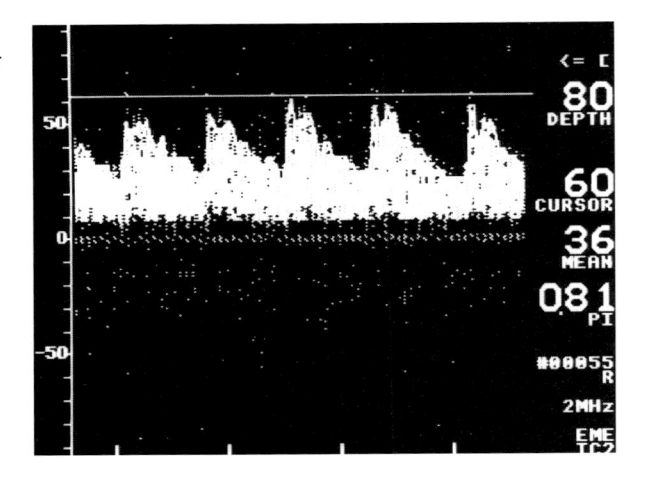

die Orbita als akustische Fenster. Durch diese Fenster können die relativ großen Gefäße der Hirnbasis untersucht werden. Auf diese Weise können Stenosen und Verschlüsse im Bereich der großen Hirngefäße relativ eindeutig bestimmt werden. Bei Angiomen ergibt sich eine deutlich erhöhte Flußgeschwindigkeit. Nach Einführung der Methode „transkranielle Dopplersonographie" wurde ein Korrelat zwischen zerebralem Vasospasmus (z.B. nach aneurysmatischer Subarachnoidalblutung (SAB)) und Erhöhung der Flußgeschwindigkeit in den betroffenen Gefäßen postuliert. Seit einiger Zeit nun beginnen verschiedene Untersucher und Autoren verschiedener Studien von dieser Annahme abzurücken. Man geht jetzt eher davon aus, daß der Vasospasmus der großen Hirnarterien nur mittels Angiographie bzw. DSA der Hirnarterien nachweisbar ist. Abb. 8.35 zeigt den Normalbefund eines Dopplersonographie-Bildes der A. basilaris, Abbildung 8.36 zeigt ein Doppler-Sonographie-Bild der A. carotis interna mit Pendelfluß bei zerebralem Perfusionsstillstand.

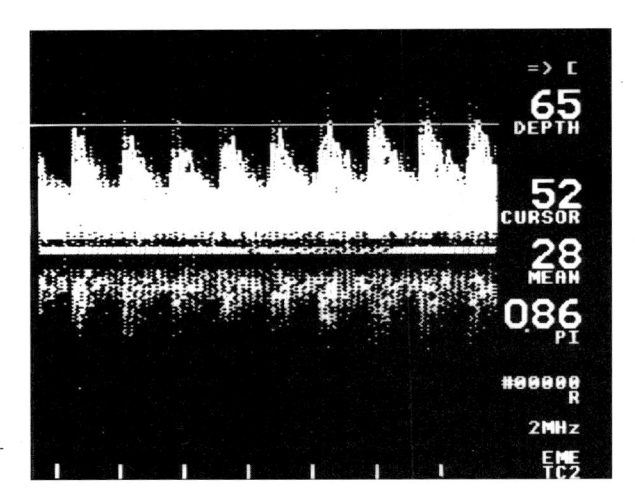

Abb. 8.36.
Dopplersonographie-Bild
A. carotis interna bei zerebralem Perfusionsstilland

8.9
Intrakranieller Druck

8.9.1
Allgemeines zum intrakraniellen Druck

Der gesamte intrakranielle Druck ist die Summe der durch Ausdehnungsbestreben und Volumen definierten, physikalischen Drücke der einzelnen, intrakraniellen Kompartimente. Diese Kompartimente sind Blut mit 5–10%, Liquor mit ca. 10% und Gewebe mit 80–85% Anteil am Gesamtvolumen. Die physikalischen Drücke der einzelnen Kompartimente stehen normalerweise in einem relativ eng definierten, dynamischen Verhältnis zueinander und sind mitbestimmend für die Funktionstüchtigkeit des Organs „ZNS". Als Beispiel sei hier der Liquordruck angeführt. Dieser Druck ist die Voraussetzung dafür, daß das Gehirn entfaltet (innere Liquor-Räume) und gegen Stöße gesichert (äußere Liquor-Räume) bleibt. Von den drei Kompartimenten können das Hirngewebe als das relativ statische, Blut und Liquor als die eher dynamischen Kompartimente bezeichnet werden. Die dynamischen Kompartimente als auch die relativ statische Komponente haben aufgrund ihres Seins in einem festen „Druckbehälter", dem knöchernen Schädel, nur sehr begrenzte Ausdehnungsmöglichkeiten. Da das Gesamtvolumen recht konstant bleibt, kann jede Ausdehnung eines Kompartiments, jede anteilmäßige Verschiebung nur auf Kosten der anderen Kompartimente erfolgen (Monro-Kellie-Doktrin). Im ersten Beispiel (Abb. 8.37) wird eine langsam verlaufende, chronische Zunahme des Gewebeanteils (z.B. Hirntumor) im Kompensationsbereich über die Verminderung des Liquoranteils möglich. Im zweiten Beispiel (Abb. 8.38) wird eine subakut verlaufende Zunahme des Blutanteils (z.B. chronisch-subdurales Hämatom) über die Verminderung des Liquoranteils möglich. Der ICP als Ausdruck der gesamten, dynamischen, intrakraniellen Volumen-Druck-Beziehungen wird somit bestimmt durch

- die Compliance (Dehnbarkeit),
- das gesamte, intrakranielle Blutvolumen und den Druck des Blutes in den intrakraniellen Gefäßen,
- die venöse Abflußrate,
- die Produktions-Absorptions-Rate des Liquors,

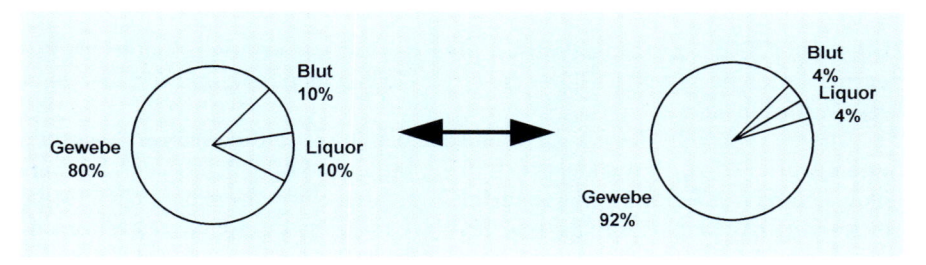

Abb. 8.37. Kompartimentverschiebung

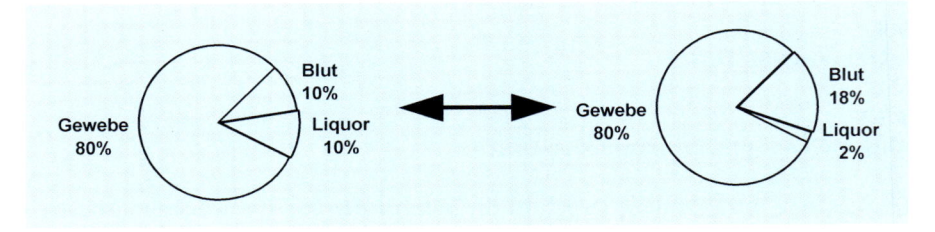

Abb. 8.38. Kompartimentverschiebung

- den osmotischen Gradienten zwischen Liquor und Plasma,
- zusätzlich bestehende intrakranielle Raumforderungen (z.B. Blutungen).

8.9.2
Normalwerte von intrakraniellem Druck und zerebralem Perfusionsdruck

Wird der gesamte intrakranielle Druck mit einem geeigneten Instrument registriert, so ergeben sich im Normalfall oszillierende Werte, die sich in einem Bereich von 5–15 mmHg bewegen. Diese Werte unterliegen normalerweise rhythmischen Veränderungen, die durch bestimmte Umstände und Faktoren mitbestimmt werden:

- Atmung (Schwankungen des intrathorakalen Drucks),
- Atmung (Schwankungen des arteriellen pCO_2),
- Säure-Basen-Haushalt,
- systemischer Blutdruck,
- Aktivität (Schlaf-Wach-Rhythmus),
- Stellung des Körpers im Raum (geringfügige Schwerkraftabhängigkeit) u.a.

Als die den intrakraniellen Druck (ICP) bestimmenden Regelgrößen können der zerebrale Blutfluß (CBF) und der zerebrale Perfusionsdruck (CPP) identifiziert werden. Die Formeln zur Berechnung stellen sich dabei wie folgt dar:

$$CBF = (MAP - ICP)/CVR \quad \text{sowie} \quad CPP = MAP - ICP.$$

Dabei sind CBF der zerebrale Blutfluß, MAP der mittlere arterielle Blutdruck, ICP der intrakranielle Druck, CVR der zerebrale Gefäßwiderstand und CPP der zerebrale Perfusionsdruck.

Aus diesen Formeln lassen sich entscheidende Zusammenhänge zwischen Systemdruck (MAP), Perfusionsdruck (CPP) und intrakraniellem Druck ICP herleiten. Bewegen sich nun MAP wie auch ICP in ihren Normalwertbereichen (MAP 70–150 mmHg, ICP 5–15 mmHg), so resultiert aus diesen Beziehungen rein rechnerisch ein CPP in Bereichen von 55–145 mmHg. Steigt der ICP, fällt der MAP oder beides, so ist rasch die kritische Grenze des Minimalperfusionsdrucks erreicht.

Ein zerebraler Perfusionsdruck CPP von 50 mmHg ist als die unterste Grenze anzusehen. Dies gilt insbesondere für kritisch kranke, neurochirurgisch-neurologische Intensivpatienten. Weitere Informationen zu CPP, MAP, CBF und den entsprechenden Zusammenhängen bzw. Autoregulationen finden sich im aktuellen ATL-Kapitelteil zu „Regulation des Blutdrucks, Durchblutung des ZNS".

8.9.3
Intrakranielle Druckwellen

Diese Druckwelle verläuft im Normalfall in einer bestimmten Form. Diese Form wird in erster Linie durch den arteriellen Blutdruckimpuls und die Dilektionsstellen der Hirnversorgungsgefäße bestimmt. Die Welle kann in ihrer Form 3- bis 4gipflig sein und ist mit gewissen Einschränkungen vom Aussehen her mit der arteriellen Druckkurve vergleichbar. Nimmt nun der intrakranielle Druck zu und entsprechend die intrakranielle Compliance ab, so kommt es häufig sowohl zu einem Amplitudenverlust der Druckkurve als auch zu einer Dämpfung der Spikes (die Kurven „runden" sich), und es ist oftmals ein Verlust von 1 oder 2 der Gipfel zu beobachten. Abbildung 8.39 zeigt beipielhaft den normalen Druckkurvenverlauf und den Verlauf bei erhöhtem ICP.

8.9.4
Wellenförmige Schwankungen des ICP

Zusätzlich zu der beschriebenen Grund-Kurvenform unterliegt der intrakranielle Druckverlauf bestimmten, wellenförmigen Schwankungen. Einige dieser Schwankungen sind physiologisch und treten auch bei Gesunden auf. Diese physiologischen Schwankungen erklären sich aus Blutdruckschwankungen und Veränderungen der Atmung. Sie übertragen sich synchron auf den intrakraniellen Druckkurvenverlauf und sind auch unter pathologischen Bedingungen weiter zu beobachten. Andere Schwankungen sind immer pathologisch und können oftmals auch nur dann beobachtet werden, wenn der intrakranielle Druck sowieso schon pathologisch erhöht ist. Die pathologischen Schwankungen werden in verschiedene Wellentypen unterschieden.
- A-Wellen bzw. Plateau-Wellen,
- B-Wellen,
- C-Wellen,
- R-Wellen, bzw. Rampen-Wellen

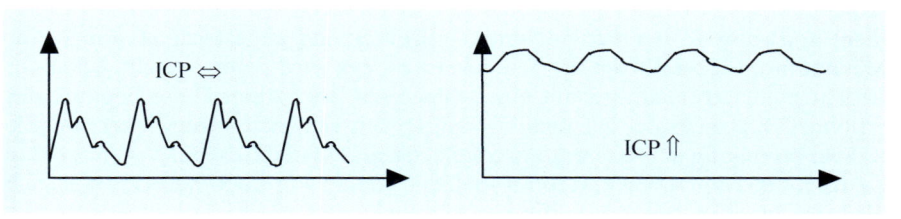

Abb. 8.39. Normale intrakranielle Druckkurve und Druckkurve bei erhöhtem ICP

8.9.4.1
A-Wellen bzw. Plateau-Wellen

Plateau-Wellen treten im allgemeinen nur dann auf, wenn der intrakranielle Druck bereits erhöht ist. Es kommt hierbei rasch, oftmals spontan oder aber auch ausgelöst (z.B. endotracheales Absaugen, Husten, Schmerzreiz etc.) innerhalb von 1–2 min zu Druckanstiegen von 40–100 mmHg. Diese Anstiege können ebenso rasch wieder abfallen, aber auch für 15–20 min persistieren. Als Ursache wird eine Vasoparalyse der Versorgungsgefäße diskutiert, die zu einer starken Hyperämie führt. Plateau-Wellen können in einen terminalen Druckanstieg münden, wenn sie nicht effektiv therapeutisch angegangen werden. Damit stellen sie eine vitale Indikation zur schnellstmöglichen Einleitung aggressiver, den intrakraniellen Druck senkender Maßnahmen dar.

8.9.4.2
B-Wellen

Diese Wellen treten mit einer gewissen Rhythmik auf und gehen mit intrakraniellen Druckanstiegen bis zu maximal 40–45 mmHg einher. Das Auftreten dieser oftmals relativ kleinen, rhythmischen Wellen erklärt sich aus Veränderungen der Atmung. Undulierende Wechsel der Atemtiefe führen über die entsprechenden p_aCO_2-Veränderungen zu einer ebenso schwankenden Kaliberänderung der Versorgungsgefäße. Dies führt zu undulierend eintretenden Phasen von zerebraler Hyperämie. B-Wellen finden sich beim Hirnödem und können bei entsprechender Situation Plateau-Wellen einleiten. Zusätzlich finden sie sich vermehrt in der Abklingphase eines Hirnödems. B-Wellen haben vor allem in der Diagnostik des Hydrocephalus ihre Bedeutung.

8.9.4.3
C-Wellen

Diese Wellen sind kleine, rhythmische Wellen mit maximal entstehenden Drücken bis zu 20 mmHg. Ursächlich bestehen hier Beziehungen zu periodischen Veränderungen des arteriellen Blutdrucks.

8.9.4.4
R-Wellen bzw. Rampenwellen

Diese Wellen stellen eine Variante der B-Wellen dar. Sie treten beim spontan atmenden, schnarchenden Patienten auf. Dabei steigt der Liquordruck progredient an, während der Patient immer schwerer und angestrengter atmet. Das Maximum und somit auch das Ende des Anstiegs wird dann erreicht, wenn der Patient mehrfach seufzend mit einer hyperventilatorischen Phase beginnt, das erhöhte CO_2 abzuatmen. Die Reduktion des p_aCO_2 reduziert dann wieder über die Kaliberverengung der Versorgungsgefäße den zerebralen Blutfluß, vermindert so die zerebrale Hyperämie und somit auch den ICP. So wie die B-Wellen haben auch die R-Wellen ihre Relevanz in der Hydrocephalusdiagnostik.

8.9.5
Intrakranielle Druckerhöhung

Die intrakraniellen Druckbereiche werden folgendermaßen eingeteilt:

- 0–15 mmHg = normal,
- 15–25 mmHg = mäßig erhöht,
- 25–45 mmHg = stark erhöht,
- über 45 mmHg = massiv erhöht.

Beim Gesunden sind kurzfristige Anstiege des intrakraniellen Drucks, z.B. bei Husten, Absaugen, Pressen, keine pathologische ICP-Erhöhung. Liegt allerdings bei entsprechender Disposition eine bereits pathologische Situation vor, so führen derartige Manöver dann in aller Regel zu pathologischen Druckanstiegen. Die Anteilsverschiebungen der einzelnen Kompartimente können zu den unterschiedlichsten klinischen Symptomen und Störungen führen (Abb. 8.40).

- Kompensation. Solange Kompartimentverschiebungen möglich sind, befindet sich der gesamte intrakranielle Druck im kompensierten Normalbereich, oder er ist nur geringfügig erhöht. Dies bedeutet, die Situation ist kompensiert und die intrakranielle Compliance nur geringfügig vermindert.
- Lineare Dekompensation. Nimmt aber der Anteil eines der Kompartimente weiter zu, so beginnt die lineare Dekompensation. In dieser Situation steigt und fällt der gesamte intrakranielle Druck auf Provokation oder spontan pro Zeiteinheit relativ langsam. Die intrakranielle Compliance ist mäßig vermindert.
- Exponentielle Dekompensation. Sind aber nach einer Phase des linearen Druckanstiegs die allerletzten Kompensationsmöglichkeiten erschöpft, beginnt nun die exponentielle Dekompensation. Die intrakranielle Compliance geht gegen Null, und es kann zu exzessiven Druckanstiegen in sehr kurzer Zeit kommen.

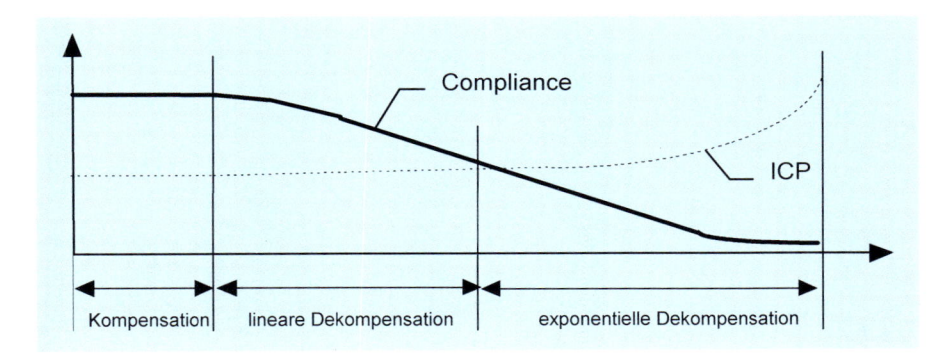

Abb. 8.40. Zusammenhang von ICP und intrakranieller Compliance

In einer Situation, in der eine ICP-Erhöhung vorliegt, sollte der zerebrale Perfusionsdruck (CPP) von daher mindestens 50 mmHg betragen. Steigt der ICP auf das Niveau des MAP, so ist keine Perfusion mehr möglich, da CPP = MAP − ICP = 0. Dies bedeutet zerebraler Perfusionsstillstand, also Hirntod.

8.9.6
Hirnmassenverschiebungen bei akuter intrakranieller Drucksteigerung

Wie bereits mehrfach erwähnt, kann man die Druck-Volumen-Verhältnisse im Hirnschädel als eine dynamisch-konstante Beziehung der 3 Kompartimente „Hirngewebe-Liquorsystem-Blutvolumen" zueinander betrachten. Unter normalen Bedingungen bewegt sich der intrakranielle Druck zwischen 5 und 15 mmHg, die inneren und äußeren Liquor-Räume sind von regelrechter Weite und entfaltet (Abb. 8.41). Kommt es nun zu einer akuten intrakraniellen Drucksteigerung, so resultieren aus dieser Drucksteigerung auch die entsprechenden Kompartimentverschiebungen. Ergebnis von solchen Kompartimentverschiebungen sind immer auch Massenverschiebungen von Hirngewebe. Richtung und Art dieser Verschiebungen sind durch die anatomisch-funktionellen Teilungen des Hirnschädels durch Falx, Tentorium und Foramen occipitale magnum bedingt. An diesen Teilungsstellen kommt es im Verlauf solcher Massenverlagerungen zu Kompressionen von Hirngewebe, vor allem des Hirnstamms. Je nach Ursache bzw. Lokalisation der Raumforderung wird in zwei verschiedene Verläufe differenziert:
- axiale Kompression mit Herniation (Abb. 8.42),
- laterale Kompression mit Herniation (Abb. 8.43).

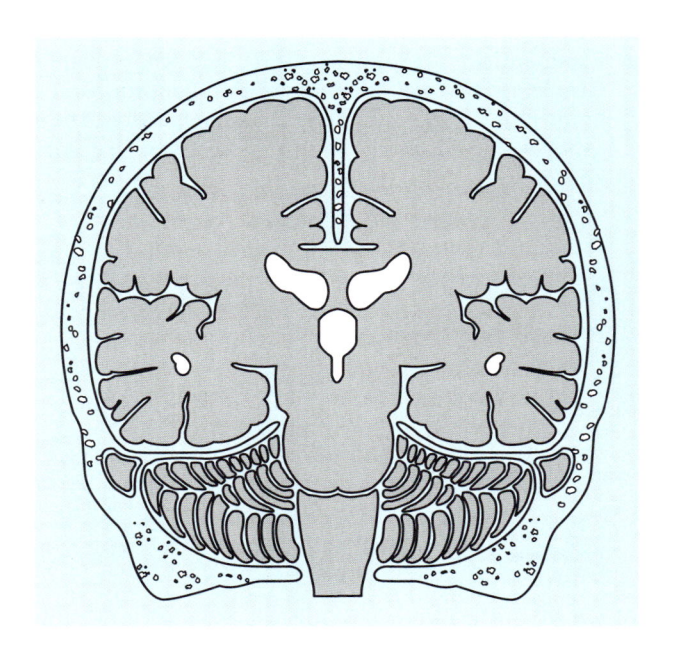

Abb. 8.41.
Normale intrakranielle Verhältnisse

8.9 Intrakranieller Druck

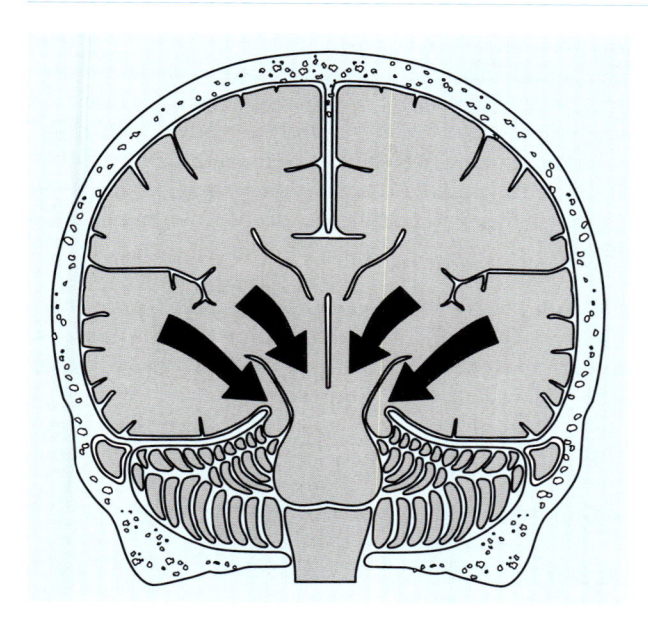

Abb. 8.42.
Axiale Kompression mit Herniation

- Ursache der axialen Kompression mit Herniation (Abb. 8.42) ist die diffus-generalisierte bzw. medial gelegene, supratentorielle Raumforderung. Klinisches Beispiel ist das generalisierte Hirnödem. Die inneren wie äußeren Liquor-Räume sind ausgepreßt, Teile der mediobasalen Temporallappen sind in den Tentoriumsschlitz prolabiert, und es liegt eine Kompression des Mittelhirns vor.

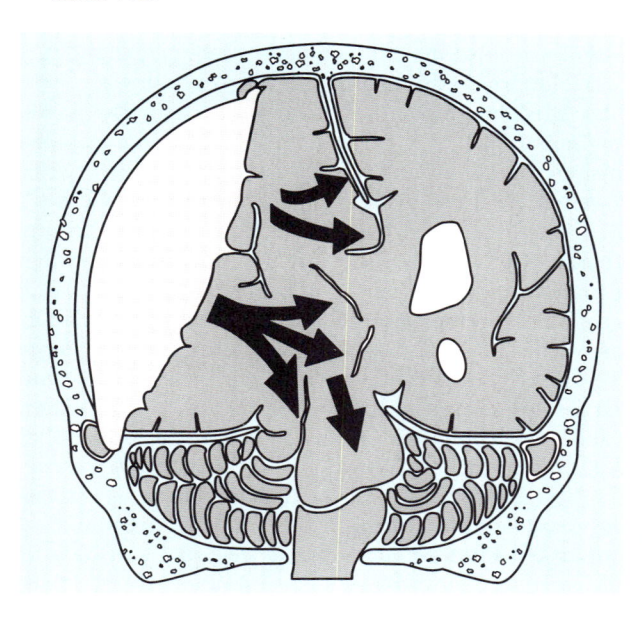

Abb. 8.43.
Laterale Kompression mit Herniation

- Ursache der lateralen Kompression mit Herniation (Abb. 8.43) ist die von temporo-parietal kommende, supratentorielle Raumforderung. Klassisches Beispiel ist das extrazerebrale, temporo-parietal gelegene Epiduralhämatom. Die inneren wie äußeren Liquorräume sind auf der raumfordernden Seite ausgepreßt, der mediobasale Temporallappen ist in den Tentoriumsschlitz prolabiert, das Mittelhirn ist torquiert und von lateral komprimiert. Durch die Hirnmassenverschiebung kommt es zur Herniation des Gyrus cinguli unter die Falx hindurch zur Gegenseite.

Selbstverständlich können Hirnmassenverlagerungen aber auch von infra- nach supratentoriell verlaufen. Beispiel ist die Raumforderung im Kleinhirnbereich. Hier kommt es zur Herniation in umgekehrter Richtung. Kleinhirnteile prolabieren von infra- nach supratentoriell in den Tentoriumsschlitz.

8.9.7
Intrakranieller Druck und therapeutisches Gesamtkonzept

Die lokale und vor allem die generalisierte Erhöhung des intrakraniellen Drucks bedroht die vitalen Lebensfunktionen des betroffenen Menschen. Gefahrenabwehr heißt dabei Sicherung der Hirnfunktionen. Im Rahmen einer spezifischen Maximalbehandlung liegt der allgemein akzeptierte Schwerpunkt auf der Senkung eines erhöhten intrakraniellen Drucks bzw. auf, den intrakraniellen Druck möglichst niedrig zu halten. Dabei wird neben klinischen Parametern in erster Linie von dem rechnerisch ermittelten CPP (CPP = MAP − ICP) und den gemessenen intrakraniellen Druckwerten ausgegangen. Mit diesen wenigen Anhaltspunkten zur Beurteilung der intrakraniellen Situation war und ist es das therapeutische Ansinnen, die ICP-Werte so niedrig als irgend möglich zu halten. Eine solche Strategie der Drucksenkung wird im Rahmen einer Maximalbehandlung oftmals mit allen Mitteln verfolgt. Nach Einführung der Polarographie als Meßmethode zur Ermittlung des Hirngewebesauerstoffpartialdrucks (p(ti)O$_2$) (z.B. mit dem Licox-Meßsystem) haben sich nun neue, überdenkenswerte Anhaltspunkte ergeben, die den bisherigen Standpunkt in der Zukunft möglicherweise relativieren können. Zunehmende Erfahrungen im Umgang mit der Meßmethode und Auswertungen von Meßreihen haben gezeigt, daß es nach einer Anhebung des zerebralen Perfusionsdrucks (CPP) durch Anhebung des mittleren arteriellen Drucks (MAP) von 65–70 mmHg auf Werte von 90–100 mmHg (bei einem ICP von 40 mmHg und mehr) häufig zu einer signifikanten Anhebung des Sauerstoffpartialdrucks des Hirngewebes im Meßbereich der Sonde kommt. Die zweite Beobachtung betrifft das Verhältnis von mittlerem arteriellen Druck (MAP) und intrakraniellem Druck (ICP). Häufig kann nach einer Anhebung des mittleren arteriellen Drucks (MAP) auf Werte von 90–100 mmHg eine Konstanz oder aber sogar eine Minderung des intrakraniellen Drucks (ICP) beobachtet werden. Abbildung 8.44 verdeutlicht diese Beobachtungen. Die in Abbildung 8.45 ersichtlichen Ergebnisse eines multimodalen Monitoring scheinen diese Annahmen zu stützen. Aufgrund der Ergebnisse kann also vermutet werden, daß eine Versorgung des Hirngewebes mit Sauerstoff (und damit auch mit allen anderen Sub-

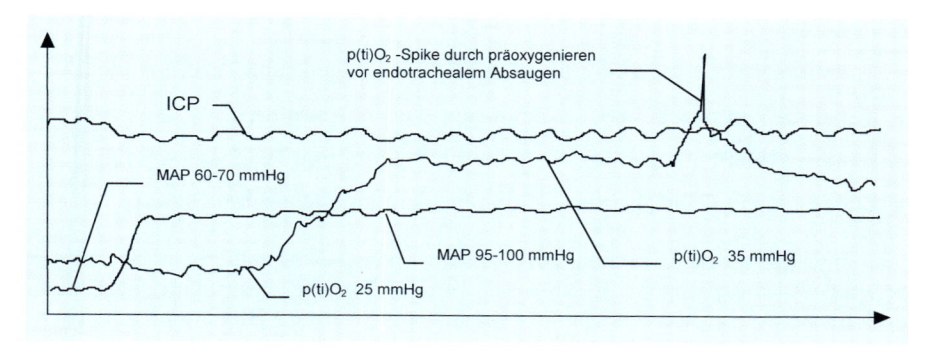

Abb. 8.44. Darstellung möglicher Zusammenhänge von ICP, MAP, CPP und p(ti)O$_2$

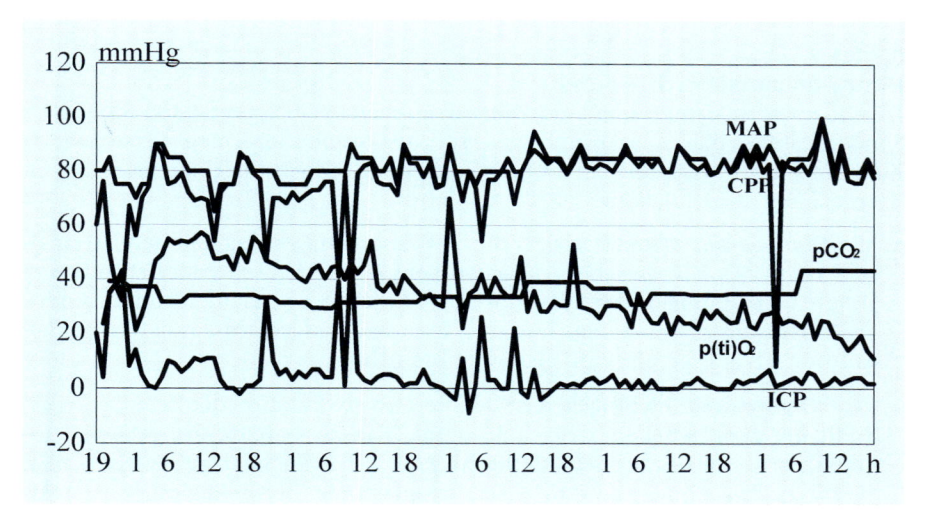

Abb. 8.45. Multimodales Monitoring über 119 h, Darstellung von ICP, pCO$_2$, MAP, CPP und p(ti)O$_2$

straten) auch bei höheren intrakraniellen Druckwerten möglicherweise auch dann gewährleistet sein kann, wenn ein ausreichend hoher zerebraler Perfusionsdruck (CPP) sichergestellt werden kann. Die Erhöhung des CPP läßt sich in aller Regel durch die Anhebung des mittleren arteriellen Blutdrucks (MAP) (z.B. auf Werte von 90–100 mmHg) erreichen.

8.9.8
Ursachen der intrakraniellen Druckerhöhung

Die intrakraniellen Druckerhöhungen selbst können durch verschiedenste Ursachen bedingt sein:

- Zunahme von Liquor beim Hydrocephalus,
- Zunahme von Gewebe bei tumorösen Erkrankungen (und Perifokalödem),
- Zunahme von Blut bei Hämatomen (und Perifokalödem),
- Zunahme von Flüssigkeit bzw. Blut bei Ischämie (und Perifokalödem),
- Zunahme von Flüssigkeit bzw. Blut bei Ödem und Schwellung usw.

Jede einzelne dieser Ursachen erfordert ein spezielles Management. So können beispielsweise Hydrozephali drainiert werden. Tumore, Blutungen, Hämatome und Abszesse u.a. können operativ angegangen werden. Hirnödem und Hirnschwellung als Ursache einer intrakraniellen Drucksteigerung nehmen eine Sonderstellung ein, sowohl was Ätiologie als auch therapeutisches Management angeht.

8.9.8.1
Hirnödem und Hirnschwellung

Hirnödem bzw. -schwellung sind keine Krankheiten im eigentlichen Sinne. Die Sonderstellung dieser, aufgrund diverser Auslösemechanismen entstehenden Zunahme des intrakraniellen Drucks berechtigt jedoch zu einer gesonderten Besprechung. Prinzipiell gilt:

- Ein **Hirnödem** ist charakterisiert durch Wassereinlagerungen in den Extrazellulärraum des Hirngewebes. Ursachen sind lokale, toxische oder strahlenbedingte Schädigungen der Hirnsubstanz. Diese führen nachfolgend zu Endothelzerstörung, Plasmadiapedese und Exsudationsdurchtränkung der weißen Substanz. Das Ergebnis wird als Ödem bezeichnet.

- Eine **Hirnschwellung** hingegen ist definiert als Hydratation der Zellulärräume. Fehlt der funktionelle Extrazellulärraum (wie im Bereich der grauen Substanz), so kommt es zur Schwellung, hier der Astroglia. Bei traumatischer bzw. mechanischer Einwirkung, bei der Hypoglykämie, bei hypoxischer Hypoxidose und Azidose führt eine initiale Perfusionsstörung zum gliären Energiedefizit mit Natriumakkumulation, zu Wassereinstrom über die Endothel-Glia-Barriere und zu einer gliären Schwellung. Dies kann als kompensierte gliäre Schwellung bezeichnet werden. Ein sowohl zentral (z.B. mechanische Irritation wie Massenverschiebung) wie peripher (z.B. Abnahme von extrazellulärer Flüssigkeit und Na^+-Konzentration durch Erbrechen bzw. Hypovolämie) ausgelöster sekundärer Hyperaldosteronismus unterhält und potenziert den Grundmechanismus. Die geschwollenen Protoplasmapseudopodien der Astroglia lösen sich dann letztendlich von der Basalmembran der Kapillaren und rupturieren. Als Ausdruck der dekompensierten Schwellung entstehen perigliäre „Seen". Damit geht die Schwellung in das Ödem über.

8.9.8.2
Zeitlicher Verlauf der intrakraniellen Druckerhöhung

Wie bereits mehrfach erwähnt, kann nach entsprechenden Auslösern (z.B. operative Eingriffe am Hirn, Schädel-Hirn-Traumata usw.) eigentlich immer mit einer

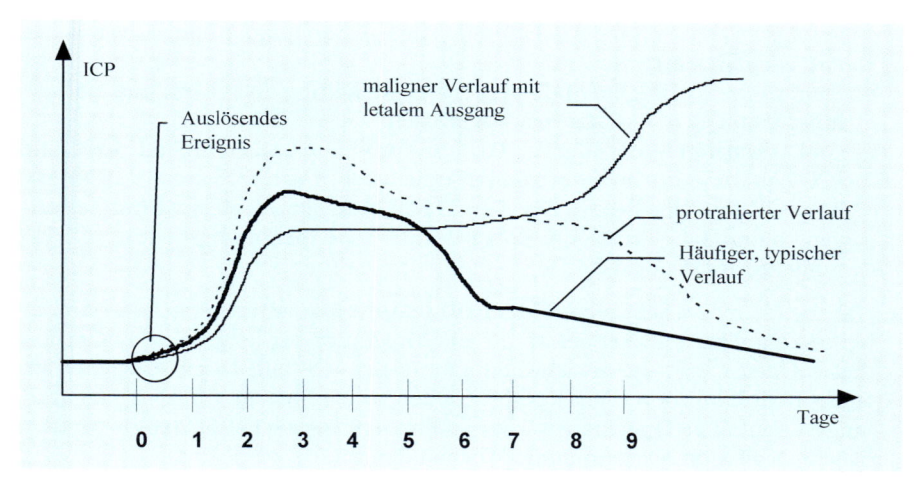

Abb. 8.46. Beliebige Beispiele für den möglichen zeitlichen Verlauf des ICP

lokalen bzw. mehr oder minder generalisierten, oftmals raumfordernden Hirnschwellung bzw. einem Hirnödem gerechnet werden. Lokal begrenzte Schwellungen bzw. Ödematisierungen bewirken aufgrund Funktionsstörungen, Massenverlagerungen, Schub- und Schereffekten häufig entsprechende, klinische Symptome. In einer solchen Situation kann der gesamte intrakranielle Druck (ICP) noch völlig normal sein bei schon sehr drastischen, klinischen Symptomen. Eine spezifische Lokalisation von Schwellung bzw. Ödem bzw. eine Generalisierung, begünstigende Begleitumstände u.a. können allerdings den gesamten intrakraniellen Druck (ICP) erhöhen. Dieser erhöhte intrakranielle Druck (ICP) ist als Ausdruck der raumfordernden Schwellung bzw. des Ödems zu sehen. Wird nun der ICP nach einem eine Schwellung bzw. ein Ödem auslösenden Ereignis registriert, so hat die Erfahrung gezeigt, daß es im allgemeinen zu charakteristischen Umständen kommt und der ICP oft einen relativ typischen, zeitlichen Verlauf nimmt (Abb. 8.46).

- Die lokale und/oder generalisierte, oftmals raumfordernde Schwellung bzw. Ödem und damit im allgemeinen auch der erhöhte ICP als Ausdruck dieser Raumforderung, nehmen in den ersten Tagen nach dem auslösenden Ereignis zu. Diese Zunahme erfolgt in jedem Fall und erfolgt auch unabhängig davon, ob und welche Maßnahmen zur Ödem- und Schwellungstherapie bzw. zur Senkung des erhöhten intrakraniellen Drucks ergriffen werden.

- Bei unkompliziertem Verlauf haben ein Ödem bzw. eine Schwellung bzw. hat der ICP vermutlich am 3.–5. Tag nach dem Auslösezeitpunkt sein Maximum. Welches Ausmaß Ödem bzw. Schwellung dann annehmen bzw. wie hoch letztendlich die ICP-Werte beim Maximalanstieg werden und wann das Maximum erreicht sein wird, ist im allgemeinen durch die nachfolgend beschriebenen Aspekte und Bedingungen mitbestimmt:

- Erfolgen bzw. erfolgten Maßnahmen zur ICP-Senkung? Wenn ja, in welcher Art, wie effizient?
- Erfolgen bzw. erfolgten Maßnahmen zur Reduktion von Ödem und Schwellung? Wenn ja, in welcher Art, wie effizient?
- Gibt es Umstände, die eine Verstärkung von Ödem und Schwellung bzw. eine ICP-Zunahme provozieren können (z.B. Streß, Unruhe, Schmerzen, Angst, hohes Fieber, eine Sepsis, Ein- bzw. Nachblutung, metabolische Entgleisungen, pulmonale Probleme, hoher PEEP, hohe Beatmungsdrücke, Gerinnungsstörungen usw.)?

- Haben Ödem bzw. Schwellung (der ICP) sein/ihr Maximum erreicht, kommt es bei unkompliziertem Verlauf ab diesem Maximum zur langsamen Reduktion dieses Ödems bzw. dieser Schwellung, und der ICP fällt langsam wieder ab. Diese Reduktion bzw. dieser Abfall ziehen sich selbst bei idealem Behandlungsverlauf über Tage hin bzw. können im ungünstigen Fall auch ohne zusätzliche Provokation bis zu mehrere Wochen dauern.

- Bei kompliziertem Verlauf können Ödem und Schwellung als ICP-Plateau, aber auch protrahiert über Wochen weiterhin bestehen. Im ungünstigsten Fall geht der Verlauf von Ödem und Schwellung in den terminalen ICP-Druckanstieg mit letalem Ausgang über.

8.10
Beispiele klinischer Symptome

8.10.1
Hirnstammkompression

Die Zunahme des intrakraniellen Drucks führt aufgrund der Druckwirkung auf das Hirngewebe zu den unterschiedlichsten klinischen Symptomen sowie zu unterschiedlich verlaufenden Massenverlagerungen des unter Druck stehenden Hirngewebes und damit zur Kompression von bestimmten Hirnanteilen. Der bei diesen Verlagerungen vordringlich zu berücksichtigende Umstand betrifft die Kompression des Hirnstamms. Hier kann es sowohl zu einer axialen als auch zu einer lateralen Hirnstammkompression kommen.

8.10.1.1
Frühes Zwischenhirnsyndrom bei axialer Hirnstammkompression

Bei der axialen Hirnstammkompression können spezifische, klinische Bilder beobachtet werden, die mit der Zunahme des axialen Drucks auf den Hirnstamm korrelieren. Hinsichtlich des Bewußtseins imponiert psychomotorische Unruhe, Agitiertheit, Somnolenz bis Sopor. Die Motorik (Abb. 8.47) ist gekennzeichnet durch Massen- und Wälzbewegungen. Auf Schmerzreize folgt gezielte Abwehr, es bestehen Tonussteigerungen der Muskulatur. Babinski und andere Pyramidenbahnzeichen können möglicherweise positiv sein und diffuse Störungen des pyramidalen und extrapyramidalen Systems vorliegen. Die Muskeleigenreflexe (MER) sind gesteigert. Hinsichtlich der Pupillen bzw. Bulbi (Abb. 8.48) gilt fol-

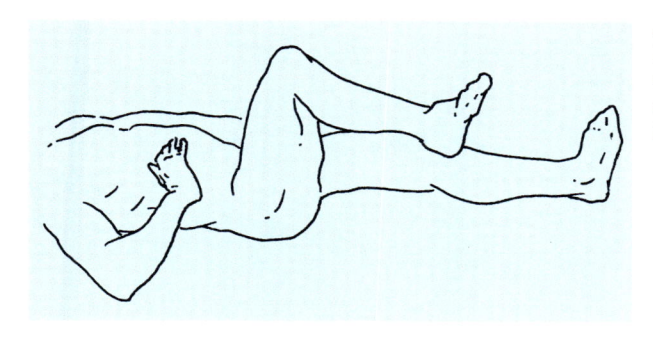

Abb. 8.47.
Motorik im frühen Zwischenhirnsyndrom bei axialer Hirnstammkompression

gendes: Die Pupillen sind eng, eventuell besteht eine Bulbusdivergenz, möglicherweise auch „schwimmende" Bulbi. Die Lichtreaktion, der Kornealreflex, der Okulozephalreflex und der Vestibulookularreflex sind positiv. Vegetativ besteht Eupnoe, eventuell Cheyne-Stoke-Atmung.

8.10.1.2
Spätes Zwischenhirnsyndrom bei axialer Hirnstammkompression
Hier ist der Patient bereits komatös. Bei der Motorik (Abb. 8.49) kommt es zu ungezielten Reaktionen auf Schmerzreize. Es treten spontane und provozierte tonische Beuge-Streckhaltungen auf, der Muskeltonus ist gesteigert. Babinski sind beiderseits positiv auslösbar und die Muskeleigenreflexe (MER) sind deutlich gesteigert. Die Pupillen (Abb. 8.50) sind eng, eventuell besteht eine Bulbusdivergenz. Die Lichtreaktion, der Kornealreflex, der Okulozephalreflex und der Vestibulookularreflex sind positiv. Droh- und Blinzelreflex sind negativ. Vegetativ besteht Cheyne-Stoke-Atmung, Hypersalviation, gesteigerte Bronchialsekretion und gestörte Schluckfunktion.

8.10.1.3
Mittelhirnsyndrom bei axialer Hirnstammkompression
Die Bewußtseinslage ist das Koma. Hinsichtlich der Motorik (Abb. 8.51) besteht Streckstellung, es kommt spontan als auch provoziert zu Strecksynergismen und Opisthotonus, der Muskeltonus ist gesteigert. Babinski sind beiderseits positiv, die

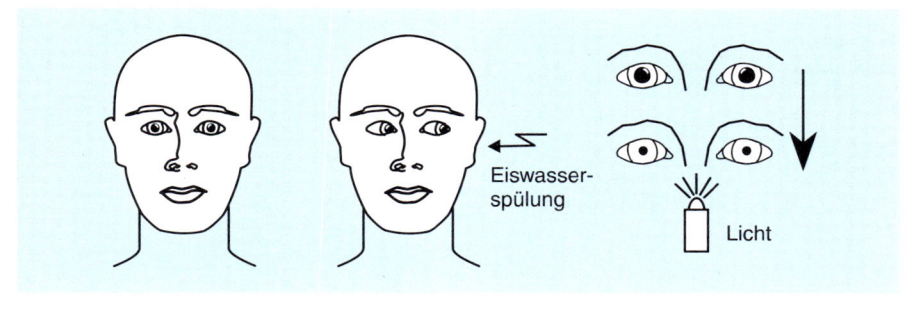

Abb. 8.48. Pupillomotorik und Bulbi im frühen Zwischenhirn-Syndrom bei axialer Hirnstammkompression

Abb. 8.49. Motorik im späten Zwischenhirnsyndrom bei axialer Hirnstammkompression

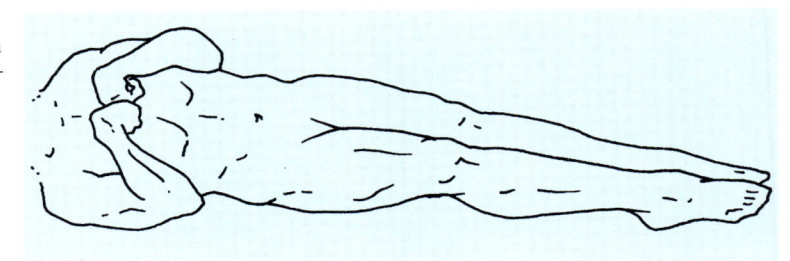

Abb. 8.50. Pupillomotorik und Bulbi im späten Zwischenhirnsyndrom bei axialer Hirnstammkompression

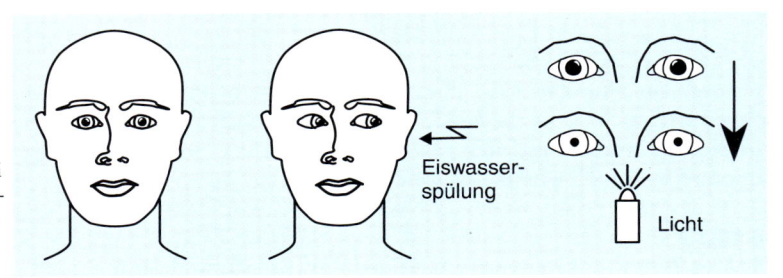

Eiswasserspülung

Licht

Abb. 8.51. Motorik im Mittelhirnsyndrom bei axialer Hirnstammkompression

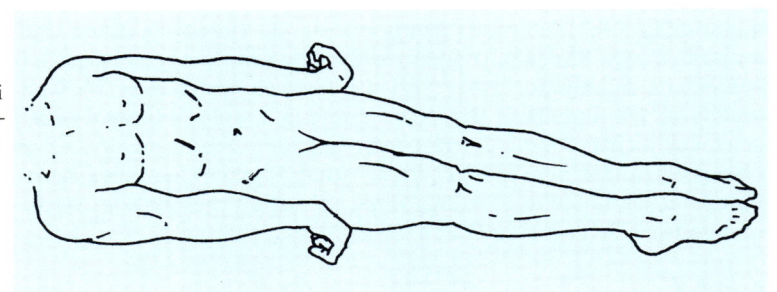

Abb. 8.52. Pupillomotorik und Bulbi im Mittelhirnsyndrom bei axialer Hirnstammkompression

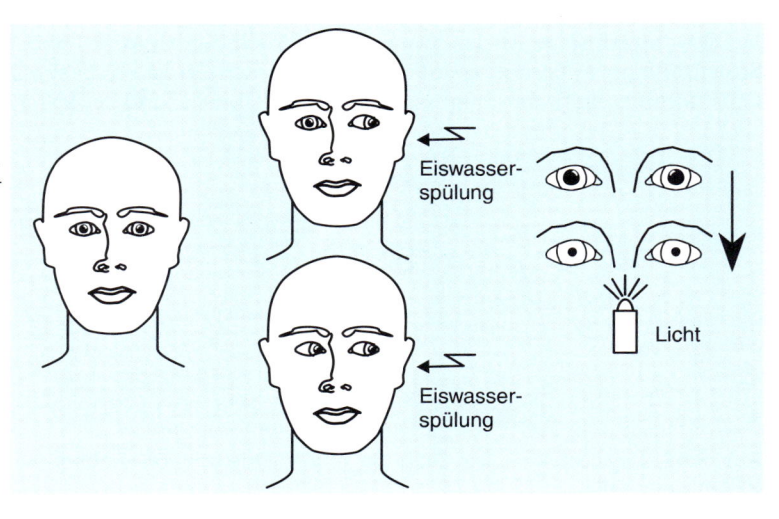

Eiswasserspülung

Eiswasserspülung

Licht

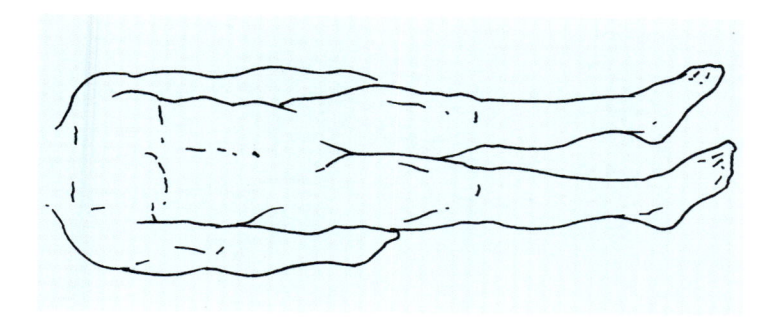

Abb. 8.53.
Motorik im pontin-medullären Syndrom bei axialer Hirnstammkompression

Muskeleigenreflexe (MER) deutlich gesteigert. Die Pupillen (Abb. 8.52) sind mittelweit und häufig entrundet, eventuell besteht Anisocorie. Die Lichtreaktion und der Okulozephalreflex sind eingeschränkt auslösbar, der Kornealreflex und der Vestibulookularreflex sind positiv. Hinsichtlich der vegetativen Situation fallen Maschinenatmung, Hypersalviation, Hyperhydrosis, Hyperthermie auf. Es kann zum Diabetes insipidus centralis kommen.

8.10.1.4
Pontin-medulläres Syndrom bei axialer Hirnstammkompression
Der Patient ist komatös. Motorisch (Abb. 8.53) kommt es zu keinen spontanen Reaktionen, ebenso können keinerlei motorische Reaktionen auf Reize ausgelöst werden. Der Muskeltonus ist schlaff, Babinski eingeschränkt. Die Pupillen (Abb. 8.54) sind mittelweit bis weit und entrundet, eventuell anisocor. Lichtreaktion, Kornealreflex, Okulozephalreflex und Vestibulookularreflex sind nicht mehr auslösbar. Vegetativ kommt es zum Ausfall des Husten- und Würgereflex. Die Atmung ist ataktisch bis hin zu terminaler Schnappatmung.

8.10.1.5
Laterale Hirnstammkompression
Die laterale Hirnstammkompression wird durch die Kompression des Mittelhirns und der Kompression des III. Hirnnerven (N. oculomotorius) charakterisiert. Auch hier besteht Koma. Die Motorik (Abb. 8.55) ist durch kontralaterale Zeichen einer Pyramidenbahnläsion sowie durch spontan als auch auf Reiz hin auftretende Strecksynergismen gekennzeichnet. Hinsichtlich der Pupillen bzw. Bulbi (Abb. 8.56) besteht eine einseitige, homolaterale Mydriasis und eine äußere Parese

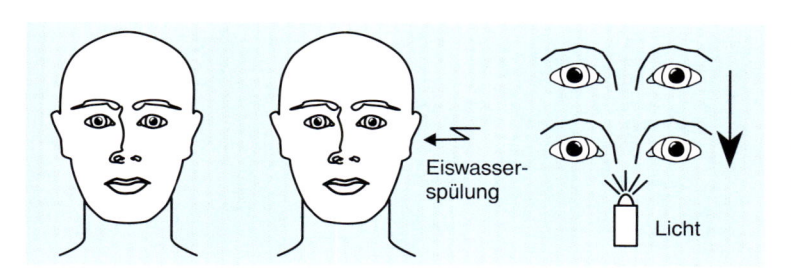

Abb. 8.54.
Pupillomotorik und Bulbi im pontin-medullären Syndrom bei axialer Hirnstammkompression

Abb. 8.55.
Motorik bei lateraler Hirnstammkompression

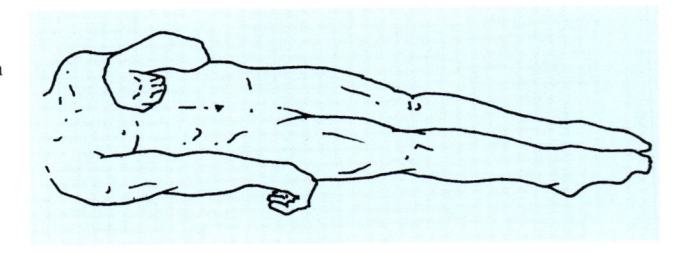

des N. III. Der Kornealreflex ist positiv. Beim nicht betroffenen Bulbus sind Okulozephalreflex und Vestibulookularreflex positiv. Vegetativ imponiert Cheyne-Stoke-Atmung bis hin zur Maschinenatmung.

8.10.2
Weitere Symptome bei intrakranieller Druckerhöhung

- Durch einen erhöhten ICP kann es zu einer plötzlichen Erhöhung des systolischen Blutdrucks, zu einem Abfall des diastolischen Blutdrucks und zur Bradykardie kommen. Dieser Effekt wird als Cushing-Reflex bezeichnet. Dieser Reflex kann besonders häufig bei Läsionen in der hinteren Schädelgrube mit ICP-Erhöhung beobachtet werden.

- Epileptische Krampfanfälle können z.B. bei erhöhtem ICP als neurologisches Herdsymptom auftreten und erhöhen den ICP weiter.

- Durch eine bei ICP-Erhöhung auftretende Mittelhirnläsion kann es zum Diabetes insipidus centralis als Ausdruck des zentralen ADH-Mangels kommen. Diese übermäßige Ausscheidung von stark verdünntem Urin mit niedrigem spezifischen Gewicht verstärkt die Entgleisung des Säure-Basen-Haushalts weiter.

- Als Syndrom der unangemessenen Natrium-Sekretion wird eine 3–5 Tage nach dem Trauma beginnende, vermehrte Natriumausscheidung im Urin mit Hypoosmolarität und Hyponatriämie bezeichnet. Dies wird besonders häufig bei Beeinträchtigungen der Strukturen in der vorderen Schädelgrube oder bei mesenzephalen bzw. dienzephalen Störungen beobachtet.

Abb. 8.56.
Pupillomotorik und Bulbi bei lateraler Hirnstammkompression

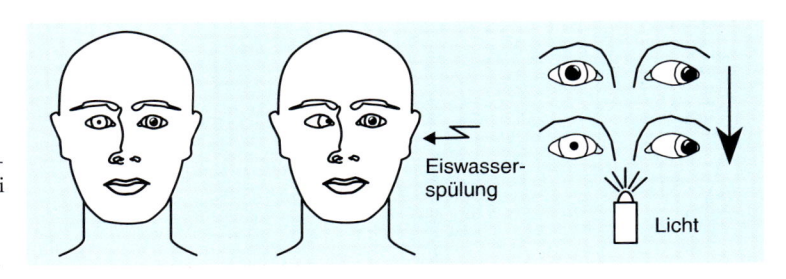

- Entgleisungen des Serumzuckerspiegels mit Hyperglykämie sind bei ICP-Erhöhungen nicht selten. Ebenso kann es, allerdings sehr viel seltener, zu Hypoglykämien kommen.
- Störungen der Temperaturregulation bei Hypothalamusläsionen werden häufiger beobachtet.
- Störungen der Herzfrequenz imponieren im allgemeinen als zentral bedingte Tachykardien. Bradykardie (Druckpuls) wird häufig bei Läsionen der hinteren Schädelgrube beobachtet.
- Störungen der Blutdruckregulation äußern sich bei ICP-Anstiegen sehr häufig als Anstieg des MAP. Kommt es zum Zusammenbruch der Hirnfunktion, tritt eine stark hypotone Blutdrucklage auf.
- Kommt es zur Atemdepression, steigt im allgemeinen der p_aCO_2 an. Der p_aCO_2-Anstieg führt zu einer stark vermehrten Hirndurchblutung mit entsprechender Volumenzunahme, d.h. ICP-Erhöhung.
- Plötzliche ICP-Erhöhung kann über eine generalisierte Katecholaminausschüttung zu einem Blutdruckanstieg führen mit nachfolgender weiterer ICP-Erhöhung. Ebenso soll es durch diese Ausschüttung aber auch zu einem Lungenödem mit bisher ungeklärtem Pathomechanismus kommen.

8.11
Methoden der ICP-Registrierung

Die Messung des intrakraniellen Drucks (ICP) ist in der neurologisch-neurochirurgischen Intensivmedizin ein wesentlicher Bestandteil der Diagnostik. Die ermittelten Werte sind von maßgeblicher Bedeutung für die folgenden therapeutischen Maßnahmen. Die Drucküberwachung ist Bestandteil der klinisch-apparativen Intensivüberwachung. Mit ihr kann der Verlauf und die Dekompensation einer intrakraniellen Raumforderung sicher erfaßt werden. Sobald durch Klinik und bildgebende Diagnostik die Indikation zur invasiven Überwachung des intrakraniellen Drucks gestellt wird, muß individuell entschieden werden, auf welche Art diese Überwachung erfolgen soll. Zur Zeit gibt es 3 grundsätzliche Arten der Überwachung des intrakraniellen Drucks. Alle 3 Meßverfahren bergen aufgrund der Methodik ein gewisses Gefährdungspotential für den Patienten in sich. Diese Gefährdung bezieht sich auf Infektion und Traumatisierung und betrifft den Bereich der Kopfschwarte, die Kalotte, die Hirnhäute und auch das Hirngewebe selbst.

8.11.1
Ventrikeldruckmessung

Diese Form der Registrierung setzt die operative Eröffnung des Schädels, Öffnung der Dura und Punktion eines Seitenventrikels mittels eines Silikonschlauches voraus. Nach Anschluß eines Druckwandlers an diesen Schlauch kann sowohl der intraventrikuläre Druck (IVP) gemessen werden als auch eine kontrollierte Reduktion des IVP und somit Entlastung durch Ablassen von Liquor erfolgen. Die Messung des Liquordrucks mittels lumbalem Katheter ist für die Überwachung des intrakraniellen Drucks ungeeignet (Gefahr der Herniation, Liquorpassagestörungen usw.). Weiterführende Informationen sind im weiteren Kapiteltext unter „Externe Liquordrainagen und Liquordruck" zu finden.

8.11.2
Epidurale Druckmessung

Auch diese Form der Registrierung setzt wie bei den anderen Methoden die operative Eröffnung des Schädels voraus. Nach Ablösen von Dura und Implantation eines geeigneten Druckaufnahme-Mediums (Gaeltec-Sonde, Spiegelberg-Sonde u.a.) zwischen Schädel und Dura kann der epidurale Druck gemessen werden. Weitere Informationen sind im weiteren Kapiteltext unter „Gaeltec-Sonde", „Spiegelberg-Sonde" zu finden.

8.11.3
Parenchymale Druckmessung

Nach operativer Eröffnung des Schädels, Öffnung der Dura und Vorschub eines geeigneten Gewebedruckaufnehmers in das Hirngewebe (z.B. „Camino-Sonde") kann der Druck im Hirnparenchym gemessen werden. Weitere Informationen sind im weiteren Kapiteltext unter „Camino-Sonde" zu finden.

8.11.4
Normalwerte und Interpretation der Meßwerte

Der Normalwertbereich des intrakraniellen bzw. intraventrikulären Drucks bewegt sich zwischen 0 und 15 mmHg. Werte von 15–30 mmHg gelten als mäßig, 30–45 mmHg als stark und Werte von mehr als 45 mmHg als sehr stark erhöht. Befindet sich die Stelle, an der Druck registriert wird, in direkter Nähe zu dem den Druck induzierenden Prozeß (Abb. 8.57), so ist eher von einer direkten Druckwirkung auszugehen, als wenn der induzierende Prozeß weit von der Registrierungsstelle entfernt ist (Abb. 8.58). Mit Einschränkungen kann also gesagt werden, daß eine direkte Druckwirkung eher einen Rückschluß auf die absoluten Druckwerte zuläßt als eine indirekte Druckwirkung. Somit kann folgendes für die Interpretation der Meßwerte gesagt werden:

- Der gemessene Druckwert, als Repräsentanz für den gesamten intrakraniellen Druck, ist nur als tendenzieller Wert aufzufassen.
- Der von der jeweiligen Druck-Meßsonde gemessene Druckwert ist immer der Druckwert, der auf die das Meßinstrument direkt umgebenden Strukturen einwirkt bzw. im Bereich dieser Strukturen entsteht.

8.12 Externe Liquordrainagen und Liquordruck

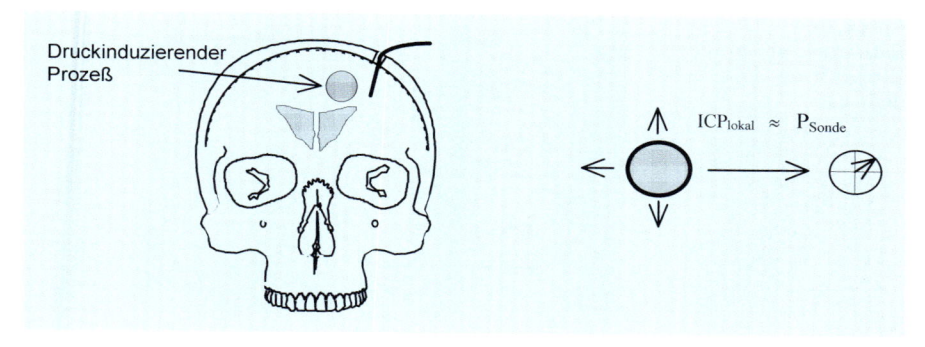

Abb. 8.57. Der druckinduzierende Prozeß hat eine relativ direkte Wirkung auf die Meßsonde

- Der gemessene Druckwert läßt einen bedingten Rückschluß auf den Druckwert im direkten Bereich des induzierenden Prozesses zu.
- Der gemessene Druckwert hat keine Repräsentanz für den Druckwert an einer beliebigen anderen intrakraniellen Lokalisation. Zum Beispiel kann der Meßdruck relativ niedrig sein, und trotzdem kann der Druck an bestimmten Stellen (z.B. Clivuskante) sehr viel höher sein.
- Die Plausibilität gemessener Druckwerte sollte immer anhand des Druckkurvenbilds auf dem bed-side-Monitor überprüft werden.
- Gemessener Druck ohne korrelierende Klinik sollte immer zum Überdenken der Meßwertplausibilität führen.

8.12 Externe Liquordrainagen und Liquordruck

Die Implantation einer extern ableitenden Hirnventrikel-Liquordrainage zur Drainage des Liquor zerebrospinalis muß aufgrund des Handlings und der invasiven Maßnahme (z.B. Infektion, mögliche Blutungsgefahr) im OP-Bereich erfol-

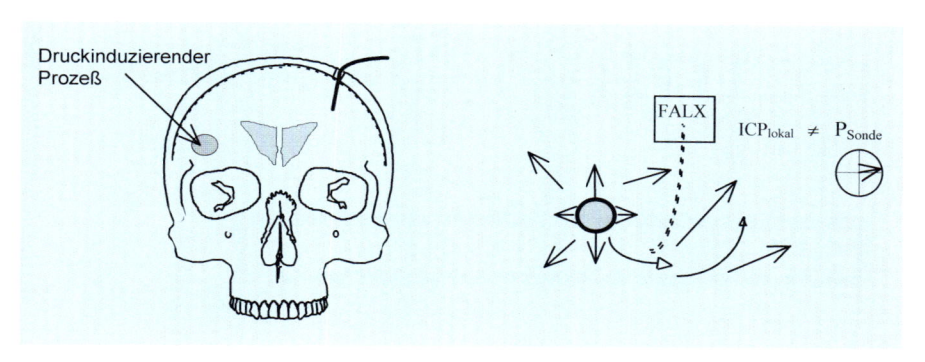

Abb. 8.58. Der druckinduzierende Prozeß hat eine nur indirekte Wirkung auf die Meßsonde

Abb. 8.59.
Nach extern ableitende Hirnventrikel-Liquordrainage

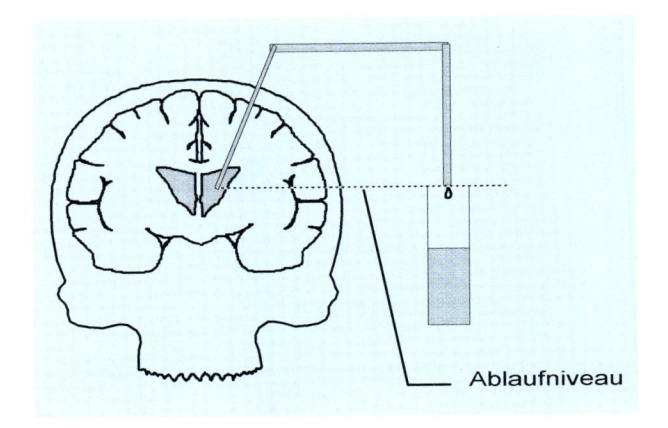

gen. Die Implantation einer extern ableitenden, lumbalen Liquordrainage zur Drainage des Liquor zerebrospinalis kann ambulant erfolgen. Die extern ableitende Hirnventrikel-Liquordrainage befindet sich nach der Implantation intraventrikulär (normalerweise in einem der Seitenventrikel) (Abb. 8.59), die extern ableitende lumbale Liquordrainage im spinalen Subduralraum (Abb. 8.60). Folglich wird zur Implantation eines ableitenden Katheters immer die Dura eröffnet. Manipulationen an der Drainage, dem Ablauf- und dem Sammelsystem müssen aufgrund der großen Infektionsgefahr unbedingt unter entsprechenden Vorsichtsmaßnahmen und unter sterilen Kautelen erfolgen. Statistisch gesehen ist selbst unter optimalen Bedingungen nahezu jedes Drainagesystem spätestens nach einer Einliegezeit von mehr als 15–20 Tagen verkeimt, und es besteht eine mehr oder minder ausgeprägte bzw. generalisierte Infektionssituation.

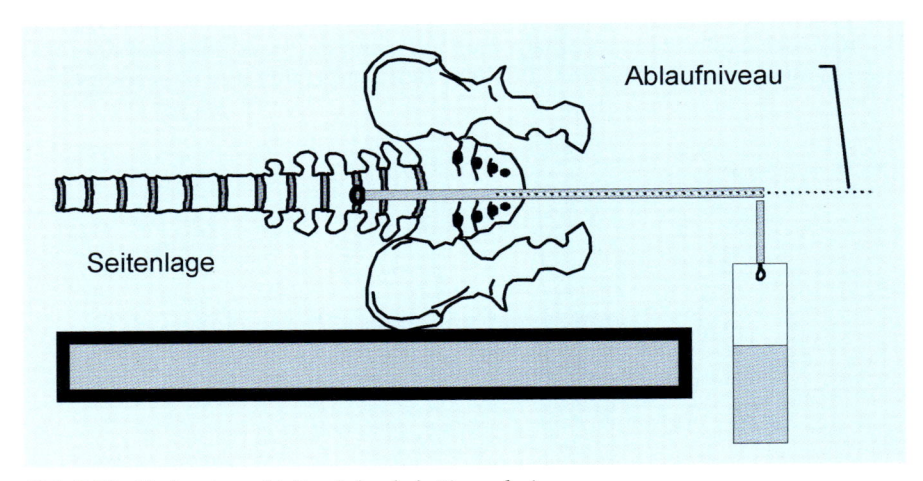

Abb. 8.60. Nach extern ableitende lumbale Liquordrainage

Eine extern ableitende **Hirnventrikel-Liquordrainage** besteht in der Regel aus mehreren Teilen:

- Ventrikelkatheter. Dieser Silikonkatheter ist ca. 3–4 cm subkutan getunnelt, bevor er durch das zuvor angelegte Bohrloch, das Hirngewebe perforierend, den entsprechenden Seitenventrikel erreicht.
- Ableitungsschlauch.
- Tropfenkammer und Sammelgefäß.
- Optionaler Druckwandler. Mit diesem, in das Drainage-Ableitungssystem integriertem Druckwandler kann eine Registrierung der intraventrikulären Drücke (IVP) erfolgen.

Eine extern ableitende **lumbale Liquordrainage** besteht aus:

- einem lumbalem Katheter: dieser ist in der Regel im Bereich LWK 3/4 bzw. 4/5 eingebracht und ca. 5–10 cm im Spinalkanal nach kranial vorgeschoben;
- einem Ableitungsschlauch;
- einer Tropfenkammer und einem Sammelgefäß;
- einem optionalen Druckwandler: mit diesem in das Drainage-Ableitungssystem integriertem Druckwandler kann eine Registrierung des lumbalen Liquordrucks erfolgen.

8.12.1
Indikationen

- Temporäre bzw. definitive Einlage der Drainage bei Störungen der Liquorzirkulation bzw. Liquorresorption (Hydrocephalus).
- Temporäre Einlage der Drainage zur Behandlung von Wundheilungsstörungen (Liquorfisteln bei Nahtdehiszenzen, Liquorkissen etc.).
- Diagnostische Einlage der Drainage zur Eruierung von Störungen der Liquorzirkulation bzw. Liquorresorption.
- Intraoperativ zur Senkung des Liquordrucks.

8.12.2
Hydrocephalus

Kommt es zu Störungen im Ablauf bzw. zu Pathologismen der Liquor-Produktion und Resorption, so resultiert eine intrakranielle Volumenzunahme durch den Liquor, d.h. ICP-Anstieg. Ein Hydrocephalus kann aufgrund diverser Ursachen in allen Lebensaltern auftreten (z.B. Mißbildung beim Säugling, Tumor bzw. Blutung beim Erwachsenen u.a.). Bezüglich der Symptomatik können 2 modulierende Bedingungen unterschieden werden.

- Beim Fetus, Säugling und Kleinkind tritt aufgrund der nicht geschlossenen Schädelnähte ein abnormes Schädelwachstum auf. Es kommt zugleich zum Mikrozephalus und zu zentralnervösen Ausfällen, welche bei nicht rechtzeitiger Intervention bzw. ungünstigem Verlauf als Dauerschäden zurückbleiben können.
- Sind die Schädelnähte geschlossen, steht die intrakranielle Drucksteigerung im Vordergrund. Ist der Hydrocephalus adynam, resultiert eine chronische Drucksteigerung mit Hirnatrophie, Opticusschäden, Ataxie und diversen Herdsymptomen. Beim dynamischen, d.h. progredient zunehmenden Hydrocephalus kommt es zur akuten Drucksteigerung mit diversen Symptomen.

Je nach Pathomechanismus können 2 verschiedene Hydrocephalusformen unterschieden werden.

- **Hydrocephalus communicans.** Hiervon ist die Rede, wenn zwischen den inneren Liquorwegen (dem Ventrikelsystem) und den Liquorresorptionsräumen der Konvexität eine freie Liquorpassage besteht. Es kommt zu einem Mißverhältnis zwischen Liquorproduktion und -resorption, wobei häufig nicht zu unterscheiden ist, welches der beiden Systeme gestört ist. Entscheidend ist, daß das Gleichgewicht in Richtung Liquorstau verschoben ist. Zu dieser Form des Hydrocephalus gehören sowohl der Normal-Druck-Hydrocephalus als auch die Formen nach abgelaufener Entzündung (Meningo-Enzephalitis) und nach Blutung in den Subarachnoidalraum bzw. Bluteinbruch in das Ventrikelsystem. Hier kommt es aufgrund von Verklebungen, Verwachsungen u.a. zur Resorptionsstörung.
- **Hydrocephalus occlusus.** Hier ist der Hydrocephalus in erster Linie als Symptom und Ausdruck einer anderen Erkrankung zu sehen. Durch Raumforderungen (Tumore, Zysten, Blutungen usw.) kommt es zur Passageverlegung und somit zum Liquorstau.

Prognose und Therapie eines Hydrocephalus ist abhängig von der Rechtzeitigkeit der einsetzenden Therapie. Diese Therapie ist die Liquordrainage mittels Drainagesystem, welches temporär angelegt sein kann oder definitiv implantiert wird. Die verbreitetsten Arten der künstlichen Liquordrainage sind

- kurzzeitige, temporäre Ableitung des Liquors von den Ventrikeln durch eine extern ableitende Hirnventrikeldrainage,
- kurzzeitige, temporäre Ableitung des Liquors von den liquorführenden Strukturen des Spinalkanals (Höhe LWK 3/4 oder 4/5) durch eine extern ableitende, lumbale Liquordrainage.

Die definitive Anlage einer Drainage kann verschiedentlich erfolgen

- von den Ventrikeln in die äußeren Liquorräume (ventrikulo-zisternaler Shunt),
- von den Ventrikeln in das Peritoneum (ventrikulo-peritonealer Shunt),

- in das System der großen Hohlvenen. Hier erfolgt die Ableitung des Liquors in die V. jugularis oder (häufiger) mittels eines bis zum Herzvorhof vorgeschobenen Katheters (ventrikulo-aurikulärer Shunt),
- vom Spinalkanal in das Peritoneum (lumbo-peritonealer Shunt).

8.12.3
Fehlerquellen bzw. Probleme bei der externen Ableitung

Durch verschiedentliche Umstände und Bedingungen können Fehler und Probleme auftreten, die den Patienten mehr oder minder akut gefährden bzw. die Maßnahme als solche in Frage stellen.

- **Ableitsystem nicht entlüftet.** Das Schlauchsystem zwischen Hohlkatheter und Tropf- und Sammelkammer muß entlüftet sein, damit das Ablaufniveau (Hohlkatheterspitze) tatsächlich mit der Tropfenabrißhöhe der Tropf- und Sammelkammer übereinstimmt. Ist der intraventrikuläre Druck sehr niedrig, so muß das Schlauchsystem möglicherweise zusätzlich von außen mit einer indifferenten Lösung (z.B. NaCl 0,9%) gefüllt werden, damit eine Liquordrainage überhaupt in Gang kommt (Prinzip der Heberdrainage).
- **Diskrepanz von Meßobjekt-Position zu Tropf- und Sammelkammer.** Dieses Problem kann sich ergeben, wenn die Tropf- und Sammelkammer unabhängig vom Meßobjekt fixiert wird. Solange nun die Tropf- und Sammelkammer in einer bestimmten Position zu diesem Meßobjekt steht, stimmt der vorbestimmte Ablaufwiderstand. Wurde nun die Position des Meßobjekts relativ zur Tropf- und Sammelkammer verändert, ohne daß die Tropf- und Sammelkammer ebenfalls entsprechend neu positioniert wurde, so resultiert entweder ein zu niedriger oder ein zu hoher Ablaufwiderstand. Auf diese Weise wird dann entweder zu wenig oder zuviel Liquor drainiert.
- **Mechanische Verlegung des Hohlkatheters.** Wird der ableitende Hohlkatheter mechanisch verlegt (z.B. durch entsprechend große Blutkoagel, Gewebe u.a.), so wird zu wenig oder gar kein Liquor mehr drainiert. Dieses Problem kann durch sehr vorsichtiges Anspülen des Katheters behoben werden. Bei sehr stark blutigem Liquor bzw. starker Koagelansammlung im Ventrikel kann eine lokale Lyse mit Urokinase versucht werden. Klinische Erfahrungen haben gezeigt, daß eine Instillation von 5000–10000 IE Urokinase intraventrikulär zum gewünschten Ergebnis führt, ohne daß eine signifikante, zusätzliche Blutung durch die Urokinase ausgelöst wurde.
- **Überdrainierung.** Wird über ein Liquordrainagesystem relativ zu viel Liquor drainiert (Drainagenablauf zu weit unter Ablaufniveau), so kann eine Sogwirkung mit schwerwiegenden Folgen (z.B. Hygrome, subdurale und subarachnoidale Blutungen) resultieren.

8.12.4
Nach der Implantation

Ist die Implantation einer extern ableitenden Liquordrainage erfolgt, so muß für einige Zeit neben der üblichen, postoperativen Beobachtung und Vitalzeichenüberwachung eine vermehrte, aufmerksame Beobachtung der Wundumgebung im Bereich der Implantationsstelle erfolgen (z.B. Hämatom, Einblutung, Liquorkissen, Liquoraustritt). Die längerfristige Beobachtung gilt neben der Implantationsstelle der korrekten Drainagefunktion, der Hygiene (Verbandwechsel, Leeren des Drainagebeutels u.a.), der makroskopischen Beurteilung des Liquors (Menge, Farbe, Beimengungen u.a.) auch der klinischen Situation des Patienten. Parameter dieser Beurteilung sind dabei z.B. Vigilanz, Motorik, Vitalzeichen, Pupillomotorik.

8.12.5
Entfernung einer externen Liquordrainage

Ist die Ableitung des Liquors bzw. die Messung des Liquordrucks beendet, wird die Drainagesonde vorsichtig herausgezogen. Nach Desinfektion der Implantationsstelle kann mit 1–2 Knopfnähten ein Hautverschluß des Wundkanals erreicht werden. In der Regel ist die Entfernung der Sonde unproblematisch. Trotzdem sollte die Entfernung der Sonde für einige Zeit zu einer vermehrten, aufmerksamen Beobachtung der Wundumgebung (Einblutung, Liquoraustritt aus dem Kanal, Liquorkissen) und des Allgemeinzustands des Patienten (Einblutung, Hämatomentwicklung u.a.) führen. Die Drainagesonden inklusive der Ableitung sind im allgemeinen Einmalmaterial und werden nach Entfernung mikrobiologisch untersucht bzw. verworfen.

8.12.6
Aufbau und Arbeitsprinzip einer internen Liquordrainage

8.12.6.1
Funktionsprinzip

Abbildung 8.61 verdeutlicht das funktionelle Prinzip. Der Liquor strömt mit einem bestimmten Druck vom Ventrikel durch den Ventrikelkatheter in Richtung erstes Ventil. Dieses Ventil besitzt eine Rücklaufsperre und einen Auslaßwiderstand. Dieser Widerstand ist entweder fest definiert (low pressure, medium pressure, high pressure) oder kann von außen variabel eingestellt werden (Magnetspulen-Programmierung). Ist der Ventrikelkatheter durchgängig und der Liquordruck hoch genug, so läßt dieses Ventil Liquor durchströmen. Dieser Liquor sammelt sich im Reservoir-Dom. Ist das Reservoir gefüllt, strömt der Liquor durch ein weiteres, an den Dom anschließendes, ebenfalls mit Rücklaufsperre ausgestattetes Ventil. Von dort nimmt der Liquor über den weiter verlaufenden Drainageschlauch seine Richtung zur Resorptionsstruktur (Peritoneum, V. cava).

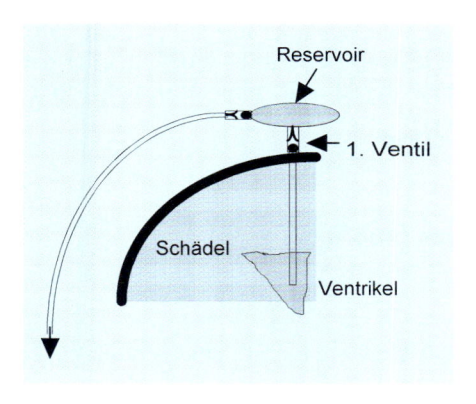

Abb. 8.61.
Aufbau und Arbeitsprinzip einer intern ableitenden Liquordrainage

8.12.6.2
Nach der Implantation

Ist die Implantation einer intern ableitenden Liquordrainage erfolgt, so muß für einige Zeit eine neben der üblichen, postoperativen Beobachtung und Vitalzeichenüberwachung vermehrte, aufmerksame Beobachtung der Wundumgebungen im Bereich der Implantationsstellen erfolgen (z.B. Hämatom, Einblutung, Liquorkissen, Liquoraustritt). Die längerfristige Beobachtung gilt neben der Implantationsstelle vor allem der klinischen Situation des Patienten (Parameter hier u.a. Vigilanz, Motorik, Vitalzeichen, Pupillomotorik) und der korrekten Drainagefunktion.

8.12.6.3
Funktionsprüfung und Fehlerbedingungen

Es gibt nur eine nicht invasive Möglichkeit, um von außen die Durchgängigkeit bzw. Füllung des Drainagesystems zu prüfen. Dazu muß sich der von außen über Hautniveau deutlich tastbare Reservoir-Dom mit moderatem Druck ausdrücken lassen.

1. Wenn sich nun der Dom nicht mit moderatem Druck entleeren läßt, ist mutmaßlich das zweite Ventil verlegt bzw. defekt oder der weiterverlaufende Drainageschlauch verlegt bzw. defekt.

2. Das Reservoir läßt sich nur unter größerem Druck entleeren. Mutmaßlich ist das zweite Ventil teilweise verlegt bzw. defekt oder der weiterverlaufende Drainageschlauch teilweise verlegt bzw. defekt.

3. Das Reservoir läßt sich korrekt entleeren, aber im weiteren Drainageverlauf zeigt sich eine mehr oder minder große, subkutane Schwellung, welche nach längerer Zeit verschwindet. Vermutlich ist der weiter verlaufende Drainageschlauch unterbrochen, und der Liquor wird nicht an der gewünschten Stelle abgegeben.

4. Das Reservoir läßt sich korrekt entleeren, füllt sich aber nicht wieder. Vermutlich ist das erste Ventil verlegt bzw. defekt, oder der Ventrikelkatheter ist verlegt bzw. defekt, oder es besteht Überdrainage und der Ventrikel ist leer.

5. Das Reservoir läßt sich korrekt entleeren, füllt sich aber nur äußerst langsam. Hier ist möglicherweise das erste Ventil teilweise verlegt bzw. defekt, oder der Ventrikelkatheter ist teilweise verlegt bzw. defekt, oder aber es besteht Überdrainage und der Ventrikel ist fast entleert.

8.12.7
Messung von Drücken in Liquorsystemen (Abb. 8.62)

8.12.7.1
Meßprinzip

Die Messung erfolgt über einen im Flüssigkeitssystem befindlichen Hohlkatheter und dem daran angeschlossenen, externen Druckwandler. Das Meßprinzip beruht auf dem synchronen Druckanstieg im System und im Hohlkatheter. Dieser Druck kann über direkte Verbindung auf die Transducermembran übertragen werden. Die Membranbewegung wird im Transducer in elektrische Potentiale umgesetzt und zu einem Monitor übertragen. Zur korrekten Druckmessung müssen bestimmte Voraussetzungen gegeben sein:

- Blasenfreie Füllung der Transducerkammer mit einer sterilen, indifferenten Lösung (z.B. NaCl 0,9%) und die blasenfreie Konnektion des Wandlers an das Flüssigkeitssystem (Hohlkatheter oder starrwandige Ableitung).

- Justierung des Transducers auf Niveau des Meßobjekts bzw. Endung des Hohlkatheters im Flüssigkeitssystem. Im Fall der Messung des intraventrikulären Liquordrucks erfolgt die Fixierung des Wandlers am Schädel in Höhe der Vorderhörner der Seitenventrikel (temporal ca. 1–2 Querfinger proximal des Ohransatzes). Soll der Druck im Bereich des lumbalen Spinalmarks gemessen werden, wird der Wandler im Bereich der LWS ca. 5–10 cm über dem Auflageniveau (Matratze) befestigt.

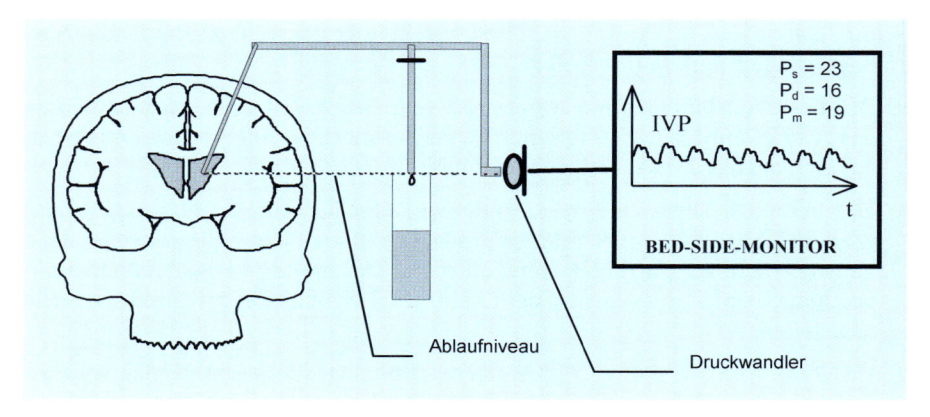

Abb. 8.62. Meßprinzip der Druckmessung in liquorführenden Systemen

- Vorbereitende, korrekte Nullpunkteichung des Transducers gegen atmosphärischen Druck als Nullreferenz. Nach Öffnen des Transducers zur Atmosphäre bei zugleich geschlossenem Weg zum Meßobjekt wirkt der atmosphärische Druck auf die Wandlermembran. Nach Anforderung des Nullpunktangleichs am Druckmodul des bed-side-Monitors wird der Atmosphärenzugang des Transducers wieder fest verschlossen.

Ist der Vorgang korrekt, komplett und der Reihenfolge nach erfolgt, wird der Transducer in Richtung zum Meßobjekt geöffnet. Der nun auf dem Monitor erscheinende Wert ist der Druckwert des zu messenden Flüssigkeitsdrucks. Die Druckkurve kann im allgemeinen durch Veränderung der Verstärkung am Monitor ausreichend deutlich dargestellt werden. Muß die Messung beendet werden (z.B. Anstieg des intrakraniellen Drucks), sollte der Abfluß ohne Kontaminationsgefahr des zu messenden Systems wieder geöffnet werden können. Die fortlaufende Registrierung des intraventrikulären Drucks (IVP) mit einer extern ableitenden Hirnventrikel-Liquordrainage erfolgt als Messung des intraventrikulären, gesamten intrakraniellen Drucks. Die Registrierung des Liquordrucks im Bereich des lumbalen Spinalmarks mit einer extern ableitenden Liquordrainage erfolgt als Messung des fortgeleiteten, lumbo-spinalen Liquordrucks.

8.12.7.2
Fehlerquellen und Probleme bei der Druckmessung

- **Luftblasen im Meßsystem.** Wird eine Druckänderung im Bereich eines Flüssigkeitssystems auf ein anderes, ebenfalls flüssigkeitsgefülltes System übertragen, so ist die Übertragung linear. Befinden sich nun in diesem Übertragungsweg kompressible Bereiche wie z.B. Luftblasen, so kommt es zu einem nichtlinearen Verlauf der Druckänderung durch diese Lufteinschlüsse. Luft unterliegt einer gewissen Kompressibilität (Boyle-Mariott-Gesetz). Dies führt zur „Verschleuderung bzw. Dämpfung" von Druckkurven und somit zu einer Veränderung der Meßwerte mit einem oftmals drastischen Meßfehler.

- **Diskrepanz zwischen Wandler- und Meßobjekt-Position.** Dieses Problem kann sich ergeben, wenn der Wandler unabhängig vom Meßobjekt fixiert wird. Wird nun der Transducer in einer bestimmten Position zum Meßobjekt gegen Atmosphärennull kalibriert, so sind die so erhaltenen Druckwerte solange valide, wie das Meßobjekt in dieser definierten Position zum Meßinstrument (Wandler) steht. Wird nun die Position des Meßobjekts relativ zum Wandler verändert, ohne daß der Wandler ebenfalls entsprechend neu positioniert wurde, so resultiert ein grober Meßfehler in Höhe der Positionsdifferenz.

- **Mechanische Verlegung des Hohlkatheters.** Wird der ableitende Hohlkatheter mechanisch verlegt (z.B. Blutkoagel, Gewebe), so sind die erhaltenen Meßwerte ebenfalls nicht mehr valide. Dieses Problem kann durch sehr vorsichtiges Anspülen des Katheters behoben werden.

- **Ausgepreßte Ventrikel.** Um den intraventrikulären Druck messen zu können, muß ein Minimum an Liquor im Ventrikel vorhanden sein. Ist dies nicht mehr der Fall, so liegt irgendwann Ventrikelschleimhaut an den Drainagelöchern des Ventrikelkatheters an und es kann keine Druckübertragung mehr erfolgen. Ursachen für ausgepreßte, maximal enge Ventrikel bzw. Schlitzventrikel können verschieden sein. Einmal kann die intrakranielle Drucksteigerung durch Schwellung und Ödem zu einem Auspressen bzw. Verengen der Hirnventrikel führen. Zweite Ursache kann die Drainage von zu großen Liquormengen pro Zeiteinheit (Überdrainage) sein. Die dritte Möglichkeit besteht in einer Kompression des Ventrikels durch eine umschriebene Raumforderung.

- Gesamter intrakranieller Druck und Liquordruck. Die mittels einer Messung des intraventrikulären Drucks gemessenen Werte können grundsätzlich in 4 verschiedene Richtungen interpretiert werden:
  - Die registrierten Werte liegen in den Normbereichen. Auch auf Provokation im Sinne einer Normal-Druck-Hydrocephalus-Diagnostik hin können keine ungewöhnlichen Werte gemessen werden. Somit kann in aller Regel gesagt werden, daß weder ein Hydrocephalus noch ein intraventrikulärer Druckanstieg als Ausdruck einer gesamten, intrakraniellen Drucksteigerung vorliegt.
  - Die registrierten Werte liegen zunächst in den Normbereichen. Auf Provokation im Sinne einer Normal-Druck-Hydrocephalus-Diagnostik werden ungewöhnliche Werte gemessen. Stimmt die begleitende Klinik mit diesen Meßwerten überein, so kann eventuell die Diagnose „adynamer Normal-Druck-Hydrocephalus" gestellt werden.
  - Bei geschlossener Drainage wird eine intraventrikuläre Drucksteigerung registriert, die mit der Liquorproduktionsfraktion pro Zeiteinheit korreliert. Somit liegt mutmaßlich ein dynamischer Hydrocephalus vor.
  - Bei geschlossener Drainage wird eine intraventrikuläre Drucksteigerung entsprechend der gesamten intrakraniellen Drucksituation registriert, die mit der Hirnschwellungs-Ödem-Raumforderungszunahme pro Zeiteinheit korreliert. Möglicherweise liegt auch ein Hydrocephalus vor.

8.13
Gaeltec-Meßsonde

Die Implantation eines Gaeltec-Druckwandlers zur Registrierung des intrakraniellen Drucks muß aufgrund Handling und der invasiven Maßnahme (mögliche Blutungsgefahr) im OP-Bereich erfolgen. Die fortlaufende Registrierung des intrakraniellen Drucks (ICP) mit einem Gaeltec-Druckwandler erfolgt in der Regel als Messung des epiduralen, gesamten intrakraniellen Drucks. Das Meßinstrument befindet sich nach der Implantation epidural. Folglich wird die Dura nicht eröffnet (Abb. 8.63).

8.13.1
Meßprinzip

Die gesamte intrakranielle Druckwirkung schiebt und drückt die Dura gegen die an der Spitze des Meßkatheters befindliche Wandlermembran und induziert

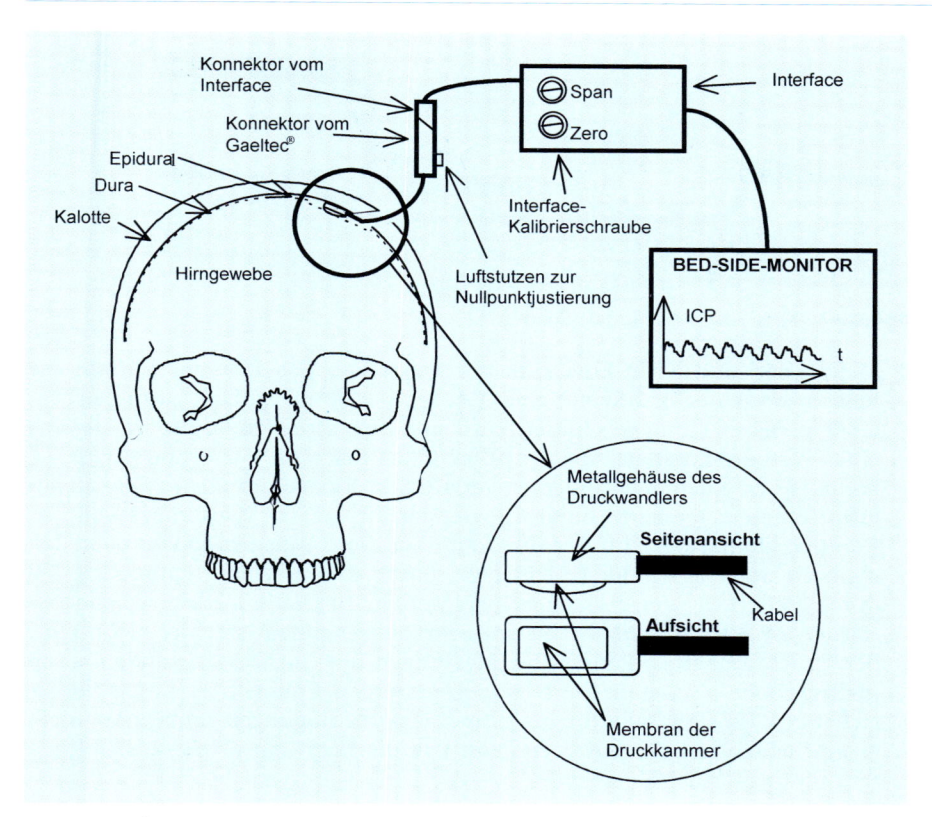

Abb. 8.63. Übersicht über die ICP-Messung mit der Gaeltec-Sonde

somit einen Druck auf die Luft, die sich in der im Metallgehäuse des Druckwandlers eingebauten Meßkammer befindet. Diese Druckänderung in der Meßkammer wiederum induziert bzw. modifiziert einen Meßstrom, der nach Weiterleitung an ein Interface, entsprechender Modifizierung und Verstärkung dann zum bed-side-Monitor übertragen und dort als ICP in mmHg dargestellt werden kann (Abb. 8.64).

8.13.2
Fehlerquellen und Probleme bei der Druckmessung

- **Wiederverwendung der Sonden.** Laut Angaben des Herstellers der Druckmeßsonden beschränkt sich Eindeutigkeit und Exaktheit der Meßwerte auf einen einmaligen Gebrauch der Sonde. Wird die Sonde nach diesem ersten Gebrauch re-sterilisiert und bei weiteren Patienten erneut implantiert, so können inkonstante, möglicherweise sehr ungenaue bis komplett falsche Meßwerte sowie Drift und Nullpunktinstabilitäten resultieren.

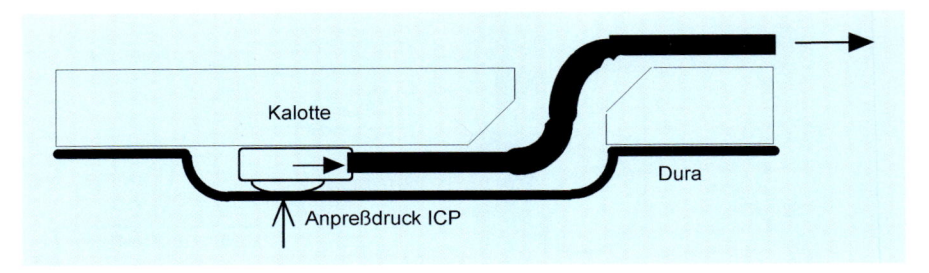

Abb. 8.64. Meßprinzip der Gaeltec-Sonde

- **Meßprinzip und Nicht-Linearität der Meßwerte.** Das Referenzmedium zur Registrierung der Drücke mit einer Gaeltec-Meßsonde ist Luft. Luft unterliegt einer gewissen Kompressibilität. Wird nun eine Druckänderung im Bereich eines Festkörpersystems auf ein luftgefülltes Referenzsystem übertragen, so kommt es zu einem nicht-linearen Verlauf der Druckänderung im Bereich des luftgefüllten Referenzmediums (Boyle-Mariott-Gesetz). Dies rührt von der Kompressibilität der Luft her und kann auf diese Weise zu einem bisweilen nicht zu unterschätzenden Meßfehler führen. Dieser Fehler kann zum Teil durch Meßvorrichtungen kompensiert werden. In relativ niedrigen Druckbereichen ist der durch die Nicht-Linearität entstehende Meßfehler klein. Wird der Druck größer, so können bei Messungen mit Gaeltec-Meßsonden falsch niedrige oder falsch hohe Werte gemessen werden. Kommen zu diesem vorbestehenden Umstand allerdings weitere Fehlerbedingungen hinzu (z.B. nicht ausreichend abgelöste Dura), so kann sich die Nicht-Linearität vervielfachen und somit auch der Meßfehler.

- **Bohrlochtrepanation.** Um die Sonde zu implantieren, muß eine Bohrlochtrepanation erfolgen. Dieses Bohrloch muß zunächst einmal in einer entsprechenden Größe angelegt werden, damit die Sonde überhaupt hindurch paßt. Ist nun ein passendes Bohrloch eingebracht, so muß eine bestimmte Anschrägung der Lochwand in der Richtung erfolgen, in die die Sonde geschoben werden soll. Zusätzlich muß für eine sorgfältige Entgratung und Glättung der Durchtrittskanten gesorgt werden. Wird das Bohrloch nicht oder nur ungenügend angeschrägt, so kann es zu Beschädigungen des Druckwandlers kommen bzw. die Sonde läßt sich gar nicht erst einbringen. Werden die relativ scharfen Knochenränder nicht geglättet, kann es zu einer Beschädigung von Wandlermembran bzw. der gedichteten Zuleitung kommen. Die Folge kann dann die Undichtigkeit des Meßgeräts und somit Unbrauchbarkeit sein (Abb. 8.65).

- **Dura-Ablösung.** Sind das Bohrloch in der entsprechenden Größe angelegt, die Lochwände angeschrägt, sorgfältig entgratet und geglättet, so muß nun die Dura in erforderlicher Größe abgelöst werden. Die Ablösung der Dura von der Kalotte erfolgt in der Richtung, in die der Druckwandler geschoben werden soll. Auf diese Weise wird eine entsprechend große „Tasche" zur Aufnahme des Wandlers geschaffen. Wird nun die Dura nicht ausreichend groß genug abgelöst, so liegt sie nach Einbringen des Wandlers nicht locker der Meßmembran an, sondern übt mit ihrer eigenen Spannung einen Druck auf die Wand-

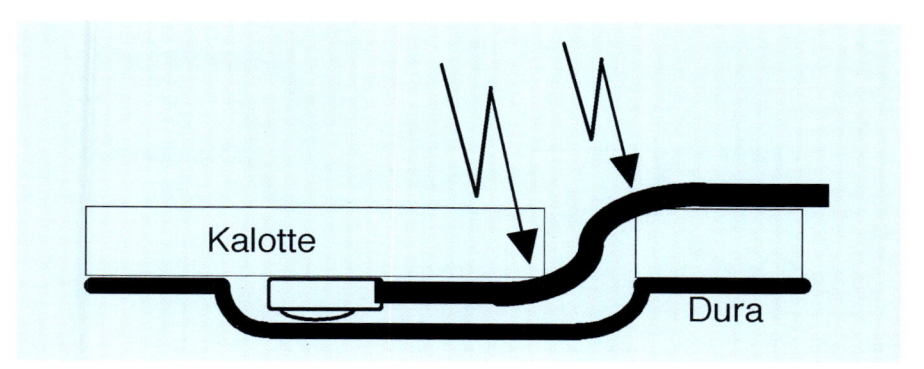

Abb. 8.65. Grundsätzliches zur Bohrlochtrepanation

lermembran aus. Die Folge ist dann die Verfälschung der Meßwerte in dem Sinne, daß zu dem originären ICP auch noch die Durawandspannung gemessen wird. Die Meßwerte sind dann im allgemeinen falsch hoch (Abb. 8.66).

- **Achsengerechtes Einbringen des Wandlers.** Nach Herstellung der Dura-„Tasche" zur Aufnahme des Wandlers muß der Wandler korrekt eingeschoben werden. Korrekt bedeutet hier, daß die Rückseite des Metallgehäuses plan an der Kalotte anliegen soll. Nur so kann der über die Dura vermittelte Druck achsengerecht zur Membran übermittelt werden. Wird der Wandler schräg, schief bzw. verdreht eingebracht, so wirken die Kraftvektoren nicht mehr in der erforderlichen Richtung. So kann es dann zur Ausbildung von Scherkräften kommen, woraufhin dann wiederum völlig inadäquate Werte gemessen werden können (Abb. 8.67).

- **Einmessen des Wandlers.** Ist der Wandler korrekt eingebracht, beginnt nun eine Zeit, in der der Wandler einmessen muß. Diese Zeit beträgt zwischen 12 und 24 h, während derer die Meßwerte falsch niedrig oder falsch hoch sind und somit nicht verwertet werden können. Nullpunktkalibrierungen sollen jeweils ca. 2, 12 und 24 h nach der Implantation erfolgen.

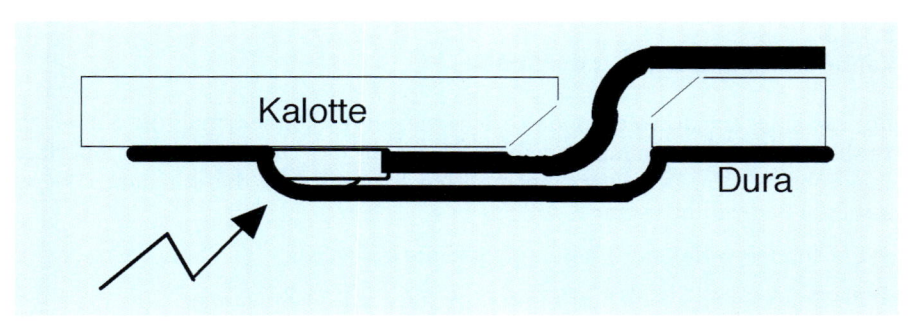

Abb. 8.66. Grundsätzliches zur Duraablösung

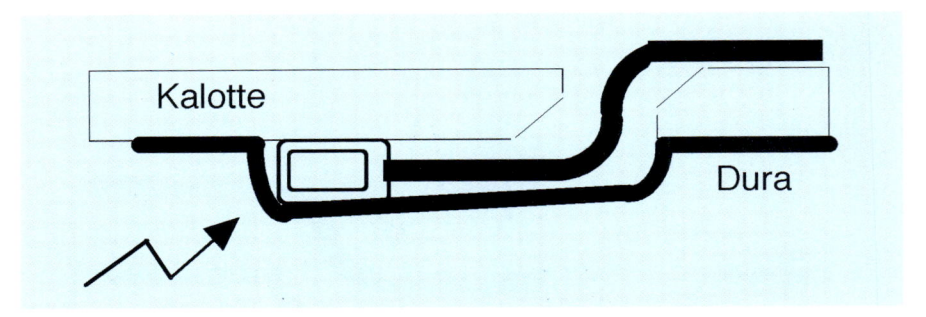

Abb. 8.67. Grundsätzliches zum Einbringen der Sonde

- **Nullpunktdrift des Wandlers.** Ist der Wandler implantiert und eingemessen, so muß er 1–2mal pro Tag nullpunktkalibriert werden. Diese Kalibrierung ist erforderlich, da die Sonden eine gewisse Nullpunktdrift aufweisen. Diese Drift kann je nach Alter des Wandlers und Häufigkeit der Re-Sterilisation durchaus in Bereichen von 0–30 mmHg liegen. Die Nullpunktkalibrierung wird folgendermaßen durchgeführt. Eine 1-ml-Spritze wird auf den Luftstutzen zur Nullpunktjustierung aufgesetzt. Es werden 0,5 ml Luft in den Konus gespritzt und eingespritzt gehalten. Ist dies der Fall, wird an dem druckmessenden bed-side-Monitor-Modul eine Nullpunktangleichung angefordert. Ist der Angleich erfolgt (Eichzacke oder ähnliches), wird die Spritze aus dem Konus genommen. Die Druckwerte steigen nun von Null bis hin zu dem mutmaßlichen ICP an.

- Da das Gaeltec-Meßverfahren von vielen Variablen beeinflußt werden kann, große Meßwertschwankungen und Instabilitäten auftreten können und das Verfahren insgesamt sehr fehleranfällig erscheint, sollten die Druckwerte immer sehr kritisch hinterfragt werden.

8.13.3
Kalibrierung und Eichung der Sonde

Um mit einer Gaeltec-Meßsonde Drücke messen zu können, muß die Sonde vor Sterilisation und Implantation kalibriert und an das zu verwendende Interface angeeicht werden. Bei einer implantierten Sonde haben die erhaltenen Werte keinerlei Bedeutung, wenn

- die Sonde vor der Sterilisation nicht kalibriert wurde,
- die Sonde nicht an ein bestimmtes Interface angeeicht wurde,
- die Sonde an ein falsches bzw. beliebiges Interface angeschlossen wurde.

8.13.3.1
Benötigte Utensilien

- Bed-side-Monitor mit Druckmodul,
- Gaeltec-Sonde (unsteril),
- Gaeltec-Interface (unsteril),
- 1 ml Spritze (unsteril),
- Standgefäß für 20 cm Wassersäule (= 14,9 mmHg), gefüllt mit unsterilem Wasser bis zur 20 cm-Marke,
- Feinmechanikerschraubendreher.

8.13.3.2
Eichvorgang

1. Monitor mit Druckmodul einschalten, Druckmessbereich für 30–60 mmHg wählen, Gaeltec-Sonde mit dem Interface und das Interface mit dem Druckmodul verbinden.

2. Nullpunktkalibrierung unter Raumluftbedingungen. Die 1-ml-Spritze wird auf den Luftstutzen zur Nullpunktjustierung aufgesetzt. Es werden 0,5 ml Luft in den Konus gespritzt und eingespritzt gehalten. Ist dies der Fall, wird an dem druckmessenden bed-side-Monitor-Modul eine Nullpunktangleichung angefordert. Ist der Angleich erfolgt (Eichzacke o.ä.), wird die Spritze aus dem Konus genommen. Beträgt der nun angezeigte Druckwert nicht ± Null, so wird durch Drehen der Schraube „span" am Interface so lange justiert, bis Null erscheint. Ist dies durch „span" alleine nicht möglich, kann mittels „zero" mitjustiert werden.

3. Gaeltec-Sonde bis zur 20-cm-Marke in das Standgefäß mit unsterilem Wasser eintauchen. Auf dem Monitor muß jetzt ein Druckanstieg zu registrieren sein. Ist die Sondenspitze mit der Meßkammer vollständig eingetaucht, muß dieser Druckwert 15 mmHg betragen. Ist dies nicht der Fall, so wird mit der Schraube „zero" des Interface so lange justiert, bis dieser Wert erreicht ist.

4. Nullpunktkalibrierung unter Referenzdruck. Die Gaeltec-Sonde befindet sich weiterhin bei 20 cm Wassertiefe des Standgefäßes. Die 1-ml-Spritze wird auf den Luftstutzen zur Nullpunktjustierung aufgesetzt. Es werden 0,5 ml Luft in den Konus gespritzt und eingespritzt gehalten. Ist dies der Fall, wird an dem druckmessenden bed-side-Monitor-Modul wieder eine Nullpunktangleichung angefordert. Ist der Angleich erfolgt (Eichzacke o.ä.), wird die Spritze aus dem Konus genommen. Beträgt der nun angezeigte Druckwert nicht 15 mmHg, so wird durch Drehen der Schraube „span" am Interface so lange justiert, bis 15 mmHg erscheint. Ist dies durch „span" alleine nicht möglich, kann mittels „zero" mitjustiert werden.

5. Die Gaeltec-Sonde wird nun aus dem Wasser herausgenommen. Der Druckwert auf dem Monitor muß jetzt auf ± Null zurückgehen. Ist dies nicht der Fall, Kalibrierung bei Punkt 2 von neuem beginnen.

6. Sind die Meßwerte der Sonde nun stabil und reproduzierbar, ist die Sonde kalibriert und auf das verwendete Interface angeeicht. Druck-Differenzwerte von bis zu 5 mmHg sind akzeptabel, müssen allerdings als „Nulldrift" vermerkt und berücksichtigt werden.

7. Ist die Justierung beendet, sollten die nun aufeinander abgestimmten Sonde und Interface entsprechend identifizierbar sein. Dies kann z.B. dadurch geschehen, daß auf dem verwendeten Interface mittels Aufkleber eine Nummer aufgebracht wird. Zu der nun mit Gas zu sterilisierenden Gaeltec-Sonde wird ein Zettel beigepackt, auf dem die Interfacenummer und eine eventuell festgestellte Nulldrift der Sonde vermerkt wird.

8.13.3.3
Probleme

- Wenn nach Konnektion der Steckverbindungen von Gaeltec-Sonde zum Interface bzw. vom Interface zum Monitor eine Fehlermeldung erscheint (z.B. „Bitte Druckaufnehmer prüfen", „F" o.ä.), sollten zuerst die Steckverbindungen nachgesehen werden. Führt dies nicht zum Beheben des Fehlers, sollte dann eventuell eine andere Gerätekombination gewählt werden.

- Ballonspannung der Gaeltec-Druckkammer läßt nach, Luft wird nicht gehalten. Die Meßkammer der Gaeltec-Sonde ist undicht. Gerät zur Reparatur geben.

- „Wandern" die Druckwerte, sind die Gaeltec-Sonde und/oder das Interface defekt. Geräte zur Reparatur geben.

- Ist die Kalibrierung an Raumluft und unter Druck nicht möglich, sind die Gaeltec-Sonde und/oder das Interface defekt. Geräte zur Reparatur geben.

8.13.4
Nach der Implantation

Ist die Implantation der Gaeltec-Sonde erfolgt, muß postoperativ für einige Zeit neben der üblichen postoperativen Beobachtung und Vitalzeichenüberwachung eine vermehrte, aufmerksame Beobachtung der Wundumgebung im Bereich der Implantationsstelle (Blutung) erfolgen. Die längerfristige Beobachtung gilt neben der Implantationsstelle vor allem der klinischen Situation des Patienten (Parameter hier u.a. Vigilanz, Motorik, Vitalzeichen, Pupillomotorik).

8.13.5
Entfernung der Sonde

Ist die Messung des ICP beendet, wird die Gaeltec-Sonde vorsichtig herausgezogen. Nach Desinfektion der Implantationsstelle kann mit 1–2 Knopfnähten ein Hautverschluß des Wundkanals erreicht werden. In der Regel ist die Entfernung der Sonde unproblematisch. Trotzdem sollte die Entfernung der Sonde für einige Zeit zu einer vermehrten, aufmerksamen Beobachtung der Wundumgebung (Einblutung, Liquoraustritt aus dem Kanal, Liquorkissen) und des Allgemeinzustands des Patienten (Einblutung, Epiduralhämatomentwicklung u.a.) führen. Die Gaeltec-Meßsonde wird nach Entfernung einer milden Desinfektionsreinigung mit einem Instrumentendesinfektions- und -reinigungsmittel unterzogen. Dabei muß dringend darauf geachtet werden, daß nur Meßsondenspitze und Kammer sowie das Kabel in der Lösung einliegen und keine Lösung in die Eichkammer gelangt bzw. die Steckkontakte nicht damit in Berührung kommen. Nach der Desinfektion werden Kabel und Druckaufnehmer mit NaCl 0,9% abgespült, um Blut- und Gewebereste zu entfernen. Eventuell kann die Reinigung mit einem sehr weichen Bürstchen vorgenommen werden. Nach Desinfektion und Reinigung erfolgt die Prüfung der Sonde auf Dichtigkeit. Dazu wird der Druckwandler inklusive Kabel (selbstverständlich ohne die Eichkammer und den Konnektor) in NaCl 0,9% eingelegt, um nach dem „Fahrradschlauchprinzip" die Dichtigkeit zu prüfen. Es werden wiederum maximal 0,5 ml Luft in den Eichkonus gegeben. Ist eine Undichtigkeit des Silikonmaterials an Druckaufnehmer oder Kabel aufgetreten, so treten Luftbläschen an diesen Stellen aus. Kleinere Undichtigkeiten können mit Silikonkleber abgedichtet werden. Nach guter Trocknung wird die Sonde mit einem entsprechenden Beipackzettel (Interfacenummer, Nulldrift) wieder verpackt und gassterilisiert.

8.14
Spiegelberg-Meßsonde

Die Implantation einer Spiegelberg-Meßsonde zur Registrierung des intrakraniellen Drucks muß aufgrund Handling und der invasiven Maßnahme (u.a. auch mögliche Blutungsgefahr) im OP-Bereich erfolgen. Die fortlaufende Registrierung des intrakraniellen Drucks (ICP) mit einer Spiegelberg-Meßsonde erfolgt als Messung des epiduralen, gesamten intrakraniellen Drucks. Das Meßinstrument befindet sich nach der Implantation also epidural. Folglich wird die Dura nicht eröffnet (Abb. 8.68).

8.14.1
Meßprinzip

Die Spiegelberg-Sonde besteht aus einem ventilstößelähnlichen, luftgefüllten Konus aus Latexgummi. Dieser Konus wird nach Bohrlochtrepanation und ausreichend großer Duraablösung epidural eingebracht und steht über eine ebenfalls aus Latexgummi bestehende luftführende Leitung mit einem speziellen Monitor in Verbindung. Schiebt und drückt nun die Dura (fortgeleiteter, gesamter intrakranieller Druck) gegen die Membran des luftgefüllten Konus, so wird dieser Druck durch die ebenfalls luftgefüllte Leitung zum Spiegelberg-Monitor weitergeleitet und dort nach entsprechender Verarbeitung als ICP angezeigt. Mittels Interfacekabel ist es in der Regel möglich, diesen Druckwert auch auf den bed-

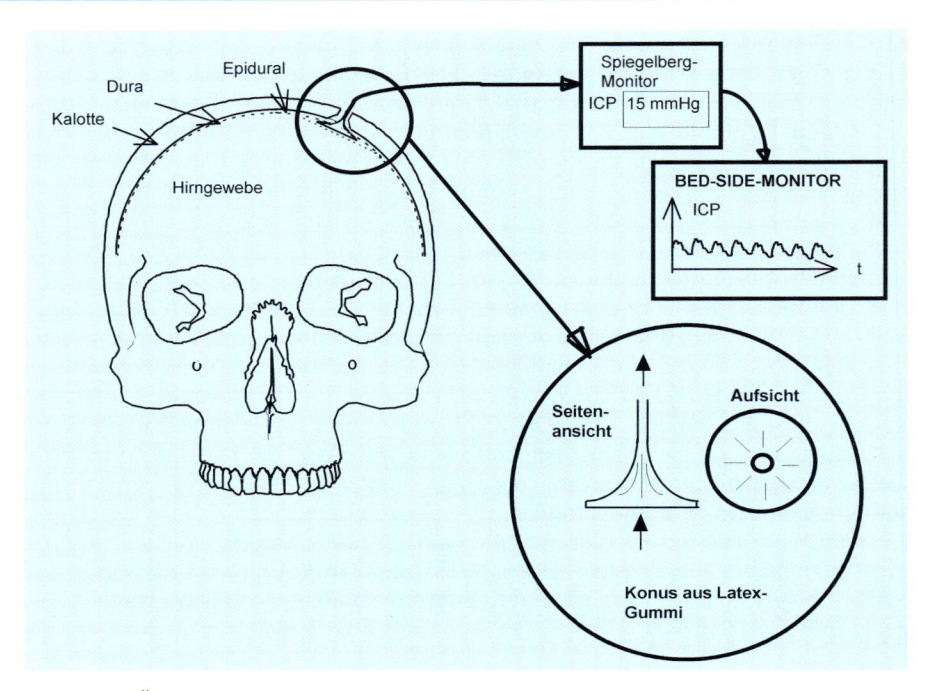

Abb. 8.68. Übersicht über die ICP-Messung mit der Spiegelberg-Sonde

side-Monitor zu übertragen und dort sowohl numerisch als auch als Kurve darzustellen (Abb. 8.69).

8.14.2
Fehlerquellen und Probleme bei der Druckmessung

- **Meßprinzip und die Nicht-Linearität der Meßwerte.** Das Referenzmedium zur Registrierung der Drücke mit einer Spiegelberg-Meßsonde ist Luft. Luft unterliegt einer gewissen Kompressibilität. Wird nun eine Druckänderung im

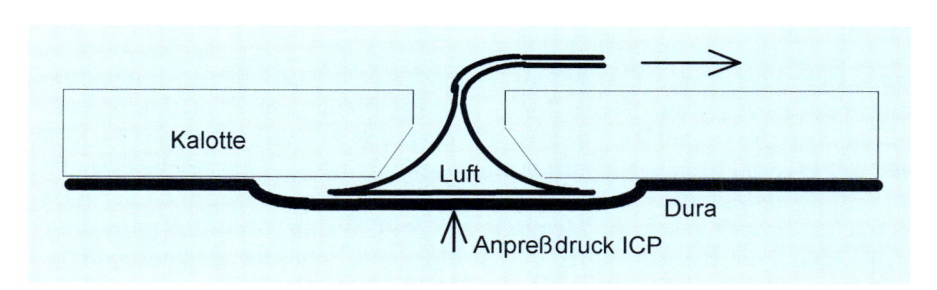

Abb. 8.69. Meßprinzip der Spiegelberg-Sonde

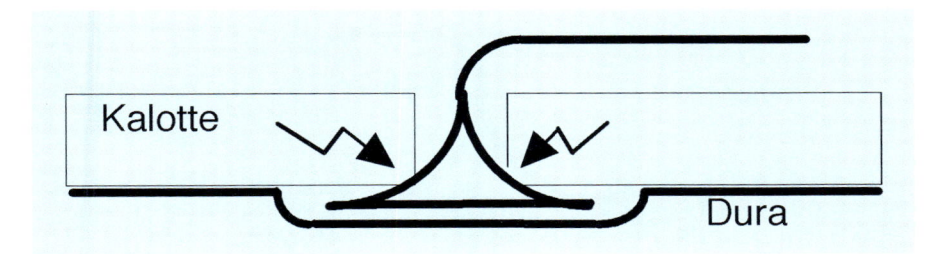

Abb. 8.70. Grundsätzliches zur Bohrlochtrepanation

Bereich eines Festkörpersystems auf ein luftgefülltes Referenzsystem übertragen, so kommt es zu einem nicht-linearen Verlauf der Druckänderung im Bereich des luftgefüllten Referenzmediums (Boyle-Mariott'sches Gesetz). Dies rührt von der Kompressibilität der Luft her und kann auf diese Weise zu einem bisweilen nicht zu unterschätzenden Meßfehler führen. Dieser Fehler kann durch Meßvorrichtungen zum Teil kompensiert werden. In relativ niedrigen Druckbereichen ist der durch die Nicht-Linearität entstehende Meßfehler klein. Wird der Druck größer, so können bei Messungen mit Spiegelberg-Meßsonden falsch niedrige oder falsch hohe Werte gemessen werden. Kommen zu diesem vorbestehenden Umstand allerdings weitere Fehlerbedingungen hinzu (z.B. nicht ausreichend abgelöste Dura), so kann sich die Nicht-Linearität vervielfachen und somit auch der Meßfehler.

- **Bohrlochtrepanation.** Um die Sonde zu implantieren, muß eine Bohrlochtrepanation erfolgen. Dieses Bohrloch muß zunächst einmal in einer entsprechenden Größe angelegt werden, damit die Sonde überhaupt hindurch paßt. Ist ein passendes Bohrloch eingebracht, so muß nun eine bestimmte Anschrägung der Lochwand erfolgen. Zusätzlich muß für eine sorgfältige Entgratung und Glättung der Durchtrittskanten gesorgt werden. Wird das Bohrloch nicht oder nur ungenügend angeschrägt, so kann es zu Beschädigungen der Sonde kommen bzw. die Sonde läßt sich gar nicht erst einbringen. Werden die relativ scharfen Knochenränder nicht geglättet, kann es zu einer Beschädigung von Konuswand, Membran bzw. Zuleitung kommen. Die Folge kann dann die Undichtigkeit des Meßgeräts und somit Unbrauchbarkeit sein (Abb. 8.70).

- **Dura-Ablösung.** Sind das Bohrloch in entsprechender Größe angelegt, die Lochwände angeschrägt und sorgfältig entgratet bzw. geglättet, so muß nun die Dura in erforderlicher Größe abgelöst werden. Die Ablösung von der Kalotte muß zirkulär erfolgen, damit der kreisrunde Konus ausreichend Platz hat. Auf diese Weise wird eine entsprechend große „Tasche" zur Aufnahme des Wandlers geschaffen. Wird nun die Dura nicht ausreichend groß genug abgelöst, so liegt sie nach Einbringen der Sonde nicht locker der Meßmembran an, sondern übt mit ihrer eigenen Spannung einen Druck auf die Wandlermembran aus. Die Folge ist dann die Verfälschung der Meßwerte in dem Sinne, daß zu dem originären ICP auch noch die Durawandspannung gemessen wird. Die Meßwerte sind dann falsch hoch (Abb. 8.71).

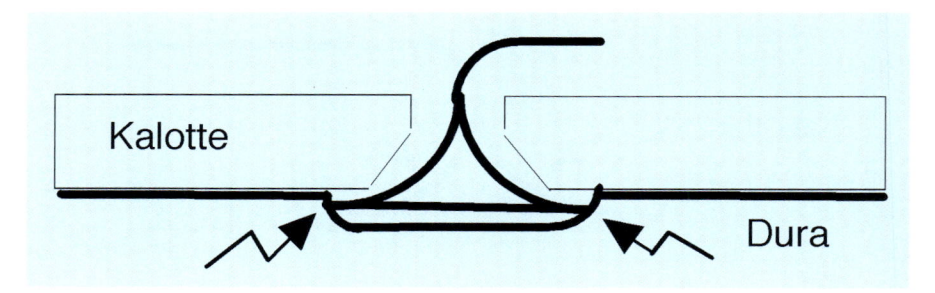

Abb. 8.71. Grundsätzliches zur Duraablösung

- **Achsengerechtes Einbringen des Wandlers.** Nach Herstellung der Dura-„Tasche" zur Aufnahme der Sonde muß der Konus korrekt eingeschoben werden. Korrekt bedeutet hier, daß die plane, kreisrunde Unterseite des Konus plan an der Dura anliegen soll. Nur so kann der über die Dura vermittelte Druck achsengerecht übermittelt werden. Wird die Sonde schräg, schief bzw. verdreht eingebracht, so wirken die Kraftvektoren nicht mehr in der erforderlichen Richtung. So kann es dann zur Ausbildung von Scherkräften kommen, woraufhin dann wiederum völlig inadäquate Werte gemessen werden können (Abb. 8.72).

8.14.3
Nach der Implantation

Ist die Implantation der Spiegelberg-Meßsonde erfolgt, muß postoperativ für einige Zeit neben der üblichen postoperativen Beobachtung und Vitalzeichenüberwachung eine vermehrte, aufmerksame Beobachtung der Wundumgebung im Bereich der Implantationsstelle (Blutung) erfolgen. Die längerfristige Beobachtung gilt neben der Implantationsstelle vor allem der klinischen Situation des Patienten (Parameter hier unter anderem Vigilanz, Motorik, Vitalzeichen, Pupillomotorik).

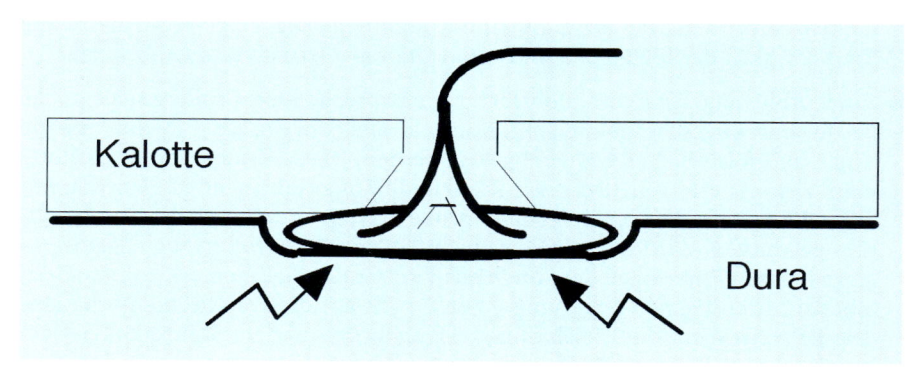

Abb. 8.72. Grundsätzliches zum achsengerechten Einbringen der Sonde

8.14.4
Entfernung der Sonde

Ist die Messung des ICP beendet, wird die Spiegelberg-Meßsonde vorsichtig herausgezogen.
Dies kann sich möglicherweise als schwierig erweisen, wenn sich der Konus quasi auf der Dura „festgesaugt" hat. Nach Desinfektion der Implantationsstelle kann mit 1–2 Knopfnähten ein Hautverschluß des Wundkanals erreicht werden. In der Regel ist die Entfernung der Sonde unproblematisch. Trotzdem sollte die Entfernung der Sonde für einige Zeit zu einer vermehrten, aufmerksamen Beobachtung der Wundumgebung (Einblutung bzw. Liquoraustritt aus dem Kanal, Liquorkissen) und des Allgemeinzustands des Patienten (Einblutung bzw. Epiduralhämatomentwicklung u.a.) führen. Die Spiegelberg-Meßsonde inklusive der Druckleitung zum Spiegelberg-Druckmonitor sind Einmalmaterialien und werden nach Entfernung der Sonde mikrobiologisch untersucht bzw. verworfen.

8.15
Camino-Meßsonde

Die Implantation einer Camino-Sonde zur Registrierung des intrakraniellen Drucks kann im OP-Bereich durchgeführt werden, aber ebenso ambulant erfolgen. Sicherheitshalber sollte aber wegen möglicher Blutungsgefahr eine OP-Bereitschaft bestehen. Soll zusätzlich zu der Camino-Sonde auch eine Messung des Sauerstoffpartialdrucks im Hirngewebe ($p(ti)O_2$) erfolgen, so ist es aus Gründen der Werkzeugverwendung sinnvoll, beide Meßsonden in einer Sitzung zu implantieren. Die fortlaufende Registrierung des intrakraniellen Drucks (ICP) mit einer Camino-Sonde erfolgt als Messung des direkten Hirngewebedrucks (Abb. 8.73). Dies bedeutet, daß das Meßinstrument direkt mit dem Hirngewebe in Kontakt gebracht werden muß, folglich also auch die Dura eröffnet werden muß. Die Messung des Hirngewebedrucks ist das derzeit genaueste und zuverlässigste Meßverfahren.

8.15.1
Material und Utensilien

Neben den üblichen Utensilien (Ablage, Tücher usw.) sind dies

- der Camino-Druckmonitor selbst,
- das Übertragungskabel von Camino-Druckmonitor zum bed-side-Monitor oder einer anderen, weiterverarbeitenden Einrichtung,
- Camino-Implantations-Set mit Sonde, Bohrer etc.,
- sterilisierter Camino-Handbohrer.

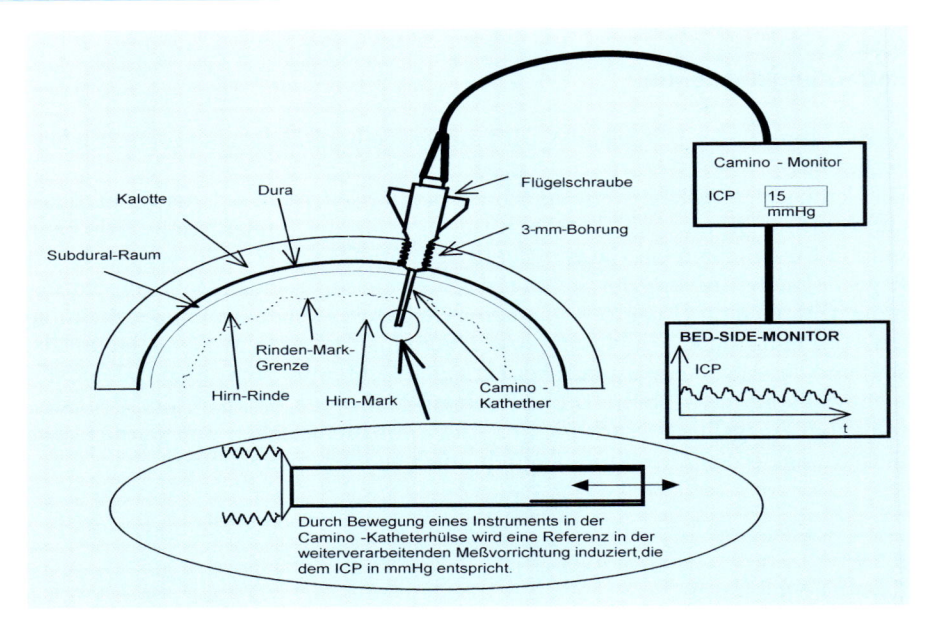

Abb. 8.73. Übersicht über die ICP-Messung mit der Camino-Sonde

Der Handbohrer darf nur mit Gas sterilisiert werden. Wird der Handbohrer autoklaviert, werden die Kunststoffteile aufgrund der Hitzeeinwirkung verformt. Damit ist der Handbohrer unbrauchbar.

8.15.2
Vorgehen und Ablauf der Implantation

- Camino-Monitor einschalten und das Verbindungskabel mit einem Druckmodul des bed-side-Monitors koppeln oder mit einer anderen, weiterverarbeitenden Einrichtung.

- Gründliche Rasur und Anzeichnen der vorgesehenen Implantationsstelle. Soll auch die Implantation einer p(ti)O$_2$-Sonde erfolgen, so ist es sinnvoll, diese Implantationsstelle ebenfalls zu rasieren und anzuzeichnen.

- Lagern des Patienten mit Unterlage, übliches Prozedere (Waschen, Ankleiden etc.).

- Vorbereitung und Decken des Tisches mit den erforderlichen Utensilien.

- Abwaschen und Abdecken.

- Lokalanästhesie, kleiner Hautschnitt, eventuell Blutstillung und Darstellung der Kalotte.

- Abstandhalter am Bohrer einstellen, Bohrer einspannen und Loch bohren.

- Ausspülen der Knochensplitter aus dem Bohrkanal mit NaCl 0,9%.
- Einschrauben der Flügelschraube in den Bohrkanal bis zum voreingestellten bzw. vorbelegten Anschlag der Schraube auf Kalottenniveau.
- Stahlmandrin einer sterilen 1,2-mm-Venenverweilkanüle so weit zurückziehen, bis die scharfe Spitze des Mandrins nur noch ca. 1 mm über die Kunststoffhülse herausragt, und die so präparierte Venenverweilkanüle vorsichtig in den Kanal der Flügelschraube einführen. Nach Erreichen der Dura wird diese mit dem Stahlmandrin der Venenverweilkanüle vorsichtig perforiert.
- Camino-Sonde aus der Verpackung nehmen, von der Assistenz das unsterile Camino-Monitorkabel mit dem sterilen Adapter des Druckwandlers konnektieren lassen und mittels der Stellschraube auf dem Konnektionsanschluß den auf dem Monitordisplay angezeigten Wert mit dem Kunststoffschraubenzieher auf Null justieren lassen. Zeigt das Display des Camino-Monitors Null an, kann auch das Druckmodul des bed-side-Monitors oder eine entsprechende Struktur einer weiterverarbeitenden Einrichtung auf Null kalibriert werden.
- Einschieben der Camino-Sonde über die Flügelschraube in den Bohrkanal bis zur vorgesehenen Tiefe (im allgemeinen bis zum Mark).
- Fixieren des Katheters mit der Fixierschraube und Sichern des Katheters durch Aufschieben des Kunststoffüberschubs.
- Verschluß des Hautschnitts an beiden Seiten der Flügelschraube mit je einer Knopfnaht. Die Haut sollte aus Gründen des Infektionsschutzes soweit mobilisiert werden, daß sie eng an die Flügelschraube anzuliegen kommt.
- Wenn die Implantation einer $p(ti)O_2$-Meßsonde (z.B. Licox) vorgesehen ist, sollte die Implantation an dieser Stelle des Ablaufs bei der Camino-Sondenimplantation eingeschoben werden.
- Anlegen eines kleinen Wundverbands.

8.15.3
Nach der Implantation

Im allgemeinen benötigt eine Camino-Sonde ca. 5–10 min, bis die gemessenen Werte stabil sind. Die Plausibilität der Meßwerte kann durch Darstellung der entsprechend verstärkten Druckkurve auf dem Camino-Monitor, bed-side-Monitor o.ä. überprüft werden. Ist die Implantation der Camino-Sonde beendet, muß postoperativ für einige Zeit neben der üblichen postoperativen Beobachtung und Vitalzeichenüberwachung eine vermehrte, aufmerksame Beobachtung der Wundumgebung im Bereich der Implantationsstelle (Blutung) erfolgen. Die längerfristige Beobachtung gilt neben der Implantationsstelle vor allem der klinischen Situation des Patienten (Parameter hier u.a. Vigilanz, Motorik, Vitalzeichen, Pupillomotorik). Von den benutzten Utensilien muß der Handbohrmaschine eine besondere Aufmerksamkeit zuteil werden. Diese Bohrmaschine ist kein Einwegmaterial. Sie wird einer Wischdesinfektionsreinigung unterzogen und dann zur Gassterilisation bzw. Plasmasterilisation gegeben.

8.15.4
Entfernung der Sonde

Ist die Messung des ICP beendet, wird der Camino-Monitor ausgeschaltet und die Konnektion zur Meßsonde gelöst. Dann erfolgt die Entfernung der Camino-Sonde. Dazu wird zuerst der Kunstoffüberwurf abgezogen, danach die Fixiermutter gelöst. Dann kann der Katheter vorsichtig herausgezogen werden. Ist die Sonde heraus, wird mit Drehung gegen den Uhrzeigersinn die Flügelschraube aus dem Bohrloch herausgedreht. Nach Desinfektion der Implantationsstelle kann mit 1–2 Knopfnähten ein Hautverschluß des Wundkanals erreicht werden. In der Regel ist die Entfernung der Sonde unproblematisch. Trotzdem sollte die Entfernung der Sonde für einige Zeit zu einer vermehrten, aufmerksamen Beobachtung der Wundumgebung (Einblutung bzw. Liquoraustritt aus dem Kanal, Liquorkissen) und des Allgemeinzustands des Patienten (zerebrale Einblutung u.a.) führen. Sowohl Meßsonde als auch die Flügelschraube werden mikrobiologisch untersucht bzw. als Einmalmaterial verworfen.

8.16
Licox-p(ti)O$_2$-Meßsonde

Die Implantation einer p(ti)O$_2$-Meßsonde zur Registrierung des Sauerstoffpartialdrucks kann im OP-Bereich durchgeführt werden, kann aber auch ambulant erfolgen. Sicherheitshalber sollte aber wegen möglicher Blutungsgefahr eine OP-Bereitschaft bestehen. Die Implantation der p(ti)O$_2$-Meßsonde macht ohne die gleichzeitige Registrierung der intrakraniellen Drücke wenig Sinn. Soll also auch eine Messung des intrakraniellen Drucks erfolgen, so ist es aus Gründen der Werkzeugverwendung sinnvoll, beide Meßsonden in einer Sitzung zu implantieren. Die Licox-p(ti)O$_2$-Meßsonde hat ab Lieferdatum auch bei korrekter Lagerung nur eine befristete Lagerzeit. Diese Lagerzeit bezieht sich auf die Empfindlichkeit der Sonde und die Stabilität der Meßwerte. Korrekte Lagerung der Sonden bedeutet: dunkel + kühl bei 2–8 °C (ohne Frostgefährdung). Unter diesen Bedingungen haben die Sonden eine garantierte Stabilität über einen Zeitraum von 3 Monaten ab Herstellungsdatum. Ist eine Sonde überlagert, kann sie möglicherweise trotzdem noch verwendet werden. Voraussetzung ist die Stabilität der primären Eineich-Werte bei der jetzt unbedingt erforderlichen Standardkalibrierung. Nähere Einzelheiten zur Kalibrierung siehe weiter unten im Text bei „Vorgehen und Ablauf der Implantation". Damit die Meßsonde korrekte Werte registrieren kann, muß sie dem Meßprinzip folgend direkt mit dem Hirngewebe in Kontakt gebracht werden (Abb. 8.74). Somit muß folglich also auch die Dura eröffnet werden, was wiederum ein gewisses Gefährdungspotential für den Patienten birgt (Infektion, Traumatisierung).

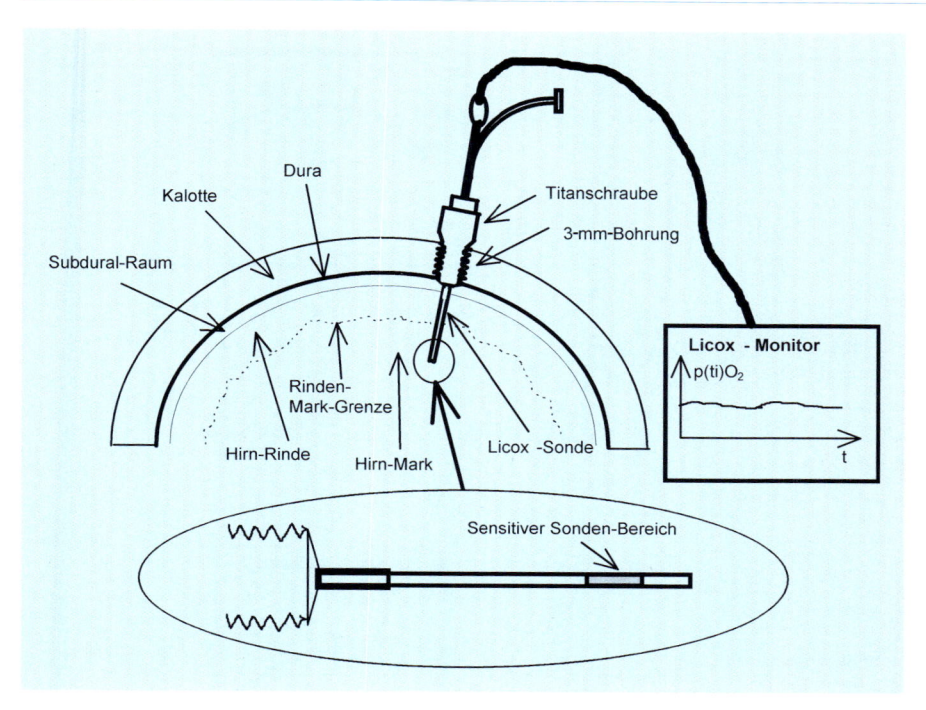

Abb. 8.74. Übersicht über die p(ti)O$_2$-Messung mit der Licox-Sonde

8.16.1
Meßprinzip

Das Prinzip, dem das Licox-Meßverfahren zugrunde liegt, ist die Polarographie. Als Meßsonden werden Sonden vom Clark-Typ verwendet. Grundsätzlich gesehen besteht eine solche Sonde aus Anode und Kathode, welche von einander isoliert und mit einer speziellen Ummantelung umgeben sind. Diese Ummantelung ist nur für Sauerstoff durchgängig. Bringt man diese Sonde nun in ein Gewebe ein und wird eine Spannung an Anode und Kathode angelegt, so kommt es an der Kathode bei einer Spannungshöhe von 450–900 mV zu einer Reaktion des in die Sondenkammer diffundierten Sauerstoffs an der Kathode. Diese Reaktion ist von einem elektrischen Strom begleitet, dessen Höhe direkt und linear mit dem Sauerstoffpartialdruck des die Sonde umgebenden Gewebes korreliert. Somit wird durch die Sonde und die weiterverarbeitende Meßeinrichtung der tatsächliche p(ti)O$_2$ in dem die Sonde umgebenden Gewebe registriert (Abb. 8.75). Die absolute Höhe dieses Gewebesauerstoffpartialdrucks (p(ti)O$_2$) wird von einer Vielzahl verschiedener Faktoren bestimmt, wie z.B.

- der Höhe des pO2 im das Gewebe versorgenden, arteriellen Blut,
- der Höhe des pCO2 im das Gewebe versorgenden, arteriellen Blut,
- der Höhe des Blutflusses im Gewebe,

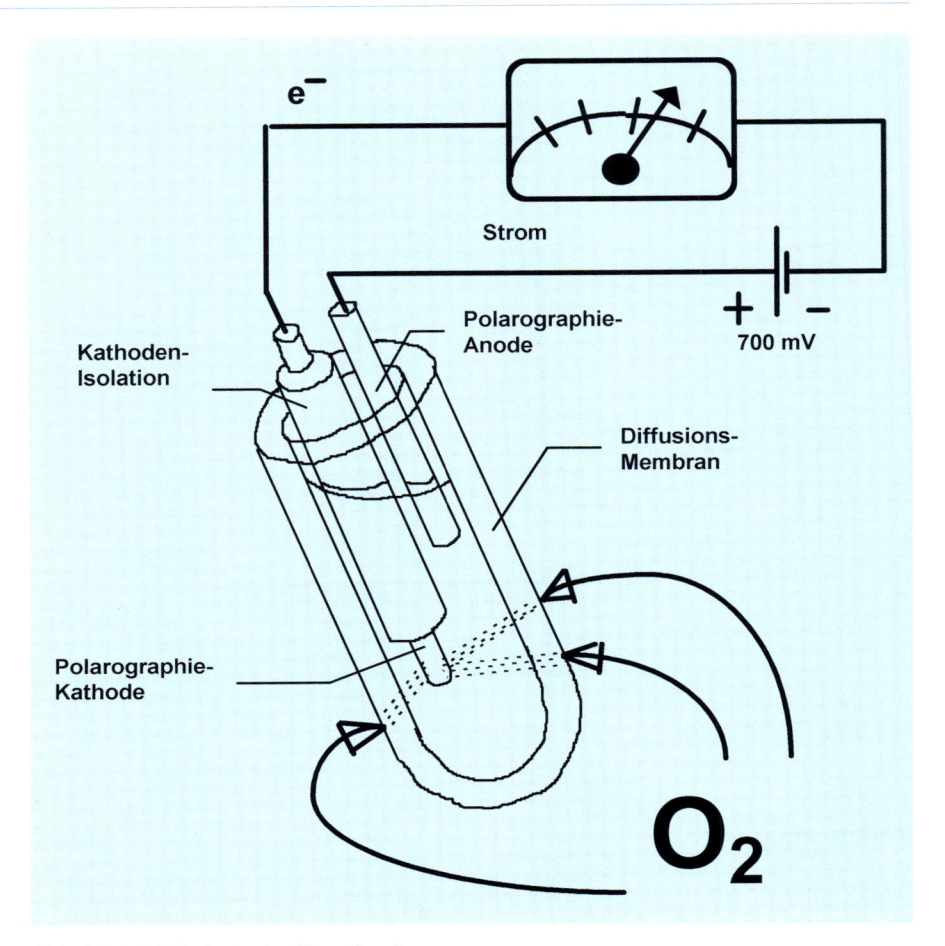

Abb. 8.75. Meßprinzip der Licox-Sonde

- der Mikrozirkulation im Gewebe,
- der Vasomotorik im Kapillarstromgebiet,
- der Rheologie und Blutviskosität,
- der Konzentration von Stoffwechselmetaboliten und Transmittern im Gewebe,
- dem systemischen Blutperfusionsdruck,
- dem lokalen Blutperfusionsdruck,
- dem Säure-Basen-Status von Blut und Gewebe,
- dem Hämoglobinwert des das Gewebe versorgenden, arteriellen Blutes,
- dem Sauerstoff-Content des das Gewebe versorgenden, arteriellen Blutes,
- der Sauerstoffaufnahme des Gewebes u.a.

Einer der Hauptparameter zur Modulation des Sauerstofftransports und des Zellmetabolismus ist die Temperatur. Abhängig vom Zelltyp kann z.B. ein Anstieg der Temperatur um 1 °C die zelluläre O_2-Aufnahme um 8–12% erhöhen. Aber nicht nur die Gewebeversorgung mit Sauerstoff wird durch die Temperatur beeinflußt, sondern auch die Sensitivität der Polarographie-Sonde als Meßinstrument zur Ermittlung des p(ti)O_2. Eine Änderung der Temperatur von 1 °C führt zu einer Änderung der Sondensensitivität von ca. 4,5%. Diese temperaturbedingte Modulation der Sondensensitivität kann entweder durch manuelle Angleichung kompensiert werden, oder optional durch eine online-Temperaturmessung im Zielgewebe und einen automatisch ablaufenden Kompensations-Abgleich erfolgen.

8.16.2
„Normalwerte" und Interpretation

Unter Vorbehalt können aufgrund der Untersuchungsergebnisse von „Meixensberger, Roosen et al." (Acta Neurochirur. 1993) an 26 neurochirurgisch behandelten Patienten folgende, vorläufige Aussagen zur Einschätzung von p(ti)O_2-Meßwerten gemacht werden (Tabellen 8.5 und 8.6).

1. Unter Normalbedingungen, d.h. keine intrakranielle Drucksteigerung, keine Hirnschwellung, kein Hirnödem und Normothermie usw., scheint der Sauerstoffpartialdruck im registrierten Bereich des Hirngewebes relativ unabhängig vom arteriellen Sauerstoffpartialdruck zu sein. Diese mutmaßliche Unabhängigkeit kann auf eine mögliche Verbindung bzw. Vergleichbarkeit mit anderen autonomen Regulationsabläufen wie dem zerebralen Perfusionsdruck u.a. schließen lassen.

2. Liegt eine pathologische Situation, d.h. intrakranielle Drucksteigerung, Hirnschwellung, Hirnödem usw. vor, scheint der Sauerstoffpartialdruck im registrierten Bereich des Hirngewebes direkt abhängig vom arteriellen Sauerstoffpartialdruck zu sein. Auch dies läßt möglicherweise den Schluß auf eine eventuelle Verbindung bzw. Vergleichbarkeit zu anderen, pathologisch dysregulierten Regulationsabläufen wie dem zerebralen Perfusionsdruck u.a. zu.

Tabelle 8.5. p(ti)O_2-Werte unter Beatmung, moderater Hyperventilation und unter Narkosebedingungen

Parameter	Normalwert	Hirnschwellung	Hirnödem	Einheit
p(ti)O_2	47,9	33,71	50,4	mmHg
Gewebe-Temperatur	33,84	32,97	31,81	°C
p_aO_2	170,3	144,14	146,4	mmHg
p_aCO_2	30,01	29,91	30,08	mmHg
pH	7,506	7,533	7,533	
BE	2,75	4,44	4,6	
MAP	89,6	95,71	92,78	mmHg
Rektale Temperatur	36,03	36,31	36,03	°C

Tabelle 8.6. p(ti)O_2-Werte unter Beatmung, verstärkter Hyperventilation und unter Narkosebedingungen

Parameter	Normalwert	Hirnschwellung	Hirnödem	Einheit
p(ti)O_2	43,0	32,2	48,5	mmHg
Gewebe-Temperatur	34,8	33,1	32,4	°C
p_aO_2	171,3	133,4	145,5	mmHg
p_aCO_2	24,34	26,7	25,4	mmHg
pH	7,506	7,533	7,533	
MAP	91,3	96,2	91,6	mmHg
Rektale Temperatur	36,2	36,0	35,9	°C

3. Liegt eine Hirnschwellung vor, scheint der Sauerstoffpartialdruck im registrierten Bereich des Hirngewebes tendenziell eher niedriger, beim Hirnödem eher höher als der Normalwert zu sein.

Hinsichtlich einer Gesamtbewertung des Meßverfahrens „Registrierung von Hirngewebe-Sauerstoffpartialdrücken bzw. direkte Hirngewebe-Oxymetrie" kann unter Vorbehalt zur Zeit folgendes konstatiert werden:

- Ablauf der Implantation und Handling des Verfahrens insgesamt stellen von technisch-logistischer Seite her relativ hohe Ansprüche an den Anwender.

- Häufig kann beobachtet werden, daß die nach Implantation einer p(ti)O_2-Sonde erhaltenen Meßwerte ab einem gewissen Zeitpunkt keine oder nur noch eine sehr geringe Korrelation mit dem klinischen Zustand des Patienten haben. Das nachfolgende klinische Beispiel eines Patienten mit rechtstemporaler Hirnkontusionierung, Rindenhämatom und rechtshemisphärisch betontem Hirnödem verdeutlicht diese Aussage. Bei diesem Patienten erfolgte die Implantation einer p(ti)O_2-Sonde als auch einer ICP-Sonde in einem Bereich der intakten linken Hemisphäre. Nach dem initialen Implantations-Spike waren die p(ti)O_2-Meßwerte in den ersten 1–2 h (so wie nahezu immer zu beobachten) sehr niedrig bei 10–20 mmHg. Daran folgend stiegen die p(ti)O_2-Werte an. Das dann erreichte Niveau von 45–50 mmHg schien mit der Gewebesituation (Ödem) zu korrelieren. Dieses Niveau blieb nun für eine gewisse Zeit (2–3 Tage) konstant bzw. war von dem F_iO_2 sowie der Situation des Patienten (ICP, CPP, Temperatur usw.) moduliert. In dieser Zeit konnten sehr schnell eintretende und hohe Amplituden erreichende Oxygenierungs-Spikes (z.B. beim Präoxygenieren vor endotrachealem Absaugen) ausgelöst werden. Nach einer gewissen Zeit aber kam es nun zu einer zunehmenden Zeitverzögerung bis der oxygenierungsbedingte p(ti)O_2-Anstieg beobachtet werden konnte. Die Amplituden der Oxygenierungs-Spikes wurden zunehmend niedriger und die Spikes selbst breitbasiger. Im gleichen Zeitraum kam es zu einem Abfall des p(ti)O_2 auf ein sehr niedriges Werte-Niveau (5–15 mmHg). Der klinische Zustand sowie die in Intervallen durchgeführten CCT-Kontrollen und die zeitgleich durchgeführte Registrierung des ICP korrelierten nur in den ersten 2–3 Tagen nach Implantation der p(ti)O_2-Sonde mit den erhaltenen p(ti)O_2-Meßwerten. Die im weiteren Ablauf zu beobachtenden sehr niedrigen

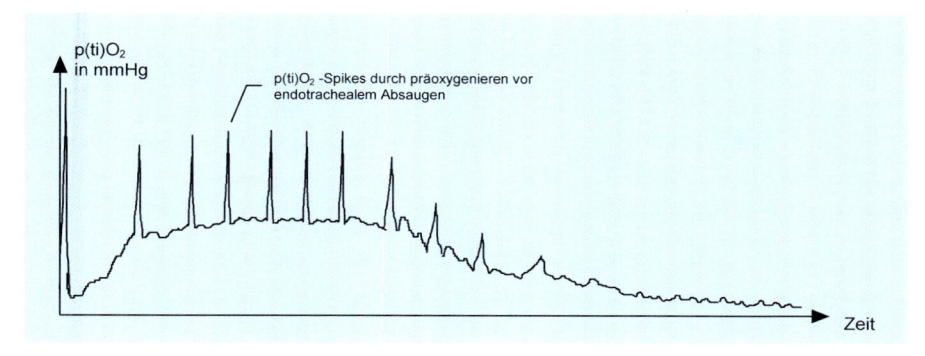

Abb. 8.76. Beispiel für einen typischen p(ti)O$_2$-Meßkurvenverlauf

p(ti)O$_2$-Werte standen dann aber im krassem Gegensatz zu der sich bessernden Situation des Patienten. Der hier beschriebene, zeitliche Verlauf der p(ti)O$_2$-Meßwerte konnte auffällig oft auch bei Meßsitzungen anderer Patienten beobachtet werden. Eine typisierte Kurve ist in Abbildung 8.76 dargestellt. Nach meiner Meinung stehen die p(ti)O$_2$-Werte spätestens ab dem 2. bis 3. Tag nach Implantation häufig in Widerspruch zu anderen Parametern und Kriterien der Beurteilung bzw. Einschätzung des Patientenzustands. Dies stellt die Validität der erhaltenen Meßwerte ab diesem Zeitpunkt in Frage und bedarf dringend einer weitergehenden Klärung.

8.16.3
Material und Utensilien

- 1 Licox-Meßcomputer.
- Verbindungskabel (blau) zur Licox-Meßsonde.
- Verbindungskabel (grün) zur Kalibrierkammer.
- PC zur Meßwertspeicherung, Verarbeitung und Visualisierung. PC-Minimalvoraussetzung sind CPU 80486, HDD 100 Mbyte, 4 Mbyte RAM, z.B. Notebookcomputer (vorteilhaft mit externem Farbmonitor).
- Eingerichtetes Licox-Graphik-Monitor-Programm (MS-Windows-Programm).
- Drucker.
- Verbindungskabel vom Licox-Meßcomputer zum PC.
- Verbindungskabel vom PC zum Drucker.
- Netzkabel und Netzteile für die einzelnen Komponenten.
- Sterilisierte Licox-Sondenkalibrierkammer (kein Einwegmaterial).
- Sterile Licox-Sonde. Da die Licox-Meßsonde dunkel und kühl bei 2–8 °C gelagert werden muß, empfiehlt es sich, die zu implantierende Sonde mindestens

15 min vor der eigentlichen Implantation aus der Kühlvorrichtung zu entnehmen, damit sich die Sonde langsam bis auf Raumtemperatur erwärmen kann. Die Verpackung der Licox-Meßsonde darf nicht verworfen werden. Auf dem Verpackungsaufdruck befinden sich Informationen über die bei der Herstellung der Sonde ermittelten Prüf- und Eichwerte. Diese Werte müssen bei der Kalibrierung der Sonde vorliegen.

- Steriles Licox-Sondeneinführbesteck (Introducer).
- Sterilisierter Licox-Titanschraubenschlüssel (kein Einwegmaterial).
- Sterilisierte, selbstschneidende Licox-Titanschraube (kein Einwegmaterial) als 1-Wege-Systemschraube mit 3,3-mm-Gewinde, als 3-Wege-Systemschraube mit 6,3-mm-Gewinde. Wenn die 1-Wege-Systemschraube mit 3,3-mm-Gewinde verwendet wird, können Utensilien aus der Camino-Implantation verwendet werden wie der 3-mm-Bohrer aus dem Camino-Set, der Abstandhalter für den Bohrer, der Sechskantschlüssel zum Fixieren des Abstandhalters am Bohrer, die Venenverweilkanüle 1,2 mm sowie der Camino-Handbohrer.
- Alle anderen unter „Allgemeine Utensilien" bei der Camino-Implantation aufgeführten Teile und Materialien können zur Licox-Sondenimplantation mit- bzw. weiterverwendet werden.

8.16.4
Vorgehen und Ablauf der Implantation

Der nachfolgende Ablauf beschreibt die Implantation einer Licox-p(ti)O_2-Meßsonde über eine 1-Wege-Schraube und die Einrichtung eines Meßplatzes mit einem Licox-p(ti)O_2-Meßcomputer.
Um nun die eigentliche Implantation der Licox-Meßsonde durchführen zu können, sind erforderliche Vorbereitungsarbeiten zu verrichten, wie

- Vorbereiten und Richten der benötigten Utensilien und Materialien,
- Geräte überprüfen,
- Licox-Meßcomputer überprüfen und einstellen (aber nicht einschalten),
- PC einschalten,
- Softwaremanipulationen,
- Vorbereitung der Licox-Meßsonde und Einschalten des Licox-Meßcomputers,
- eigentliche Kalibrierung der Licox-Meßsonde,
- Sicherung der Kalibrationswerte der Licox-Meßsonde (Abb. 8.77),
- Orientierung über die Notwendigkeit, fortwährend eine Angleichung der Einstellung „Gewebetemperatur" mit der Körperkerntemperatur durchführen zu müssen.

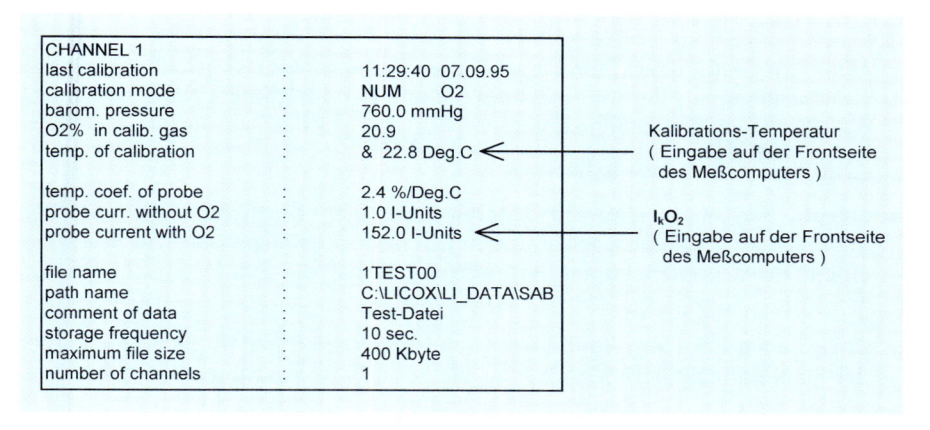

```
CHANNEL 1
last calibration          :   11:29:40  07.09.95
calibration mode          :   NUM    O2
barom. pressure           :   760.0 mmHg
O2% in calib. gas         :   20.9
temp. of calibration      :   & 22.8 Deg.C   ←

temp. coef. of probe      :   2.4 %/Deg.C
probe curr. without O2    :   1.0 I-Units
probe current with O2     :   152.0 I-Units  ←

file name                 :   1TEST00
path name                 :   C:\LICOX\LI_DATA\SAB
comment of data           :   Test-Datei
storage frequency         :   10 sec.
maximum file size         :   400 Kbyte
number of channels        :   1
```

Kalibrations-Temperatur
(Eingabe auf der Frontseite des Meßcomputers)

I_kO_2
(Eingabe auf der Frontseite des Meßcomputers)

Abb. 8.77. Beispiel für die Kalibrationswerte bzw. den Statusausdruck

8.16.5
Eigentliche Implantation der Sonde

- Vorbereitung (Rasur und Anzeichnen) sollte bereits bei der Camino-Druckwandler-Implantation erfolgt sein.

- Lokalanästhesie, kleiner Hautschnitt, eventuell Blutstillung und Darstellung der Kalotte.

- Bohrer eventuell reinigen, Spannung im Bohrfutter überprüfen, Abstandhalter am Bohrer einstellen bzw. überprüfen, gegebenenfalls erneut einstellen und Loch bohren.

- Ausspülen der Knochensplitter aus dem Bohrkanal mit NaCl 0,9%.

- Einschrauben der Titanschraube in den Bohrkanal bis zum voreingestellten bzw. vorbelegten Anschlag der Schraube auf Kalottenniveau.

- Stahlmandrin der 1,2-mm-Venenverweilkanüle so weit zurückziehen, bis die scharfe Spitze des Mandrins nur noch ca. 1 mm über die Kunststoffhülse herausragt. Dann mit der Venenverweilkanüle vorsichtig, aber gründlich die Dura perforieren.

- Vorsichtiges Einschieben des Licox-Sonden-Introducers in die Titanschraube, bis der Introducer vollständig eingeführt ist.

- Den Introducer vorsichtig am Schaft (nicht an der Feststellschraube) fassen und mit leichtem Druck auf den Flansch der Titanschraube gegen den Uhrzeigersinn drehen. Bei diesem Drehen rastet der Introducer mit einem leichten Klicken auf den Flansch auf. Ist dies der Fall, wird die Kunststoffhülsen-Feststellschraube des Introducers mit einer $^1/_2$ bis $^3/_4$ Umdrehung mit dem Uhrzeigersinn angedreht. Damit ist der Introducer locker auf der Titanschraube fixiert.

- Vorsichtiges Entfernen des Introducer-Stahlmandrins.

- Licox-Sonde mit angeschlossenem blauen Kabel von der Assistenz mit sterilen Handschuhen aus der Kalibrierhülse nehmen und in direkte Nähe zum Introducer bringen bzw. halten lassen.

- Achtung, ist die Sonde kalibriert?

- Sowohl den etwas längeren, halbdurchsichtigen Überschutz als auch den kurzen, mattweißlichen, gekrümmten Überschutz entfernen. Soll die Sonde bei einem Erwachsenen implantiert werden, so hat die Sonde eine Länge von 200 mm.

- Einschieben der Licox-Sonde über den Introducer-Kanal, in dem sich vorher der Stahlmandrin befunden hat, bis die Sonde komplett eingeführt ist (vorgesehene Tiefe bei Erwachsenen im allgemeinen Hirnmark, d.h. ca. 2–2,5 cm ab Hirnoberfläche) und bis die Sondenfixierschraube am Fixierring des Introducers angelangt ist.

- Sichern der Sonde durch maßvolles Festdrehen der Konnektion am oberen Ende des Introducers.

- Vorsichtiges Zurückziehen des seitlich am Introducer befindlichen Sondenschutzes bzw. der Sondenführungshülse bis zum Anschlag. Ist dies geschehen, liegt die Sonde nun frei im Hirngewebe.

- Fixieren der Sonde und des Introducers durch maßvolles Festdrehen des Kunststoffüberwurfs an der Titanschraube.

- Verschluß des Hautschnitts an beiden Seiten der Titanschraube mit je einer Knopfnaht. Die Haut sollte aus Gründen des Infektionsschutzes soweit mobilisiert werden, daß sie eng an die Schraube anzuliegen kommt. Anlage eines kleinen Wundverbandes.

- Überprüfung der Meßwerte und der Softwareeinstellungen, Meßwertspeicherung einschalten.

- Die Daten des Patienten (Namen, PID-Nr. etc.), Datum der Implantation, der gewählten Dateicodierung und der Speicherpfad sollten sinnvollerweise gesichert werden (z.B. in eine Art Logbuch).

8.16.6
Fehlerquellen und Probleme

8.16.6.1
Probleme mit Hardwarekomponenten

Korrekte Lagerung der Geräte und deren Verbindungskabel, Gerätepflege, sorgfältiger Auf-, Zusammen- und Abbau der einzelnen Komponenten sowie Beachtung der Empfehlungen zum Ablauf der Implantation (laut dem Handbuch) können einen großen Teil von Problemen im Umgang mit der Hardware von vornherein abfangen.

8.16.6.2
Softwareprobleme

Nach Einschalten des PC, Start des Licox-Graphic-Monitor-Softwareprogramms und Aufruf des Speichermenüs müssen spezifische Angaben gemacht werden zu Dateien, Pfad und Dateicodierung.

- Die Dateicodierung muß immer mit einem Buchstaben enden wie z.B. „2t". Der Grund hierfür liegt darin, daß das Licox-Graphic-Monitor-Softwareprogramm die Dateien eines Patienten intern mit fortlaufenden Ziffern codiert. Der vollständige Dateiname der ersten Patientendatei würde im Falle des Beispiels „2t00.da1" lauten. Wird die umgekehrte Codierung gewählt, nämlich „t2", so würde der vollständige Dateiname der ersten Patientendatei im Falle des Beispiels dann „t200.da1" lauten. Bestünde bereits die Datei eines Patienten mit der Codierung „t200", so würde das Licox-Graphic-Monitor-Softwareprogramm diese Datei ohne Kommentar überschreiben bzw. die neu gespeicherten Werte an die Daten dieser Patienten-Datendatei anhängen.

- Der Aufruf des Speichermenüs führt zunächst immer zur Anzeige der Daten des letzten, im System geführten Patienten. Diese Daten müssen entsprechend geändert werden. Erfolgt dies nicht, so werden die neuen Daten an die bereits bestehenden Datendateien des vorhergehenden Patienten angehängt.

8.16.6.3
Probleme aufgrund der Lagerung der Sonde

Wird die Licox-Sonde nicht gemäß den Empfehlungen des Herstellers gelagert (trocken, dunkel und kühl, aber frostfrei bei Temperaturwerten von +2 bis +8 °C bei einer maximalen Lagerungdauer von 3 Monaten), so kann sich die Sensitivität der Sonde im ungünstigsten Fall so stark verändern, daß sie unbrauchbar wird. In jedem Fall erhöht sich der relative und absolute Meßfehler. Daher gilt immer, daß es im Rahmen der Lagerungsfrist relativ unerheblich ist, wie alt eine Sonde ist und wie sie gelagert wurde, sie sollte in jedem Fall vor der Implantation standardkalibriert werden.

8.16.6.4
Fehler bei der Kalibrierung

Mögliche Fehlerquellen sind hier in aller Regel durch Ablauffehler gegeben wie zum Beispiel:

- Einschalten des Licox-Meßcomputers, ohne daß die vorher erforderlichen Einstellungen an diesem Gerät erfolgten.
- Die Werte auf dem Aufdruck des Licox-Sondenetiketts werden vor dem Einschalten des Meßcomputers eingegeben (wie zur numerischen Kalibrierung erforderlich). Dann wird nach Einschalten des Geräts noch eine „zusätzliche, normale" Standardkalibrierung angefordert.
- Korrekter Ablauf der Vorbereitung (korrekte Eingaben zur Standardkalibrierung am Meßcomputer, korrekte Konnektion der Kabel an Sonde und Kalibra-

tionskammer usw.) und dann nach Einschalten des Licox-Meßcomputers sofortige Anforderung der Kalibrierung, ohne die notwendige Einmessung der Sonde mit der dafür erforderlichen Zeit abzuwarten.

8.16.6.5
Probleme und Fehler bei der Implantation

- Nachdem die Titanschraube in die Kalotte bis zum voreingestellten Anschlag eingeschraubt wurde, muß die Dura perforiert werden. Dies kann z.B. sehr vorsichtig mit dem scharfen Mandrin einer Venenverweilkanüle erfolgen. Wird die Perforation nicht sorgfältig und gründlich durchgeführt, besteht die Möglichkeit, daß sich der Introducer nicht korrekt vorschieben läßt. Ebenso kann es aber auch vorkommen, daß sich die Sonde nicht einschieben läßt bzw. sich unbemerkt aufdreht bzw. sich beim Zurückziehen des Introducerüberschutzes selbst mit zurückschiebt und sich dann unbemerkt aufdreht. Ist dies der Fall, hat die Sonde natürlich keinen korrekten Kontakt zum Meßobjekt „Hirngewebe", und es werden falsche, in der Regel sehr niedrige Werte gemessen.

- Nach Perforation der Dura wird der Introducer eingebracht. Dabei wird dieser Introducer gegen den Uhrzeigersinn auf dem Flansch der Titanschraube so lange vorsichtig gedreht, bis er mit einem leisen, aber deutlichen Klicken bzw. Ruck auf dem Flansch einrastet. Dann soll der Fixierkorpus des Introducers ca. $^1/_2$ bis $^3/_4$ Umdrehung mit dem Uhrzeigersinn gedreht und somit sehr locker auf dem Flansch fixiert werden. Werden mehr als diese Umdrehungen durchgeführt, ist der Durchtrittskanal des Introducer für die einzuführende Sonde zu eng. Es ist möglich, daß die Sonde unbemerkt im Introducer steckenbleibt und sich aufdreht bzw. sich beim Zurückziehen des Introducerüberschutzes mit zurückschiebt und aufdreht.

- Die Sonde selbst ist in zwei, miteinander verbundenen, milchigen Kunststoffüberzügen verpackt und somit geschützt (Abb. 8.78). Diese Kunststoffüberzüge müssen beide entfernt werden, damit die Sonde in ihrer vollen Länge (bei Erwachsenen ca. 200 mm) in den Introducer eingeführt werden kann (Abb. 8.79). Wird z.B. nur der 2. Überzug entfernt, so kommt die Sondenspitze bei Einschub in den Introducer gerade soeben in Höhe der Dura zu liegen.

- Die Sonde kann vom Operateur ohne weiteres mit der behandschuhten Hand angefaßt werden. Es sollte allerdings kein großer mechanischer Druck oder ein Verbiegen erfolgen. Die einzige Stelle, an der keine Berührung des Sondenkorpus erfolgen sollte, ist der sensitive Bereich an der Spitze der Sonde.

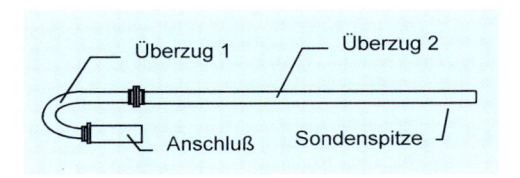

Abb. 8.78.
Verpackung der Licox-Sonde

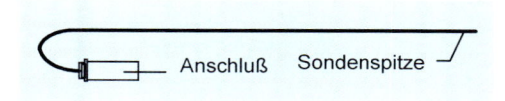

Abb. 8.79.
Vollständig entpackte Licox-Sonde mit 200 mm Länge

- Die Einführung der doch sehr dünnen, fragilen Sonde in den Introducer kann sich mitunter sehr schwierig gestalten. Ein Auflegen der Sonde als Lager an den Unterrand der Introduceröffnung und drehende Bewegungen mit der Sonde selbst können die Einführung erleichtern.

- Ist die Sonde vom Operateur in den Introducer vollständig eingeführt worden, so soll sie maßvoll am oberen Fixierring des Introducers festgedreht werden. Ist dies geschehen, muß die Überschuhführung der Sonde (der kurze Stempel an der Seite des Introducers) vorsichtig bis zum Anschlag zurückgezogen werden. Erst dann kann die Sonde durch maßvolles Festdrehen des Introducer-Fixierkorpus auf der Titanschraube fixiert werden. Wird der Überschutz nicht zurückgezogen, so liegt die Sonde nicht frei im Hirnparenchym und hat dementsprechend auch keinen Kontakt zum Gewebe. Ist der Fixierkorpus vor Zurückziehen des Überschutzes angedreht worden, so kann der Überschutzes nicht mehr mobilisiert werden. Sowohl Sonde als auch Introducer sind dann unbrauchbar.

8.16.7
Nach der Implantation

Ist die Implantation der Licox-Sonde beendet, muß nach erfolgter Implantation für einige Zeit neben der üblichen postoperativen Beobachtung und Vitalzeichenüberwachung eine vermehrte, aufmerksame Beobachtung der Wundumgebung im Bereich der Implantationsstelle (Blutung) erfolgen. Die längerfristige Beobachtung gilt neben der Implantationsstelle vor allem der klinischen Situation des Patienten (Parameter hier u.a. Vigilanz, Motorik, Vitalzeichen, Pupillomotorik). Von den benutzten Utensilien muß einigen besondere Aufmerksamkeit zuteil werden:

- Camino-Handbohrmaschine. Diese Bohrmaschine ist kein Einwegmaterial. Sie wird einer Wischdesinfektionsreinigung unterzogen und dann zur Gas- bzw. Plasmasterilisation gegeben.

- Licox-Titanschraubenschlüssel. Auch dieser Schraubenschlüssel ist kein Einwegmaterial. Dieser Schlüssel wird nach Desinfektionsreinigung zur Sterilisation gegeben.

- Licox-Sondenkalibrierkammer. Ebenfalls kein Einwegmaterial. Die Kammer verbleibt mit dem grünen Termistorkabel gekoppelt am Licox-Meßcomputer, bis die Meßsitzung endgültig beendet wird. Danach wird sie nach Desinfektionsreinigung zur Sterilisation gegeben.

8.16.8
Entfernung der Sonde

Ist die Messung des $p(ti)O_2$ beendet, sollte folgendes Vorgehen eingehalten werden:

- Abschaltung der Datenspeicherung.
- Beendung des Licox-Graphic-Monitor-Softwareprogramms durch die Tastenkombination „Alt"+ „X".
- Ausschalten des PC, sobald das MS-DOS-Prompt (C:\) erscheint.
- Ausschalten des Druckers.
- Ausschalten des Licox-Meßcomputers.
- Lösen der Konnektion des blauen Kabels zur Meßsonde.
- Lösen der Konnektion des grünen Kabels zur Licox-Sondenkalibrierkammer.
- Entfernung der Licox-Sonde. Dazu wird die Fixiermutter gelöst. Dann kann die Sonde vorsichtig herausgezogen werden.
- Ist die Sonde heraus, wird unter Benutzung des Titanschraubenschlüssels die Titanschraube mit Drehung gegen den Uhrzeigersinn aus dem Bohrloch herausgedreht.

Nach Desinfektion der Implantationsstelle kann mit 1–2 Knopfnähten ein Hautverschluß des Wundkanals erreicht werden. In der Regel ist die Entfernung der Sonde unproblematisch. Trotzdem sollte die Entfernung der Sonde für einige Zeit zu einer vermehrten, aufmerksamen Beobachtung der Wundumgebung (Einblutung, Liquoraustritt aus dem Kanal, Liquorkissen) und des Allgemeinzustands des Patienten (zerebrale Einblutung u.a.) führen. Die Meßsonde selbst wird mikrobiologisch untersucht bzw. als Einmalmaterial verworfen. Die Licox-Sondenkalibrierkammer wird zur Sterilisation gegeben. Die selbstschneidende Licox-Titanschraube ist ebenfalls kein Einwegmaterial. Sie wird in ein Reinigungsdesinfektionsbad gelegt und nach Abschluß der Einwirkzeit mechanisch gereinigt. Besondere Aufmerksamkeit muß hier der Durchgängigkeit und Sauberkeit des Sondenkanals gewidmet werden. Ist die Titanschraube gereinigt, wird auch sie zur Sterilisation gegeben.

8.17
Zentralvenöse Zugänge

Für schwer kranke, eventuell vital bedrohte und intensivmedizinisch zu betreuende, neurochirurgisch-neurologische Patienten ist ein ein bis mehrere möglichst große Lumen führender, zentralvenöser Katheter als Gefäßzugang oftmals aus den verschiedensten Gründen unverzichtbar. Beispiele für die Indikation zur Implantation eines zentralvenösen Zugangs sind:

- Die enterale Zufuhr von Medikamenten kann nicht erfolgen (z.B. Magen-Darm-Blutungen bzw. OP).
- Die Resorption der vital notwendigen Medikamente ist nach der peroralen Applikation unklar bzw. nicht zur Gänze gesichert (z.B. Antikonvulsiva).
- Die exakte Wirkspiegelsteuerung ist bei peroraler Applikation bestimmter Medikamente zum Teil sehr aufwendig, schwierig bis unmöglich (z.B. Antihypertensiva, Insulin).
- Eine teilweise oder sogar komplette, hochkalorische, parenterale Ernährung.
- Applikation von zum Teil stark wirksamen, im allgemeinen nur intravenös zu verabreichenden Medikamenten im Bolus bzw. als Dauerinfusion und -perfusion (z.B. Katecholamine, Barbiturate).
- Umsatz großer Flüssigkeitsmengen.
- Unbedingt erforderliche Messung des Zentralvenendrucks u.a.

Ein solcher zentralvenöser Zugang kann mittels Punktion verschiedener Venen implantiert werden. Zugangsgefäße sind in der Regel V. jugularis, V. subclavia, V. femoralis, V. basilica (peripher-zentral). Für jede dieser Zugangsarten können Besonderheiten formuliert werden. Diese Besonderheiten ergeben sich aus der Art des Zugangs und der Wahl der punktierten Vene (Abb. 8.80).

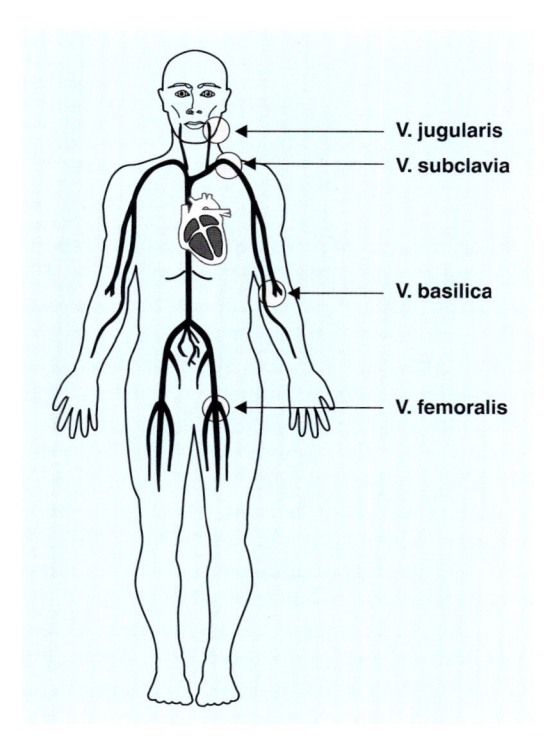

Abb. 8.80.
ZVK-Zugangsgefäße

8.17.1
Art des Zugangs

Es gibt hier grundsätzlich mehrere Unterschiede:

- Länge des Katheters (hängt vom Punktionsort ab).
- Der äußere und der innere Durchmesser des Katheters. Großlumige Katheter ermöglichen die Zufuhr von sehr großen Flüssigkeitsmengen, ohne daß der Einlaufdruck im Katheter unverhältnismäßig ansteigt. Zugleich aber obturieren Katheter mit großem Außendurchmesser die punktierte Vene mehr oder minder stark. Dies führt zu einem deutlich erhöhten Thromboserisiko.
- Anzahl der Katheterlumen (Ein- bzw. Mehrlumenkatheter). Mehrlumenkatheter haben den Vorteil der optionalen Applikation großer Flüssigkeitsmengen, welche über mehrere Lumen verteilt laufen können. Desweiteren können mehrere, unter- und zueinander inkompatible Medikamente zeitgleich über verschiedene Lumen verabreicht werden. Als nachteilig ist das deutlich erhöhte Thrombose- und Infektionsrisiko bei Multilumenkathetern zu sehen. Als Faustregel zum Risikovergleich zwischen Ein- und Mehrlumenkathetern gilt: 2 Lumen = doppelt so hohes Risiko, 3 Lumen = dreifach so hohes Risiko und 4 Lumen = vierfach so hohes Risiko wie bei einem Einlumenkatheter.
- Katheter-Material.

8.17.2
Zugangsgefäß

8.17.2.1
V.-jugularis-Katheter

Dieses Gefäß sollte bei neurochirurgisch-neurologisch zu behandelnden Patienten mit einer intrakraniellen Problematik nicht punktiert werden. Dies gilt sowohl für Blutabnahmen als auch für die Anlage eines venösen bzw. zentralvenösen Zugangs. Ein in die V. jugularis eingelegter Katheter obturiert die Vene und führt zur Behinderung des venösen Abflusses aus dem Schädelbereich. Die Gefahr einer Thrombose ist beim V. jugularis-Katheter statistisch gesehen zwar relativ gering. Wird allerdings eine Thrombosierung des Gefäßes durch einen solchen Zugang ausgelöst, so kommt es im Verlauf zur zusätzlichen Abflußbehinderung bis hin zum Abflußstop bei Verschluß der betreffenden Jugularvene. Zudem ist der Zugang über diese Vene technisch relativ anspruchsvoll. Es kann zu Traumatisierungen von Pleura und Lungenparenchym kommen mit nachfolgend sich entwickelndem Pneumothorax bzw. Spannungspneumothorax bis hin zum Hämato-Infusionsthorax. Eine weitere Gefahr bei der Punktion dieser Vene ist die Fehlpunktion der A. carotis. Dies kann zur Ausbildung eines Hämatoms führen, welches dann neben der eigentlichen Blutung wiederum zu einer Kompression der Umgebungsstrukturen (Gefäße, Trachea usw.) führen kann. Die Versorgung eines Katheters in der V. jugularis ist sowohl vom hygienischen Standpunkt aus als auch technisch gesehen relativ aufwendig. Einwachsende Barthaare bzw. die Nähe zur Kopfbehaarung führen zu Hygieneproblemen und erhöhten die Infektionshäufigkeit. Für den Patienten bedeutet dieser Zugang im allgemeinen eine nicht unerhebliche Einschränkung seiner Beweglichkeit (z.B. Kopfbewegungen) und setzt seiner Mobilisierbarkeit in der Regel gewisse Grenzen.

8.17.2.2
V.-subclavia-Katheter

Der Zugang über diese Vene ist technisch relativ anspruchsvoll. In dieses Gefäß können großlumige Katheter (z.B. pulmonalarterielle Katheter) eingelegt werden. Nachteilig ist die sehr große Gefahr, bei der Implantation Pleura bzw. Lungenparenchym zu traumatisieren. Nachfolgend kann sich aus dieser Traumatisierung dann ein Pneumothorax bzw. Spannungspneumothorax bis hin zum Hämato-Infusionsthorax entwickeln. Die Gefahr einer Infektion bzw. Thrombose ist beim V. subclavia-Katheter statistisch gesehen relativ gering. Wird allerdings eine Thrombosierung der V. subclavia durch einen solchen Zugang ausgelöst, so kommt es im Verlauf oftmals auch zur Abflußbehinderung aus der betreffenden Jugularvene. Die Versorgung eines solchen Katheters ist sowohl vom hygienischen Standpunkt aus als auch technisch gesehen relativ wenig aufwendig. Für den Patienten bedeutet dieser Zugang im allgemeinen nur eine unerhebliche Einschränkung seiner Beweglichkeit und setzt seiner Mobilisierbarkeit in der Regel keine oder nur geringe Grenzen.

8.17.2.3
V.-basilica-Katheter

Der Zugangsversuch über diese periphere Vene ist häufig relativ kompliziert zu bewerkstelligen und oftmals frustran (viele Klappen bis zum Schulterbereich, ein Ausweg kann eine Vena sectio sein). Zusätzlich wird die Vene durch den relativ dicken Katheter leicht obturiert. Thrombophlebitiden, Infektionen und Thrombosen im Bereich des peripheren Venenanteils, aber auch fortgeleitete Thrombosen sind nicht selten. Die Versorgung eines solchen Katheters ist sowohl vom hygienischen Standpunkt aus als auch technisch gesehen relativ wenig aufwendig. Ein in der V. basilica einliegender Venenkatheter bedeutet für den Patienten im allgemeinen nur eine gewisse Einschränkung seiner Beweglichkeit. Er löst bei Bewegung des Arms oftmals Mißempfindungen bzw. Schmerzen im Venenverlauf aus.

8.17.2.4
V.-femoralis-Katheter

Der Zugang über diese Vene ist technisch relativ einfach zu bewerkstelligen. In dieses Gefäß können auch sehr großlumige Katheter (z.B. Biflow) eingelegt werden. Nachteilig sind die sehr große Infektionsgefährdung (Zugang liegt in unmittelbarer Nähe zum Urogenitalbereich) und die statistisch gesehen recht große Thrombosehäufigkeit. Die Versorgung eines solchen Katheters ist sowohl vom hygienischen Standpunkt aus als auch technisch gesehen relativ aufwendig. Für

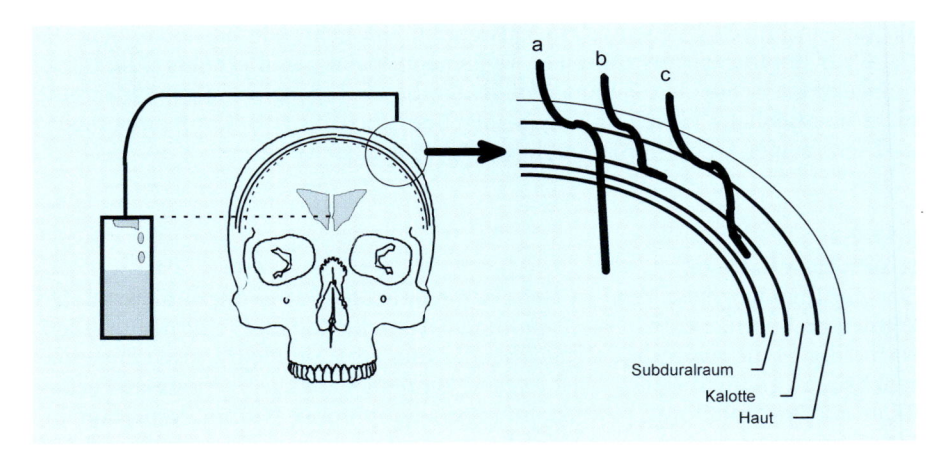

Abb. 8.81. Intrazerebrale (**a**), epidurale (**b**) und subdurale (**c**) Drainagen. Die Drains sind subkutan getunnelt, das Ablaufniveau des Sammelbehältnisses befindet sich in Höhe der Seitenventrikel

den Patienten bedeutet ein solcher Zugang im allgemeinen eine nicht unerhebliche Einschränkung seiner Beweglichkeit. Somit sind auch seiner Mobilisierbarkeit Grenzen gesetzt.

8.18
Operativ eingelegte Drainagen

Definitionsgemäß werden in einem chirurgischen Fach, wie es die Neurochirurgie ist, entsprechende operative Maßnahmen durchgeführt. Und wie in anderen chirurgischen Disziplinen üblich, werden auch hier aus verschiedenen Gründen Drainagen in den OP-Bereich eingelegt. Abbildung 8.81 zeigt verschiedene Drainagen, Einlage und Ableitung. Als Besonderheit bei der Wund- und Drainageversorgung ist die Beobachtung des Wundsekrets auf Menge, Beimengungen wie Blut, Eiter, Gewebe, Liquor und die peinliche Antisepsis bei Manipulationen zu vermerken. Grob differenziert stellen sich Drainage-Arten, Indikationen zur Einlage, Lokalisationen und Funktionen wie in 8.18.1 bis 8.18.5 beschrieben dar.

8.18.1
Lasche

Laschen befinden sich häufig subkutan, intrakutan bzw. in künstlich angelegten bzw. präformierten Körperhöhlen. Häufige Indikation ist die Wundsekretdrainage bei einfacher, kleiner Wundversorgung, zur Fisteldrainage bzw. zur Sekretableitung bei infizierten Wunden. Beispiel ist die Sekretdrainage bei subkutanem Abszeß im Bereich einer Kraniotomienaht.

8.18.2
Subkutane Drainage

Subkutane Drainagen werden in der Regel während des intraoperativen Wundverschlusses zur Wundsekretdrainage eingelegt und stehen häufig (z.B. als Redon-Drainage) unter Sog. Derartige Drainagen sollen z.B. die Wundheilung im Bereich der OP-Naht durch Ableitung von Blut und Wundsekret im direkten Wundverschlußbereich fördern. Fördert eine subkutane Drainage Liquor, so hat die im Naht- bzw. Wundbereich einliegende Drainage über ein Dura- und/oder Faszien-Leck Anschluß an liquorführende Strukturen. Maßnahmen in einem solchen Fall sind z.B. das Beenden des Sogs (z.B. durch Entlüftung des Saugbehälters mittels einer Bakterienfilterkanüle) und Justierung des Saugbehälters auf Drainagenspitzenniveau. Beispiel ist die Sekretdrainage unter Sog im Nahtverlauf einer Kraniotomienaht einliegend.

8.18.3
Epidurale Drainage

Solche Drainagen werden in der Regel intraoperativ vor Beginn des Wundverschlusses eingelegt. Die Drainagenspitze liegt, wie der Name sagt, epidural, also zwischen Kalotte und Dura. Funktion einer solchen Drainage ist die Ableitung von Wundsekret bzw. Liquor aus dem operativ entstandenen Saum zwischen Kalotte und Dura. Dies soll der Ausbildung einer epiduralen Raumforderung entgegen wirken. Fördert die Drainage Liquor, so hat die Drainage über ein Dura-Leck Anschluß an liquorführende Strukturen. Da epidurale Drainagen nie unter Sog stehen, erfolgt die Sekretförderung schwerkraftabhängig, und die Fördermenge korreliert dabei sowohl mit der entstehenden Sekretmenge als auch mit der Höhendifferenz zwischen Sammelbehälter und Drainagenspitze.

8.18.4
Subdurale Drainage

Diese Drainagen werden ebenfalls wie die epiduralen Drainagen in der Regel intraoperativ vor Beginn des Wundverschlusses eingelegt. Die Drainagenspitze liegt, wie der Name sagt, subdural, also unterhalb der Dura im Subduralraum. Indikation für die Einlage einer solchen Drainage kann beispielsweise die Ableitung von Liquor aus einem raumfordernden Hygrom sein oder die Sekretdrainage aus einem chronisch-subduralen Hämatom. Da subdurale Drainagen nie unter Sog stehen, erfolgt die Sekretförderung in erster Linie schwerkraftabhängig, und die Fördermenge korreliert dabei sowohl mit der entstehenden Sekretmenge als auch mit der Höhendifferenz zwischen Sammelbehälter und Drainagenspitze. Liegt eine solche Drainage ein, ist neben der Fördermenge ebenfalls besonderes Augenmerk auf die Beschaffenheit des Sekrets bezüglich Liquorbeimengungen zu richten.

8.18.5
Intrazerebrale Drainage

Die Einlage einer solchen Drainage erfolgt eher selten, die Aufgaben werden oftmals von extern ableitenden Liquordrainagen mit übernommen. Indikation für die Einlage einer intrazerebralen Drainage kann beispielsweise die Ableitung von Liquor bzw. Sekret aus einer Abszeßhöhle oder die Sekretdrainage aus einem intrazerebralen Hämatom sein. Eine intrazerebrale Drainage steht nie unter Sog, und die Sekretförderung erfolgt in erster Linie schwerkraftabhängig. Die Fördermenge korreliert hier sowohl mit der entstehenden Sekret- und Liquormenge als auch mit der Höhendifferenz zwischen Sammelbehälter und Drainagenspitze.

8.19
Liquorpunktion

Eine in der Neurologie bzw. Neurochirurgie recht häufig angewandte Diagnostikmethode ist die an geeigneter Stelle durchgeführte Punktion zur Gewinnung von Liquor zerebrospinalis („Nervenwasser"). Dieser Liquor kann bei spezifischen Untersuchungen Hinweise geben auf z.B.

- entzündliche Erkrankungen des ZNS,
- Blut-Liquor-Schrankenstörung,
- Antikörperproduktion,
- Vorhandensein von Tumorzellen.

Zusätzlich bietet alleine schon die makroskopische Betrachtung des Liquors den Nachweis von subarachnoidalem Blut (z.B. bei einer Subarachnoidalblutung (SAB)) oder auch Eiter. Neben diesen spezifischen Untersuchungen kann aber die Punktion des liquorführenden Subduralraums auch Hinweise auf die Liquorpassage und die intrakranielle Drucksituation geben. Dies kann durch Anschluß eines Steigröhrchens bzw. Druckwandlers an die Punktionskanüle oder die Einführung eines Katheters in den lumbalen Spinalkanal mit nachfolgendem Anschluß eines Druckwandlers erfolgen. Üblicherweise läßt man bei einer diagnostischen Liquorentnahme den Liquor nacheinander in 3 verschiedene Proben-Röhrchen tropfen. Für Standarduntersuchungen reichen pro Röhrchen ca. 0,5–1 ml.

> Grundsätzlich gilt, eine Liquor-Punktion (subokzipital oder lumbal) ist bei Verdacht auf eine intrakranielle Druckerhöhung streng kontraindiziert. Der Grund für die Kontraindikation ist in der großen Gefahr der Einklemmung zu sehen, welche durch Ablassen von Liquor entstehen kann (Unterdruck und Sogwirkung).

Trotzdem kann eine Liquorpunktion von sehr Erfahrenen unter Einhaltung bestimmter Bedingungen durchgeführt werden (One-drop-only-Methode). Um nun Liquor durch eine Punktion gewinnen zu können, stehen zwei Punktionsarten zur Verfügung:
- Subokzipitalpunktion,
- Lumbalpunktion.

8.19.1
Die Subokzipitalpunktion

Die Methode der Liquorgewinnung aus der Cisterna cerebello-medullaris wird heutzutage nur noch relativ selten durchgeführt. Dabei wird wie folgt vorgegangen:
Der Patient sitzt oder liegt. Nach entsprechender Vorbereitung (Desinfektion, Lokalanästhesie etc.) wird der Kopf des Patienten soweit wie möglich nach vorne gebeugt. Diese Beugung sollte aber nur so weit gehen, daß die Weichteilstrukturen im Bereich der Punktionsstelle trotz der gebeugten Kopfstellung entspannt sind (Abb. 8.82). Die eigentliche Punktion erfolgt nun mit einer Nadel (mit Stahlmandrin) als Einstich in die Mitte der Verbindungslinie zwischen Protuberantia occipitalis ext. (Okzipitalschuppe) und Dornfortsatz des Epistropheus (2. Halswirbel). Der Vorschub der Nadel erfolgt in Richtung der Glabella (unbehaarte Stelle zwischen den Augenbrauen). Dabei kann mit der Nadel sichernd am Rand der Okzipitalschuppe entlang getastet werden. Ist das straffe Ligamentum interspinale durchstochen und der federnde Widerstand der Dura überwunden, hat die Punktionsnadel den liquorführenden Subduralraum erreicht. Wird nun der Mandrin vorsichtig und sehr langsam nur wenige Zentimeter herausgezogen, so beginnt nun der Liquor aus der Nadel zu tropfen.

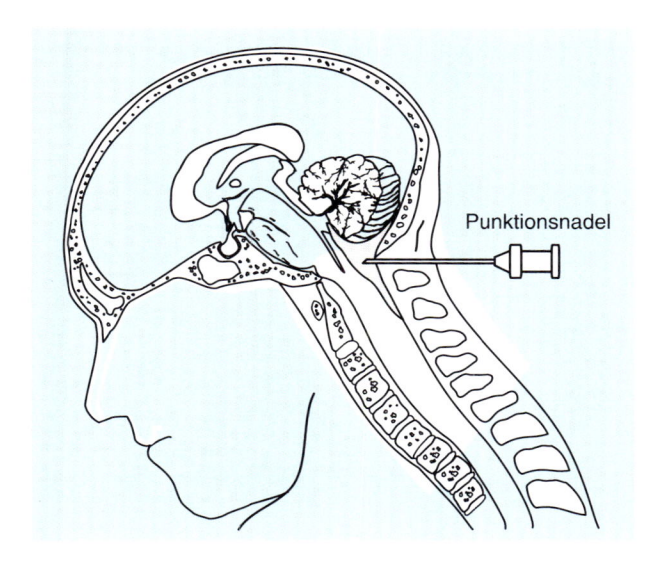

Abb. 8.82.
Subokzipitalpunktion

8.19.2
Lumbalpunktion

Die Lumbalpunktion ist heute die in aller Regel durchgeführte Maßnahme zur Liquorgewinnung und damit die Methode der Wahl. Die korrekte, suffiziente und fachgerechte Lagerung des Patienten spielt bei dieser Punktionsart eine ebenso wichtige Rolle wie die Punktion selbst. Das Vorgehen bei dieser Maßnahme gleicht prinzipiell dem bei der Einlage einer nach extern ableitenden, lumbalen Liquordrainage:

Zur Punktion sitzt oder liegt der Patient. Letztendlich ist es unerheblich, welche dieser beiden Positionen der Patient einnimmt. Wichtig ist nur, daß zu Beginn der eigentlichen Punktion der Kopf des Patienten nach vorne gebeugt ist und die Knie sowie Hüften des Patienten soweit wie möglich gebeugt sind. Die Lendenlordose des Patienten soll durch diese Beugungen soweit wie möglich ausgeglichen werden. Trotz dieser Lagerung soll die Rückenmuskulatur des Patienten entspannt sein und die Wirbelsäule des Patienten achsengerecht zu seinem Becken stehen, d.h. die Wirbelsäule soll nicht torquiert sein. Nur wenn diese Bedingungen gesichert sind, fächern sich die Dornfortsätze so weit auf, daß eine relativ einfache Passage des Zwischenwirbelraums möglich ist. Nach entsprechender Vorbereitung (Desinfektion, Lokalanästhesie etc.) erfolgt die endgültige, definitive Lagerung im obigen Sinne. Die eigentliche Punktion wird damit begonnen, daß mit einer dünnen Einmalnadel (mit Stahlmandrin) zwischen dem 3./4. bzw. 4./5. Zwischenwirbelraum eingestochen und die Nadel streng median in Richtung Bauchnabel bzw. Xiphoid geführt wird. Ist das straffe Ligamentum interspinale durchstochen und der federnde Widerstand der Dura überwunden, hat die Punktionsnadel den liquorführenden Subduralraum erreicht. Wird nun der Mandrin vorsichtig und sehr langsam nur wenige Zentimeter herausgezogen, so beginnt der Liquor aus der Nadel zu tropfen. Hat der Patient beim Vorschieben der Nadel einen ins Bein einschießenden Schmerz verspürt, so hat die Nadel eine Nervenwurzel berührt. Hält der Schmerz an, so kann durch Drehen der Nadel und leichtes Zurückziehen der Wurzelkontakt gelöst werden (Abb. 8.83).

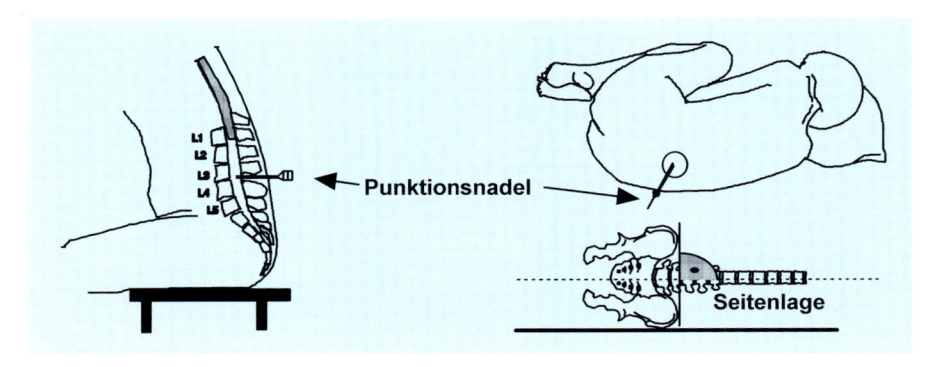

Abb. 8.83. Lumbalpunktion

8.19.3
Nach der Punktion

Nach einer Liquorentnahme sollte die Überwachung des Patienten bezüglich Vitalparameter, Pupillenstatus, Bewußtsein und Vigilanz für mehrere Stunden intensiviert werden. Des weiteren muß der Punktionsstelle vermehrte Aufmerksamkeit geschenkt werden (Liquorkissen, Blutung etc.). Üblicherweise sollte ein Patient nach einer Liquorentnahme mindestens 24 h Bettruhe in Flachlage oder leichter Oberkörperhochlage einhalten. Dies liegt in den postpunktionellen Beschwerden begründet. Diese Beschwerden können sich als Übelkeit, Brechreiz, Drehschwindel, Meningismus und andere Reiz- bzw. Unterdrucksymptome zeigen. Diese Beschwerden nehmen beim Aufrichten, Aufsetzen zu und klingen beim Hinlegen wieder ab.

8.20
Thrombosegefahr, Blutungsgefahr, Antikoagulation, Antikoagulanzien

8.20.1
Blutungsgefährdung

Neurochirurgisch zu behandelnde Patienten sind, wie der Name sagt, chirurgisch zu behandelnde Patienten. Chirurgische Patienten haben Traumatisierungen erlitten (Unfälle, spontane Blutungen u.a.) bzw. erleiden im Laufe der Behandlung künstlich gesetzte Traumatisierungen, aus denen sich ein bestimmtes Blutungsrisiko im Rahmen der Wundentstehung und der folgenden, weiteren Wundheilung ergibt. Somit liegt das Interesse in einer möglichst schnell erfolgenden Blutgerinnung, damit die Blutungen stehen, keine weiteren Blutungen nachfolgen und die Heilung der Traumata möglichst schnell vonstatten geht. Dies fordert oftmals ein effektives, kausales Vorgehen wie die chirurgische Blutstillung, aber ebenso häufig auch die Substitution von Blut und Blutderivaten. Ausgehend von diesen allgemeingültigen Überlegungen haben neurochirurgische und auch neurologische Patienten häufig noch zusätzliche besondere Probleme hinsichtlich einer Blutungsgefährdung:

- Verschiedentliche Ursachen können zur intrakraniellen Blutung verschiedenster Lokalisationen und Ausmaße führen. Beispiele für diese Ursachen sind Traumatisierungen (Kontusionsblutungen), Aneurysmen, Hypertonie, Arteriosklerose, Angiome, Antikoagulanzienwirkung (Cumarinderivate), Verbrauchskoagulopathie, Thrombozytopenien verschiedener Ursachen u.a. Im Rahmen der physiologischen Blutgerinnung kommt es nun im direkten Anschluß an die Blutung zur primären Blutstillung mit erstem Wundverschluß und damit oftmals zu einer relativ suffizienten Blutstillung. Dieser erste „mechanische" Wundverschluß kann im Bereich des ZNS, im Gegensatz zu anderen Geweben, nur unzureichend durch eine mehr oder minder große Masse an umgebendem Gewebe (z.B. Muskel) und dessen physikalischer Druckwirkung geschient und stabilisiert werden. Intrakranielle Blutungen „tamponieren" sich im allgemeinen erst sehr spät und dann oftmals nur aufgrund der Kompartiment-Verschiebung bei gleichzeitiger Erhöhung des ICP. Nachdem die primäre Blutstillung mit erstem Wundverschluß (und Tamponade) die Blutung zum Stehen gebracht hat, setzt die eigentliche, sekundäre Wundheilung ein. Diese Wundheilung betrifft bei neurochirurgisch-neurologischen Patienten in erster Linie das betroffene Gefäß und bezieht sich auf die Gefäßwände. Der Grund hierfür ist in der Tatsache zu sehen, daß ein Gefäß im Bereich des ZNS fast nur von Nervenzellgewebe umgeben ist. Die sekundäre Wundheilung kann also nicht auf eine die Narbenbildung und -stabilisierung unterstützende Umgebung mit Funktionsgewebe (z.B. Muskelgewebe am Bein) zurückgreifen. Währenddessen also die Bildung von erstem Narbengewebe den Thrombozytenpropf ersetzt und sich die Wundumgebung zu stabilisieren beginnt, kommt es zum Einsetzen der physiologischen Fibrinolyse, um Zelltrümmer u.a. abzuräumen. Diese Fibrinolyse destabilisiert aber den primären Wundverschluß und führt zu einer großen Blutungsgefährdung, der Nachblutung. Die Gefahr einer fibrinolysebedingten Nachblutung ist bei Patienten mit intrakraniellen Blutungen bzw. Traumatisierungen in der Regel 4–10 Tage nach der primären Blutung bzw. dem primären Trauma am größten. Zusätzliche, destabilisierende Faktoren, wie z.B. Hypofibrinogenämie, latente bzw. manifeste Verbrauchskoagulopathie, vorbestehende Arteriosklerose, Streß, Diabetes mellitus, Hypertonie, ICP-Erhöhung, Fieber u.a., erhöhen die Gefährdung weiter.

- Bei Patienten mit intrakraniellen Tumoren kann häufig schon in der präoperativen Labordiagnostik eine deutliche Verminderung des Fibrinogen-Spiegels beobachtet werden. Postoperativ fällt dieser Spiegel im allgemeinen noch weiter ab und erhöht die bereits bestehende Blutungsgefährdung weiter.

8.20.2
Thromboemboliegefährdung

Neurochirurgische und auch neurologische Patienten sind aber ebenso wie andere, vital bedrohte, schwerstkranke, immobilisierte, häufig intensivbehandlungsbedürftige Patienten auch gefährdet, eine der Blutungsgefahr gegenläufige Komplikation zu erleiden, die Thrombose bzw. Thromboembolie. Diese Gefährdung leitet sich aus bestimmten Umständen her (venöse Stase, Verminderung der venösen Blutflußgeschwindigkeit in peripheren Venen). Ihr kann durch konservative Maßnahmen (Kompressionsstrümpfe, Mobilisierung und anderes) nur ungenügend Rechnung getragen werden.

8.20.3
Antikoagulation

Will man aber der Gefahr einer Thromboembolie durch eine Gabe von Antikoagulanzien zur systemischen Antikoagulation begegnen, so begibt man sich aufgrund der vorab erfolgten Ausführungen in chirurgisch-operativen Disziplinen wie der Neurochirurgie oder der Neurologie mit ihren vorab bereits skizzierten, spezifischen Problemen auf grundsätzlich schwieriges Terrain. Speziell in der Neurochirurgie stehen aber noch zusätzliche, besondere Probleme an. Als Beispiel sei hier ein Patient mit einer frischen, durch eine Operation entstandenen Wunde am bzw. im Bein einem Patienten mit einer ebenfalls nur wenige Stunden zurückliegenden Kraniotomie mit Resektion eines intrazerebralen Tumors gegenübergestellt. Beide Patienten sind im fortgeschrittenen Lebensalter und komplett immobilisiert. Tritt nun nach einer postoperativ durchgeführten, effektiven Antikoagulation eine Blutung im Bereich der operativ gesetzten Traumata ein, so hat das für diese beiden Patienten sehr unterschiedliche Konsequenzen.

- Bei dem Patienten mit der Beinwunde führt die Einblutung im Bereich der Wunde zu einer starken Hämatombildung. Dieses Hämatom muß möglicherweise ausgeräumt, kann aber möglicherweise auch konservativ behandelt werden. Es verzögert mutmaßlich die Wundheilung, stellt sie aber nicht grundsätzlich in Frage.

- Für den Patienten mit der Kraniotomie sieht die Situation völlig anders aus. Im „starren" Schädel ist die Toleranz gegenüber einem raumfordernden Hämatom gänzlich anders als in der relativ dehnbaren Muskulatur eines Beines. Eine Einblutung im Tumorbett füllt die Resektionshöhle mit Blut aus, führt zu einer Irritation und Destruktion des direkten Umgebungsgewebes, äußert sich in einem mehr oder minder großen Perifokalödem und löst zudem eine Erhöhung des intrakraniellen Drucks mit den bekannten, weitreichenden Folgen aus. Eine postoperative Nachblutung reduziert für einen solchen Patienten die Chance, die ohnehin sehr problematische postoperative Situation ohne größere Defekte zu überstehen bzw. verschlechtert die Überlebensprognose insgesamt.

Dieses Beispiel ist willkürlich, kann aber in verschiedensten Variationen für nahezu alle Patienten der neurochirurgischen Spezialdisziplin konstruiert werden. Ähnliche Problemkonstellationen sind für neurologische Patienten zu nennen. Als Resümee ergibt sich also folgendes Dilemma:
Es muß eine Antikoagulation aufgrund der Thromboemboliegefährdung durchgeführt werden bei gleichzeitig erhöhtem Blutungsrisiko. Zusätzlich muß dabei noch berücksichtigt werden, daß eine dann tatsächlich eintretende, antikoagulanzienbedingte Blutung deletäre Folgen für den Patienten nach sich ziehen würde. Erfahrungen im klinischen Alltag in der Behandlung von neurochirurgischen als auch neurologischen Patienten haben gezeigt, daß eine heparininduzierte Verlängerung der aPTT um das 1,5- bis 2fache (d.h. auf 40–45 s) und eine Verlängerung der TZ auf ebenfalls das 1,5- bis 2fache unter den vorab genannten Bedingungen in der Regel nicht zu einer antikoagulanzienbedingten Blutung führen und zugleich aber die Thromboemboliegefährdung deutlich vermindern. Wenn also keine weiteren, die Blutgerinnung beeinflussenden Bedingungen vorliegen, sich die Globaltests (Quick, PTT, TZ) vor Beginn der Heparinisierung im Normalwertbereich befanden und keine sonstigen Einschränkungen vorliegen, kann eine Low-dose-Heparinisierung durchgeführt werden. Dies gilt sowohl für die direkte postoperative Versorgung eines beatmeten Intensivpatienten nach

Kraniotomie wie für den Schwerstpflegepatienten oder für den mobilisierten Patienten nach einer Bandscheibenoperation auf der neurochirurgischen Normalstation. Für neurologische Patienten kann dies dahingehend erweitert werden, daß in aller Regel selbst eine maßvolle, therapeutische Heparinisierung nach einem interventionellen Eingriff (z.B. Katheterembolisation eines Hirnarterienaneurysmas) toleriert wird.

8.20.4
Antikoagulanzien

Zur Verminderung der Thromboemboliegefährdung stehen verschiedene, die Blutgerinnung beeinflussende Substanzen zur Verfügung. Dies sind Thrombozytenaggregationshemmer, Cumarin-Derivate und Heparine. Alle drei Pharmaka haben ihre speziellen Indikationsrahmen und Applikationsbesonderheiten:

- **Thrombozytenaggregationshemmer** eignen sich für die Langzeitbehandlung von bestimmten, in der Regel mobilen, thrombosegefährdeten Patienten. Beispiele hierfür sind Patienten mit Thrombozytose, nach Herzklappenersatz, Thrombendektomie, Herzrhythmusstörungen usw. Die Wirkung von Thrombozytenaggregationshemmern läßt sich anhand von Laborparametern praktisch kaum ermitteln. Die Wirkung kann am ehesten mittels der manuell ermittelten Blutungszeit abgeschätzt werden.

- **Cumarin-Derivate** werden ebenfalls in der Langzeitbehandlung von bestimmten, in der Regel mobilen, thromboemboliegefährdeten Patienten eingesetzt. Beispiele hierfür sind Patienten nach Klappenersatz, Gefäßprothesen, Embolektomien, Herzrhythmusstörungen usw. Die Wirkung der Cumarine kann mittels des Quick-Tests abgeschätzt werden. Allerdings werden in der Neurochirurgie Patienten seltener mit Cumarinen antikoaguliert, als daß sie aufgrund der Cumarin-Behandlung neurochirurgisch behandelt werden müssen. „Hydrocephalus aufgrund Ventrikeltamponade bei hypertoner Hirnmassenblutung mit Ventrikeleinbruch unter Cumarin-Therapie" ist keine seltene Diagnose im Fach „Neurochirurgie".

- Die **Low-dose-Heparinisierung** der Patienten der neurochirurgischen als auch neurologischen Normalstation wird für die Dauer des stationären Aufenthalts in der Regel mit Depot-Heparinen durchgeführt. Diese Pharmaka werden je nach Substanz und Dosisbedarf 1- bis 3mal täglich mittels einer subkutanen Injektion verabreicht. Die Antikoagulantienwirkung kann anhand der Gerinnungsglobaltests ermittelt werden, ist aber im allgemeinen individuell relativ stark schwankend.

- Gemessen an den Bedingungen einer Intensivbehandlung mit der Forderung einer einfachen Applikationsform via Perfusionspumpe, genauen Dosierbarkeit, kurzen Wirkdauer bzw. Halbwertszeit und Antagonisierbarkeit scheiden sowohl Thrombozytenaggregationshemmer als auch Cumarinderivate aus. Es bietet sich die intravenöse Dauerapplikation von Heparin an.

8.21
Neurochirurgisch-neurologische Krisensituationen und Kriseninterventionen

Zusätzlich zu möglicherweise auftretenden Notfallsituationen (z.B. kardiopulmonale Reanimation) ist die akute intrakranielle Raumforderung die neurochirurgisch-neurologische Notfallsituation par excellence. Hierbei läßt sich unterscheiden zwischen

- akuter intrakranieller Drucksteigerung als Ausdruck einer akuten intrakraniellen Blutung,
- akuter intrakranieller Drucksteigerung bei Verschlußhydrocephalus,
- akuter intrakranieller Drucksteigerung als Ausdruck eines Ödems bzw. einer Schwellung.

8.21.1
Akute intrakranielle Blutung

Als Ursachen kommen z.B. in Betracht:
- Rezidivblutungen von bekannten, nicht versorgten Aneurysmen,
- SAB aufgrund einer Aneurysmablutung als Erstmanifestation,
- subakutes bzw. chronisches Subduralhämatom mit Manifestierung im Behandlungsverlauf,
- postoperative bzw. posttraumatische Nachblutung (intrazerebral, subdural, epidural).

Das akute epidurale Hämatom fällt hier heraus, da der Zeitraum zwischen Trauma und Erstversorgung in der Notaufnahme im allgemeinen zur Diagnosesicherung ausreicht. Die operative Versorgung ist in der Regel bereits vor der stationären Aufnahme erfolgt. Leitsymptome aller akut raumfordernden Blutungen sind

- Bewußtseinstrübung bis zum Koma,
- ein- bzw. beidseitig sich entwickelnde Mydriasis mit zunehmend eingeschränkter Lichtreaktion der Pupillen,
- Ateminsuffizienz bis hin zum Atemstillstand,
- Herzrhythmusstörungen, Tachy- und Bradykardien,
- Bradykardie bis hin zum Herzstillstand.

Das subakute bzw. chronische Subduralhämatom wird im allgemeinen erst nach mehreren Tagen klinisch auffällig, da die Blutung häufig venösen Ursprungs ist und daher oft langsam zunimmt. In der Klinik imponiert hier die sich langsam entwickelnde ein- bzw. beidseitige Mydriasis mit zunehmend eingeschränkter Lichtreaktion der Pupillen und die zunehmende Bewußtseinstrübung. Therapie ist in allen Fällen die schnellstmögliche Diagnosesicherung mittels bildgebendem Verfahren (CCT) und die operative Versorgung und Entlastung mit Hämatomausräumung, Blutstillung, eventuell Anlage einer extern ableitenden Hirnventrikel-Liquordrainage.

8.21.2
Akute intrakranielle Drucksteigerung bei Verschlußhydrocephalus

Die akute intrakranielle Drucksteigerung als Ausdruck eines Verschlußhydrocephalus ist immer als terminaler Druckanstieg im Rahmen der exponentiellen Dekompensation mit drastisch verminderter intrakranieller Compliance zu sehen. Der Patient ist in dieser Situation akut vital bedroht und die klinische Situation verschlechtert sich im allgemeinen schnell bis sehr schnell und kann wie folgt charakterisiert werden:

- zunehmende Bewußtseinstrübung,
- zunehmende, ein- bzw. beidseitige Mydriasis mit zunehmender Einschränkung der Lichtreaktion der Pupillen,
- Ausfall von Reflexen, Auftreten pathologischer Reflexmuster,
- Ateminsuffizienz bis hin zum Atemstillstand,
- Kreislaufaffektionen.

Therapie ist in allen Fällen die schnellstmögliche Diagnosesicherung mittels bildgebendem Verfahren (CCT) und die operative Versorgung und Entlastung mit Hämatomausräumung, Blutstillung, Anlage einer extern ableitenden Hirnventrikel-Liquordrainage. Möglicherweise kann zur Sicherung der Vitalfunktionen auch eine Notfalltrepanation mit Ventrikelpunktion auf Station erforderlich werden.

8.21.3
Akute intrakranielle Drucksteigerung als Ausdruck von Ödem bzw. Schwellung

Eine akute intrakranielle Drucksteigerung als Ausdruck eines Ödems bzw. einer Schwellung ist immer als das Resultat einer vorhergehenden, direkten bzw. indirekten Schädigung des Hirns aufzufassen. Ursächlich kommen in Betracht:

- tumorinduziertes Ödem,
- diffuses und generalisiertes Ödem bzw. Schwellung nach Trauma,
- lokales Ödem nach lokalen Läsionen (Raumforderung, Trauma, OP),
- hypoxisches Ödem (Z.n. Reanimation),

- metabolisches Ödem (Hyperglykämie, Coma hepaticum bzw. uraemicum).

Klinisch kann beobachtet werden:

- zunehmende Bewußtseinstrübung,
- zunehmende, ein- bzw. beidseitige Mydriasis mit zunehmender Einschränkung der Lichtreaktion der Pupillen,
- Ausfall von Reflexen und Auftreten pathologischer Reflexmuster,
- Ateminsuffizienz bis hin zum Atemstillstand,
- Kreislaufaffektionen.

8.21.4
Maximalbehandlungskonzept (Abb. 8.84)

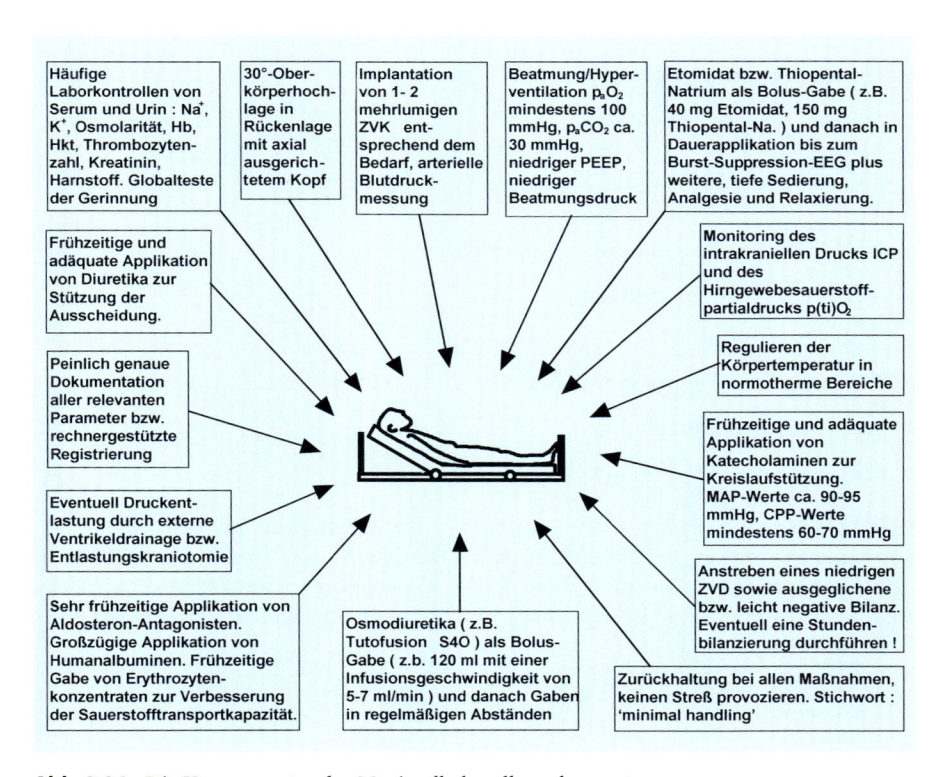

| Häufige Laborkontrollen von Serum und Urin : Na^+, K^+, Osmolarität, Hb, Hkt, Thrombozytenzahl, Kreatinin, Harnstoff. Globalteste der Gerinnung | 30°-Oberkörperhochlage in Rückenlage mit axial ausgerichtetem Kopf | Implantation von 1- 2 mehrlumigen ZVK entsprechend dem Bedarf, arterielle Blutdruckmessung | Beatmung/Hyperventilation p_aO_2 mindestens 100 mmHg, p_aCO_2 ca. 30 mmHg, niedriger PEEP, niedriger Beatmungsdruck | Etomidat bzw. Thiopental-Natrium als Bolus-Gabe (z.B. 40 mg Etomidat, 150 mg Thiopental-Na.) und danach in Daueapplikation bis zum Burst-Suppression-EEG plus weitere, tiefe Sedierung, Analgesie und Relaxierung. |

Frühzeitige und adäquate Applikation von Diuretika zur Stützung der Ausscheidung.

Peinlich genaue Dokumentation aller relevanten Parameter bzw. rechnergestützte Registrierung

Eventuell Druckentlastung durch externe Ventrikeldrainage bzw. Entlastungskraniotomie

Sehr frühzeitige Applikation von Aldosteron-Antagonisten. Großzügige Applikation von Humanalbuminen. Frühzeitige Gabe von Erythrozytenkonzentraten zur Verbesserung der Sauerstofftransportkapazität.

Osmodiuretika (z.B. Tutofusion S40) als Bolus-Gabe (z.b. 120 ml mit einer Infusionsgeschwindigkeit von 5-7 ml/min) und danach Gaben in regelmäßigen Abständen

Monitoring des intrakraniellen Drucks ICP und des Hirngewebesauerstoffpartialdrucks p(ti)O$_2$

Regulieren der Körpertemperatur in normotherme Bereiche

Frühzeitige und adäquate Applikation von Katecholaminen zur Kreislaufstützung. MAP-Werte ca. 90-95 mmHg, CPP-Werte mindestens 60-70 mmHg

Anstreben eines niedrigen ZVD sowie ausgeglichene bzw. leicht negative Bilanz. Eventuell eine Stundenbilanzierung durchführen !

Zurückhaltung bei allen Maßnahmen, keinen Streß provozieren. Stichwort : 'minimal handling'

Abb. 8.84. Die Komponenten des Maximalbehandlungskonzepts

8.22
Hygiene, Desinfektion und Sterilität

8.22.1
Infektionsgefährdung, Infektionsprophylaxe und Hygiene

Nosokomiale Infektionen sind eine häufige Komplikation bei der Behandlung von Intensivpatienten. Die Häufigkeitsrate von im Krankenhaus erworbenen Infektionen beträgt im Krankenhaus allgemein ca. 10%, auf der Intensivstation als Ort der höchsten Keimdichte des Krankenhauses bis zu 30%. Bedingt durch die schwere bzw. schwerste Erkrankung, die zur Aufnahme auf eine Intensivstation geführt hat, sind Intensivpatienten maximal gefährdet, nosokomiale Infektionen zu erleiden. Neben einer Insuffizienz der Immunabwehr, Immobilisierung, durch invasive Maßnahmen angelegte Eintrittspforten für Keime, Antibiotikaverabreichung, Immunsuppression u.a. können folgende Risikofaktoren als prädisponierend aufgefaßt werden:

- extreme Altersgruppen,
- schweres Trauma oder Polytrauma,
- große chirurgische Eingriffe,
- Verbrennungen,
- unzureichende Ernährung,
- schlechter Allgemeinzustand, Kachexie,
- chronisches Nierenversagen,
- Diabetes mellitus,
- Therapie mit Immunsuppressiva,
- maligne Erkrankungen,
- Bestrahlung.

Sowohl neurochirurgische als auch neurologische Patienten aus den Allgemein- und Intensivversorgungsbereichen sind bezüglich der Infektionsgefährdung Hochrisikopatienten. Beispielsweise sind sehr viele dieser Patienten durch Dexamethason-Applikation in der Therapie tumorinduzierter Hirnödeme immunsupprimiert.

8.22.2
Häufige Infektionen

Verschiedene Körperbereiche sind unterschiedlich häufig, unterschiedlich schnell und auch unterschiedlich schwer von Infektionen betroffen:

- **Urogenitaltrakt.** Bereits wenige Stunden nach Einlage eines Urin-Dauerkatheters treten potentiell pathogene Keime im Urin auf. Diese Keimbesiedelung ist auf Keimverschleppung während der Katheterisierung (insuffiziente Desinfektion, unsteriles Arbeiten, Vorschieben von Keimen durch den Katheter von der Harnröhre in die Blase), transurethrales Aufsteigen von Keimen und Reflux von Urin (aus der Drainage zurück in die Blase) zurückzuführen.

- **Atemwege.** Auftreten insbesondere während Beatmung. Leitschiene für Keime sind dabei Tubus bzw. Trachealkanüle (insbesondere durch stille Aspiration). Weitere Infektionswege und -möglichkeiten sind unsteriles Absaugen bzw. Manipulationen, kontaminierte Beatmungssysteme und Befeuchter sowie der Sekretstau in Lunge und Bronchialsystem durch ungenügende Sekretmobilisierung und Expektoration.

- **Wunden.** Infektionen betreffen dabei zum einen unnatürliche Eintrittspforten wie Katheter und Sonden, zum anderen primär traumatische Wunden bzw. primär chirurgische Wunden. Infektionsweg ist zum einen der Primärinfekt (Kontamination während der Traumatisierung bzw. OP), weiter die Autoinfektion durch den Patienten selbst und, sehr viel häufiger, die Infektion durch Manipulation an der Wunde unter unsterilen Kautelen.

8.22.3
Infektionsquellen

Die Reihenfolge der Zusammenstellung ergibt sich nach Häufigkeit des Auftretens von nosokomialen Infektionen. Infektionsquelle ist zuallererst einmal der Patient selbst. Dann folgen Personal, Instrumente und Geräte, Besucher, Medikamente, Infusionen, Blut- und Organspende sowie die Umgebungsluft.

- **Patient.** Bei 50–80% der nosokomialen Infektionen stammen die Erreger aus dem Gastrointestinaltrakt und von der Haut des Patienten selbst. Der Vorgang der Infektion mit eigenen Erregern wird als Autoinfektion bezeichnet. Werden die patienteneigenen Keime mittels eines Übertragungsmodus zu einem anderen Patienten übertragen und lösen dort eine Infektion aus, so wird dies als Kreuzinfektion bezeichnet.

- **Personal.** Infektion von Patienten erfolgt durch das Behandlungspersonal, das als gesunde bzw. kranke Keimträger und -ausscheider fungiert.

- **Kontamination.** Als potentiell kontaminiert durch Anflug- und Kontaktkeime kommen Instrumente, Geräte, Medikamente, Infusionslösungen, Blut und Derivate, Wasser, Arbeitsflächen, Fußböden u.a. in Betracht. Begünstigender Faktor ist hier Wärme und Feuchtigkeit.

8.22.4
Übertragungswege

- Kontakt- bzw. Schmierinfektion. 90% aller nosokomialen Infekte werden durch direkten bzw. indirekten Kontakt übertragen.
- Aerogene Infektion. Ca. 10% der Gesamthäufigkeit. Bedingt durch defekte und verunreinigte Klimaanlagen, Zugluft, Tröpfcheninfektion durch Staub.
- Nahrungsmittelinfektion. Übertragung durch kontaminierte Nahrungsmittel und Trinkwasser.
- Transmissive Infektion. Übertragung erfolgt durch Insekten (Fliegen u.ä.).

8.22.5
Prävention

Grundbedingung ist Asepsis, d.h. Erlangung und Aufrechterhaltung von Keimarmut auf der Intensivstation bzw. am Patienten durch geeignete Maßnahmen und Strukturen. Dies sind in erster Linie bauliche Voraussetzungen wie Klimaanlage, Möglichkeit der Isolierung septischer bzw. immunsupprimierter Patienten.
Zum zweiten betrifft dies Flächendesinfektion, Wisch- und Scheuerdesinfektion in bestimmten Abständen.
Die dritte präventive Komponente betrifft das hygieneorientierte Verhalten des Personals. Dieses Verhalten nimmt eine Schlüsselstellung in der Prävention ein (Kreuz- und Kontakt-Schmierinfektion):

- **Händehygiene.** Händedesinfektion vor und nach jedem Kontakt mit dem Patienten bzw. vor und nach Manipulationen am Patienten. Tragen von Einmalhandschuhen (unsteril und steril).
- **Kleidungshygiene.** Tragen von Bereichskleidung. Kleidungswechsel bzw. Schutzkittel beim Verlassen und Betreten der Station. Tragen von jeweils wieder zu wechselnden Schutzkitteln bzw. Einmalschürzen bei diagnostischen bzw. pflegerischen Maßnahmen am Patienten.
- **Persönliche Hygiene.** Keine Ringe und Uhren während der Arbeit tragen. Haarnetz oder Haarspangen bei längeren Haaren. Tragen von Mundschutz und Haube, eventuell steriler Kittel bei Manipulationen, welche unter sterilen Kautelen erfolgen müssen.
- **Am Patienten.** Händedesinfektion des Personals bei Manipulationen, Tragen von Einmalhandschuhen (steril und unsteril), Desinfektion der Haut des Patienten bei Maßnahmen bzw. zur Prophylaxe (z.B. gute Pflege des Urogenitalbereichs), keimreduzierende Körperpflege, Manipulationen unter sterilen bzw. aseptischen Kautelen und Verwendung von sterilen bzw. aseptischen Instrumenten und Geräten.
- **Instrumente und Geräte.** Wechsel bzw. Desinfektion und Sterilisation bzw. Reinigung von Instrumenten und Geräten nach Gebrauch bzw. in bestimmten Abständen.

8.22.6
Infektionsüberwachung

- Infektionsüberwachung der Allgemein- bzw. Intensivstation. Gezielte Untersuchung der Umgebung bezüglich Verkeimung und Keimspektrum mittels Abstrich und Abklatschtest in bestimmten Abständen, Kontrolle der Desinfektions-Sterilisationseffizienz, Überprüfung und Reflexion von Arbeitsabläufen und Pflegemaßnahmen zur Effektivierung der Prävention.
- Routinemäßig erfolgende mikrobiologische Kontrollen des Patienten.

8.22.7
Desinfektion und Reinigung

Die üblichen Maßnahmen zur gezielten Reinigung bzw. Verminderung von Keimen erfolgen durch Naß-Wisch-Scheuerdesinfektion von Flächen, Geräten und Instrumenten mit geeigneten Mitteln und in regelmäßigen Abständen.

ATL „Sich beschäftigen"

Die in diesem ATL-Kapitel besprochenen Themen sind

9.1 Allgemeines zum Thema „Sich beschäftigen, der Mensch in der Welt" 325
9.2 Arbeit und Lebenssinn bzw. Selbstverständnis aufgrund Beschäftigung, Arbeit und Lebenssinn 325
9.3 Beschäftigung versus Langeweile und die psychischen Auswirkungen 326
9.4 Sensorisch-sensible, soziale Deprivation aufgrund Reizentzug bzw. fehlender Stimulation 326
9.5 Spezielle Problematik 327
Zusammenfassung 327

Weitere und zum Teil auch spezifische Informationen zu diesen Thematiken finden sich auch bei den Ausführungen zu den ATL-Ausarbeitungen „Sinn finden, Sein", „Kommunizieren", „Sich pflegen, sich kleiden", „Sich bewegen".

9.1
Allgemeines zum Thema „Sich beschäftigen, der Mensch in der Welt"

Es gehört zum menschlichen Leben, so wie es zum Leben eines jeden anderen Wesens gehört, tätig zu sein. Dieses Tätigsein ist in diesem Zusammenhang ein vielschichtiger Begriff und beschreibt eine breite Palette von Aktivitäten. Dies kann der Vorgang des Atmens sein, die tägliche Arbeit im Haushalt oder im Beruf, das Lesen der Tageszeitung, Körperpflege, Kino- und Gaststättenbesuch bis hin zum Sport usw. Durch all dies ist der Mensch tätig in seiner Welt, gestaltet seine Welt, wird von ihr gestaltet, erfährt seine Welt.

9.2
Arbeit und Lebenssinn bzw. Selbstverständnis aufgrund Beschäftigung, Arbeit und Lebenssinn

Durch die Antwort der Welt auf das „in der Welt sein" des Individuums bestimmt der Mensch in der Regel auch seinen Stellenwert. Besonders deutlich wird dies am Aspekt „Arbeitstätigkeit, Beruf" etc. Viele Menschen, vor allem der westlichen

Kulturzugehörigkeit, definieren sich über ihre Berufstätigkeit, über den „Broterwerb". Wird dieser gefügte Zusammenhang nun plötzlich gebrochen, wie beispielhaft am Thema beschrieben, durch eine schwere Erkrankung, so geraten sehr viele Betroffene in eine ernste Lebens-Sinn-Krise. Diese Sinn-Krise ist am ehesten mit der Krise vergleichbar, die mit dem Eintreten des Rentenalters oder plötzlicher Arbeitslosigkeit beobachtet werden kann. Charakteristisch für diese Art der Lebenskrise ist eine Unruhe, ein Getriebensein gepaart mit einem ausgeprägten Gefühl von Wertlosigkeit bzw. Wertminderung. All dies kann unter weiterer Bedrohung, wie sie eine schwere Erkrankung darstellt, zu einer negativistisch-kontraproduktiven Grundstimmung führen. Beispielhaft sei hier nur der „typische" Herzinfarktpatient genannt. Er ist männlich, ca. 45 Jahre alt, verheiratet, Angestellter, überarbeitet, leidet an Hypertonie und Adipositas. Diese Patienten sind häufig wenig krankheitseinsichtig und können selbst als Patienten auf der Intensivstation nur mit Mühe die berufliche Tätigkeit bzw. „ganz wichtige Dinge" zurückstellen.

9.3
Beschäftigung versus Langeweile und die psychischen Auswirkungen

Ohne die Möglichkeit, neuzeitliches Entertainment wie TV, PC, Video und HiFi-Anlage bzw. Kino, Gaststätte, Diskothek etc. nutzen zu können, und somit entsprechend auf sich selbst zurückgeworfen bzw. reduziert zu sein, kommt bei vielen Menschen ein Gefühl von Langeweile auf. Dieses Gefühl „nichts mit sich selbst anfangen können" und kein ständiges „Programm" zur Unterhaltung zu haben, führt dann oft zu Unruhe, Getriebensein, Gereiztheit, Schlafstörungen und ähnlichem. Aufgrund einer Erkrankung bettlägerig und immobil zu sein, fördert und verstärkt dann noch die Empfindungen von Langeweile und Eintönigkeit.

9.4
Sensorisch-sensible, soziale Deprivation aufgrund Reizentzug bzw. fehlender Stimulation

Der Mensch erfährt durch sein Tätigsein nicht nur seine Welt, sondern er erfährt sich auch selbst. Fehlen von außen kommende Reize bzw. kommt es aus irgendeinem Grund zur Reizverarmung, so resultiert ein Umstand, den man allgemein als Deprivation bezeichnet. Dieses Phänomen wird in der Ausarbeitung zur ATL „Kommunizieren" thematisiert und wird dort als „Sensorische, sensible, soziale Deprivation aufgrund Reizentzug bzw. fehlender Stimulation" ausführlich behandelt.

9.5
Spezielle Problematik

Die das ZNS betreffende, den Patienten mehr oder minder vital bedrohende Erkrankung betrifft seine Person in existentieller Form, beeinträchtigt eine Vielzahl seiner psychosozialen Integrations-, Wahrnehmungs- und auch Ausdrucksmöglichkeiten. Nicht selten haben diese Patienten entsprechende, sehr spezielle Probleme, wie z.B.:

- Es bestehen mehr oder minder umfangreiche Lähmungen.
- Es bestehen Störungen der Sensibilität.
- Es bestehen Minderungen der Seh- und Hörfähigkeit.
- Es bestehen Störungen der Sprache bzw. Störungen der an der Lautbildung bzw. Lautäußerung beteiligten Strukturen (Aphasien, Dysarthrien).
- Es bestehen Apraxien (Störungen des zweckmäßigen Handelns).
- Es bestehen Agnosien (Störungen des Erkennens des Wahrgenommenen).
- Es bestehen Störungen des Bewußtseins.

All dies fördert, verstärkt bzw. initiiert Probleme bezüglich „aktiv mit sich in der Welt zu sein und sich und die Welt zu erfahren".

Zusammenfassung

- Sowohl Angehörige als auch Pflegepersonen sollen jede sich bietende Gelegenheit nutzen, um mit dem Patienten zu sprechen und wenn möglich körperlichen Kontakt aufnehmen. Dies gilt auch und besonders für bewußtseinsgetrübte, komatöse Patienten.
- Körperliche Mobilisation sollte so frühzeitig und soweit irgend möglich vertretbar erfolgen.
- Wenn es der Zustand und die Gesamtsituation des Patienten erlauben, sollte ausgiebige, wenn möglich mehrmals täglich, krankengymnastische Behandlung erfolgen.
- Benutzung spezieller Handlungen aus dem Konzept der basalen Stimulation, damit der Patient durch sensibel-sensorische Stimulation z.B. die Möglichkeit erhält, sein Körperschema aufrechtzuerhalten bzw. zu restaurieren, Körpergrenzen wieder zu erfahren. Diese Handlungen sollten bewußt in Pflegeverrichtungen eingebaut werden. Bestreichen der Körpergrenzen, spezielle Waschungen, Abfrottieren der Haut, Einreibungen, oral-sensorische Stimulation durch positiv konnotierte Utensilien

wie Marmelade, Benutzung der patienteneigenen Toilettenartikel zur olfaktorischen Stimulation, Hörenlassen eigener Musik usw. sind ein kurzer Auszug des Repertoires von Möglichkeiten.

- Verbale Begleitung der Handlungsabläufe. Der verbale Unterbau jedes intensivmedizinischen Handlungsablaufs wird vom Patienten nicht nur als unterstützendes, emotionales Angebot erlebt, sondern stellt auch eine wichtige Information hinsichtlich des Therapieprogramms dar, welchem er sich sonst willkürlich ausgeliefert fühlt.

- Wenn möglich, sollte der Patient aktuelle Informationen aus Presse etc. erhalten. Die Benutzung von Zeitungen, Zeitschriften, TV und Radio sollte, wenn verfügbar und vertretbar, ermöglicht werden.

- Bei Patienten mit Durchgangssyndrom sollte mehrmals täglich, zusätzlich zum geduldigen Eingehen auf den Patienten, zum Aufbau und Erhalt eines orientierenden Raum-Zeit-Rahmens Angaben über Ort, Zeit und Umstände gemacht werden.

- Dem kommunikationseingeschränkten Patienten (z.B. Intubation) sollten Angebote zur schriftlichen Äußerung gemacht werden.

KAPITEL 10

ATL „Kommunizieren" 10

Die in diesem ATL-Kapitel besprochenen Themen sind

10.1	Wahrnehmung, Kommunikation, Bewußtsein und Selbstverständnis	330
10.2	Wahrnehmung und Sinnesqualitäten	331
10.2.1	Hautreize und Vibrationen	331
10.2.1.1	Tiefensensibilität	331
10.2.1.2	Oberflächensensibilität	332
10.2.1.3	Zentrale Weiterleitung der Sinnesreize	333
10.2.2	Gleichgewichtssinn	334
10.2.3	Hören	335
10.2.4	Geschmack	336
10.2.5	Riechen	336
10.2.6	Sehen	338
10.2.6.1	Pupillomotorik und Pupillenreaktion auf Licht	339
10.2.6.2	Störungen im Bereich des visuellen Systems	339
10.3	Sprache als Werkzeug der Kommunikation	340
10.3.1	Sprechen	340
10.3.2	Sprache	341
10.4	Bewußtsein und Bewußtseinslage	342
10.5	Durchgangssyndrome und Trübungssyndrome	343
10.5.1	Anamnestisches Durchgangssyndrom	343
10.5.2	Affektives Durchgangssyndrom	343
10.5.3	Trübungssyndrome	344
10.6	Glasgow Coma Scale (GCS) zur Beurteilung der Bewußtseinsstörung	344
10.7	Soziokulturelle Aspekte	344
10.8	Störungen der Kommunikation und Wahrnehmung	346
10.8.1	Situation des Patienten	349
10.9	Basale Stimulation	349
10.9.1	Konzept	350
10.9.2	Stufenmodell	350
10.9.3	Stimulation	350
10.9.4	Habituation	351
10.9.5	Deprivation	352
10.9.6	Einfluß von Habituation und Deprivation auf die Wahrnehmung	353
10.9.7	Ziel der basalen Stimulation	353
10.9.8	Somatische Wahrnehmung und Stimulation	354
10.9.8.1	Anbahnung einer Berührung	354
10.9.8.2	Bewußtmachung der Körpergrenzen	355
10.9.8.3	Kontaktatmung	356
10.9.8.4	Atemstimulierende Einreibungen	356
10.9.8.5	Ganzkörperwäsche	359

10.9.8.6	Somatische Autostimulation	360
10.9.9	Vibratorische Wahrnehmung und vibratorische Stimulation	360
10.9.10	Vestibuläre Wahrnehmung und vestibuläre Stimulation	361
10.9.10.1	Nahrungsaufnahme und vestibuläre Stimulation	362
10.9.10.2	Urinausscheidung und vestibuläre Stimulation	362
10.9.10.3	Vestibuläre Autostimulation	363
10.9.11	Oral-nasale Stimulation	363
10.9.11.1	Bedingungen und zu klärende Umstände	363
10.9.11.2	Magensonden und Beatmungstuben	364
10.9.11.3	Aspekte zur Durchführung der oral-nasalen Stimulation	364
10.9.12	Auditive Stimulation	366
10.9.12.1	Auditiv-vibratorisches Hören	366
10.9.12.2	Wahrnehmung von Lauten und Musik	367
10.9.12.3	Sprache, Sprechen, Worte	367
10.9.12.4	Allgemeine Handlungsmöglichkeiten und spezielle Stimulation	367
10.9.13	Taktil-haptische Stimulation	369
10.9.14	Visuell-optische Stimulation	370
10.9.15	Zusammenfassende Hinweise zur basalen Stimulation	372
	Zusammenfassung	*373*

Weitere und zum Teil auch spezifische Informationen zu diesen einzelnen Themengebieten finden sich unter anderem auch bei den Ausführungen zu den ATL „Sinn finden, Sein", „Sich beschäftigen", „Sich pflegen, sich kleiden", „Sich bewegen".

10.1
Wahrnehmung, Kommunikation, Bewußtsein und Selbstverständnis

Es gehört zum menschlichen Leben, so wie zum Leben eines jeden anderen Wesens, mit seiner Umgebung in Austausch zu treten. Dieser Austausch bewegt sich zwischen den Polen „Innen und Außen", kann sich auf den pulmonalen Gasaustausch oder aber auch auf den Temperaturaustausch zwischen Körper und Umgebung beziehen. Austausch ist vielschichtig, setzt Wahrnehmung voraus und betrifft das einzelne Individuum in elementarer Weise. Die Kommunikation ist eine spezielle Variante dieses Austausches. Üblicherweise wird der Begriff „Kommunikation" soziokulturell verstanden und kann verbal sowie nonverbal verlaufen. Zur verbalen Kommunikation wird nach allgemeiner Übereinkunft jede Art lautsprachlichen Austausches bzw. der rein sprachliche Austausch gezählt. Nonverbale Kommunikation bezieht sich auf Gestik, Mimik, Verhalten allgemein. Üblicherweise sind verbale und nonverbale Kommunikation nicht getrennt, sondern finden gleichzeitig statt. Zugleich ist Kommunikation mehr als nur verbale und nonverbale Kommunikation. Durch Kommunikation in all ihren Variationsmöglichkeiten erfährt der Mensch seine Welt, und er teilt sich seiner Welt mit. Der Mensch kommuniziert nicht nur mit seiner Welt, sondern er tut dies auch mit sich selbst.

Die Werkzeuge der Wahrnehmung und Kommunikation sind die Sinne.

10.2
Wahrnehmung und Sinnesqualitäten

So wie unter der ATL „Sich beschäftigen" beschrieben, gelangen akustische, optische, somato-sensible Reize sowohl von der Außenwelt als auch vom Menschen selbst über Rezeptorsysteme und afferente Bahnen zum ZNS und vermitteln dem Selbst das Bild seiner Welt und ein Bild von sich selbst. Beispiele hierfür sind

- Spannungszustand von Muskeln,
- Körpertemperatur,
- Geräusche, Geschmack, Geruch und Bilder,
- Füllung der Harnblase und des Darms,
- Stellung des Körpers und der Extremitäten im Raum,
- als positiv erlebte sensible Reize wie sexuelle Stimulation,
- als negativ erlebte sensible Qualitäten wie Schmerzen.

All dies sowie kognitive Aspekte (Erinnerungen und Abstraktion als auch emotionale Reizzustände wie Freude oder Zorn u.a.) stellen sowohl eine ständige Quelle der Stimulation als auch zugleich das Hauptinformationssystem des Menschen über sich selbst dar. Das ZNS als zentraler Schalt- und Verarbeitungsapparat wird durch diese vielfältigen, ankommenden aber auch intern verlaufenden Reize und Impulse angeregt und aktiviert. Kommunikation ist der Schlüssel zum Bewußtsein und das Werkzeug, welches es zugleich modelliert. Beispielsweise ist ohne Kommunikationsfähigkeit die Voraussetzung zur Entwicklung eines Kindes nicht gegeben, gibt es für dieses Kind kein Erfahren der Welt, kein Lernen, keine Differenzierung. Abbruch der Kommunikation mit der Welt bedeutet Abbruch der Beziehung zur Welt und zugleich das Ende der sozialen Existenz. Dieser Abruch ist der Beginn einer somatisch-emotionalen und intellektuellen Regression, an deren Ende der Untergang des Individuums steht.

10.2.1
Hautreize und Vibrationen

Die Haut des Körpers registriert sensible Qualitäten wie Druck, Berührung, Tastreize, Vibrationen, Temperatur und Schmerzen. Diese Qualitäten bezeichnet man als Oberflächensensibilität. Zusammen mit der Tiefensensibilität (vermittelt durch Muskel-, Gelenk- und Sehnenrezeptoren) und der Schmerzsensibilität des Körperinneren (hier vor allem durch Dehnungsrezeptoren und Noziozeptoren vermittelt) wird diese sensible Rezeption als somatoviszerale Sensibilität bezeichnet.

10.2.1.1
Tiefensensibilität
Zur Registrierung von Gelenkstellungen, Muskellängen und Sehnenspannungen in der Tiefe des Körpers bedient sich der Organismus der sogenannten Proprio-

rezeptoren. Zu diesen zählen die Gelenkrezeptoren, die Rezeptoren der Sehnen und die Muskelspindeln. Die so erlangten Informationen über Gelenke, Sehnen und Muskeln sind unter anderem Bestandteil des Gleichgewichtregulationssystems.

10.2.1.2
Oberflächensensibilität

Den Rezeptoren der Haut sind verschiedene Rezeptionsqualitäten zuzuordnen.

- **Druck.** Zuständig für die Druckrezeption sind die Merkel-Zellen bzw. die Tastscheiben. Werden diese durch verschiedene Drücke bzw. Gewichtauflagen gereizt, so entstehen in den ableitenden Nervenfasern Aktionspotentiale mit einer Impulsfrequenz, die dem Druck proportional ist. Auf diese Weise wird die Intensität des Drucks gemessen.

- **Berührung.** Auf Berührungsreize reagieren die Meissnerischen Körperchen bzw. die Haarwurzelrezeptoren. Hier spielt die Geschwindigkeit der Reizänderung eine Rolle, wobei die Anzahl der induzierten Impulse der Geschwindigkeit proportional ist.

- **Vibration.** Vibrationen zu registrieren, ist die Aufgabe der pacinischen Körperchen. Erfolgt nur eine Änderung der Reizstärke, so wird unabhängig von der Änderungsgeschwindigkeit nur ein Impuls induziert. Kommt es jedoch so wie bei der Vibration zu einer dauernden Änderung der Geschwindigkeit, so wird eine zu dieser Beschleunigung proportionale Impulsfrequenz in ableitenden Nervenfasern induziert.

- **Temperatur.** Für die Registrierung der Temperatur gibt es grundsätzlich 2 Arten von Rezeptoren. Zum einen existieren Thermorezeptoren für einen Temperaturbereich unter 36 °C. Je niedriger die Temperatur ist, um so höher ist die Impulsfrequenz der ableitenden Nervenfasern. Weitere Thermorezeptoren existieren für einen Temperaturbereich von 36–43 °C. Je höher die Temperatur ist, um so niedriger ist die Impulsfrequenz der ableitenden Nervenfasern. Vermutlich gibt es noch spezielle Thermo-Schmerzrezeptoren für die Temperaturen über 45 °C.

- **Schmerz.** Die Wahrnehmung von Schmerzen erfolgt in erster Linie über Nozizeptoren. Die Aufgabe dieser Sinnesstrukturen ist die Registrierung der Information, daß dem Körper im Inneren ein Schaden entsteht oder, von außen kommend, ein Schaden trifft. Dieser Schaden kann beispielsweise ein Schnitt in der Haut sein oder aber auch eine schmerzhafte Dehnung der Leberkapsel. Bei der Schmerzrezeption werden verschiedene Qualitäten aufgrund des individuellen Erlebens unterschieden. Diese Qualitäten sind z.B. hell, schneidend, stechend, brennend, reißend, dumpf, dunkel, drückend, biegend, brechend, vernichtend u.a. Kommt es zu Schädigungen entlang der Schmerzbahnen, so wird der Schmerz projiziert, als ob er aus der Peripherie stammte. Das Beispiel hierfür ist die Lumboischialgie aufgrund Nervenquetschung bei Bandscheibenprolaps.

10.2.1.3
Zentrale Weiterleitung der Sinnesreize

Die Weiterleitung der Impulse aus Ober- und Tiefensensibilität erfolgt über periphere Nerven zu den Hinterwurzeln des Spinalmarks. Dort werden diese Impulse auf die Hinterstrangbahnen und den Vorderseitenstrang umgeschaltet.

- Die Hinterstrangbahnen leiten die Informationen über Druck, Berührung und Tiefensensibilität. Diese Impulse erreichen über die Hinterstrangbahnen die Hinterstrangkerne im Bereich der Medulla oblongata. Dort werden die Reize umgeschaltet und ziehen zum Teil zum Kleinhirn. Der andere Teil kreuzt auf die Gegenseite und gelangt so zum Thalamus.

- Die sensorischen Nerven mit den Informationen von Temperatur, Schmerz und zum geringen Teil auch Druck- und Berührungsimpulsen kreuzen im jeweiligen Rückenmarkssegment auf die Gegenseite, um dann im Vorderseitenstrang durch den Hirnstamm zum Thalamus zu ziehen.

- Da diese Bahn (der Tractus spinothalamicus) auch die sensiblen Informationen der Eingeweide führt, wird ein Schmerz aus dem Bereich eines inneren Organs bzw. Struktur im sensiblen Hautbereich des jeweiligen Segments spürbar. Diese projizierten Schmerzfelder nennt man Head'sche Zonen.

- Die sensiblen Informationen aus dem Bereich des Kopfes werden über einzelne Hirnnerven, vor allem durch den N. trigeminus, ebenfalls zum Thalamus geleitet.

Die im Thalamus anlangenden, sensiblen Informationen werden dort erneut umgeschaltet und ziehen dann zum Gyrus postcentralis, um dort in den Bereich der bewußten Wahrnehmung zu gelangen. Die Impulse des bewußten Lagesinns werden vordringlich vom Hinterstrang geführt. Aber nicht alle sensiblen Impulse aus der Peripherie werden ohne Umschweife direkt zum Thalamus weitergeschaltet. Ein nicht unbeträchtlicher Teil, z.B. Impulse der Tiefensensibilität aber auch Schmerzreize, können bereits auf spinaler Ebene als Eigen- und auch Fremdreflex beantwortet werden. Nur ein Teil dieser Informationen gelangt dann sozusagen erst im nachhinein zu Bewußtsein. Diese Verschaltungen dienen in erster Linie der Gleichgewichtserhaltung, dem Schutz des Körpers und beeinflussen vordringlich die Stütz- und Haltemotorik. Ein Beispiel für diese Abläufe wird nachfolgend skizziert. Beim Gehen tritt der rechte Fuß auf einen spitzen Gegenstand. Der Schmerz führt zu einem Fremdreflex, dem Fußsohlenreflex. Dieser Reflex zählt zu den Fluchtreaktionen. Alle Beuger des rechten Beines werden innerviert, und alle Strecker des rechten Beines erschlaffen. Dies führt dazu, daß das rechte Bein angehoben wird. Zugleich erfolgt eine Tonisierung der Strecker des linken Beines, eine Tonusminderung der Beuger des linken Beines und eine Änderung des Tonus der restlichen Stützmotorik. Auf diese Weise wird das Anheben des rechten Beines bewerkstelligt, und die damit erfolgende Schwerpunktverlagerung wird durch Änderung des Tonus der Stützmuskulatur ausgeglichen. Damit ist das Gleichgewicht des Körpers gesichert, und es kommt nicht zum Hinstürzen. Erst nachdem der bereits größte Teil dieser Reaktionen abgelaufen ist, gelangt die Information „Schmerz an der Fußsohle des rechten Beines" zu

Bewußtsein. Weitere Informationen zu Motorik und Sensorik finden sich im ATL-Kapitel „Sich bewegen".

10.2.2
Gleichgewichtssinn

Um das Gleichgewicht zu gewährleisten, werden vom Organismus 3 Systeme genutzt:

- **Optisches System.** Zu diesem System finden sich in diesem ATL-Kapitel spezifische Informationen.
- **Propriozeptives System** (Muskeln und Gelenke). Dieses System wird im ATL-Kapitel „Sich bewegen" behandelt.
- **Vestibuläres System.**

Das vestibuläre System umfaßt das Labyrinth mit seinen zentralen Verbindungen. Das Labyrinth selbst befindet sich in der knöchernen Struktur des Felsenbeins in unmittelbarer Nähe zur Cochlea des Innenohrs. Es besteht aus den 3 senkrecht zueinander stehenden Bogengängen mit ihren jeweiligen Ampullen sowie 2 weiteren ampullenförmigen Strukturen, der Macula sacculi und der Macula utriculi. Dieses ganze System ist von einer Haut ausgekleidet und mit Endolymphe gefüllt. In dieser Lymphe befinden sich Sinneszellen, die in der Lage sind, mechanische Energie, d.h. Bewegung, in elektrische Impulse umzusetzen. Die Aufgaben der Bogengänge sind die Registrierung von Dreh- und Winkelbeschleunigung, während in den Maculi geradlinige Bewegungen und die Abweichung des Kopfes von der Senkrechten erfaßt werden. Kommt es nun zu Bewegungen des Kopfes bzw. des gesamten Körpers im Raum, so bewegen sich die Bogengänge natürlich mit. Die in den Bogengängen befindliche Endolymphe ist relativ träge und kann der Bewegung nicht unmittelbar folgen. Dadurch kommt es zu Strömungsbewegungen in Bogengängen und weiter auch im gesamten Labyrinth. Diese Strömung führt zur mechanischen Reizung der Sinneszellen. Diese Reizung wiederum führt zu einer Erregung in den ableitenden Nervenstrukturen, dem N. vestibularis (N. VIII). Der N. VIII zieht zusammen mit dem N. cochlearis zentralwärts durch den Meatus acusticus internus und über den Kleinhirnbrückenwinkel zum Hirnstamm. Die Fasern des N. VIII gelangen am Übergangsbereich Pons-Medulla (Boden des IV. Ventrikels) zu den Vestibularkernen. Im Bereich dieser Kerne erfolgt die Umschaltung auf weitere, sich verzweigende und zu verschiedenen Strukturen ziehende Neuronen. Gesicherte Verbindungen bestehen dabei

- zum Kleinhirn,
- zur Formatio reticularis,
- zu den Augenmuskelkernen,
- zum Thalamus,
- zu spinalen Motoneuronen vom Halsmark bis hin zum Sakralmark.

Mutmaßliche Verbindungen bestehen zur Großhirnrinde, hier wahrscheinlich zum Bereich der Zentralregion. Diese Mutmaßung beruht auf der Tatsache, daß Störungen des Vestibulärsystems bewußt erlebt werden. Aufgrund dieser Verbindungen erfolgt Einflußnahme

- auf die Stellung der Augen bzw. Stellbewegungen der Augen (Nystagmus),
- auf den Tonus der Halsmuskulatur, von der wiederum die Stellung des Kopfes beeinflußt wird,
- auf den Tonus der Brustmuskulatur sowie der weiteren Skelettmuskulatur,
- auf Reflexe, mit denen Ausgleichbewegungen der Arme und Beine ermöglicht werden.

Störungen des Vestibularapparats und seiner zentralen Verbindungen rufen also in erster Linie Schwindel, d.h. Drehschwindel, hervor. Das zweite Hauptsymptom einer vestibulären Störung ist der Nystagmus. Drittens können allgemeinere Störungen wie Gang- und Stehunsicherheit, räumliche Fehl- und Desorientierung sowie Störungen der Myostatik bzw. des Muskeltonus beobachtet werden. Durch die Verbindungen der Vestibularkerne mit anderen Nervenkernen kann es im Rahmen von Störungen des Vestibulärsystems auch zu vegetativ-vagalen Symptomen wie Übelkeit, Erbrechen, Blässe und Blutdruckabfall kommen.

10.2.3
Hören

Das auditive System dient der Erfassung von akustischen Signalen. Es setzt sich aus dem äußeren Ohr, dem Mittelohr und dem Innenohr zusammen. Das Innenohr wiederum kann in Schnecke (Cochlea), Corti-Organ und Hörnerv (N. VIII = N. cochlearis) unterteilt werden. Akustische Signale, also Schallwellen, erreichen über das äußere und mittlere Ohr das Corti-Organ. Dabei werden die Luftschwingungen innerhalb der Perilymphe in Druckwellen umgesetzt. Diese Druckwellen stimulieren die Haarzellen des Corti-Organs. Diese Haarzellen transformieren die mechanischen Wellen in elektrische Potentiale und übergeben sie dem N. cochlearis. Der N. VIII zieht durch den Meatus acusticus, um im Kleinhirnbrückenwinkel in den Hirnstamm einzutreten. Die Weiterleitung der Impulse erfolgt nun, nach diversen Umschaltstationen und Kreuzung einzelner Fasern auf die Gegenseite, zu den primären kortikalen Feldern in den Gyri temporales transversae (Area 41 = Heschl-Querwindung). Diese primären Felder sind mit weiteren, sekundären Feldern des Temporallappens vernetzt. Die Sekundärfelder bilden sozusagen das akustische Analyse- und Speicherzentrum. Während langsam verlaufende Störungen in der Regel erst sehr spät bemerkt werden, fallen akute Störungen des Hörens, wie z.B. beim Hörsturz (vertebrobasiläre Insuffizienz) und andere Störungen (z.B. Meningitiden, Intoxikationen) dem Betroffenen im allgemeinen sofort auf. Die zentralen Verbindungen des akustischen Verarbeitungssystems werden häufig durch vaskuläre Prozesse, Entzündungen sowie Tumoren geschädigt. Einseitige Schädigung führt zur Hypakusis, doppelseitige zur Taubheit. Prozesse im Bereich des Temporallappens können mit akustischer Agnosie bzw. Aphasie einhergehen. Temporallappenepilepsie kann mit einer akustischen Aura einhergehen.

10.2.4
Geschmack

Funktionell ist der Geschmackssinn eng mit dem Geruchssinn verknüpft. Der Geschmack selbst ist die perzeptive Leistung von 3 Hirnnerven die mit ihren Nervenendigungen an den Sinneszellen der Zunge enden:

- **N. faszialis** (N. VII) und **N. intermedius.** Diese beiden Nerven versorgen die vorderen $^2/_3$ der Zunge mit den 3 Geschmacksqualitäten süß (Zungenspitze), salzig (Zungenspitze und Zungenränder) und sauer (seitliche Zungenränder ohne Zungenspitze). Zusätzlich wird zum geringen Teil die Qualität „bitter" im hinteren Zungendrittel (hintere Zungenmitte) erfaßt.

- **N. glossopharyngeus** (N. IX). Erfassung der Geschmacksqualität „bitter" im hinteren Zungendrittel (hintere Zungenmitte).

- **N. vagus** (N. X). Erfassung der Geschmacksqualität „bitter" im hinteren Zungendrittel (hintere Zungenmitte).

Diese Nerven leiten ihre Geschmacksafferenzen auf unterschiedlichen Wegen zum am Fuß der Pons bzw. in der oberen Medulla gelegenen Nucleus tractus solitarii. Von diesem Kerngebiet aus nimmt die zentrale Geschmacksbahn ihren Weg zum Thalamus, wird dort umgeschaltet und erreicht dann den Fuß der hinteren Zentralregion (Gyrus postcentralis) sowie die Insel (Insula). Zusätzlich zu dieser zentralen Bahn bestehen Verbindungen des Nucleus tractus solitarii zu Nervenkernen, von denen sowohl mimische, Schluck- und Kaumuskeln innerviert werden, wie auch die Salviation in Gang gesetzt wird. Eine Störung der Geschmacksempfindung kann aufgrund einer Hirnnervenbeeinträchtigung resultieren, während ein kompletter Ausfall des Geschmacks aufgrund der dreifachen Versorgung kaum vorkommt. Anfälle bei Temporallappenepilepsie können mit einer Geschmacksaura einhergehen.

10.2.5
Riechen

Ebenso wie der Organverbund, welcher die optisch-visuelle Rezeption als auch Perzeption gewährleistet, eigentlich ein nach vorne gestülpter Teil des Gehirn ist, ist auch das olfaktorische System ein direkter Teil des ZNS. Die olfaktorischen Reize gelangen von den Riechzellen über nervale Bündel, genannt Fila olfactoria, zum Bulbus olfactorius. Dieser Bulbus ist ein vorgeschobener Gehirnanteil und bereits Teil des N. olfactorius. Von dort ziehen die Reize über den sich teilenden

Tractus olfactorius (N. olfactorius = N. I) zur olfaktorischen Hirnrinde, zur Formatio reticularis, zum Hypothalamus und zum limbischen System. Anders als bei jedem anderen sensorischen Per- und Rezeptionssystem erfolgt bei den olfaktorischen Reizen keine Zwischenschaltung der afferenten Impulse im Thalamus. Das Wahrnehmen, das Erkennen, der Vergleich mit früheren Geruchseindrücken und die Assoziation von Geruchseindrücken mit bestimmten Erlebnissen erfolgt vermutlich in der Regio entorhinalis (Area 28 = Gyrus praepiriformis und Gyrus hippocampalis). Der Geruchssinn ist über seine zentralen Verknüpfungen eng mit Affekten und der emotionalen Gestimmtheit verknüpft. Um Gerüche wahrnehmen zu können, muß die mit Gerüchen beladene Umgebungsluft nicht unbedingt eingeatmet werden. Das Vorbeistreichen der Atemluft optimiert zwar den Kontakt der Riechzellen mit dem Geruch, Gerüche können aber bei entsprechend starker Konzentration auch dann wahrgenommen werden, wenn keine Atemluft im üblichen Sinne durch die Nase strömt. Patienten mit liegendem Tubus oder Trachealkanüle können durchaus olfaktorische Reize wahrnehmen. Geruchsempfinden ist assoziativ eng mit dem Geschmackssinn verknüpft. Es gibt verschiedentliche Reaktionen auf olfaktorische Reize:

- Essensgerüche können reflektorisch die Speichelsekretion anregen.
- Auslösung einer Weckreaktion des ARAS (aszendierendes retikuläres Aktivierungssystem) im Sinne von Aufmerksamkeit auslösen (z.B. Brandgeruch).
- Auslösung von Übelkeit, Brechreiz bis hin zum Erbrechen bei üblen Gerüchen.
- Auslösung von Aggressionen, Trauer, Freude, sexuellen Empfindungen u.a.

Störungen der Geruchsempfindung können durch verschiedene Bedingungen ausgelöst werden:

- Erkrankung der Riechschleimhaut (z.B. grippaler Infekt).
- Reizung der Meningen [z.B. bakterielle Meningitis, Subarachnoidalblutung (SAB)].
- Basisfrakturen mit Beeinträchtigung des Tractus olfaktorius.
- Beeinträchtigung bis zum Abriß der Fila olfactoria (z.B. durch Basisfraktur).
- Olfaktoriusmeningeome.
- Hypophysentumore.
- Prozesse im Bereich des Temporallappens, z.B. mediobasale Tumore, können zu Geruchshalluzinationen führen.
- Anfälle bei Temporallappenepilepsie können mit einer Geruchsaura einhergehen.

Ein langsam erfolgender Geruchsverlust wird im allgemeinen erst sehr spät bemerkt, der akut einsetzende Geruchsverlust wird sofort als sehr unangenehm erlebt, da allen Speisen und Getränken der Geschmack und das Aroma zu fehlen scheint.

10.2.6
Sehen

Sehen ist ein sehr wichtiger, integraler Bestandteil des menschlichen Arsenals von Sinnesorganen, um mit der Umwelt in Kontakt zu treten, sich seiner Welt zu vergewissern. Visuelle Wahrnehmung ist in der individuellen Entwicklung eines jeden Menschen die letzte sich entwickelnde Wahrnehmungsstufe. So erlangt diese Funktion erst im fortgeschrittenen Kindesalter ihre vollständige Funktionstüchtigkeit. Das „Sehen" ist ein hochkomplexer, von vielen Einzelkomponenten abhängiger Prozeß. Es erfolgt mit einem Organverbund, der einem nach vorne gestülpten Anteil des Gehirns entspricht. Die Sehorgane sind direkter Bestandteil des ZNS. Am „Sehen" sind eine ganze Reihe von Strukturen beteiligt:

- Augen (beinhaltet Hornhaut, Linse, Glaskörper, Retina, Augenmuskeln),
- Sehnerven,
- Augenmuskelnerven,
- Chiasma,
- Corpi geniculatum,
- Sehstrahlungen,
- Area calcarina,
- vernetzte Bereiche der okzipitalen Sehrinde.

Voraussetzung für „Sehen" ist die Intaktheit und Funktionstüchtigkeit dieser Strukturen. Dies alleine reicht allerdings nicht aus, um beispielsweise aus einem gesehenen Baum für den Menschen auch einen Baum, geschweige denn eine spezifische Art Baum, zu machen. Diese Überlegung macht deutlich: „Sehen" ist mehr als die Perzeption. Zum Sehen gehört auch die Verarbeitung des Gesehenen, das Wissen, daß das gesehene Objekt ein Baum ist. Zum zentralen Sehen gehört auch das optische Gedächtnis. Neben der Perzeptions-, Überleit- und Verarbeitungsstruktur des Sehapparates gehört aber auch die motorische Innervation des Auges dazu. Bewegung der Augen, Pupillenweite und Akkomodation sind die Leistungen dieser Motorik. Diese Innervation wird von den Hirnnerven III (N. oculomotorius), IV (N. trochlearis) und VI (N. abducens) geleistet. Sehen ist weiterhin ein integrierter Bestandteil einiger anderer Sinnesleistungen. Mit diesen Leistungen ist das Sehen integrativ und funktionell verknüpft:

- **Gleichgewichtssinn.** Das visuelle System stellt durch das räumliche Sehen eine wichtige Komponente der räumlichen Orientierung sicher.
- **Hören.** Vernetzungen mit dem Hörsinn führen zur Zuwendung zu Geräuschquellen, ermöglichen nach entsprechender Übung z.B. das „Lippenlesen" als „Ersatz" der akustischen Perzeption.

10.2.6.1
Pupillomotorik und Pupillenreaktion auf Licht
Die Pupillomotorik wird sowohl sympathisch als auch parasympathisch reguliert.

- **Parasympathische Regulation.** Afferente Impulse (z.B. Lichtimpulse) gelangen von der Retina und den N. opticus über den Tractus opticus zum Westphal-Edinger-Kern im Mittelhirn. Von dort ziehen parasympathische Neuronen als Efferenzen über den III. Hirnnerv (N. oculomotorius) zum Ganglion ciliare und innervieren den M. sphincter pupillae. Zusätzlich verlaufen kortikale Efferenzen zum Okulomotorius-Kerngebiet und enden dort an den parasympathischen Neuronen des M. sphincter pupillae, des M. ciliaris (Akkomodation) sowie des Subnukleus für die Innervation des M. rectus medialis (Konvergenz). Lichteinfall, Naheinstellung und parasympathische Reizung führen zur Miosis.

- **Sympathische Regulation.** Efferenzen ziehen vom Hypothalamus über Pons und Medulla zum Centrum ciliospinale (C8–Th2). Dort verlassen sie ungekreuzt das Rückenmark, verlaufen im sympathischen Grenzstrang und ziehen dann im Verlauf der A. carotis interna sowie der A. ophthalmica zu den Mm. dilatator pupillae, tarsalis und orbitalis. Sympathische Reizung führt zur Mydriasis. Für die sympathische Reizung kommen verschiedene Ursachen in Frage, wie z.B. Medikamentenwirkung (z.B. Amphetamine), Schmerz, Streß, Angst. Beim ziliospinalen Reflex kommt es aufgrund eines thorakalen Schmerzreizes zur Mydriasis. Beim epileptischen Anfall kommt es ebenfalls zur Mydriasis mit unergiebig auf Licht reagierenden Pupillen.

- **Pupillenstarre.** Häufigste Ursache ist die Läsion parasympathischer Fasern des III. Hirnnervs (N. oculomotorius) bei intrakraniellem Druckanstieg. Bei der Amaurose ist die direkte Lichtreaktion durch Schädigung des N. opticus aufgehoben (Konvergenz kann erhalten sein bei einseitiger Amaurose). Bei der kortikalen Amaurose ist die Lichtreaktion erhalten.

10.2.6.2
Störungen im Bereich des visuellen Systems
Die Symptome einer Störung des visuellen Systems hängen von der Lokalisation der Störung ab.

- Störungen der Perzeption, Überleitung und Verarbeitung. Kommt es zu einer Unterbrechung bzw. Schädigung von Fasern des N. opticus (z.B. im Bereich Sehnerv, Chiasma, Tractus opticus, Gratiolet-Sehstrahlung), so resultiert ein Ausfall des Gesichtsfeldes. Schädigung der primären Sehrindenfelder im Okzipitalbereich kann zur zentralen Amaurose führen. Schädigung der optischen Assoziationsfelder führt zu einer mehr oder minder großen Beeinträchtigung des optischen Gedächtnisses.

- Augenmuskelnerven, Ursprung, Innervation und Störung. Grundsätzlich hat jede Störung im Bereich der Augenmuskeln bzw. der die Augenmuskeln innervierenden Nerven Sehstörungen zur Folge. Diese Sehstörungen äußern sich häufig als Doppelbilder.

- **N. III (N. oculomotorius).** Ursprung im Bereich des Mittelhirns aus einem Kerngebiet mit den drei Anteilen: 1. = parasympathisch innerviert (M. sphincter pupillae und M. ciliaris, 2. = äußere Augenmuskeln (M. rectus medialis et superior et inferior und M. obliquus inferior) sowie 3. = M. levator palpebrae. Diese Fasern verlassen den Hirnstamm zum Teil gekreuzt und zum Teil ungekreuzt als N. oculomotorius. Dieser Nerv zieht an der Schädelbasis nach frontal, perforiert die Dura nahe dem Sinus cavernosus im Bereich des Carotissiphons, durchquert den Sinus und erreicht dann die Orbitahöhle. Schädigung des N. oculomotorius führt zum Ausfall des Lichtreflexes, zur Mydriasis, zum Ausfall der Konvergenz und Akkomodation und zur Lähmung aller vom N. oculomotorius innervierten Augenmuskeln.
- **N. IV (N. trochlearis).** Das Kerngebiet dieses Nervs liegt in der Pons direkt unterhalb der Kerne des N. oculomotorius. Nachdem sich die Fasern gekreuzt haben, verläßt der Nerv den Hirnstamm und zieht mit dem N. oculomotorius zur Orbitahöhle und innerviert dort den M. obliquus superior. Dadurch kann das Auge gesenkt, nach innen gerollt und leicht abduziert werden. Schädigungen des N. trochlearis bzw. seiner Kerngebiete führt zur Parese des betroffenen Muskels und zur entsprechenden Abweichung des Bulbus.
- **N. VI (N. abducens).** Das Kerngebiet liegt im kaudalen Anteil der Pons direkt unterhalb des IV. Ventrikels. Um dieses Gebiet herum sind Kerngebiete des N. faszialis verstreut. Die Fasern des N. VI treten zwischen Pons und Medulla ventral als N. abducens aus dem Hirnstamm aus. Von dort zieht der Nerv entlang der Pons nach kranial, um sich nach Perforation der Dura zu den anderen beiden Nerven (N. IV und N. III) zu gesellen. Mit diesen beiden zieht er dann zur Orbitahöhle. Der N. VI innerviert den M. rectus lateralis. Parese des Muskels führt zur Abduktionsstörung, d.h. es folgt Einwärtsschielen.

10.3
Sprache als Werkzeug der Kommunikation

Bei der folgenden Besprechung zu Sprache, Handeln und Erkennen gilt eine Einschränkung dahingehend, daß es die beschriebenen, strikten Differenzierungen zwischen den einzelnen Symptomen im allgemeinen nicht gibt. Die Annahme der Existenz isolierter, elementarer Funktionsstörungen bzw. -ausfälle im Bereich des ZNS ist eine Fiktion. Das Gehirn ist als komplexes Organ mit komplexer, integrativer Funktionalität zu sehen. Grob differenzierend wird unterteilt in Sprechen und Sprache.

10.3.1
Sprechen

Vorausgesetzt wird hierbei die Intaktheit und willkürliche Verfügbarkeit von Muskeln zur Artikulation und Phonation. Störungen imponieren als Dysarthrien. Dysarthrien können nach Symptomen bzw. Lokalisation differenziert werden in

- Bulbäre Dysarthrie (Lokalisation im Bereich der Pons). Näseln, verwaschen, tonlos,
- Zerebelläre Dysarthrie (Lokalisation im Kleinhirn bzw. Bahnen der Pons). Kloßig, stoßend-bellend, lauttönend, skandierend-abgehackt, monoton,
- Extrapyramidale Dysarthrie. Monoton, leise, verwaschen, nuschelnd,
- Kortikale Dysarthrie (Lokalisation im Bereich der motorischen Hirnrinde). Bewegungsstörungen der Sprechmuskulatur,
- Progressive Paralyse. Zum Teil hastige, unsauber-verschmierende Artikulation, Wiederholung (Iteration) von Silben bzw. Endsilben,
- Hysterische Dysarthrie. Stottern, Aphonie bei erhaltener Funktion des N. recurrens.

10.3.2
Sprache

Sie gilt als Ausdruck einer hochkomplexen, schwerlich zu definierenden Leistung im Sinne eines funktionalen Grundprinzips höchster zerebraler Leistungen. Sprache setzt die Fähigkeit zum Sprechen voraus. Bestimmte Störungssymptome dieser zerebralen Leistung werden als Aphasie bezeichnet. Definitionen wie motorische, sensorische und anamnestische Aphasie sind vorläufige, grobe Orientierungen ohne verbindliche Relevanz. Ausgehend von der klassischen Aphasielehre, welche einem Substratschaden eine bestimmte Aphasieform zuordnet, a priori behauptete, Sprache und Denken seien trennbar, werden bestimmte Aphasieformen unter den angeführten Vorbehalten definiert:

- **Kortikal motorische Aphasie (Broca).** Störung der expressiven Sprache und des Schreibens. Sprachverständnis, Nachsprechen und Abschreiben sind erhalten.
- **Subkortikal motorische Aphasie.** Unfähigkeit zur Artikulation bei erhaltenem Schreibvermögen.
- **Kortikal sensorische Aphasie (Wernicke).** Fehlendes Wortverständnis, Paraphasien, Störung des Schreibens (Agraphie), Störung des Schriftverständnisses (Alexie), Störung des Nachsprechens, Rededrang.
- **Subkortikal sensorische Aphasie.** Fehlendes Verständnis für sprachliche und nicht sprachliche Klänge. Spontansprechen soll erhalten sein = kortikal-zerebrale Hörstörung.
- **Transkortikal sensorische Aphasie (Lichtheim).** Entspricht kortikaler sensorischer Aphasie, jedoch bleiben Nachsprechen und Lesen möglich.
- **Transkortikal motorische Aphasie.** Störung des Spontansprechens und -schreibens. Nachsprechen und Lesen bleiben erhalten.
- **Leitungsaphasie.** Starke Beeinträchtigung des Nachsprechens. Paraphasien und Paragraphien. Sprachverständnis und Spontansprechen sollen wenig gestört sein.
- **Amnestische Aphasie.** Störung der Wortfindung und Begriffsbildung.

10.4
Bewußtsein und Bewußtseinslage

Dem Erkennen und der Beurteilung der Bewußtseinslage und der Kommunikationsfähigkeit kommt im Umgang mit schwerstkranken, neurologisch-neurochirurgischen Patienten allerhöchste Priorität zu.
Änderungen der Bewußtseinslage und Änderungen der Kommunikationsfähigkeit sind oftmals feine, diskrete Anzeichen und zugleich Vorboten größerer, drastischer Veränderungen im Befinden bzw. Zustand des Patienten. Bei der Beurteilung der Bewußtseinslage wird nach allgemeiner Übereinkunft differenziert in

- Wachheit mit Orientierung (zur Person, Ort, Zeit, Situation u.a.),
- Somnolenz. Der Patient ist schläfrig, aber gut weckbar,
- Sopor. Der Patient ist nur kurz und flüchtig erweckbar,
- Koma.

Im Koma ist der Patient auch auf stärkste Reize hin nicht mehr weckbar. Durch Prüfung der Schmerzreaktion läßt sich die Tiefe des Komas weiter differenzieren. Dabei erfolgt die Prüfung der Schmerzreaktion mittels Kneifen im Bereich der vorderen Axillarlinie bzw. Schmerzauslösung im Sternalbereich mit den Fingerknöcheln oder Trigeminusschmerz durch Druck auf Nervenaustrittspunkte (NAP). Die Tiefe des Komas nimmt der Reihenfolge nach zu:

- gezielte Abwehr,
- ungezielte Abwehr der Arme und Beinstreckung,
- Armbeugung und Beinstreckung,
- Strecksynergismen Arme und Beine,
- keine Reaktion.

In der Definition der Komatiefen wiederum haben sich folgende Übereinkünfte herauskristallisiert:

- Koma Grad I. Bewußtlosigkeit ohne sonstige neurologische Störungen,
- Koma Grad II. Bewußtlosigkeit mit zusätzlichen Störungen (z.B. Anisokorie, Lähmungen, Störungen der Bulbusmotorik, Anfälle),
- Koma Grad III. Bewußtlosigkeit mit Auftreten von Streckphänomenen,
- Koma Grad IV. Bewußtlosigkeit mit Tonusverlust der Extremitäten, lichtstarre und weite Pupillen, aber Spontanatmung.

Die Einteilung der Schädel-Hirn-Traumata in verschiedene Schweregrade erfolgt nach dem Kriterium „Bewußtlosigkeit" und wurde von Tönnis & Löw eingeführt:

- SHT Grad I (leicht). Bewußtlosigkeit bis 5 min,
- SHT Grad II (mittel). Bewußtlosigkeit 5–30 min,
- SHT Grad III (schwer). Bewußtlosigkeit mehr als 30 min.

10.5
Durchgangssyndrome und Trübungssyndrome

Körperliche Erkrankungen, die Hirnfunktion einbeziehend bzw. diese primär betreffend, können zu einer somatisch bedingten, exogen induzierten Psychose, einer sogenannten Funktionspsychose führen. Zu dieser Funktionspsychose zählen die Durchgangssyndrome (DS) und die Trübungssyndrome (TS). Beide Syndrome sind so miteinander verknüpft, daß ein pathologischer Prozeß vom Normalzustand über Durchgangssyndrome zu den Trübungssyndromen hin an Intensität zunimmt. Für die Rückbildung der Funktionsstörung gilt die umgekehrte Reihenfolge. Ein Patient, der aus einer Bewußtseinstrübung aufklart, wird in jedem Fall psychopathologisch auffällig werden im Sinne eines Durchgangssyndroms (DS). Die dabei auftretenden psychischen Pathologismen können als vergleichbar mit denen der klassischen Psychiatrie gelten. Die hier differenzierten Durchgangssyndromformen treten sehr selten oder nie in reiner Form auf. Gemischte Durchgangssyndrome (DS) sind die Regel.

10.5.1
Anamnestisches Durchgangssyndrom

Auch anamnestisch-konfabulatorisches DS oder Korsakow-Syndrom genannt. Dieses Syndrom ist durch hochgradige Merkfähigkeitsstörungen als Folge einer Störung des Kurzzeitgedächtnisses charakterisiert. Weitere Symptome sind Desorientiertheit, Konfabulation (Erinnerungslücken werden durch freie Erfindung gefüllt) und Suggestibilität (starke Beeinflußbarkeit).

10.5.2
Affektives Durchgangssyndrom

In diesem DS werden auffällige Gemütsstimmungen beobachtbar. Das Spektrum reicht von Depressivität bis hin zu Weinerlichkeit und erhöhter Reizbarkeit.

- Paranoides Durchgangssyndrom. Auftreten von wahnhaften Beziehungsideen und Halluzinationen.
- Apathisches Durchgangssyndrom. Bei diesem Bild herrscht die hochgradige Antriebsminderung vor.

10.5.3
Trübungssyndrome

Trübungssyndrome (TS) sind Bewußtseinsstörungen, die im allgemeinen mit unterschiedlichen neurologischen Symptomen kombiniert sind. Es gibt qualitativ und quantitativ unterscheidbare Trübungssyndrome:

- **Quantitative Trübungssyndrome.** Somnolenz ist dahingehend definiert, daß der Patient schläfrig aber jederzeit voll erweckbar ist und adäquat reagiert. In Abhängigkeit von der Primärsituation ist der Patient dabei neurologisch weitgehend unauffällig. Somnolenz kann als beginnendes Mittelhirnsyndrom (MHS) charakterisiert werden (MHS Grad I). Bei Sopor bestehen flüchtige Weckbarkeit und meist inadäquate Reaktion. Neurologisch wird der Sopor als MHS Grad II charakterisiert. Im Koma ist der Patient nicht erweckbar. Neurologisch besteht ein MHS Grad III, MHS Grad IV, Bulbärhirnsyndrom (BHS).

- **Qualitative Trübungssyndrome.** Ist es nach einer schweren zerebralen Schädigung zu einer allmählichen Besserung der Situation gekommen, so kann sich der Zustand passager oder aber auch endgültig auf der Mittelhirnebene stabilisieren. Dieser Zustand wird als apallisches Syndrom, Wachkoma, „vegetative state" u.a. bezeichnet. Die Patienten sind dabei vermutlich nicht kontaktfähig. Klinische Symptome sind dabei z.B. Augenöffnen auf Schmerzreiz bzw. spontan ohne Fixieren, Massenbewegungen, Rigor und Spastik, mimische Starre und Kau-Schluck-Schmatz-Automatismen. Des weiteren können Enthemmungen vegetativer Funktionen mit Schwitzen, Blutdrucksteigerungen, Tachykardie usw. beobachtet werden. Diese vegetativen Enthemmungen können bisweilen sogar recht bedrohlichen Charakter annehmen. Ein weiteres Resultat der Auswirkung vieler Noxen auf das ZNS kann ein Delir sein. Als Symptome imponieren hier Unruhe, Schwitzen, Blutdruckkrisen, Tachykardien, Nesteln, Zittern, optische und akustische Halluzinationen.

10.6
Glasgow Coma Scale (GCS) zur Beurteilung der Bewußtseinsstörung

Mit dem GCS kann eine grob orientierende Untersuchung zur Beurteilung und Klassifizierung von Bewußtseinsstörungen erfolgen. Die Untersuchung erfolgt soweit möglich seitengetrennt, das heißt rechts und links. Erfaßt wird dann jeweils die beste der erbrachten Leistungen. Die maximal erreichbare Punktzahl beträgt 14 Punkte (Tabelle 10.1).

10.7
Soziokulturelle Aspekte

Die im direkt vorhergehenden Text ausgeführten Überlegungen sind international als Klassifikationen zur Beurteilung der Bewußtseinslage anerkannt. Leider fokussieren und beschränken sich diese Klassifikationen in erster Linie auf das

Tabelle 10.1. Glasgow Coma Scale

Bewertung	Beobachtete Reaktion	Punkte
Augenöffnen	kein Augenöffnen	1
	auf Schmerzreiz	2
	auf Anruf	3
	spontan	4
Verbale Leistung	keine Äußerung	1
	unverständliche Laute	2
	Wortsalat	3
	Syntax korrekt, unvollständig orientierter Patient	4
	Syntax korrekt, vollständig orientierter Patient	5
Motorische Leistung	keine Motorik	1
	Strecksynergismen	2
	Beugesynergismen	3
	Abwehrreaktionen	4
	befolgt Anweisungen	5
Bestes Ergebnis		14

physische Geschehen bei Veränderungen des Bewußtseins, psychische und soziokulturelle Aspekte werden nahezu ausgespart. Aus diesem Grund erscheint die Beurteilung der Bewußtseinslage eines Menschen („Patienten") in mehrerer Hinsicht als problematisch. Um eine solche Beurteilung dem Individuum gegenüber treffen zu können, muß als Beurteilungsvoraussetzung eine Übereinkunft darüber bestehen, was Bewußtsein ist. Soweit es überhaupt Definitionen von „Bewußtsein" gibt, sind diese Definitionen bzw. Übereinkünfte sehr unscharf formuliert und in aller Regel von soziokulturellen Aspekten geprägt. In der westlichen Zivilisation besteht eine solche, mehr oder minder allgemeine Übereinkunft dahingehend, daß differenzierte Bewußtheit und Kommunikationsfähigkeit die Verfügbarkeit und Anwesenheit der sogenannten höheren Fähigkeiten des Menschen beschreibt. Diesem Ansatz zufolge wird Bewußtheit und Wahrnehmungsfähigkeit mit einem Mindestmaß an Wachheit im landläufigen Sinne gleichgesetzt. Somit wird die Abwesenheit von Wachheit, also die „Bewußtlosigkeit", oftmals gleichgesetzt mit

- nicht wahrnehmen können,
- nicht rezeptieren können,
- nicht verarbeiten können,
- nicht erinnern können,
- nicht erleben können.

Dieser grob vereinfachende Ansatz ist nicht haltbar.

- Diesem Ansatz gemäß wird impliziert, die körperliche Bewußtlosigkeit beinhalte die psychische Bewußtlosigkeit zwingend mit. Ein solch funktionales Bild degradiert den Menschen auf ein mechanisch-maschinelles Niveau, indem der Mensch in der Bewußtlosigkeit, der Narkose, dem Koma quasi empfindungslos werde und dann nach dem „Wiedereinschalten" wieder empfinden, kommunizieren etc. könne.

- In den letzten Jahren haben sich Berichte von Menschen gehäuft, die als Patienten unter den üblichen Bedingungen der Bewußtlosigkeit bzw. des Komas offensichtlich über lange Zeiträume hinweg wach und rezeptionsfähig waren. In diesen Berichten beschreiben diese Patienten Situationen, Gehörtes und Gespürtes, obwohl diese Patienten eigentlich tief bewußtlos, komatös, sediert, analgesiert und relaxiert waren. Nach der üblichen Auffassung von Bewußtsein wären Wahrnehmungs-, Empfindungs- und Verarbeitungsfähigkeit unter solchen Bedingungen schlicht auszuschließen gewesen.

- Die Heil- und Sonderpädagogik beschreibt sinnesphysiologisch-somatische und körpererfahrungsorientierte Behandlungsansätze im Umgang mit sogenannten bewußtlosen bzw. schwerst bewußtseinsbeeinträchtigten Menschen. Auf diese Weise konnte häufig erstmalig ein kommunikativer Zugang gefunden werden, und diese Menschen erhielten entsprechende Förderung mit zum Teil verblüffenden Erfolgen.

- In einer Zeit, in der so viel von Ganzheitlichkeit die Rede ist, wird man einem Menschen in allen seinen Qualitäten so unter keinen Umständen gerecht.

Nimmt man alle diese Berichte, Konzeptionen und Ansprüche ernst, so muß zumindest die bisherige Auffassung zu Wahrnehmung und Weiterverarbeitung von Reizen neu überdacht werden. Die sich dann daraus ergebenden, weiteren Überlegungen fordern einen anderen Umgang mit sogenannten bewußtseinsgestörten Menschen.

10.8
Störungen der Kommunikation und Wahrnehmung

Die das ZNS betreffende, den Patienten vital bedrohende Erkrankung betrifft seine Person in existentieller Form, beeinträchtigt eine Vielzahl seiner psychosozialen Integrations-, Ausdrucks- und auch Wahrnehmungsmöglichkeiten. Zusätzlich ist der „typische", schwerkranke neurochirurgisch-neurologische Patient in den seltensten Fällen bei völlig klarem Bewußtsein und in allen Qualitäten orientiert. Zumeist besteht (eine zumindest leichte) Bewußtseinsstörung. Der Patient ist antriebsgemindert oder agitiert, halluziniert, konfabuliert, ist aphasisch, apraktisch, delirant, aggressiv, ängstlich, verwirrt, desorientiert, einsam, hat Lähmungen bzw. Sensibilitätsstörungen, ist immobilisiert u.a. Unter Berücksichtigung all dieser Umstände wird sich ein Patient mit dieser speziellen Problematik schwerlich auf einer intellektuellen, rational-distanzierten und abstrakten Ebene mit seiner vitalen Bedrohung und seinen in aller Regel drastisch veränderten Lebensbedingungen auseinandersetzen können. Seine Rezeptions-, Reflektions- und Ausdrucksebene wird sich aus diesen Gründen eher auf die emotional-somatische Ebene verlagern und konzentrieren. Diese Verlagerung führt unter Bedingungen wie Aufenthalt auf einer Intensivstation, Immobilisierung, schwere Erkrankung bzw. schwere Verletzung, Koma usw. zu spezifischen Problemen.

- Lähmungen und Sensibilitätsstörungen alleine führen bereits schon zu einer starken Beeinträchtigung des personalen bzw. körperlichen Auffassungsschemas bzw. -bildes.

- Unter Apraxien werden Störungen des zweckmäßigen Handelns verstanden, denen weder Paresen noch Sensibilitätsstörungen zugrunde liegen sollen. Dabei können 3 Formen unterschieden werden:
    - Bei der gliedkinetischen Apraxie gelingen differenzierte Bewegungen (z.B. Einfädeln eines Fadens in ein Nadelöhr) nicht oder nur so mangelhaft, daß sie wie ataktisch bzw. ungeschickt wirken.
    - Bei der ideokinetischen Apraxie sind Einzelglieder betroffen. Differenzierte oder elementare Handlungen (z.B. Kaffee mahlen, Zuwinken) können auf der gesunden Seite ausgeführt werden, auf der betroffenen Seite nicht. Auch Imitationen gelingen nicht.
    - Bei der ideatorischen Apraxie fehlt der Innervationsentwurf (Ideation) bei Handlungen aller Körperteile (z.B. Händedruck, Schuhe schnüren). Demonstrierte Handlungen können weitgehend imitiert werden.

- Bei Agnosien ist das Erkennen des Wahrgenommenen bei normal erhaltenem optischen, akustischen und taktilen Empfinden nicht möglich. Dabei wird differenziert in optische Agnosie, akustische Agnosie und taktile Agnosie.

- Die Verabreichung von starken Analgetika, Anästhetika und Sedativa reduziert das sensible Rezeptionsvermögen, reduziert die Wachheit.

- Intubation bzw. Tracheotomie zur Beatmung führen zu einer starken Behinderung der üblichen Kommunikationsmöglichkeiten.

- In der Akutphase werden Patienten, die beispielsweise durch eine intrakranielle Drucksteigerung stark gefährdet sind, nach den Grundsätzen des „minimal handling" versorgt. Dies bedeutet, daß Pflegetätigkeit am Patienten soweit wie irgend möglich reduziert wird und unbedingt Notwendiges nur unter effektiver Analgosedierung bzw. unter Narkosebedingungen möglichst zügig und effektiv durchgeführt wird. All dies zielt darauf ab, den Patienten so selten und wenn dann so geringfügig wie möglich zu stimulieren, damit es nicht zu Gefährdungsmomenten (z.B. ICP-Anstiegen) durch derartige Streßprovokation kommt. Ein Beispiel ist hier das konsequente Beibehalten der grundsätzlichen Lagerung (Rückenlage mit 30°-Oberkörperhochlage usw.), ohne daß der Patient bewegt bzw. mobilisiert werden darf. Somit zielt das Verhalten der Umgebung darauf ab, den Patienten von stimulierenden Reizen abzuschirmen.

- Auch nach Ende der Akutphase (z.B. einer intrakraniellen Drucksteigerung) werden die Patienten weiterhin den größten Teil des Tages in Rückenlage mit 30°-Oberkörperhochlage gelagert. Dies soll die venöse Drainage aus dem Schädelbereich weiterhin optimieren, den Abbau eines häufig noch längere Zeit zu beobachtenden zerebralen Restödems fördern und eine zerebrale Kongestion verhindern. Die Favorisierung dieser Lagerung stabilisiert das sensorische Reizniveau auf einem reduzierten Level.

- Bei neurochirurgisch-neurologisch behandelten Patienten kann sehr häufig eine Reizung der Meningen durch Traumatisierung, Blut und anderem beobachtet werden. Die betroffenen Patienten leiden unter dem für sie grellen Licht, sind sehr geräuschempfindlich und oft auch empfindlich gegenüber Berührungen. Aus diesen Gründen werden diese Patienten bereits von sich aus eine Reduktion der Stimulationen aus der Umgebung wünschen bzw. fordern.

- Erkrankungsbedingt kann oftmals eine Reduktion der sensorischen und auch expressiven Fähigkeiten eintreten. Ohne Anspruch auf Vollständigkeit seien hier einige Beispiele aufgeführt:
  - Minderung der Hörfähigkeit aufgrund Blut im Mittelohr nach Basisfraktur.
  - Minderung der auditiven Funktionen aufgrund Störung der nervalen Überleit- und Verarbeitungsstrukturen.
  - Reduktion der visuell-optischen Fähigkeiten. Die Störungen reichen von Doppelbildern, Skotomen bis hin zum Ausfall der visuell-optischen Sensorik bzw. Weiterverarbeitung durch zentrale Amaurose.
  - Störung des Sprachvermögens und des Sprachverständnisses durch Aphasien.
  - Störungen der Innervation der an der Lautbildung beteiligten Strukturen.
  - Störungen der nonverbalen Kommunikationsmittel durch z.B. Akinese, Paresen der mimischen Strukturen u.a.
  - Störungen der Verarbeitung von vestibulären Informationen (z.B. Nystagmus).
  - Vigilanzstörung allgemein bei Affektionen des ZNS. Die Patienten sind häufig sehr müde bzw. schläfrig, gedämpft und inaktiv.
  - Spezielle Erkrankungssyndrome.
  - Locked-in-Syndrom. Unter Voraussetzung von intakter und erhaltener Wachheit, Differenziertheit etc. bedeutet dieses Syndrom die schwerste Beeinträchtigung sozialer und kommunikativer Fähigkeiten eines Menschen. Ursache ist in aller Regel die isolierte, bilaterale Schädigung des Brückenfußes oder der Hirnschenkel mit Unterbrechung der Bahnen des Tractus corticonuclearis und des Tractus corticospinalis. Die Formatio reticularis sowie die Fasern, die für vertikale Blick- und Lidbewegungen verantwortlich sind, werden im allgemeinen verschont. Das klinische Bild entspricht einer hohen Tetraparese bis Tetraparalyse, Beeinträchtigung oder sogar Ausfall der Spontanatmung, Beeinträchtigung der Hirnnerven. Ausgenommen von der Beeinträchtigung ist oftmals die erhaltene Innervation für die vertikalen Lid- und Blickbewegungen. Über diese Restinnervation ist es möglich, mittels entsprechender Kodierungen (z.B. einmaliges Augenschließen bedeutet „Nein") Kontakt zu dem betroffenen Menschen herzustellen und aufrechtzuerhalten.
  - Apallisches Syndrom, Wachkoma, „vegetative state" u.a. Beispielsweise kann es im Rahmen einer schweren zerebralen Störung mit Erhöhung des intrakraniellen Drucks auch zu einer Mittelhirneinklemmung kommen. Ist dies

der Fall, kommt es oft auch zu strukturellen Schäden von Mittelhirn, Formatio reticularis und Marklager. Diese Schäden können aber beispielsweise auch bei einer solcherart lokalisierten Blutung auftreten. Symptomatisch für diesen Einklemmungs- bzw. Störungszustand sind Beuge- und Streckmuster, Rigidität der Muskulatur, ein- und doppelseitige Pyramidenbahnzeichen, vegetative Störungen u.a. Wird dieser Zustand überlebt, kann ein sogenanntes apallisches Syndrom resultieren. Die Kranken können den Eindruck von Wachheit machen und auf Reize reagieren. Diese Wachheit ist vermutlich aber nur scheinbar, denn es ist in der Regel und unter den üblichen Bedingungen nicht möglich, direkt zu dem Patienten Kontakt aufzunehmen. Reiz-Reaktionsmuster sind eher vegetativ-automatischer Art und oft inkonstant. Allgemein können sowohl pyramidale als auch extrapyramidale Symptome, Akinese aber auch Hyperkinese, orale Automatismen und vegetative Enthemmungen beobachtet werden. Dieser Zustand kann als Übergangsphänomen für Tage bestehen, kann aber auch Wochen und Monate bzw. Jahre andauern oder in einen Endzustand münden. Grundsätzlich allerdings besteht immer die Möglichkeit einer Erholung, daß die Kranken tatsächlich sukzessive wieder „wach" werden. Ist dies der Fall, so bleiben häufig noch Restschäden bestehen, z.B. allgemeiner persönlicher und intellektueller Abbau, Konzentrationsstörungen, Spastiken u.a.

10.8.1
Situation des Patienten

- Durch Immobilisierung sind die Patienten in ihren Wahrnehmungsfähigkeiten reduziert.
- Bei den Patienten bestehen durch die Erkrankungsumstände mehr oder minder große Einschränkungen der Wahrnehmungs-, Ausdrucks- und Kommunikationsfähigkeiten.
- Die Patienten sind nach den üblichen Übereinkünften häufig qualitativ und quantitativ bewußtseinsgestört.
- Die vitale Bedrohung, der diese Patienten ausgesetzt sind, wird in bestimmten Situationen und unter bestimmten Bedingungen durch Stimulation deutlich verstärkt.
- Es ist bekannt, daß Patienten mit neurologischen Störungen durch frührehabilitative Maßnahmen einen deutlich besseren, gesamten Outcome haben als Patienten, die diese Maßnahmen nicht erhalten haben.

10.9
Basale Stimulation

Das Konzept der basalen Stimulation wurde ursprünglich von Andreas Fröhlich für die Früh- und Wahrnehmungsförderung von geistig und körperlich behinderten Menschen entwickelt und später zusammen mit Christel Bienstein auf die

Pflege und Förderung schwerstkranker, wahrnehmungs - und ausdrucksgestörter Patienten übertragen. Dieses Konzept ist ein gezieltes Stimulationsangebot. Es kann den wahrnehmungs- und ausdrucksgestörten Menschen erreichen, kann seine Neugierde wieder wecken, sich mit der Umwelt zu beschäftigen, kann ihm Erfahrung ermöglichen, kann ihm mitteilen, daß sich jemand um ihn bemüht. Dann ist es möglich, daß dieser Mensch in die Beziehung zur Welt zurückkehrt. Ebenso ist es aber möglich, daß der betreffende Mensch nicht reagiert, nicht bereit ist, auf das ihm Angebotene zu reagieren. Dies ist der partnerschaftliche Aspekt der basalen Stimulation. Basale Stimulation ist ein Angebot zur Beziehung und kann manchmal der Faden zur Lebendigkeit werden bzw. sein. Sie ist kein Allheilmittel und besitzt keine Erfolgsgarantie.

10.9.1
Konzept

In diesem Konzept wird hinsichtlich der theoretischen Grundüberlegungen von bestimmten Bedingungen ausgegangen:

- Veränderung und Bewegung ist die Grundlage für die Wahrnehmung von Information und deren Weiterverarbeitung.

- Es ist falsch und kontraproduktiv, wenn davon ausgegangen wird, daß der Patient zuerst von sich alleine aus Reaktion zeigen soll, damit dann die gezielte Stimulation einsetzt.

- Wenn Reaktionsfähigkeit nicht gefördert und stimuliert wird, kann der Patient nicht reagieren.

10.9.2
Stufenmodell

Die Entwicklung und Differenzierung der Wahrnehmungssysteme beginnt bereits im Mutterleib mit der somatisch-vibratorisch-vestibulären Ebene und findet ihren relativen Abschluß bei der visuell-optischen Stufe im kindlichen Alter von 5–7 Jahren. Störungen schränken die Wahrnehmung in umgekehrter Reihenfolge ein (Abb. 10.1).

10.9.3
Stimulation

Stimulation ist eine vereinfachende Beschreibung des sensorischen „Inputs" durch Reize. Diesen „Input" erhält jedes Lebewesen ständig durch seine Aktivität in sich und in der Welt. Sie ist Anregung durch ein ständig verändertes Informationsangebot (heterogenes Wahrnehmungsfeld).

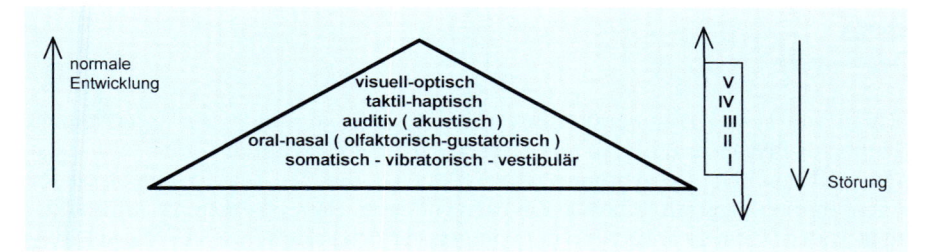

Abb. 10.1. Stufenmodell der Wahrnehmungsentwicklung

10.9.4
Habituation

Das Sinnessystem des Menschen (aber auch das anderer Lebewesen) besitzt die Eigenart, daß es sich an bestimmte Umstände im Zusammenhang mit sensiblen Reizen „gewöhnen" kann. Dieses Phänomen wird als Gewöhnung (degenerierende Habituation) bezeichnet und kann bei fast allen Komponenten des Wahrnehmungssystems beobachtet werden. Habituation hat eine relativ wichtige Funktion im Bereich der Wahrnehmungsselektion. Sie ermöglicht es dem Wahrnehmenden, einzelne Sinnesreize in ihrer Priorität zurückzustufen bzw. aus der aktiven Wahrnehmung auszublenden und unter die Wahrnehmungsschwelle zu drücken. Ist dies erfolgt, kann eine Konzentration auf spezielle Wahrnehmungsaspekte durchgeführt werden. Dadurch ist Habituation die Voraussetzung für Lernvorgänge.

> Eine sich nicht oder nicht mehr oder nur sehr geringfügig ändernde Reizsituation (homogenes Erfahrungsfeld) wird immer undifferenzierter wahrgenommen. Die Wahrnehmung reduziert sich auf grobe Empfindungen wie Druck, Temperatur, Schmerz.

Beispielsweise führt immer gleiche, monotone Stimulation der Haut an einer bestimmten Stelle zu einer Art Gewöhnung gegenüber dem Stimulus. Nach einer relativ kurzen Zeit wird sowohl der Stimulus als auch die anfänglich deutliche Reaktion des sensiblen Systems auf diesen Reiz nicht mehr oder nur noch sehr vermindert wahrgenommen. Der Zeitraum bis zum Eintritt der Habituation ist bei den einzelnen Qualitäten der Wahrnehmung unterschiedlich. Ebenso bestehen Unterschiede dergestalt, wie tief der Reiz unter die Wahrnehmungsschwelle absinkt und wie lange es dauert, bis nach einer Änderung der Reizqualität (z.B. Verstärkung des Impulses) der Reiz wieder erneut wahrgenommen werden kann. So dauert z.B. die Gewöhnung an olfaktorische Reize ca. 20–30 sec, für somatosensible Reize beträgt diese Zeitspanne ca. 6–8 min.

10.9.5
Deprivation

Fehlen von außen kommende Reize gänzlich bzw. kommt es aus irgendeinem Grund zur Reizverarmung, so reduziert sich das Reiz-, Reaktions- und Aktivitätspotential des ZNS. Der Vorgang ist vergleichbar mit den Inaktivitätsfolgen für einen immobilisierten Muskel. Ein ausgebildetes Reiz-, Reaktions- und Aktivitätssystem kann zwar nicht in dem obigen Vergleichssinne wie ein Muskel atrophieren, aber es senkt sein Aktivitätsniveau. Die Reaktion des Nervensystems auf mangelnde Stimulation ist also

- eine allgemeine Reduktion der Aktivität,
- Einschränkung der Variationsbreite, mit der Reaktionen auf Reize erfolgen,
- Verlangsamung von noch ablaufenden Reaktionen.

Eine Reduktion der Zufuhr an stimulierenden Reizen bedeutet also für den Menschen allgemein:

- Der Mensch wird träge.
- Seine Wahrnehmung verflacht.
- Seine Wahrnehmung entdifferenziert sich.
- Seine Wahrnehmung nivelliert sich.

Dies betrifft seine Wahrnehmung sich selbst gegenüber als auch gegenüber seiner Umgebung. Der unkompensierte Verlust von Stimulation führt zur sensorischen Deprivation (völliger Entzug sensorischer Anregung). Sensorische Deprivation hat bei sich entwickelnden Wesen eine ungenügende und verkümmerte neuronale Verknüpfung und Strukturierung zur Folge. Bei entwickelten Wesen führt die sensorische Deprivation zu Regression und Rückzug. Eventuell können Autostimulationen beobachtet werden.

- Betrifft die Reduktion der Reize Umgebungsreize wie Licht und Geräusche, so wird die Reaktion auf diesen Reizentzug allgemein als sensorische Deprivation bezeichnet.
- Fehlt die Stimulation von sensiblen Rezeptoren der Körperoberfläche bzw. wird die Bewegungsaktivität des Körpers insgesamt reduziert oder eingestellt, so wird dies als sensomotorische Deprivation bezeichnet.
- Aber nicht nur diese Reizminderungs- und -verarmungsumstände ziehen spezifische Reaktionen nach sich. Ebenso können charakteristische Änderungen des Aktivitätsniveaus als Antwort auf den Entzug anderer Stimulationen beobachtet werden. Stichwörter sind hier soziale, intellektuelle, emotionale Deprivation u.a.

Nachfolgend sind einige Beispiele für verschiedene Formen von Deprivation und mögliche Ursachen für diese Deprivationen aufgeführt:

- **Sensomotorische Deprivation.** Ursachenbeispiel ist die Bettlägerigkeit. Bereits der Umstand, einige Tage in relativer Bewegungslosigkeit im Bett liegend zubringen zu müssen, führt schon aufgrund der Verarmung von Bewegungen, Verarmung von sensiblen Reizen und Nivellierung der Reizinformationen zu Störungen des Körperschemas. Grund ist die Entdifferenzierung und Nivellierung der Eigenwahrnehmung. Stichworte sind hier vegetative Instabilität, Blutdruckstörungen, Gangunsicherheit usw.

- **Sensorische Deprivation bei Kindern.** Ursachenbeispiel ist hier die Taubheit bzw. Schwerhörigkeit. Diese schwere Störung der auditiven Rezeptionsfähigkeit führt in der Entwicklung kleiner Kinder zu schwersten Störungen der Sprachentwicklung.

- **Intellektuell-soziale Deprivation.** Ursachenbeispiel ist der sekundäre Analphabetismus. Nach erlerntem Lesen und Schreiben kommt es aufgrund des Nichtausübens im Laufe längerer Zeit zu einem Verlernen dieser Fähigkeiten.

> Zur Vermeidung bzw. Prävention von Deprivation gilt, Aktivität trainiert, Inaktivität reduziert die reduzierte Aktivität noch weiter und verstärkt die intellektuelle, emotionale und sensomotorische Immobilität.

Weitere Aspekte bzw. Ausarbeitungen zu dieser Thematik sind auch in den Bearbeitungen zu den ATL „Sich beschäftigen" und „Sinn finden, Sein" zu finden.

10.9.6
Einfluß von Habituation und Deprivation auf die Wahrnehmung

Störungen der sensorischen Systeme wie Habituation und Deprivation nehmen ihren Einfluß auf die Stufen der Wahrnehmung in umgekehrter Reihenfolge. Zuerst wird die visuell-optische Sensorik beeinträchtigt, dann schrittweise auch die anderen. Die somatisch-vibratorisch-vestibuläre Sensorik als Basis der Wahrnehmung bleibt mit Einschränkungen selbst im tiefen Koma erhalten.

10.9.7
Ziel der basalen Stimulation

Die basale Stimulation zielt nun darauf ab, die defizitäre sensorische Stimulationssituation dahingehend zu ändern, daß dem Patienten ein gezieltes Stimulationsangebot gemacht wird. Die gezielten Stimulationen nehmen dabei Bezug auf die Stufen der sensorischen Entwicklung. Der Bezug erklärt sich aus dem Umstand, daß bei zunehmender Bewußtlosigkeit bzw. zunehmendem Verlust der Wahrnehmungsfähigkeit ein systematischer Verlauf beobachtet werden kann. In diesem Zusammenhang ist es wichtig, das Alter des wahrnehmungsgestörten Menschen und seinen mutmaßlichen Erfahrungshintergrund zu berücksichtigen.

> Grundsätzlich benötigen alle wahrnehmungsbeeinträchtigten Menschen somatisch-vibratorisch-vestibuläre Erfahrungsangebote und Stimulation. Kleinstkinder und Säuglinge sind eher auf Basisstimulation angewiesen, da die weiteren Sensoriksysteme erst in der vollständigen Ausbildung stehen. Die visuell-optische, taktil-haptische, auditive und oral-nasale Stimulation hat ihre Anwendung in voller Bandbreite eher bei Menschen mit zumindest minimalem Erfahrungsbackground.

10.9.8
Somatische Wahrnehmung und Stimulation

Somatische Wahrnehmung bezieht sich in erster Linie auf die sensorischen Fähigkeiten der Haut. Empfindung von Berührung, Druck, Temperatur und Schmerz sind Beispiele für diese sensorischen Qualitäten. Die Haut ist die Grenze zwischen dem Ich und der Umwelt, sie begrenzt das Ich und definiert es, sie macht Kontakt möglich zwischen den Polen „Neugier und taktile Abwehr". Taktile Abwehr gehört zu den Flucht- und Abwehrmechanismen und wird bei unklaren bzw. diffusen Berührungssituationen aktiviert. Bei Patienten mit neurologischen Störungen kommt es unter anderem aufgrund neuromuskulärer Enthemmungsmechanismen sehr oft zu einem Überwiegen der taktilen Abwehr. Um nun dem Patienten durch Berührung Körpererfahrung zu vermitteln, sollten gewisse Grundsätze im Umgang berücksichtigt werden.

- Berührungen sollen eindeutig sein, ruhig, mit flächig aufgesetzter Hand und angelegtem Daumen deutlich beginnen und deutlich enden.

- Nach Absprache soll der Patient von allen Kontaktpersonen mit einer ritualisierten Initialberührung begrüßt werden. Die Stelle für diese Initialberührung soll am Körperstamm des Patienten liegen. Mögliche negative Erfahrungen des Patienten an bestimmten Körperbereichen müssen berücksichtigt werden (z.B. Rippenfrakturen, Verbrennungen nach Defibrillation o.ä.).

10.9.8.1
Anbahnung einer Berührung

Die Anbahnung einer Berührung sollte nach Möglichkeit immer von peripher aus mit beiden Händen erfolgen. Eine Hand bleibt stationär, die andere Hand betont die Körpergrenzen mit Bewegungsrichtung zur Mittellinie des Körpers hin. Eine weitere Möglichkeit zur Kontaktanbahnung besteht darin, daß die Kontaktperson mit ihrer dominanten Hand ein Handgelenk des Patienten greift und es mit moderatem Druck festhält. Nach 5–10 s Pause beginnt die Kontaktperson, im Atemrhythmus des Patienten den Druck auf das Handgelenk rhythmisch zu verändern. Während der Einatmung wird der Druck verstärkt, während der Exspiration wird der Druck vermindert.

- Erfolgt eine Reaktion beim Patienten, so ist der Kontakt da, und es kann mit anderer Stimulation oder anderen Verrichtungen fortgefahren werden.

- Erfolgt keine Reaktion beim Patienten, so sollte diese Stimulation beendet werden und nach einer Pause mit der gleichen oder einer anderen Stimulation erneut begonnen werden.
- Solange an bzw. mit dem Patienten gearbeitet wird, soll nach Möglichkeit mit einer Hand Berührungskontakt gehalten werden. Nie beide Hände gleichzeitig vom Patienten wegnehmen.
- Das Ende des Kontakts soll eindeutig sein, beispielsweise mit deutlich wahrnehmbarem, verstärktem Abschlußdruck der Hand bzw. Hände.
- Nach Möglichkeit nicht mit mehreren Personen an einem Patienten arbeiten, es ist schon schwierig genug, den Berührungen einer Person zu folgen. Ebenso Vermeidung von punktuellen, oberflächlichen, streifenden, abgehackten, zerstreuten Berührungen.
- Immer von der Körpermitte zur Peripherie hin arbeiten, immer Symmetrie der Berührung herstellen.

10.9.8.2
Bewußtmachung der Körpergrenzen

Die Re-Integration bzw. Entfaltung des Körperschemas erfolgt in erster Linie durch Bewußtmachen der Körpergrenzen. Dies kann mittels Ausstreichen bzw. Modellieren des Thorax vorne und hinten, des Gesichts und der Extremitäten durchgeführt werden. Dabei kann der Bauch eingeschlossen, muß jedoch der Schambereich ausgenommen werden (Abb. 10.2). Ein weiteres, gutes Mittel zur Erfahrung von Körpergrenzen ist die atemstimulierende Einreibung. Bei Patienten mit Spastiken gilt

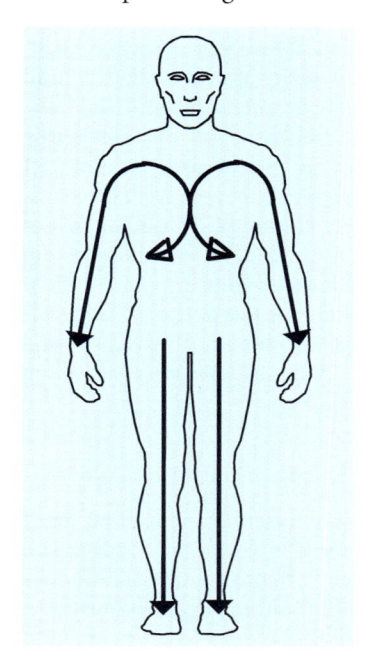

Abb. 10.2.
Körpergrenzen bewußt machen

- Stimulation immer von rumpfnah zu rumpffern durchführen.
- Nach Möglichkeit den Patienten aus der Rückenlage herausnehmen und in Seitenlage lagern.

10.9.8.3
Kontaktatmung

- Durch flächig aufgelegte Hände der Kontaktperson auf den vorderen Thorax des Patienten.
- Die Kontaktperson steht bzw. kniet hinter dem mit dem Oberkörper aufgerichteten Patienten in engem Körperkontakt. Der Kopf des Patienten ruht auf der Schulter der Kontaktperson, die Arme der Kontaktperson werden über die Schultern des Patienten geführt und die Hände kommen flächig aufgelegt auf der Brust des Patienten zu liegen.
- Die Kontaktperson sitzt hinter dem mit dem Oberkörper aufgerichteten Patienten in engem Körperkontakt. Die Beine der Kontaktperson liegen eng an den Beinen des Patienten an. Der Kopf des Patienten ruht auf der Schulter der Kontaktperson, die Arme der Kontaktperson umfassen den Patienten von hinten. Eine Hand kommt auf dem Bauch, die andere am Rippenbogen des Patienten zu liegen. Bei dieser Situation kann die doch sehr geringe Distanz zwischen Patienten und Kontaktperson zu Problemen führen. Die zu große Nähe kann eventuell durch eine dazwischen zu legende Decke oder Kissen gemindert werden. Vorteilhaft ist es, wenn die Angehörigen des Patienten diese Stimulation durchführen.

Eine grundsätzliche, somatische Stimulation findet auch und gerade durch Lagerung statt. Zusätzlich ist Lagerung auch vestibuläre Stimulation. Baden und Duschen, der Kontakt mit Wasser überhaupt, ermöglicht eine sehr eindrückliche Körpererfahrung. Dies gilt insbesondere im Zusammenhang mit der Erfahrung von unterschiedlichen Wassertemperaturen. Erfahrung von Wasser ist eine der frühesten, positiven Erfahrungen des Menschen, die an embryonale Erinnerungen anknüpft. Erste Wasserkontakte können mittels Hand- und Fußbad in der Waschschüssel ermöglicht werden. Dem Patienten sollte so früh wie möglich ein Vollbad gegeben werden. Die Wassertemperatur sollte zu anfangs möglichst nicht höher als die Körpertemperatur sein. Gute Möglichkeit zur Körpererfahrung mittels Wasser bietet auch ein Abduschen. Beim Baden, Duschen, Abwaschen und Abfrottieren sollte darauf geachtet werden, daß der Patient keine unspezifischen somatischen Informationen erhält (Waschrichtung).

10.9.8.4
Atemstimulierende Einreibungen

Ziel der atemstimulierenden Einreibungen (ASE) ist es, dem Patienten zu einer gleichmäßigen, ruhigen, tiefen und effizienten Atmung zu verhelfen. Zudem soll mit dieser Maßnahme die Körperwahrnehmung des Patienten unterstützt sowie seine Konzentrationsfähigkeit und Bereitschaft zur Aufnahme von Außenreizen gefördert werden. Das primäre Stimulationsfeld der ASE ist der Rücken, es kann

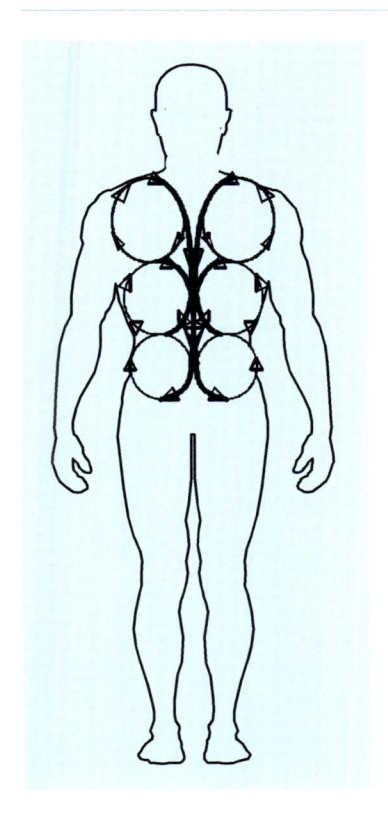

Abb. 10.3.
ASE am Rücken

aber auch an der Frontseite des Körpers gearbeitet werden. ASE mit der Haarwuchsrichtung beruhigt, ASE gegen den Haarwuchs stimuliert und führt eher zur Erregung. Die zu stimulierende Partie (Rücken bzw. Brust) des Patienten sollte frei zugänglich sein bzw. es kann zuerst die eine Seite, und dann nach Umlagerung die andere Seite stimuliert werden. Die gesamte ASE sollte nicht länger als 10 min dauern. Zur Einreibung sollte eine möglichst unparfümierte Lotion Wasser in Öl (W/Ö) verwendet werden. Die Kontaktperson sollte warme Hände haben.

- **Rücken** (Abb. 10.3). Nach Anbahnung wird mit Ausstreichungen mit der Haarwuchsrichtung vom Nacken zum Steiß hin begonnen. Die Hände bleiben immer rechts und links neben der Wirbelsäule auf der paravertebralen Muskulatur, wobei nie beide Hände zugleich vom Patienten genommen werden, sondern immer eine Hand am Patienten Kontakt hält. Phasen mit Ausstreichungen können auch immer wieder eingeschoben werden. Begonnen wird die ASE mit 1–2 min dauernden Ausstreichungen. Dann folgen kreisende Einreibungen. Diese Einreibungen beginnen mit deutlichem Druck neben der Wirbelsäule und greifen kreisend Raum mit geringer werdendem Druck. Das Kreisen geht bis zu den Flanken und kehrt dann wieder zur Mitte zurück. Nach Möglichkeit sollten die Einreibebewegungen synchron mit dem Atem des Pati-

Abb. 10.4.
ASE an der Brust

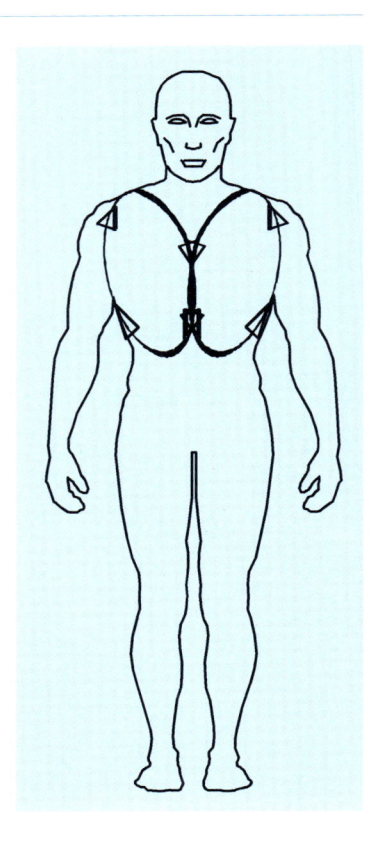

enten erfolgen. Der festere Druck nahe der Wirbelsäule erfolgt während der Ausatmung, der Druck läßt nach und die Bewegung greift Raum bis zu den Flanken während der Einatmung. Auf diese Weise erfolgt eine von oben nach unten Weg nehmende, beidseitige, rhythmische Einreibung. Die ASE wird wieder mit Ausstreichungen und dem eindeutigen Abschlußdruck beendet.

- **Brust** (Abb. 10.4). Nach Anbahnung wird mit Ausstreichungen mit der Haarwuchsrichtung von den Schlüsselbeinen zum Rippenbogen hin begonnen. Die Hände bleiben immer rechts und links neben dem Sternum, wobei auch hier nie beide Hände zugleich vom Patienten genommen werden, sondern immer eine Hand am Patienten Kontakt hält. Der Bauch wird ausgespart. Phasen mit Ausstreichungen können auch immer wieder eingeschoben werden. Begonnen wird die ASE auch hier mit 1–2 min dauernden Ausstreichungen. Dann folgen kreisende Einreibungen. Diese Einreibungen beginnen mit leichtem Druck neben dem Sternum und greifen kreisend Raum mit geringer werdendem Druck. Das Kreisen geht zum Rippenbogen, von dort zu den Flanken und kehrt dann wieder zur Mitte zurück. Nach Möglichkeit sollten die Einreibebewegungen synchron mit dem Atem des Patienten erfolgen. Der festere Druck nahe dem Sternum erfolgt während der Ausatmung, der Druck läßt nach und die

Bewegung greift Raum bis zu den Flanken während der Einatmung. Auf diese Weise erfolgt eine von oben nach unten Weg nehmende, beidseitige, rhythmische Einreibung. Die ASE wird wieder mit Ausstreichungen und dem eindeutigen Abschlußdruck beendet.

10.9.8.5
Ganzkörperwäsche

Eine Ganzkörperwäsche (GKW) im hier behandelten Sinn wird als beruhigende oder belebende oder basalstimulierende oder am Bobath-Konzept orientierte Ganzkörperwäsche durchgeführt. Diese Waschungen sind also nicht vordringlich an einer der üblichen Indikationen zur Ganzwäsche, wie z.B. Reinigung, Fiebersenkung oder Infektionsverhütung, orientiert. Im Vordergrund steht hier die gezielte Stimulation, um dem Patienten über somatische Stimulation eine Körpererfahrung zu ermöglichen. Dazu sollte die Waschung nur von einer Person durchgeführt werden, damit der Patient keine unterschiedlichen Informationen erhält. Grundsätzlich: Also nicht nur im Rahmen der GKW sollte bei allen Maßnahmen zur Körpererfahrung auch immer der Aspekt der Eigenberührung, d.h. der Patient berührt sich selbst, berücksichtigt werden. Dies kann z.B. bei Waschungen gut in das Handlungskonzept mit eingebaut werden. Zum Beispiel bekommt der Patient einen engen Waschhandschuh an die paretische Hand angezogen. Dann wird die paretische Hand von der Kontaktperson geführt, und der Patient wäscht sich an erreichbaren Körperpartien sozusagen selbst.

- Die **belebende GKW** soll Patienten anregen, ist also für desorientierte, unruhige Patienten eher ungeeignet. Sie sollte zumindest die ersten Male ohne Waschzusätze erfolgen. Die Wassertemperatur liegt bis zu 10 °C unter der Körpertemperatur des Patienten. Zur Waschung selbst kann sehr gut ein nicht zu weicher Waschhandschuh verwendet werden. Die Waschbewegungen verlaufen flächig und gegen die Haarwuchsrichtung. Die GKW modelliert die Körperform und beginnt im Gesicht. Dann wird der Oberkörper, danach der restliche Körperstamm und zum Schluß werden die Extremitäten gewaschen. Hände und Füße sollen nach Möglichkeit in die Waschschüssel eintauchen. Abtrocknen folgt ähnlich wie die Waschung, flächig in eine Richtung und in einem Strich gegen die Haarwuchsrichtung. Die belebende GKW sollte nicht länger als 20 min dauern. Bei den weiteren, später folgenden, anregenden GKW kann Rosmarin als Waschzusatz verwendet werden.

- Die **beruhigende GKW** soll Patienten eher beruhigen, entspannen und ist also für desorientierte, unruhige Patienten gut geeignet. Auch sie sollte zumindest die ersten Male ohne Waschzusätze erfolgen. Die Wassertemperatur liegt jetzt zwischen 37 °C und 40 °C, das Zimmer sollte gut beheizt sein, es soll wenig gesprochen werden. Zur Waschung selbst kann jetzt ein weicher Waschhandschuh verwendet werden. Die Waschbewegungen verlaufen auch hier flächig und mit der Haarwuchsrichtung. Die GKW geht dann vom Ablauf her ebenso wie die belebende GKW vonstatten. Abtrocknen erfolgt auch jetzt, wie die Waschung, flächig in eine Richtung in einem Strich mit der Haarwuchsrichtung. Als Waschzusatz kann beruhigende Lavendelmilch verwendet werden.

- Die **basalstimulierende GKW** hat ihren Haupteinsatz bei Patienten mit neurologischen Störungen. Ziel ist in erster Linie, den Patienten beim Wiedererwerb der Wahrnehmung der gestörten Körperregion zu unterstützen. Hauptansatz ist die folgende Prämisse. Der Patient muß zuerst seine intakte Körperregion spüren, um eine Vorstellung davon zu bekommen, wie sich die wahrnehmungsgestörte Region anfühlen müßte. Bei dieser Wäsche steht die Kontaktperson auf der Seite, auf der sich die Störung des Patienten befindet. Es ist sinnvoll, den Patienten wenn möglich mit einzubeziehen. Zum Beispiel wird die paretische Hand des Patienten mit einem Waschhandschuh bekleidet, und der Patient soll Teile der Waschung selbst durchführen. Unabhängig jedoch ob die Waschung vom Patienten oder von der Kontaktperson durchgeführt wird, erfolgt die Waschbewegung immer von der intakten Seite zur direkt gegenüberliegenden, gestörten Partie. Dabei wird die Mittellinie besonders betont. Es ist unbedingt zu berücksichtigen, daß eine komplette Versorgung erst der einen und dann der anderen Körperhälfte nicht erfolgen darf.

- Die **Haarwäsche** kann ebenso wie die GKW nach den oben beschriebenen Grundsätzen durchgeführt werden. Zusätzlich kann noch der Fön mit seinem mehr oder minder warmen Luftstrom als zusätzliche Stimulation benutzt werden.

10.9.8.6
Somatische Autostimulation

Somatische Autostimulation äußert sich z.B. in Nesteln, Reiben und Kratzen auf der Bettdecke bzw. der eigenen Haut, Scheuern der Haut an Gegenständen u.a.

10.9.9
Vibratorische Wahrnehmung und vibratorische Stimulation

Vibratorische Stimulation ist eine der sogenannten sensorischen Urerfahrungen. Der Mensch erfährt sie bereits im Uterus durch die von akustischen Lauten ausgelösten Vibrationen.

> Vibration erzeugt wache Aufmerksamkeit!

- Eine Möglichkeit der vibratorischen Stimulation sind akustisch induzierte Vibrationen durch Summen bzw. Sprechen während des direkten Körperkontakts mit dem Patienten. Im 1. Beispiel sitzt die Kontaktperson am Fußende des Bettes, die Beine des Patienten sind angehoben, in der Hüfte und den Knien abgewinkelt, und die Fußsohlen des Patienten kommen auf dem Brustkorb der sprechenden bzw. summenden Kontaktperson zu liegen. Im Beispiel 2 hält die Kontaktperson die Hände des Patienten an den eigenen Brustkorb, während sie spricht bzw. summt. Im 3. Beispiel der Kontaktatmungsvariante sitzt die Kontaktperson hinter dem Patienten. Die Kontaktperson kann während ihrer Ausatmung sprechen bzw. summen.

- Weitere Möglichkeiten zur vibratorischen Stimulation sind mit der Hand der Kontaktperson ausgelöste Vibrationen. Die dabei bevorzugten Körperstellen sind der vordere und hintere Thorax des Patienten. Die Kontaktperson setzt die gespreizten Finger einer Hand fest auf die Haut auf und versetzt dann z.B. während der Exspiration des Patienten ihren Arm und ihre Hand in feine, aber kräftige Vibrationen.

- Benutzung von vibrierenden Gegenständen. Ein elektrischer Rasierapparat oder ein spezieller Massagevibrator wird z.B. an die Enden der langen Röhrenknochen angesetzt. Die Dauer der Vibrationen sollte maximal 20-30 sec betragen, eventuell muß die Stimulationsstelle mit einem Tuch o.a. abgepolstert werden. Erfolgt die Vibration an den Fußknöcheln, so sollte darauf geachtet werden, daß die Vibrationen in Richtung Becken verlaufen. Stimulationen am Beckenknochen sollen nach Möglichkeit so ausgeführt werden, daß die Vibrationen in Richtung Wirbelsäule verlaufen und nicht in das kleine Becken bzw. in den Schambereich. Der Verlauf und die Richtung von Vibrationen können durch die Kontaktperson getastet werden. Eine weitere Anwendungsmöglichkeit für vibrierende Geräte ist das Aufsetzen eines stärker vibrierenden Gegenstands (Vibrax-Gerät) auf die Matratze, während die Beine des Patienten in den Knien und Hüften abgewinkelt sind und seine Füße mit den Fußsohlen auf der Matratze stehen. Diese Maßnahme stellt neben der vibratorischen Stimulation u.a. auch eine gute Vorbereitung zur Mobilisierung des Patienten, besonders zur Vorbereitung zum Stehen, dar.

- Vibratorische Autostimulation äußert sich z.B. in Knirschen mit den Zähnen, Brummen, Kratzen mit den Fingernägeln auf strukturierten Oberflächen u.a.

10.9.10
Vestibuläre Wahrnehmung und vestibuläre Stimulation

Auch die vestibuläre Stimulation zählt zu den Basis- bzw. sensorischen Urerfahrungen. Auch hier werden die ersten diesbezüglichen Erfahrungen im Uterus gemacht. Im Fruchtwasser schwimmend, sind bereits Föten in der Lage, axialräumliche Veränderungen durch aktive Gegenbewegungen auszugleichen. Die nächsten Erfahrungsstationen im Leben eines Menschen bezüglich vestibulärer Stimulation ist das Wiegen im Säuglings- und Kindesalter. Für die vestibuläre Stimulation gilt grundsätzlich das folgende:

- Langsame, horizontale Bewegungen wirken beruhigend.
- Schnelle, vertikale Bewegungen erzeugen visuelle Aufmerksamkeit.
- Schaukelbewegungen fördern die Aufmerksamkeit und wirken zugleich beruhigend.
- Rotation wirkt erregend.
- Vestibuläres Training ist die Voraussetzung zur Mobilisation.

- Grundsätzliche Möglichkeiten zum Training der vestibulären Orientierung sind die wechselnde Lagerung, besonders Seiten- und Schräglagerung. Lagerungen können in 30°-, 45°-, 90°-, 135°-Seitenlagerung, Kombination Seitenlage und schiefe Ebene u.a. erfolgen.

- Eine gezielte Möglichkeit der vestibulären Stimulation besteht in der langsamen Kopfdrehung. Hierzu nimmt die Kontaktperson den Kopf des Patienten so in die Hände, daß der Kopf des Patienten wie in einer Schale liegt. Dies kann dadurch geschehen, daß die Kontaktperson vor oder (besser) hinter dem Patienten steht. Nun wird leichter Zug auf die HWS ausgeübt, und der Kopf des Patienten wird mit einer achsengerechten Drehbewegung langsam bewegt (nach rechts, zurück, nach links, zurück usw.). Zusätzliche somatische Stimulierung ist vorteilhaft und kann durch langsames Ausstreichen mit den Fingern am Hals von kranial nach kaudal erfolgen.

- Eine weitere Möglichkeit der Stimulation erfolgt dadurch, daß die Beine des Patienten in den Knien und Hüften so angewinkelt werden, daß die Fußsohlen auf der Matratze zu stehen kommen. Die Kontaktperson sitzt bzw. kniet dann vor den Beinen, umfaßt die Knie mit ihren Armen und drückt Knie und Beine gleichzeitig auf die Matratze. Sodann beginnt die Kontaktperson, die Knie des Patienten langsam nach beiden Seiten abkippend zu bewegen. Diese Übung rotiert die Hüften und die untere Lendenwirbelsäule (LWS) des Patienten. Zugleich wird durch den Druck auf die Knie der Muskeltonus der Beine erhöht. Damit ist diese Stimulation auch eine gute Vorbereitung zur Mobilisation.

- Vorgehen wie zuvor, nur daß die Fußsohlen des Patienten nicht auf der Matratze zu stehen kommen, sondern auf der Brust der Kontaktperson (Stellung wie bei der vibratorischen Stimulation). Dann bewegt die Kontaktperson ihren Oberkörper zu den Seiten hin und her. Dabei rotieren auch hier die Hüften und die untere LWS des Patienten.

10.9.10.1
Nahrungsaufnahme und vestibuläre Stimulation

Diese beiden Aspekte stehen in einer engen Beziehung zueinander. Essen bzw. Nahrungsaufnahme im Sitzen oder Stehen führt zu einer Schwerkraftverlagerung von Magen und anderen Strukturen. Dieses von Schwerkraft ausgelöste Völlegefühl führt u.a. auch zur „Sattheit" und setzt zudem wichtige, peristaltische und sekretorische Vorgänge in Gang bzw. in die richtige Reihenfolge. Essen bzw. Nahrungszufuhr im Liegen ist nicht nur keine vestibuläre Stimulation, sondern auch noch zusätzlich Gefährdung des Patienten durch Aspirationsgefährdung.

10.9.10.2
Urinausscheidung und vestibuläre Stimulation

Ebenso wie die Nahrungsaufnahme steht auch die Urinausscheidung in einem engen Zusammenhang zur vestibulären Stimulation. Im Sitzen oder Stehen führt die Schwerkraftverlagerung der sich füllenden Harnblase zu einem zunehmenden Druck auf den nach ventral und kaudal zeigenden Harnblasenausgang. Dieser Druck führt zu einer entsprechenden Stimulation der Harnblasenschließmuskeln. Dadurch kann der Urin bewußt zurückgehalten werden, und es besteht Kontinenz. Wird nun ein Mensch immobilisiert, liegt er flach oder mit nur leicht erhöhtem Oberkörper, so zeigt die Hauptschwerkraftwirkung dann nicht auf den Blasenboden, sondern auf die Harnblasenhinterwand, und es findet keine eindeutige Stimulation der Harnblasenschließmuskeln statt. Die Schließmuskeln werden durch diese Umstände eher zum inkompletten Schluß durch mangelnden Tonus neigen. Das Endresultat kann eine durch Lagerung und Immobilisierung induzierte Harninkontinenz sein.

10.9.10.3
Vestibuläre Autostimulation
Sie äußert sich z.B. in Schaukelbewegungen des Oberkörpers u.a.

10.9.11
Oral-nasale Stimulation

Diese Stimulation richtet sich an die Geschmacks- und Geruchswahrnehmung eines bewußtseinsgestörten Menschen. Sie soll den Menschen über vertraute Reize neugierig und zugänglich machen. Die oral-nasale Stimulation sollte von der „normalen", hygieneorientierten Mundpflege getrennt werden, damit dem Patienten durch die Stimulation ein gezieltes, positiv zu besetzendes Angebot gemacht werden kann. Der Mund hat für die meisten Menschen eine zentrale und häufig lustbetonte Bedeutung. Zugleich ist der Mund-Nase-Bereich ebenso wie der Genitalbereich eine der intimsten Körperzonen des Menschen. Das Mund-Nase-Dreieck besitzt im Vergleich zum Rücken die etwa 100fache Anzahl an sensiblen Rezeptoren. Übergeordnetes Ziel der oral-nasalen Stimulation ist die Vermittlung von unterschiedlichen Erfahrungen und Steigerung von Aufmerksamkeit.

10.9.11.1
Bedingungen und zu klärende Umstände
Bevor mit oral-nasal-stimulatorischen Handlungen begonnen wird, sollten bestimmte Bedingungen beachtet und bestimmte Fragen geklärt werden:

- Ist der Mund des Patienten feucht oder trocken?
- Wie sehen die Mundschleimhaut des Patienten und seine Zunge aus?
- Bestehen Bläschen, Rhagaden, Aphten o.ä. im Mundbereich des Patienten?
- Wie ist der Zahnstatus?
- Trägt der Patient Prothese? Was? Wie? Paßgenauigkeit? Zur Zeit getragen?
- Wie ist der Zahnfleischzustand?
- Sind Unverträglichkeiten (Nahrung, Pflegemittel, Medikamente) bekannt?
- Welche Geschmacksrichtung bevorzugt der Patient?

- Welche Mittel (Mundwasser, Zahndusche, Zahnpaste u.a.) benutzt der Patient?
- Nahm bzw. nimmt der Patient eine Lippenpflege vor?
- Kann der Patient auf Aufforderung den Mund öffnen?
- Kann der Patient auf Aufforderung den Mund schließen?
- Besteht bei dem Patient eine Erhöhung des Masseter-Tonus?
- Bestehen bei dem Patienten Schluckstörungen? Wenn ja, welche?
- Treten bei dem Patienten bei Stimulation orofasziale Spasmen auf?
- Werden spontane, orofasziale Automatismen bei dem Patienten beobachtet?
- Kann der Patient riechen? Ist der Riechnerv intakt?
- Welche Geruchsrichtung bevorzugt der Patient?

Die Antworten auf diese Fragen bestimmen die Auswahl der Stimulanzien und das eigentliche Vorgehen sowohl von Mundpflege als auch oral-nasaler Stimulation.

10.9.11.2
Magensonden und Beatmungstuben

Bei oral-nasaler Stimulation ist es wichtig, daß keine Sonden bzw. Katheter in Mund/oder Nase des Patienten liegen. Die spezielle, oral-nasale Stimulation soll gesteigerte Wahrnehmung des Mund-Nase-Rachen-Bereichs fördern und Körperwahrnehmung vermitteln. Liegen nun Sonden in Mund, Nase und Rachen, so führt die Stimulation für den Patienten zu einem Wahrnehmungsdilemma. Einerseits muß der Patient seine Wahrnehmung im Mund-Nase-Rachen-Bereich reduzieren, um nicht ständig unter Brechreiz und Übelkeit zu leiden, andererseits erfolgt nun eine basale Stimulation, um speziell die Wahrnehmung des Mund-Nase-Rachen-Raums mit seinen Funktionen zu fördern. Es wäre aus Sicht der basalen Stimulation sinnvoll, diese Sonden zu entfernen oder in andere Bereiche zu verlegen (PEG-Anlage, Tracheotomie). Ist das nicht möglich, so sollte sich die orale Stimulation auf den vorderen Mundbereich und auf die olfaktorische Stimulation beschränken.

10.9.11.3
Aspekte zur Durchführung der oral-nasalen Stimulation

- Hinsichtlich der Kopfstellung des Patienten zur oralen Stimulation gilt, daß der Kopf leicht vornüber geneigt sein sollte, oder der Patient sollte auf der Seite liegen. Aspirationsgefahr beachten.
- Der Mund des Patienten sollte wahrnehmungsfähig sein, d.h. er sollte gereinigt, frei von Borken und relativ feucht sein.
- Zur Reinigung bzw. Anwendung kommen sollten nach Möglichkeit Pflegemittel mit Geschmacksrichtungen, die dem Patienten vertraut sind. Als unangenehm erlebte Substanzen werden eher dazu führen, daß der Patient seinen

Mund nicht oder nur ungern öffnet (Hexetidin, Salbei). Bei Vorliegen von Rhagaden und Aphten sowie entzündlich, erosiven Zahnfleischveränderungen verbietet sich der Einsatz von sauren Medien im Mund. Zur Anregung der Kooperation kann alles Verwendung finden, was der Patient mag und was den Speichelfluß anregt (z.B. Kaffee, Zitronensaft, Gurkensaft, Buttermilch, Bier, Cola etc.).

- Grundsätzlich gilt, daß einem Patienten, der noch seine eigenen Zähne hat, die Zähne auch geputzt werden. Wenn möglich sollte die patienteneigene Zahnbürste und seine eigene, vertraute Zahnpaste benutzt werden. Dem Patienten die Hand bei den Putzbewegungen zu führen, ist ein gutes Mittel, vertraute Abläufe in Erinnerung zu rufen.

- Es soll keine Metallklemme o.ä. zur Reinigung des Mundes eingesetzt werden. Sinnvoller ist es, einen Finger (z.B. den kleinen Finger) mit einer Kompresse zu umwickeln und mit diesem die Reinigung durchzuführen. Mit einem Finger kann zudem eine hervorragende Zahnfleischstimulation durchgeführt werden, und durch Einsatz des Fingers kommt es sehr oft zu einer erstaunlichen Anregung des Speichelflusses.

- Die routinemäßige Verwendung von Mundspreizern, Gummikeilen etc. ist zu hinterfragen. Selbstverständlich geht aber der Schutz des reinigenden Fingers vor.

- Hat ein Patient einen erhöhten Massetertonus, so kann eine Überstimulation dieser Muskulatur eventuell hilfreich sein. Dazu drückt die Kontaktperson mit der einen Hand fest auf den Kopf (von zentral) und die andere, unter dem Kinn des Patienten liegende Hand drückt fest nach oben. Dieser Druck soll für ca. 10 sec sehr stark sein und während dieser 10 s auch gleichmäßig gehalten werden. Oft öffnen Patienten mit so spezifischen Problemen nach einer solchen Überstimulation für eine gewisse Zeit den Mund recht leicht. Bei Patienten mit Frakturen bzw. Verletzungen im Bereich des Gesichtsschädels, Schädelfrakturen, größeren Trepanationsdefekten, Unterbrechungen der Schädelkontinuität aus diversen anderen Gründen, intrakranieller Drucksteigerung u.a. ist dieser Druckversuch auf den Schädel, um einen leichteren Zugang zur Mundhöhle zu erlangen, natürlich kontraindiziert bzw. zumindest sehr kritisch zu hinterfragen.

- Zur Vermittlung von Tastempfindungen, Training der Zungenmotilität u.a. eignen sich kleine, in Gaze eingelegte und dann in den Mund eingebrachte Gegenstände sehr gut. Zum Beispiel können mehrere Erbsen in eine Mullkompresse gelegt und in den Mund des Patienten eingebracht werden, während die Kontaktperson die Kompresse von außen festhält.

- Zur Vermittlung von intensiven Geschmacksempfindungen eignen sich besonders gut einige, vom Patienten als positiv erlebte Substanzen, wie z.B. Marmelade, Nutella, Eis, Paprikachips. Die vom Patienten besonders gern gemochten Substanzen können durch Befragen bei den Angehörigen eruiert werden und dann in die Wangentaschen oder auf die Lippen und Zunge aufgebracht werden.

- Grundsätzlich sollten zur olfaktorischen Stimulation Düfte und Gerüche verwendet werden, die dem Patienten bekannt sind und die er mag. Welche Gerüche dies sind, kann über die Angehörigen erfragt werden. Patienteneigene Toilettenartikel sollten benutzt werden.
- Auch Patienten, die über einen Tubus (oral, nasal oder Tracheostoma) atmen, können olfaktorische Erfahrungen machen. Dazu muß nur die Geruchskonzentration im direkten Nasenbereich entsprechend hoch sein. Wenn ein Duft mit einer 50ml-Spritze aufgesaugt wird und dann diese Luft in der Spritze direkt in die Nase eingeblasen wird, stellt sich eine Situation dar, die dem schnüffelnden Atmen ähnlich ist.
- Bei der olfaktorischen Stimulation muß mit einer sehr kurzen Zeitspanne vom Stimulationsbeginn bis hin zur Habituation gerechnet werden. Die deutlichste Wahrnehmung solcher Reize erfolgt innerhalb der ersten 10–20 sec. Eine Reizverstärkung durch Erhöhung der Geruchskonzentration kann dann noch einmal zur verbesserten Rezeption beitragen. Als Empfehlung zur olfaktorischen Stimulation kann gesagt werden, daß maximal 2–3 Gerüche pro Stimulation verwendet werden sollten und maximal 2–3mal pro Tag eine Stimulation durchgeführt werden soll.
- Kommen ätherische Öle bei der olfaktorischen Stimulation zum Einsatz, so muß darauf geachtet werden, daß nur reine ätherische Öle verwendet werden.
- Es kann sinnvoll und erfolgreich sein, dem Patienten zur olfaktorischen Stimulation auch häusliche oder berufliche Gerüche anzubieten. Beispiele hierfür sind nicht gewaschene Wäschestücke eines Elternteils bzw. des Partners, Riech- und Nuckeltuch, Stoffspielsachen, Ölgerüche auf Lappen, Kleber u.a.

10.9.12
Auditive Stimulation

Diese Stimulation richtet sich an die akustische Wahrnehmung eines bewußtseinsgestörten Menschen. Sie soll den Menschen über bewußt eingesetzte, möglicherweise vertraute Reize neugierig machen, mit seiner Umwelt Kontakt aufzunehmen. Die Rezeption und Verarbeitung von auditiven Signalen kann verschiedene Wirkungen auf den Menschen haben. Die Skala reicht dabei von Beruhigung zum Einschlafen bis hin zu höchster Erregung mit Panik. Auditive Wahrnehmung hat audio-vibratorische, auditive und auditiv-verbale Anteile.

10.9.12.1
Auditiv-vibratorisches Hören

Leben ohne auditiv-vibratorische Stimulation ist nahezu undenkbar. Hiermit wird das „Hören" mit dem Körper gemeint. Jede Bewegung induziert Schallwellen, die den Körper treffen. Bei dieser Art der Wahrnehmung spielen konkrete Worte keine sehr große Rolle. Ein gutes Beispiel hierfür ist der enge Körperkontakt zwischen Mutter und Kind, während die Mutter summt bzw. singt. Diese audio-vibratorische Vermittlung von Reizen kann einen stark beruhigenden Einfluß auf das Kind ausüben.

10.9.12.2
Wahrnehmung von Lauten und Musik
Auditive Reize können sowohl Aufmerksamkeit und Erregung als auch Entspannung und Beruhigung erzeugen. Dies erklärt sich aus den zentralen Verbindungen der mit dem Hören verbundenen Strukturen mit anderen Teilen des ZNS.

- So führt die Wahrnehmung von unbekannten bzw. als unangenehm erlebten oder an beängstigende Erlebnisse erinnernde Laute zu einer deutlichen Aktivierung des ARAS (aszendierendes retikuläres Aktivierungssystem) in der Formatio reticularis. Diese Weckreaktion mit erhöhter Aufmerksamkeit ist dann besonders deutlich zu beobachten, wenn andere Sensoriksysteme (z.B. das Sehen) eingeschränkt oder ausgeschaltet sind (z.B. im Dunkeln). Erhöhung von Puls und Blutdruck, Zittern und andere vegetative Symptome sind Reaktion auf eine solche „Alarmierung".
- Musik wird von nahezu allen Menschen sehr individuell erlebt. Nicht nur, daß nicht jeder die Musik mag, die ein anderer bevorzugt. Das Erleben von Musik ist auch noch von der jeweiligen Situation des einzelnen abhängig.

10.9.12.3
Sprache, Sprechen, Worte
Diese Reize richten sich an sogenannte „höher integrierte, zentrale Funktionen". Sie setzen die Funktionstüchtigkeit der auditiven Rezeptionsorgane, die korrekte Weiterleitung und Vernetzung der Signale sowie Sprachverständnis, Spracherinnerung und -assoziation voraus. Die auditive Situation des wahrnehmungsgestörten und ausdruckseingeschränkten Menschen ist dadurch gekennzeichnet, daß einige seiner Sensoriksysteme (z.B. Sehen, Spüren und Fühlen) eingeschränkt oder ausgeschaltet, die Funktionen anderer durch Habituation gedämpft sind. Ein solcher Mensch, z.B. als Patient auf einer Intensivstation, ist einer Vielzahl von unbekannten, beängstigenden, verwirrenden, erschreckenden, monotonen, nicht zuzuordnenden Geräuschen ausgesetzt. Häufig wird wenig mit ihm gesprochen, und wenn, dann oft in einer ihm kaum verständlichen, abstrakt-funktionalen Fachsprache. Diese Sprache ist fremd und stellt für den Patienten in den seltensten Fällen einen nachvollziehbaren Bezug zu den daraufhin folgenden Erlebnissen her. Beispiel hierfür wäre der Satz: „Frau Meier, ich werde Sie jetzt absaugen." Gänzlich problematisch wird es für einen solchen Patienten, wenn in einer solchen Geräuschkulisse dann 2 oder noch mehr Personen gleichzeitig oder nahezu gleichzeitig mit ihm reden bzw. auf ihn einreden.

10.9.12.4
Allgemeine Handlungsmöglichkeiten und spezielle Stimulation

- Die den Patienten betreuenden Personen sollten ihre Sprache und Ausdrucksweise in dem Sinne durchforsten und hinterfragen, ob sie unter oben genannten Aspekten in ihren Äußerungen für den Patienten überhaupt verständlich sind.
- Während einer direkten Kontaktsituation mit einem Patienten sollte nicht mehr als eine Person aktiv beteiligt sein, d.h. es sollen nicht mehrere Personen gleichzeitig reden.

- Begrüßung des Patienten und Verabschiedung sollte möglichst immer mit den gleichen Worten erfolgen.
- Auch jede andere Ansprache des Patienten sollte mit einer ritualisierten Begrüßungs- bzw. Anspracheform erfolgen und mit einer körperstammnahen Berührung (Initialberührung) verbunden sein. Es sollte Körperkontakt zum Patienten hergestellt werden, wenn er angesprochen wird.
- Derjenige, der den Patienten anspricht, sollte deutlich, klar und nicht zu schnell sprechen.
- Es sollte mit dem Patienten in normaler Lautstärke gesprochen werden, es sei denn, der Patient ist tatsächlich schwerhörig.
- Im sprachlichen Umgang mit dem Patienten sollten keine sprachlichen Verniedlichungen benutzt werden.
- Wenn mit dem Patienten geredet wird, sollten Nebengeräusche möglichst ausgeschaltet werden.
- Angehörige sollten mit dem Patienten in der vertrauten Form sprechen.
- Das Ende eines Kontaktes sollte auch mit deutlichen Worten gekennzeichnet werden.
- Worte und Mimik der Kontaktperson sollten eindeutig sein. Wahrnehmungsgestörte Patienten sind in dieser Hinsicht sehr sensibel und bemerken uneindeutige, widersprüchliche Kommunikationssituationen sehr schnell. Daher sollte also darauf geachtet werden, daß Worte, Tonfall, Mimik und Gestik übereinstimmen.
- Übergabe, fachliche Diskussionen über den Patienten, seinen Zustand, Prognose u.ä. sollten außerhalb der Hörweite des Patienten erfolgen.
- Grundlage der auditiven Stimulation ist, so wie bei den anderen vorher beschriebenen Stimulationen, die Eindeutigkeit des Reizes. Uneindeutiges ist trotz guten Willens in aller Regel kontraproduktiv. So ist es diffus, uneindeutig und nutzlos, wenn in der direkten Umgebung eines solchen Patienten ständig das Radio oder TV „zur Stimulation" läuft. Im Gegenteil, der Patient wird durch die Überflutung mit akustischen Reizen eher überfordert.
- Problematisch ist der Einsatz von Walkman mit Kopfhörer zu sehen. Ist der Kopfhörer aufgesetzt, „beschallen" diese Geräte den Patienten auf eine sehr direkte Art. Der Patient kann sich von diesen Reizen nicht distanzieren. Sitzt der Kopfhörer gut, laufen die Reize zudem noch zusätzlich über Knochenleitung. Wird ein solches Gerät eingesetzt, so sollte dem Patienten der Kopfhörer nicht aufgesetzt werden, sondern der Kopfhörer sollte etwas weiter vom Kopf weg zu liegen kommen. Noch besser allerdings ist es, einen entsprechend weit vom Patienten entfernten Radiorecorder etc. zu benutzen.
- Wenn dem Patienten vertraute Laute (z.B. aufgenommene Kinderstimmen) angeboten werden, so ist es notwendig, den Patienten genau zu beobachten. Eine Kontaktperson sollte während der Stimulation bei ihm und mit ihm in Kontakt bleiben. Nur so können Überforderung, Abwehr und Streßreaktionen frühzeitig erkannt und beseitigt werden.

10.9.13
Taktil-haptische Stimulation

Neben den Sinnen sind die sogenannten „sehenden" Körperteile zu großen Teilen an der Wahrnehmung der Umgebung, der Welt beteiligt. Als „sehende" Körperteile gelten hier die Hände, Finger, Füße, Zehen, Mund, Nase und, mit gewissen Einschränkungen, die restliche Gesichtspartie. Kinder setzen diese Strukturen sehr gezielt zur Erfahrung ihrer Umgebung ein. Nach dem Betasten werden Gegenstände berochen und dann in den Mund gesteckt. Die mit solchen Körperteilen gemachte Sinneserfahrung nennt man taktil-haptische Wahrnehmung. Über diese spezielle Wahrnehmungsschiene erhalten wir im normalen, täglichen Leben ständig Unmengen von Informationen über unsere Umwelt. Voraussetzung für diese Art der Wahrnehmung ist Bewegung. Nur die Bewegung der sehenden Körperteile am Erfahrungsobjekt oder die Bewegung des Erfahrungsobjekts an bzw. mit den sehenden Körperteilen vermitteln diese Informationen. Immobilisierung schränkt wahrnehmungsgestörte, bewußtseinsgetrübte Patienten bezüglich dieser Art der Sensorik stark ein. Immobilisierung bedeutet hier:

- Der Mensch bewegt sich kaum oder gar nicht.
- Am und beim Patienten bzw. über ihn hinweg wird relativ wenig bewegt.
- Je leichter ein Gegenstand ist, der auf einem Körperteil aufliegt, um so weniger ist er erkennbar.
- Je länger ein Gegenstand auf einem Körperteil aufliegt, um so weniger ist er erkennbar bzw. um so weniger Informationen bekommt man über ihn.
- Wird der Gegenstand nicht bewegt bzw. wird der wahrnehmende Körperteil nicht am, über bzw. mit dem Gegenstand bewegt, so erfährt man nichts über Umfang, Größe, Material u.a. des Gegenstands.

Aus diesen Überlegungen können die folgenden Handlungsmöglichkeiten hergeleitet werden:

- Stark immobilisierte Patienten können ihr Umfeld in aller Regel nicht selbst ertasten. Daher bietet es sich an, daß ihre Hände und Füße geführt werden.
- Bei der Förderung der taktilen Wahrnehmung über die Hände ist es unbedingt notwendig, daß die Hand bzw. Hände um zu tastende Gegenstände geschlossen werden. Dies kann auch passiv erfolgen.
- Für die Materialerfahrung können Gegenstände aus dem alltäglichen Leben verwendet werden. Es kann sinnvoll sein, eine Art „Erfahrungs- und Tastbereich" aus unterschiedlichen Materialien zusammenzustellen. Zusätzlich zur Oberfläche sind Form und Temperatur der verwendeten Gegenstände von nicht geringem Informations- und Erfahrungsgehalt.
- Neben der Fremderfahrung ist es ebenso notwendig, Eigenerfahrung und Selbstberührung zu ermöglichen. Dies kann z.B. mittels einer über den eigenen Körper geführten Hand erfolgen.

- Bei Pflegeverrichtungen können sehr gut Fremderfahrungen (z.B. Wasser, Handtücher, Zahnbürste etc.) und auch Eigenerfahrung (Haut, Haare etc.) vermittelt werden.

- So wie die Erfahrung von Stoff (Wäsche) bei Pflegeverrichtungen vermittelt werden kann, ist eine taktil-haptisch-somatische Erfahrung und Stimulation durch locker sitzende, nicht zu glatte Bettbekleidung möglich.

10.9.14
Visuell-optische Stimulation

Die Wahrnehmung der Umwelt und der eigenen Person durch bewußtes Sehen ermöglicht dem Menschen eine Vielzahl von Möglichkeiten, mit der Umwelt in Kontakt zu treten. So können Gefahren ebenso wie positive Anreize erkannt werden, können Bewegungen von Personen oder Abläufe mit den Augen verfolgt werden. Der Mensch kann den Wechsel der Tageszeiten, das Tageslicht, den Sonnenschein, die Witterung wahrnehmen, kann seine Handlungen in der Welt gezielt umsetzen u.a. Die Entwicklung der Sehfähigkeit verläuft in Stufen:

- Hell- und Dunkelwahrnehmung,
- Wahrnehmung von Umrissen auf kurze Distanz (10–15 cm),
- Wahrnehmung eigener Körperteile,
- Wahrnehmung des Umfelds auf weitere Distanz (1–2 m),
- Wahrnehmung von scharfen Konturen,
- Differenzierung in der Wahrnehmung mittels der Hände und des Mundes,
- Wahrnehmung von Farbabstufungen,
- Wahrnehmungsdifferenzierung von Größen, Formen, Personen,
- Wahrnehmungsentwicklung des räumlichen Sehens.

Kommt es nun aufgrund bestimmter Störungsumstände zu einer **Reduktion** der visuellen Wahrnehmungsfähigkeit, so verläuft diese Reduktion grob gesehen in umgekehrter Reihenfolge wie die Entwicklung der Sehfähigkeit. Kommt es dann im Rahmen der Gesundung wieder zur Re-Integration dieser sensorischen Funktion, so entspricht der Ablauf der Re-Integration dann wieder der Reihenfolge des üblichen Entwicklungsverlaufs. Reduziert sich die visuelle Wahrnehmung, so werden die anderen Sensoriksysteme verstärkt. Bestehen aber auch da Defizite, so folgt ein allgemeiner Wahrnehmungsverlust, der in einem Verlust des Umgebungsbezugs mündet. Als Beispiel ist ein weitestgehend immobilisierter, somnolenter, verwirrter Patient anzuführen, der seine Augen fast ständig geschlossen hält. Durch Gewöhnung an die monotonen Umgebungsgeräusche ist eine Minderung der akustischen Wahrnehmung eingetreten. Betritt nun eine Person den Patientenraum, so kann es möglich sein, daß der Patient diese Person nicht hat eintreten hören. Dadurch, daß er seine Augen geschlossen hat, sieht er sie natürlich auch nicht. Wird nun der Patient von dieser Person angesprochen und dabei berührt, so kann heftigstes Erschrecken die Folge sein, da er diese Berührung und diese nahen Laute als plötzlich und unerwartet erlebt. Eine Reduktion visueller Wahrnehmungsreize im Rahmen von visueller Habituation und Deprivation kann zu autostimulatorischen Effekten führen, die sogar halluzinativen Charakter annehmen können. Um dies zu verdeutlichen, ist ein kleiner Versuch sehr eindrücklich. Ein großes, weißes Blatt Papier wird ganz dicht vor die Augen gebracht, so daß bei geöffneten Augen nur dieses weiße Papier gesehen wird. Diese Position wird nun 5–10 min beibehalten. Bereits nach wenigen Minuten wird von jedem, der dies durchführt, eine unspezifische Art von Objektwahrnehmung beschrieben, obwohl das Papier vollkommen weiß und ohne Bezugspunkt ist. Nach weiteren Minuten werden Wellen, Schlangenlinien, wechselnd-verschwimmende Hell-Dunkel-Kontraste u.a. wahrgenommen oder besser optisch halluziniert. Dies bedeutet, erfährt man eine Reduktion optischer Reize z.B. aufgrund einer monotonen Umgebung, so kann das optisch-visuelle System zur halluzinatorischen Eigenstimulation stimuliert werden.

> Nicht jeder halluzinierende Patient muß im klassischen Sinne delirant sein!

Aus diesen Vorbedingungen und Überlegungen ergeben sich folgende Aspekte:
- Wenn wahrnehmungsgestörte, bewußtseinsgetrübte Menschen mit offenen Augen, scheinbar fixierend herumschauen, ist dies noch kein Beweis dafür, daß diese Patienten auch im üblichen Sinn „sehen". Beispiel hierfür das apallische Stadium. In diesem Zustand ist es völlig unklar, ob ein Sehen oder zumindest Teilsehen stattfindet und ob bzw. wie die visuellen Reize verarbeitet werden.
- Schnelle, erschreckende Bewegungen auf die Augen von wahrnehmungsgestörten, bewußtseinsgetrübten Menschen zu sollten in jedem Fall unterbleiben. Die unüberlegte und vor allem unangekündigte Prüfung der optischen Flucht im Rahmen einer neurologischen Untersuchung sollte unter diesen Gesichtspunkten hinterfragt werden.
- Wenn mit einem solchen Patienten Kontakt aufgenommen werden soll, so muß dies ausreichend nahe genug erfolgen.
- Es sollte überlegt werden, welche Sehperspektive und welches Gesichtsfeld mit welchen Objekten der Patient in seiner Stellung im Bett hat.
- Das direkte Umfeld des Patienten sollte eindeutig gestaltet sein. Es sollten einfache, klare, geometrische Symbole und Strukturen in deutlichen Schwarz-Weiß-Kontrasten verwendet werden. Farben in vielen Schattierungen bzw. Nuancen und kunterbunte, unruhige Motive verwischen die eindeutige Wahrnehmung, verwirren und überfordern einen Patienten.
- Dem Patienten sollen eindeutige Erfahrungen von Hell und Dunkel, Tag und Nacht vermittelt werden. Dazu gehört, daß er in der Nacht nicht durch ein Licht angeleuchtet wird und das Zimmer nicht hell erleuchtet sein soll. Gleichzeitig soll er aber seinen „Tag" nicht in vom Tageslicht abgeschlossenen, mit Vorhän-

gen abgedunkelten, düsteren Räumen verbringen müssen. Werden am Patienten Aktivitäten durchgeführt, so sollen diese im „Hellen", also unter Beleuchtung durchgeführt werden. Phasen von Ruhe und Inaktivität sollten dagegen die Empfindung von „Dunkel" vermitteln.

- Es sollten keine Gegenstände im direkten Gesichtsfeld des Patienten befestigt werden. Besonders gilt dies für Gegenstände, die für den Patienten keine nachvollziehbare Bedeutung haben, wie z.B. Infusionsbehälter oder ähnliches. Herabhängende Infusionsleitungen können Nesteln u.ä. Autostimulationen fördern. Günstig sind hier klare, eindeutige, kontrastreiche, anregende Dinge wie Mobiles etwas außerhalb des direkten Gesichtsfelds. Der Patient sieht, daß da etwas ist, aber er muß seinen Blick bzw. seinen Kopf aktiv in die Richtung drehen, wenn er erkennen will, was sich dort befindet. Dies gilt besonders für Patienten mit Störungen des Körperschemas aufgrund neurologischer Störungen. Die Aktivierung sollte von der gestörten Seite kommen, sich aber nicht im „toten Winkel" der Wahrnehmung des Patienten befinden.
- Alle Bewegungen, die der Patient deutlich erfassen soll, müssen deutlich und langsam durchgeführt werden.
- Wichtiger als die visuell-optische Anregung ist die Prophylaxe der visuellen Eintönigkeit.

10.9.15
Zusammenfassende Hinweise zur basalen Stimulation

Zusammenfassend kann zur praktischen Anwendung folgendes gesagt werden:

- Eine gute Anamnese bzw. Eruierung von relevanten Informationen ist eine der Voraussetzungen für einen erfolgreichen Kontaktversuch.
- Eine gute Dokumentation der Ausgangssituation, Ziele, Ressourcen, Probleme und der geplanten bzw. durchgeführten Maßnahmen sowie der Reaktion des Patienten ist unbedingt notwendig.
- Nach Möglichkeit sollte immer an für den Patienten Vertrautes angeknüpft werden.
- Es ist wichtig, kann aber auch problematisch sein, die Angehörigen direkt tätig werdend in die Stimulation und andere Versorgungsaspekte mit einzubeziehen.
- Der Patient soll durch die Stimulation nicht überfordert werden. Als Richtschnur kann gelten, daß eine Stimulationsart einmal pro Tag für einige Tage hintereinander durchgeführt werden soll.
- Ruhephasen und Abwechslung für den Patienten müssen bedacht und berücksichtigt werden.
- Die Einstellung der Kontaktperson zum Patienten, ihre Bereitschaft, den Patienten anzuerkennen, ihre Empathie, Echtheit und ihr Einfühlungsvermögen sind von immenser Bedeutung für einen erfolgreichen Kontakt zum Patienten.

Zusammenfassung

- Durch Kommunikation erfährt der Mensch seine Welt, und er teilt sich seiner Welt mit. Der Mensch kommuniziert aber nicht nur mit seiner Welt, sondern er tut dies auch mit sich selbst. Die Werkzeuge der Wahrnehmung und Kommunikation sind die Sinne und die Sprache.
- Kommunikation ist der Schlüssel zum Bewußtsein und das Werkzeug, welches es zugleich modelliert. Abbruch der Kommunikation ist der Beginn einer somatisch-emotionalen und intellektuellen Regression, an deren Ende der Untergang des Individuums steht.
- Das ZNS betreffende, den Patienten vital bedrohende Erkrankungen betreffen diesen Menschen in existentieller Form, beeinträchtigen eine Vielzahl seiner psychosozialen Integrations-, Ausdrucks- und auch Wahrnehmungsmöglichkeiten.
- Dem Erkennen und der Beurteilung der Bewußtseinslage und der Kommunikationsfähigkeit kommen im Umgang mit neurologisch-neurochirurgischen Patienten allerhöchste Priorität zu. Oftmals kündigen sich bedrohliche Störungen durch Veränderungen der Bewußtseinslage und der Kommunikationsfähigkeit an.
- Neurologisch-neurochirurgische Patienten haben häufig sensorisch-somatisch-kommunikative Defizite. Der Ausgleich dieser Defizite durch Stimulation kann die Gesundung einleiten, beschleunigen und den Grad der Gesundung deutlich verbessern. Zugleich kann inadäquat eingesetzte bzw. inadäquate Stimulation den Patienten zusätzlich gefährden.
- Sowohl Angehörige als auch behandelndes Personal sollten jede sich bietende Gelegenheit nutzen, um mit dem Patienten zu sprechen und, wenn möglich, körperlichen Kontakt aufnehmen. Dies gilt auch und besonders für bewußtseinsgetrübte, komatöse Patienten. Einzuschränken ist diese Forderung für Patienten, die in der Akutphase nach dem Konzept des „minimal handling" versorgt werden.
- Körperliche Mobilisation soll so frühzeitig und soweit wie irgend möglich vertretbar durchgeführt werden, desgleichen eine ausgiebige und, wenn möglich, mehrmals täglich erfolgende krankengymnastische Behandlung.
- Durch Benutzung spezieller Handlungen aus dem Konzept der basalen Stimulation und der Bobath-orientierten Mobilisation bzw. Physiotherapie kann der Patient durch sensibel-sensorische Stimulation die Möglichkeit erhalten, sein Körperschema aufrechtzuerhalten bzw. zu restaurieren, Körpergrenzen wieder zu erfahren u.a.
- Verbale Begleitung der Handlungsabläufe soll in einer für den Patienten verständlichen Sprache und in verständlichen Worten erfolgen. Der ver-

bale Unterbau jedes intensivmedizinischen Handlungsablaufs wird vom Patienten nicht nur als unterstützendes, emotionales Angebot erlebt, sondern stellt auch eine wichtige Information hinsichtlich des Therapieprogramms dar, welchem er sich sonst willkürlich ausgeliefert fühlt.

- Wenn möglich, sollte der Patient aktuelle Informationen aus der Presse u.ä. erhalten. Die Benutzung von Zeitungen, Zeitschriften, TV, Radio sollte ermöglicht werden.
- Bei Patienten mit einem Durchgangssyndrom sollte mehrmals täglich, zusätzlich zum geduldigen Eingehen auf den Patienten, zum Aufbau und Erhalt eines orientierenden Raum-Zeit-Rahmens, Angaben über Ort, Zeit und Umstände gemacht werden.
- Dem Patienten sollten Angebote zur schriftlichen Äußerung gemacht werden.
- Einschränkungen der expressiven Möglichkeiten (z.B. Intubation, Locked-in-Syndrom) können durch Nutzung von Kommunikationshilfen wie elektronische Schrifttafeln, PC-gestützte Kommunikationshilfsmittel, Übereinkünfte für Sprach- und Kommunikationscodes u.a. gemindert werden.

ATL „Sinn finden, Sein" 11

Die in diesem ATL-Kapitel besprochenen Themen sind

11.1	Allgemeines zum Thema „Sinn finden, Sein"	376
11.2	Spezielles zum Thema	376
11.3	Patientensituation und Erleben	377
11.4	Resultate der Überlegungen, was tun, Handlungsmöglichkeiten	377
11.5	Schmerz, Sedierung, Analgesie und Relaxierung	379
11.5.1	Schmerz	379
11.5.2	Medikamentöse Schmerzbeeinflussung durch Analgetika	380
11.5.2.1	Peripher wirksame Analgetika	380
11.5.2.2	Zentral wirksame Analgetika	380
11.5.2.3	Zusammenfassung zu Analgetika	381
11.5.3	Medikamentöse Schmerzbeeinflussung durch Lokalanästhetika	381
11.5.3.1	Oberflächenanästhetika	381
11.5.3.2	Leitungsanästhetika und Infiltrationsanästhetika	382
11.5.4	Medikamentöse Beeinflussung des Schmerzerlebens durch Psychopharmaka	382
11.5.4.1	Tranquilizer	382
11.5.4.2	Neuroleptika	382
11.5.4.3	Antidepressiva	383
11.5.5	Kombination von Analgetika und anderen Substanzen, Übersicht	383
11.5.6	Muskelrelaxanzien	385
11.5.6.1	Nichtdepolarisierende Muskelrelaxanzien	385
11.5.6.2	Depolarisierende Muskelrelaxanzien	386
	Zusammenfassung	*387*

Hier kann und soll kein umfassendes Eingehen auf die ATL-Thematik „Sinn finden, Sein" erfolgen, sondern eine eher allgemeine, kurze Abhandlung und Beleuchtung einzelner Aspekte unter der speziellen Thematik „neurochirurgisch-neurologische Pflege" durchgeführt werden. Die Bearbeitung dieser ATL bezieht sich im einzelnen auf

- den Menschen auf der Suche nach Sinn,
- den religiösen Menschen,
- den Menschen in der Bewältigung von Schmerz, Leid, Trauer und Angst,
- Mensch und Sterben,
- Schmerz, Sedierung, Analgesie, Relaxierung und damit zusammenhängende Aspekte.

Weitere und zum Teil auch spezifische Informationen zu diesen Thematiken finden sich auch bei den Ausführungen zu den ATL's „Sich beschäftigen", „Kommunizieren", „Sich pflegen, sich kleiden", „Sich bewegen".

11.1
Allgemeines zum Thema „Sinn finden, Sein"

Es gehört zu den sogenannten höheren Fähigkeiten des Menschen, daß er prinzipiell in der Lage ist, sich, seine Situation und seine Stellung in seiner Welt zu reflektieren. Diese Reflexion umfaßt auch die Art und Weise der eigenen Existenz, den Sinn der eigenen Existenz, die Existenz eines höheren, „göttlichen" Wesens, Leben und Sterben. Dabei bestimmt die menschliche Bewußtheit die Art seines Daseins in der Welt, und zwar sowohl als Subjekt als auch als Objekt. Auseinandersetzungen über das Selbst und das Sein in der Welt erfolgen in aller Regel auf drei Ebenen gleichzeitig:

- auf der rationalen, abstrakten und intellektuellen Ebene,
- auf der emotionalen Ebene,
- auf der somatischen Ebene.

Nach allgemeiner Übereinkunft werden als Bedingung für eine solche Auseinandersetzungsmöglichkeit Bewußtheit und ein gewisses Maß an geordneter Wachheit auf der „rationalen" bzw. „abstrakten" Ebene sowie zumindest Rezeptionsfähigkeit auf den anderen Ebenen vorausgesetzt.

11.2
Spezielles zum Thema

Die das ZNS betreffende, den Patienten vital bedrohende Erkrankung betrifft seine Person in existentieller Form, beeinträchtigt eine Vielzahl seiner psychosozialen Integrationsmöglichkeiten.
Zusätzlich ist der „typische", schwerstkranke, neurochirurgisch-neurologische Patient in seltenen Fällen bei völlig klarem Bewußtsein und in allen Qualitäten orientiert. Zumeist besteht eine, zumindest leichte, Bewußtseinsstörung, der Patient ist antriebsgemindert oder agitiert, halluziniert, konfabuliert, ist aphasisch, apraktisch, delirant, aggressiv, ängstlich, verwirrt, desorientiert, einsam u.a. Unter Berücksichtigung all dieser Umstände wird sich ein solcher Patient mit diesen speziellen Problemen schwerlich auf einer intellektuellen, rational-distanzierten bzw. abstrakten Ebene mit seiner vitalen Bedrohung und seinen in aller Regel drastisch veränderten Lebensbedingungen auseinandersetzen können. Seine Rezeptions- und Reflektionsebene wird sich von daher eher auf die emotional-somatische Ebene verlagern und konzentrieren.

11.3
Patientensituation und Erleben

Überlegungen haben davon auszugehen, daß für den betroffenen Patienten das Erleben-Müssen der schweren Erkrankung und das Annehmen-Müssen der therapeutischen Maßnahmen einer absoluten Extremsituation gleichkommt. Im einzelnen sind es in erster Linie folgende Umstände und Aspekte, welche für den Patienten zu Problemen existentieller Natur führen:

- Aufenthalt in einer Intensivbehandlungseinheit und damit verbundene Verängstigung und Verunsicherung,
- lebensbedrohlicher Charakter der Erkrankung,
- Beatmung,
- Schmerzen,
- qualitative und quantitative Störungen des Bewußtseins eventuell mit Funktionspsychose (Durchgangssyndrom),
- Schlafentzug, fehlende Ruhe, Reizüberflutung bzw. Irritation,
- psychische Affektion durch Hirnsubstanzdefekte,
- Kommunikationsbehinderungen mechanischer Natur, z.B. Tubus, Trachealkanüle,
- Kommunikationsbehinderungen (Aphasien, Antriebsminderungen u.a.),
- Verunsicherung bzw. Verängstigung der Angehörigen bzw. des Patienten durch die Angehörigen usw.

11.4
Resultate der Überlegungen, was tun, Handlungsmöglichkeiten

Die Erforschung klinisch-psychologischer Wirkungsmöglichkeiten zur Unterstützung des Patienten, Ent-Ängstigung und günstigen Beeinflussung von Störungen hat zu den folgenden Ergebnissen geführt:

- Bei potentiell wie manifest vital bedrohten Patienten sind die reaktiven, seelischen Störungen und die zugehörigen psychischen Bewältigungsmechanismen eine direkte Folge des schwerwiegenden Krankheitserlebens. Die Allgemein- und vor allem Intensivbehandlung führen, zusammen mit der körperlichen Stabilisierung, indirekt auch zur günstigen Beeinflussung der reaktiven seelischen Störungen.

- Die Milderung dieser Störungen ist wesentlich mit abhängig vom Handlungsvermögen der Ärzte und Pflegepersonen. Ihr autonomes Handlungsvermögen, d.h. umgehendes und situationsgerechtes Handeln, stellt in der Vorstellungswelt des intensivbehandlungsbedürftigen Patienten ein unschätzbares, emotionales Sicherungsmoment dar.

- Die Handlungsvollzüge des behandelnden Personals beinhalten indirekte, psychotherapeutische Einflüsse, deren Wirksamkeit kaum zu überschätzen ist. Die indirekten psychotherapeutischen Einflüsse auf den Patienten entspringen in erster Linie der Gruppe der Pflegepersonen. Diese Gruppe zeichnet sich, im Idealfall, nicht nur durch umfassende Kenntnisse in der Grund- und Behandlungspflege aus, sondern entfaltet auch in ihrer Eigenschaft als hochtypische Repräsentanz der Allgemein- und besonders der Intensivbehandlungseinheit ausgeprägte, überindividuelle und emotionale Effekte. Für den ängstlich-depressiven, emotional ohnmächtigen und narzißtisch gekränkten Patienten bedeutet jede Form der Aktivität von Pflegepersonen, sei es anläßlich der eigentlichen (intensiv)therapeutischen Verrichtungen, sei es außerhalb derselben, auf verbalem oder nonverbalem Niveau, eine außerordentliche starke Stützung und Ermutigung oder auch das Gegenteil.

Die Pflegepersonen sollen jede sich bietende Gelegenheit nutzen, um mit dem Patienten zu sprechen. Dies gilt auch und besonders für bewußtseinsgetrübte, komatöse Patienten. Es gibt keinen Anlaß anzunehmen, daß ein komatöser Patient nicht wahrnehmen kann, nicht versteht. Vielmehr existiert eine Vielzahl von Patientenberichten über das bewußte Wahrnehmen von Handlungen bzw. Gesprächen an und in Gegenwart bewußtseinsgetrübter, sedierter, komatöser Patienten. Diese Berichte zeigen, daß der scheinbar nicht wahrnehmungs- und kontaktfähige Patient über Stunden hinweg wach und rezeptionsfähig war. Wird ein Patient also angesprochen, kommt es bei diesem Ansprechen, Reden und Sprechen weniger auf das „Was", sondern vielmehr auf das „Wie" an. Auch sollte der Patient, soweit es die Zeit irgendwie erlaubt, nicht zurückgewiesen werden, falls er das Bedürfnis verspürt, seinen Leidensdruck zu äußern. All diese Aktivitäten können unter dem Oberbegriff „Emotionale Präsenz" zusammengefaßt werden.

- Verbale Begleitung der Handlungsabläufe. Der verbale Unterbau jedes medizinischen Handlungsablaufes wird vom Patienten nicht nur als unterstützendes, emotionales Angebot erlebt, sondern stellt auch eine wichtige Information hinsichtlich des Therapieprogramms dar, welchem er sich sonst willkürlich ausgeliefert fühlt.

- Bei Patienten mit einem Durchgangssyndrom sollte mehrmals täglich, zusätzlich zum geduldigen Eingehen auf den Patienten, zum Aufbau und Erhalt eines orientierenden Raum-Zeit-Rahmens, Angaben über Ort, Zeit und Umstände gemacht werden.

- Es sollen Angebote zur schriftlichen Äußerung gemacht werden.

- Klärung von Verhaltensänderungen. Sofern beim Patienten selbst diskreteste Änderungen des seelischen Verhaltens faßbar werden, sollte die überwachende Pflegeperson versuchen, die zugrunde liegenden Ursachen zu klären. Weiterhin sollte ein gezieltes Ansprechen von erkennbaren Wünschen, Unbehagen, Ängsten und eine entsprechende Verständnismitteilung erfolgen. Dies ruft beim Patienten im allgemeinen eine ausgeprägte Beruhigung hervor, insbesondere wenn nachfolgend ein stützend-ermutigender Zuspruch erfolgt.

- Körperlicher Kontakt.

- Kompetenz, Eindeutigkeit und originäres Verhalten. Potentiell oder manifest vital bedrohte Patienten erleben sehr klar und nahe den jeweiligen Grad der fachlichen Qualität, menschlichen Kompetenz und Sicherheit, Stabilität und Eindeutigkeit der sie behandelnden Ärzte und Pflegepersonen. Solcherart auftretende Qualitätsunterschiede im therapeutischen und psychischen Verhalten werden sehr deutlich wahrgenommen. Dies gilt schon für diskrete Unsicherheiten innerhalb der (intensiv) medizinischen Behandlungssituation, ebenso für momentan fehlendes, seelisches Einfühlungsvermögen. Durch eine psychische Stützung des Behandlungsteams (z.B. durch eine Balintgruppe o.ä.) und die Klärung bzw. Ausräumung von Konflikten und Differenzen innerhalb des Behandlungsteams, sollte der den Patienten umgebende Rahmen möglichst stabil, kalkulierbar, kontinuierlich und eindeutig gestaltet werden.

11.5
Schmerz, Sedierung, Analgesie und Relaxierung

Im Rahmen einer schweren, vital bedrohenden Erkrankung und der damit oftmals notwendig werdenden Intensivbehandlung erlebt ein Patient Schmerzen, Angst, Unruhe, Agitation u.a. Diese Empfindungen sind unter diesen Bedingungen normal und bedürfen einer, von humanistischen Gedanken getragenen, adäquaten Hilfe und Entsprechung. Neben der entsprechenden emotionalen Unterstützung und persönlichen Präsenz steht die medikamentöse Behandlung dieser Leidenssituationen im Vordergrund.

11.5.1
Schmerz

Der Schmerz ist keine Erkrankung, sondern eine unspezifische Sinnesleistung, welche bei bewußter Rezeption als psycho-physisches Erlebnis definiert werden kann. Grundsätzlich signalisiert der Schmerz eine Schädigung, wobei er als Alarmsystem auch die Lokalisation der Schädigung anzeigen kann. Schmerzen entstehen durch die Reizung der Schmerzrezeptoren, der Nozizeptoren. Die Erregung der Rezeptoren wiederum erfolgt durch spezifische Mediatoren. Die algetisch wirkenden, d.h. schmerzinduzierend-schmerzerzeugend wirkenden Mediatoren werden nachfolgend aufgelistet:

- **Wasserstoff- und Kaliumionen.** Wasserstoff- und Kaliumionen sind Mediatoren mit relativ geringer algetischer Potenz. Wasserstoffionen vermindern den pH-Wert der interstitiellen Flüssigkeit. Ab einem pH-Wert von 6,0 beginnt die Schmerzempfindung und nimmt bei weiter fallendem pH zu. Kaliumionen treten beispielsweise bei Zelluntergang in das Interstitium aus. Bei Kaliumkonzentrationen von mehr als 20 mmol/l setzt die Schmerzempfindung ein.

- **Neurotransmitter.** Solche Substanzen sind beispielsweise Histamin, Acetylcholin und Serotonin. Histamin löst erst bei recht hoher Konzentration eine Schmerzempfindung aus. Acetylcholin sensibilisiert bereits in sehr geringen Konzentrationen die Rezeptoren für andere Mediatoren. Serotonin ist der potenteste Schmerzmediator aus der Gruppe der Neurotransmitter.
- **Kinine.** Kinine sind biologisch aktive Peptide und werden zu den Gewebshormonen gezählt. Das Bradykinin gilt als stärkster Schmerzmediator überhaupt. Kinine sind die hauptsächlichen Schmerzmediatoren bei der Gicht.
- **Prostaglandine.** Diese Substanzen sind ungesättigte Fettsäuren und werden bei Gewebsschädigungen und Entzündungen vermehrt gebildet. Prostaglandine sensibilisieren die Schmerzrezeptoren für die anderen Mediatoren.

Vom Ort der Reizeinwirkung bis zur zentralen Verarbeitung umfaßt das Schmerzerlebnis eine ganze Reihe von physischen und psychischen Reaktionen. Diese Reaktionen sind motorischer Natur, z.B. Fluchtreflexe, Schonhaltungen, Abwehrspannungen, und umfassen vegetative Reflexe, z.B. Änderungen des Blutdrucks, der Herzfrequenz, der Atmung, Schweißsekretion u.a. Die bewußte Schmerzwahrnehmung ist dabei nur ein Aspekt aus einer Vielzahl von Reaktionen, die durch den Schmerz ausgelöst werden. Oder anders formuliert, auch ein Bewußtloser empfindet Schmerz, da die Schmerzempfindung und die Reaktion auf den Schmerz nicht an eine bewußte Wahrnehmung gebunden sind.

11.5.2
Medikamentöse Schmerzbeeinflussung durch Analgetika

Analgetika sind mehr oder minder potente Mittel zur medikamentösen Schmerzbeeinflussung. Diese Schmerzmittel werden nach dem Ort ihrer hauptsächlichen, analgetischen Wirkung in zentrale und periphere Analgetika unterteilt.

11.5.2.1
Peripher wirksame Analgetika
Diese Substanzen vermindern oder hemmen die Sensibilisierung der Schmerzrezeptoren durch die Hemmung der Prostaglandinsynthese. Von ihrer Wirkstärke her werden periphere Analgetika in schwach bis mittelstark wirksam eingestuft. Die peripheren Analgetika besitzen zusätzlich zu ihrer analgetischen Wirksamkeit oftmals auch antiphlogistische und antipyretische Wirkungen. Die Antipyrexie erklärt sich aus der direkten Beeinflussung des Thermoregulationszentrums im ZNS. Beispiele für periphere Analgetika sind Salicylate (z.B. Aspirin), Pyrazol-Derivate (z.B. Novalgin) und Aminophenol-Derivate (z.B. Ben-u-ron).

11.5.2.2
Zentral wirksame Analgetika
Diese Substanzen besetzen die Opiatrezeptoren, welche sich vorwiegend im limbischen System, im Mittelhirn und im Hinterhorn des Rückenmarks befinden. Dies führt zur Hemmung bzw. sogar zum Stopp der Schmerzweiterleitung. Auf

11.5 Schmerz, Sedierung, Analgesie und Relaxierung

```
                    Angriffspunkte der Analgetika
         Peripher  ◄─────────────────────►  Zentral
            │                                  │
            ▼                                  ▼
    ┌─────────────────┐              ┌─────────────────┐
    │ Hemmung der     │              │ Zentrale        │
    │ Prostaglandin-  │              │ Opiatrezeptoren │
    │ Synthese        │              │                 │
    └─────────────────┘              └─────────────────┘
            │        ╲            ╱        │
            ▼         ╲          ╱         ▼
    ┌─────────────────┐          ┌─────────────────┐
    │ Opiatrezeptoren │          │ Zentral-Nerven- │
    │ im peripheren   │          │ System          │
    │ Gewebe          │          │ ZNS, Thermo-    │
    │                 │          │ regulation      │
    └─────────────────┘          └─────────────────┘
```

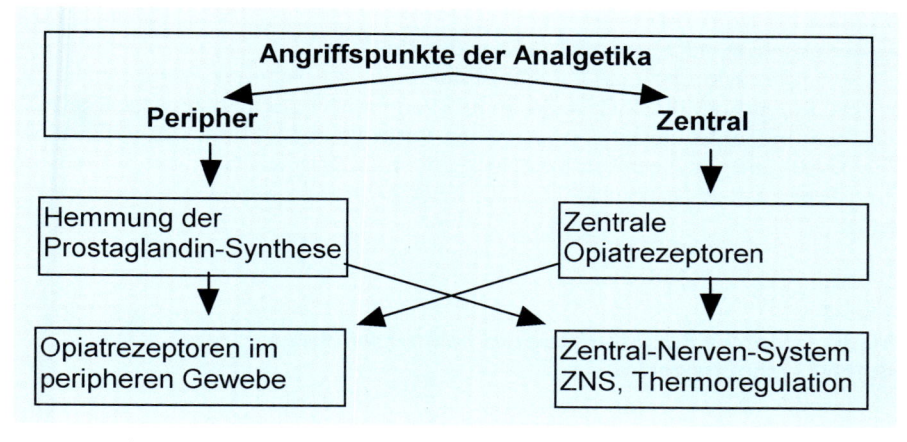

Abb. 11.1. Übersicht über Analgetika

diese Weise wird die Schmerzempfindung herabgesetzt oder sogar gänzlich ausgeschaltet. Desweiteren aktivieren diese Pharmaka die körpereigenen Endorphinsysteme, welche wiederum die analgetische Wirkung verstärken. Opiatrezeptoren befinden sich allerdings nicht nur im Bereich des ZNS, sondern auch im peripheren Gewebe (z.B. periphere, vegetative Nerven, die die glatte Muskulatur innervieren). So ist es zu verstehen, daß zentrale Analgetika pharmakologische Wirkungen in der Peripherie zeigen. Beispiele für zentrale Analgetika sind Buprenorphin (z.B. Temgesic), Piritramid (z.B. Dipidolor), Morphin (z.B. Morphium).

11.5.2.3
Zusammenfassung zu Analgetika

Unter Zugrundelegung der dargelegten Mechanismen bezüglich Schmerzentstehung und Weiterleitung sind die verschiedenen Schmerzmittel (Analgetika) in Abb. 11.1 in einer Übersicht dargestellt.

11.5.3
Medikamentöse Schmerzbeeinflussung durch Lokalanästhetika

Lokalanästhetika sind ebenfalls mehr oder minder potente Mittel zur medikamentösen Schmerzbeeinflussung.

11.5.3.1
Oberflächenanästhetika

Diese Stoffe verhindern die Erregungsbildung in den Schmerzrezeptoren. Einsatz dieser Stoffe ist die Schmerzlinderung bzw. -ausschaltung auf Schleimhäuten und auf Wundflächen. Beispiel für ein Oberflächenanästhetikum ist Tetracain (z.B. Pantocain).

11.5.3.2
Leitungsanästhetika bzw. Infiltrationsanästhetika

Diese Stoffe verhindern die Erregungsbildung in den Schmerzrezeptoren, indem sie die Rezeptoren blockieren. Zusätzlich hemmen sie die Erregungsausbreitung und -leitung in den peripheren, sensiblen Nervenbahnen. Einsatz dieser Stoffe ist die Anästhesie von Geweben und Nervenbahnen. Beispiele für diese Substanzen sind Procain (z.B. Novocain), Lidocain (z.B. Xylocain), Mepivacain (z.B. Scandicain).

11.5.4
Medikamentöse Beeinflussung des Schmerzerlebens durch Psychopharmaka

Psychopharmaka sind mehr oder minder potente und zugleich mehr oder minder unspezifisch wirksame Mittel. Sie dienen der medikamentösen Beeinflussung des situativen Erlebens von Spannungs- und Bedrohungssituationen sowie des psychischen Schmerzerlebens.

11.5.4.1
Tranquilizer

Diese Pharmaka dämpfen die nervöse Erregungsausbreitung im gesamten Gehirn und dabei besonders im Bereich des limbischen Systems. Sie wirken unspezifisch auf nahezu alle Funktionen des ZNS und dämpfen die sensorischen, vegetativen und besonders die motorischen Zentren im ZNS. Weitere Wirkeffekte der Tranquilizer sind Angstlösung (Anxiolyse), Beruhigung, psychischer Ausgleich und Schlafförderung. Benzodiazepine sind die am häufigsten verwendete Stoffgruppe bei den Tranquilizern. Die einzelnen Benzodiazepin-Derivate haben unterschiedliche Halbwertszeiten, wirken schlafanregend und muskelerschlaffend. Benzodiazepine bilden während der Metabolisierung selbst wiederum aktive Metabolite. Dies erklärt den Überhang, verlängerte Aufwachzeiten und den Rebound-Effekt, welcher nach Absetzen des Präparates auftreten kann. Substanzbeispiele sind Diazepam (z.B. Valium) mit ausgesprochen antikonvulsiv-antiepileptischer Wirkung, Lorazepam (z.B. Tavor) mit ausgesprochen anxiolytischer Wirkung, Oxazepam (z.B. Adumbran) als Einschlafmittel.

11.5.4.2
Neuroleptika

Der Wirkmechanismus der Neuroleptika beruht vereinfachend gesagt darauf, daß die Dopaminrezeptoren des ZNS blockiert werden und zugleich die Metabolisierung von Adrenalin und Noradrenalin gesteigert wird. Diese Medikamente wirken zentral dämpfend bei Situationen wie psychischen Erregungszuständen, Angst, Unruhe, Wahnideen, Halluzinationen u.a. Durch die Angriffspunkte der Neuroleptika im Stammhirnbereich kommt es neben den gewünschten, antriebsmindernden Effekten zu mehr oder minder ausgeprägten Nebenwirkungen:

- Parkinsonähnliche Symptome durch Störung des extrapyramidalen Bereichs der Motorik.

- Im vegetativen Bereich kann es zu Blutdrucksenkungen und Steigerungen der Herzfrequenz kommen. Desweiteren können Schweißausbrüche, Obstipation, Miktionsstörungen und Störung des Hunger- und Sättigungsgefühls eintreten.
- Störungen der Hämatopoese (Leukopenien).
- Ikterus.

Die einzelnen Präparate haben unterschiedliche Hauptkomponentenwirkungen sowie unterschiedliche Nebenwirkungsausprägungen und können je nach Präparat mehr oder minder sedierend wirken.

- Phenothiazine (z.B. Atosil, Truxal, Neurocil). Ausgesprochen sedierende und beruhigende Effekte. Zusätzlich Mundtrockenheit. Einsatz auch in der Narkosevorbereitung und zur Hypothermie.
- Butyrophone (z.B. Haldol, Dehydrobenzperidol = DHB). Ähnliche Effekte wie bei Phenothiazinen, aber weniger ausgeprägte Sedierungs-Komponente.

11.5.4.3
Antidepressiva

Diese Substanzen verbinden bis zu drei Wirkkomponenten in unterschiedlichen Profilen:

- Stimmungsaufhellung (thymoleptischer Effekt),
- Dämpfung und Angstlösung (anxiolytischer Effekt),
- Antriebssteigerung (thymeretischer Effekt).

Aufgrund des unterschiedlichen Wirkungseintritts der Komponenten müssen diese Pharmaka über einen langen Zeitraum verabreicht werden. Während der dämpfend-anxiolytische und der antriebssteigernde Effekt relativ frühzeitig einsetzt (Achtung, in dieser Zeit besteht eine erhöhte Suizidgefahr!), können bis zum Wirkungseintritt der thymoleptischen Komponente 2–3 Wochen vergehen.

11.5.5
Kombination von Analgetika und anderen Substanzen, Übersicht

Alle zentral wirksamen Analgetika, Sedativa und Neuroleptika können sich in ihrer Wirkung gegenseitig verstärken bzw. die Wirkung einer Komponente verändern. Aus diesem Grund werden bestimmte Medikamente zusammen appliziert, um auf diese Weise bei relativ geringer Einzelkomponentendosis eine größtmögliche Gesamtwirkung zu erzielen. Beliebte Kombinationen zur Analgosedierung sind z.B.

- ein stark wirksames, zentral ansetzendes Analgetikum plus Tranquilizer,
- ein stark wirksames, zentral ansetzendes Analgetikum plus Neuroleptikum,
- ein stark wirksames, zentral ansetzendes Analgetikum plus Tranquilizer plus Neuroleptikum,

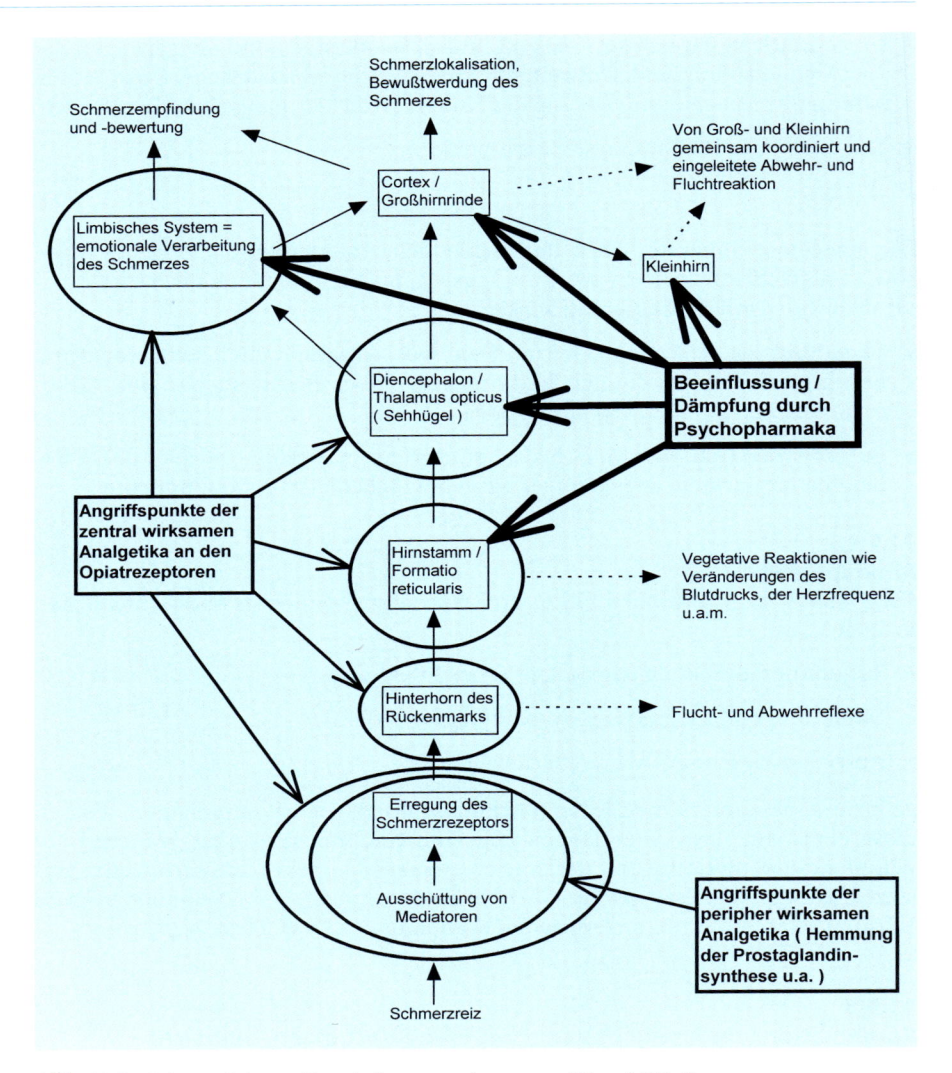

Abb. 11.2. Schmerzleitung, Verarbeitungsstrukturen und Regelabläufe

- ein stark wirksames, zentral ansetzendes Analgetikum plus ein zentral wirksames Sympatholytikum (z.B. Clonidin = Catapresan) plus Tranquilizer.

In Abb. 11.2 sind die an Schmerzleitung und -verarbeitung beteiligten Strukturen bzw. die Regelabläufe in einer Übersicht dargestellt.

11.5.6
Muskelrelaxanzien

Im Laufe einer Intensivbehandlung kommt es immer wieder zu Situationen, in denen zusätzlich zur Analgosedierung eine Relaxierung erforderlich wird. In gewissen Situationen kann jede Bewegung des Patienten bzw. sein Muskeltonus für die Behandlung bzw. den Behandlungsverlauf kontraproduktive Auswirkungen haben. Die so gewünschte Minderung des Muskeltonus oder sogar Aufhebung kann mit bestimmten Medikamenten erreicht werden, deren Wirkung die Kontraktilität der Muskulatur betreffen. Diese Kontraktilität ist nur dann gewährleistet, wenn die Muskelfasern über das motorische System dauernd innerviert werden können. Die Innervation wiederum ist nur durch den Neurotransmitter Acetylcholin möglich. Zusätzlich zu dem Acetylcholin sind für die nervale Muskelinnervation Kalziumionen notwendig. Diese Kalziumionen ermöglichen präsynaptisch die Freisetzung von Acetylcholin und im Muskel selbst die Muskelkontraktion. Als Medikament können die verschiedenen Muskelrelaxanzien dosisabhängig über entsprechend verschiedene Mechanismen zu einer reversiblen Erschlaffung bzw. Innervationsunfähigkeit der Muskulatur führen. Muskelrelaxanzien führen in klinischen Dosen immer zum Atemstillstand. Da Muskelrelaxanzien keinerlei zentrale Wirkungen haben, führen sie ebenso wenig zu einer Art Sedierung, wie sie auch keinerlei analgetische Wirkungen haben. Daher darf eine Relaxierung nie ohne eine ausreichend tiefe Analgosedierung durchgeführt werden. Desweiteren erfordert eine Relaxierung krampfgefährdeter, neurochirurgisch-neurologischer Intensivpatienten immer ein EEG-Monitoring zur Überwachung! Bei neurochirurgisch-neurologischen Patienten mit neuromuskulären Erkrankungen ist hinsichtlich der Anwendung von Muskelrelaxanzien Vorsicht geboten. Hier kann es zu nur schlecht absehbaren Wirkungsverstärkungen und -verlängerungen der Medikamentenwirkung kommen. Desweiteren ist eine Antagonisierung aufgrund der Wechselwirkungen (Auslösung einer cholinergen Krise) in diesen Fällen im allgemeinen kontraindiziert. Die muskelrelaxierenden Mechanismen und Wirkstoffprofile sind

- kompetitive Hemmung der Acetylcholinrezeptoren,
- Depolarisierung der neuromuskulären Endplatte,
- zentrale Hemmung motorischer Schaltstellen.

11.5.6.1
Nichtdepolarisierende Muskelrelaxanzien

Nichtdepolarisierende Muskelrelaxanzien (NDPR) sind kompetitive Hemmstoffe (Muskelrelaxanzien vom Curare-Typ). Diese Substanzen blockieren peripher die n-Cholinrezeptoren der neuromuskulären Endplatte, ohne ein Aktionspotential auszulösen. Damit ist der Rezeptor besetzt und die postsynaptische Membran kann durch Acetylcholin nicht mehr depolarisiert werden. Das Ergebnis ist die Muskelerschlaffung. Die Hemmung bzw. Besetzung der Rezeptoren ist sowohl dosis- als auch zeitabhängig. Wird im Zeitverlauf der Hemmstoff abgebaut, so kann Acetylcholin nach und nach wieder den Rezeptor erreichen. Andererseits kann durch die Gabe von Antidota (indirekte Parasympathomimetika, Cholinesterasehemmer, z.B. Prostigmin) die Relaxierung geschwächt bzw. beendet werden. Eine erneute Gabe von Relaxans (Hemmstoff) verstärkt bzw. verlängert wiederum die Relaxierung. Die Muskellähmung nach Gabe von nichtdepolarisierenden Relaxanzien verläuft in dem Sinne, daß es zuerst zu Muskelschwäche und dann zur schlaffen Lähmung kommt. Die kleinen und schnellen Muskeln (Gesicht, Finger u.a.) sind zuerst gelähmt, dann Extremitäten und Körperstamm, danach die Interkostalmuskeln und zuletzt das Zwerchfell. Die Muskelfunktion kehrt in der umgekehrten Reihenfolge zurück. NDP-Relaxanzien haben eine relativ langsame Anflutgeschwindigkeit. Nach Gabe einer Intubationsdosis ist, je nach Substanz, nach ca. 2–4 min mit einer vollständigen Relaxierung für eine Dauer von 25–45 min zu rechnen. Nebenwirkungen der nichtdepolarisierenden Relaxanzien sind u.a. Blutdrucksenkung, Tachykardie und erhöhte Histaminfreisetzung (Achtung, Bronchospasmus u.a.). Verwendete Arzneimittel sind z.B.:

- Pancuroniumbromid (z.B. Pancuronium),
- Alcuronium (z.B. Alloferin),
- Vecuronium (z.B. Norcuron).

Vecuronium hat nahezu keine kardiovaskulären Nebenwirkungen und führt zu einer nicht so stark ausgeprägten Histaminfreisetzung, wie man sie nach der Applikation von anderen NDP-Relaxanzien beobachten kann.

11.5.6.2
Depolarisierende Muskelrelaxanzien

Nach Gabe eines depolarisierenden Muskelrelaxans kommt es zu einer einmaligen und dann für eine gewisse Zeit andauernden Depolarisierung der neuromuskulären Endplatte. Diese Depolarisierung äußert sich klinisch in unwillkürlichen, zum Teil sehr starken Muskelkontraktionen und -faszikulationen. Nach Abklingen der Depolarisation tritt die gewünschte Muskelerschlaffung ein. Die Besetzung der Rezeptoren ist im allgemeinen zeitabhängig, und während dieser Besetzungszeit ist der Rezeptor nicht erregbar. Diese Unerregbarkeit wird auch als Depolarisationsblock bezeichnet. Der Block kann nicht antagonisiert werden. Wird im Zeitverlauf das Relaxans abgebaut, so kann Acetylcholin nach und nach wieder den Rezeptor erreichen. Wird allerdings das depolarisierende Relaxans mehrfach nachinjiziert, so ändern sich dessen blockierende Eigenschaften. Mit immer weniger Relaxans wird eine immer länger andauernde Relaxierung erreicht. Schließlich tritt die Relaxierung auch ohne Depolarisation auf, kann sehr lange anhalten und nur mit Einschränkungen mit Medikamenten (Cholinesterasehemmer) aufgehoben werden. Diesen Zustand bezeichnet man als Dualblock. Die Muskellähmung nach Gabe von depolarisierenden Relaxanzien verläuft folgendermaßen. Es kommt zuerst zu Muskelfaszikulationen, dann tritt die schlaffe Lähmung ein. Auch hier sind die kleinen und schnellen Muskeln (Gesicht, Finger u.a.) zuerst gelähmt, dann Extremitäten und Körperstamm, danach die Interkostalmuskeln und zuletzt das Zwerchfell. Die Muskelfunktion kehrt in der umgekehrten Reihenfolge zurück. DP-Relaxanzien haben eine relativ hohe Anflutgeschwindigkeit. Nach Gabe einer Intubationsdosis (z.B. 1 mg/kgKG) ist mit einer vollständigen Relaxierung nach ca. 30–45 s zu rechnen. Die Wirkungsdauer beträgt ca. 2–4 min. Nebenwirkungen der depolarisierenden Relaxanzien sind u.a. relativ ausgeprägte Herz-Kreislauf-Wirkungen. Diese Nebenwirkungen verlaufen oftmals als Hypertonie, Sinusbradykardie, Knotenrhythmen und ventrikuläre Arrhythmien. Häufig kann eine Freisetzung von Kalium beobachtet werden, die zu einer temporären Erhöhung des Kaliumspiegels um ca. 1–1,5 mmol/l führt. Bei DP-Relaxanzien wird oftmals eine nur relativ geringe Histaminfreisetzung beobachtet. In Kombination von DP-Relaxanzien mit Inhalationanästhetika wie Halothan kann eine maligne Hyperthermie auftreten! Verwendete Arzneimittel sind z.B. Suxamethomium (z.B. Succinyl, Pantolax).

Zusammenfassung

- Eine schwere, vital bedrohende Erkrankung und eine damit oftmals notwendig werdende Intensivbehandlung erlebt ein Patient mit Schmerzen, Angst, Unruhe, Agitation und anderem. Seine Rezeptions- und Reflektionsebene wird sich bezüglich seiner vitalen Bedrohung und seinen in aller Regel drastisch veränderten Lebensbedingungen eher auf einer emotional-somatischen Ebene, denn auf einer intellektuell-rational-distanzierten und abstrakten Ebene bewegen. Empfindung von Schmerzen, Angst usw. sind normal und bedürfen einer adäquaten Hilfe. Eine solche Hilfe kann differenziert werden in die entsprechende emotionale Unterstützung sowie persönliche Präsenz und die medikamentöse Behandlung dieser Leidenssituation.

- Bewußte Schmerzwahrnehmung ist nur eine von vielen Reaktionen, die durch Schmerz ausgelöst werden kann, auch Bewußtlose empfinden Schmerz.

- Zentral wirksame Analgetika, Sedativa und Neuroleptika können sich in ihrer Wirkung gegenseitig verstärken bzw. die Wirkung einer Komponente verändern.

- Muskelrelaxanzien führen in klinischen Dosen immer zum Atemstillstand, haben keinerlei sedierende oder analgesierende Wirkung. Daher sollte keine Relaxierung ohne ausreichende, tiefe Analgosedierung durchgeführt werden. Eine Relaxierung krampfgefährdeter, neurochirurgisch-neurologischer Intensivpatienten erfordert immer ein EEG-Monitoring.

- Angesichts einer schweren, lebensbedrohlichen Erkrankung ist es aufgrund selbstverständlicher, humanitärer Aspekte oftmals unabdingbar notwendig, dem betroffenen Menschen, sofern er es bei klarem Verstand nicht ablehnt, sowohl hinreichend Sedativa, Anxiolytika als auch ausreichende Mengen an Schmerzmitteln zu verabreichen.

- Durch verabreichte Sedativa und Analgetika kann ein Patient die (intensiv)medizinisch notwendigen, oftmals belastenden und bedrohlich-schmerzhaften Maßnahmen besser bzw. überhaupt erst tolerieren (z.B. Beatmung, Absaugen, Punktionen, diverse diagnostische Maßnahmen etc.).
- Im Rahmen eines Delirs bzw. bei deliranten Zuständen ist in der Regel eine Sedierung in Kombination mit Antipsychotika (z.B. Haloperidol) zur Dämpfung der psychovegetativen Entäußerungen notwendig.
- Eine Sedierung wirkt bei intrakranieller Hyperämie verschiedenster Ursachen (Agitation, Unruhe, vegetative Krisen bei Mittelhirnsyndrom (MHS), epileptischen Krämpfen u.a.) grundsätzlich ökonomisierend auf den zerebralen Stoffwechsel und damit dämpfend auf die zerebrale Hyperämie.
- Nur mittels der hoch- bis höchstdosierten Gabe von Barbituraten kann eine effiziente Drucksenkungstherapie des erhöhten intrakraniellen Drucks durchgeführt werden.
- Relaxierung ist im allgemeinen nur in besonderen Situationen erforderlich. Beispiele hierfür sind die pulmologische Problemsituation und die Maximaltherapie zur Senkung eines erhöhten, intrakraniellen Drucks.
- Bei Hirnstammerkrankungen muß mit paradoxen Wirkungen der Sedativa gerechnet werden. Dies kann eine sehr starke Wirkung bis hin zum Atemstillstand sein oder aber auch völlige Unwirksamkeit. So kann z.B. beim Locked-in-Syndrom bei Basilaristhrombose selbst mit höchsten Dosen von Sedativa oder Sedativakombinationen keine wesentliche Sedierung erreicht werden.
- Bei langfristiger Gabe von bestimmten Neuroleptika, hier Phenothiazinen (z.B. Atosil) als Komplement der Analgosedierung, muß mit einer langsam zunehmenden Mydriasis der Pupillen und einer ebenso zunehmenden Unergiebigkeit der Pupillen auf Lichtreiz gerechnet werden.
- Bei Gabe von Morphin oder potenten Morphinderivaten als Komplement der Analgosedierung muß mit einer mehr oder minder starken Miosis der Pupillen und Unergiebigkeit der Pupillen auf Lichtreiz gerechnet werden.

ATL „Sich als Mann bzw. Frau fühlen, Sexualität"

Die in diesem ATL-Kapitel besprochenen Themen sind

12.1 Allgemeines zum Thema „Sich als Mann bzw. Frau fühlen, Sexualität" 389
12.2 Beteiligte Strukturen des ZNS 390
12.3 Störungen der Libido 392
12.3.1 Affektionen im Bereich des limbischen Systems 392
12.3.2 Orbitalhirnsyndrom 392
12.3.3 Degenerative Hirnerkrankungen 393
12.4 Störungen der Funktionalität 393
12.4.1 Amenorrhoe 393
12.4.2 Erektion, Lubrikation, Ejakulation und Orgasmus bei epileptiformen Anfällen 394
12.4.3 Sheehan-Syndrom 394
12.4.4 Syndrom der Hypophyseninsuffizienz 394
12.4.5 Priapismus und reflektorische Ejakulation 395
12.4.6 Chronische Funktionalitätsprobleme 395
Zusammenfassung 396

12.1
Allgemeines zum Thema „Sich als Mann bzw. Frau fühlen, Sexualität"

Ausgehend von einer gesamtheitlichen Sicht eines Menschen gibt es den neurochirurgisch-neurologischen Patienten als geschlechtsneutrales Wesen nicht, sondern es gibt einen erkrankten Menschen mit einer speziellen Problematik. Dieser Mensch ist ein einzigartiges Wesen, hat seine eigene, ihn individualisierende Geschichte, seine Eigenheiten und Eigenarten. Dazu zählen geschlechtsspezifische Körperlichkeit, Geschlechtstrieb, geschlechtsspezifisches Rollenverhalten, Scham, Tabu, Moral u.a. Erkrankt nun ein Mensch derart schwer, daß er als akut vital bedroht zu betrachten ist, so bedroht diese Erkrankung sowohl seine physische als auch psychische Integrität.

Um eine vitale Bedrohung diesen Ausmaßes abzuwenden, wird ein so erkrankter Mensch in aller Regel auf einer Intensivstation aufgenommen und behandelt werden. Im Gefolge dieser Behandlung ergeben sich dann zusätzlich mehr oder minder drastische und umfangreiche Eingriffe bzw. Beeinträchtigungen seiner physischen als auch psychischen Integrität. Schmerzen, Angst, Verwirrung, Verunsicherung, Bewußtseinsstörungen, Lähmungen, Immobilität usw. bedrohen den kranken Menschen und führen dazu, daß sich in dieser Situation seine Bedürfnisse und Aktivitäten des täglichen Lebens in ihrem individuellen Stellenwert umorganisieren und anpassen (Siehe auch A. Maslow: „Hierarchie der menschlichen Bedürfnisse"). In einer solchen Bedrohungssituation fokussieren sich die Bedürftigkeiten notwendigerweise auf „Lebensnotwendiges", treten Aspekte wie Angst- und Schmerzfreiheit, Sicherheit, Geborgenheit, Ruhe, Schlaf, Nahrungsaufnahme u.a. in den Vordergrund, während andere „Aktivitäten des täglichen Lebens" für diese Zeit in ihrer Bedeutung in den Hintergrund treten können. Nichtsdestotrotz bleibt aber auch der vital bedrohte, kranke Mensch ein individuelles Wesen mit seinen Eigenheiten und Eigenarten. Dazu zählt wie in der oben beschriebenen Aufzählung auch seine Geschlechtlichkeit. Diese verliert sich in einer solchen Bedrohungssituation nicht, sie bleibt vorhanden und ihr muß im Umgang durch Respekt, Wahrung der Intimität u.a. Rechnung getragen werden. Dieser Umgang mit dem Menschen als geschlechtliches Wesen ist unter Bedingungen einer stationären Krankenbetreuung oftmals von Problemen und Schwierigkeiten für alle Beteiligten, also auch für das behandelnde Personal, gekennzeichnet. Als Stichworte seien hier nur Schamgefühle, Impotenz, Masturbation, sexuelle Übergriffe usw. aufgeführt. In aller Regel werden diese grundlegenden Aspekte der Geschlechtlichkeit und der damit zusammenhängenden Probleme nicht thematisiert, sondern tabuisiert. Schweigen, Wegschauen, Peinlichkeit und anderes mehr sind die allgemeinen Reaktionen. Daß dies nicht adäquat ist, versteht sich von selbst. Änderungen im Umgangsverhalten sind wünschenswert, aber ohne entsprechende, strukturelle Unterstützung (z.B. psychologisch unterstützte Gesprächsgruppen der Mitarbeiter u.a.) in der Regel nicht möglich. Eine noch weiterführende, erschöpfende Beschreibung und Behandlung allgemeiner Aspekte von „Krankheit, Sexualität und institutionalisierter Krankenversorgung" würde aber den Rahmen dieses Buches sprengen. Da es hier um Spezifika in der Behandlung von kranken Menschen mit neurochirurgisch-neurologischer Problematik geht, soll das Hauptaugenmerk auf spezielle Probleme und Umstände gerichtet sein.

12.2
Beteiligte Strukturen des ZNS

Für die Sexualität als affektiv-emotional-triebhaftes Verhalten sind bestimmte Strukturen des ZNS maßgeblich induzierend und modulierend (Abb. 12.1). Der Antrieb zu sexueller Aktivität und das sexuelle Empfinden wie auch das Erleben des Orgasmus sind an die Intaktheit von Hypothalamus, limbischem System, Thalamus, Frontalhirn sowie der Intaktheit bzw. Funktionstüchtigkeit der Verbindungen von spinalen Zentren und Genitalien gebunden. Neben dem limbischen System spielen der Hypothalamus, der Thalamus und das Frontalhirn bei der Regulation, Modifikation und Adaption dieser vegetativ-triebhaften und emotionalen Impulse eine gewichtige Rolle. Das limbische System erhält Impulse aus dem Thalamus, dem Hypothalamus, der Formatio reticularis und auch vom Neocortex. Als direkte Koppelung ziehen Fasern vom limbischen System über den Fornix zum Thalamus, Hypothalamus, zur Hypophyse, zur Formatio reticularis

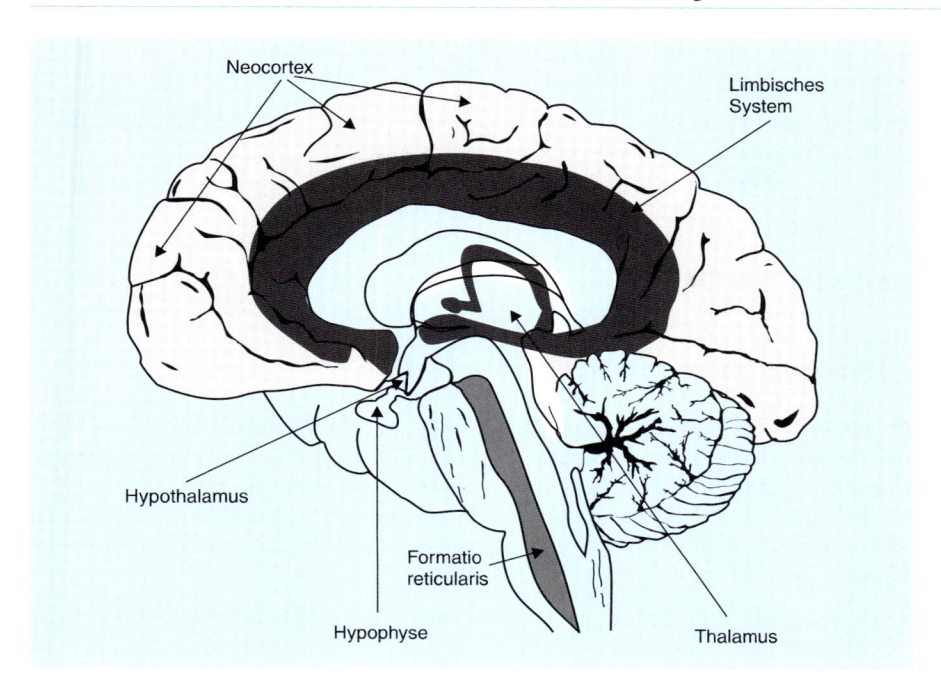

Abb. 12.1. Auf die Sexualität Einfluß nehmende ZNS-Strukturen

und zum Neocortex, hier vor allem zur frontal gelegenen Orbitalhirnregion, zurück. Hinsichtlich der Regulation und Steuerung endokrin-vegetativ-nervöser Systeme ist das limbische System die dem Hypothalamus direkt übergeordnete funktionelle Zentrale. Vom limbischen Kortex aus können angeborene Trieb- und Instinkthandlungen ausgelöst und modifiziert werden. Affektive Tönung des Gesamtverhaltens, Emotionen (Angst, Wut, Freude, Zuneigung, Libido etc.), aber auch Gedächtnisleistungen werden vom limbischen System und den Umgebungsstrukturen wie Thalamus, Hypothalamus und Hypophyse wesentlich mitbestimmt. Ausdruck der geschlechtsspezifischen Körperlichkeit sind die primären und sekundären Geschlechtsmerkmale. Ausdruck der sogenannten Libido (Geschlechtstrieb) ist unter anderem auch die gelebte Sexualität. Strukturen des ZNS sind aber nicht nur an der Steuerung der Libido bezüglich Modulation und Aktivitätsniveau beteiligt. Von hier aus erfolgt auch die vordringliche Steuerung endokrin-vegetativ-nervöser Systeme, deren Ausdruck auch die Funktionalität der primären und sekundären Geschlechtsmerkmale ist. Dies betrifft z.B. die Reifung der Geschlechtsmerkmale, Erektionsfähigkeit, die Zeugungsfähigkeit (Reifung von Eiern und Spermien) ebenso wie den weiblichen Menstruationszyklus, Schwangerschaft, Geburt und Stillen. Störungsbedingungen in Zusammenhang mit zentralnervösen Strukturen werden differenziert in:

- Störungen der Funktionalität, d.h. der Geschlechtsorgane, des sexuellen Empfindens u.a.,

- Störungen der Libido = Störungen des Geschlechtstriebes bezüglich des Aktivitätsniveaus.

12.3
Störungen der Libido

12.3.1
Affektionen im Bereich des limbischen Systems

Prozesse, die im Bereich des limbischen Systems, des Thalamus bzw. des Hypothalamus und der Temporallappen ablaufen, z.B. epileptiforme Krampfzustände, Krampfpotentiale, intrakranielle Drucksymptomatik durch Kontusionsblutungsherde, Infarkte, Ischämien, Blutungen, Tumore, Hydrocephalus u.a., können zu Affektionen dieser Strukturen führen. Diese Beeinträchtigungen werden in erster Linie durch 3 Symptomkomplexe bestimmt:

- Einmal steht hier der psychische Verfall im Vordergrund. Dieser Verfall ist durch schwerste Störungen der Persönlichkeit, Entdifferenzierung der intellektuellen Leistungen, emotionale Verflachung und Antriebsminderung bei gleichzeitiger Triebenthemmung gekennzeichnet.

- Der zweite Symptomenkomplex betrifft Bewußtseinsstörungen, Beeinträchtigung der zeitlichen bzw. örtlichen Orientierung und der Merkfähigkeit.

- Als dritter Symptomenkomplex wird ein amnestisches Syndrom (Korsakow-Syndrom) mit Konfabulationen beschrieben.

Bei allen diesen pathologischen Veränderungen kann unter anderem auch das Sexualverhalten im Sinne einer Enthemmung auffällig verändert bzw. gestört sein. Symptome sind dann z.B. ständige sexuelle Erregung, Lubrikation, Masturbation etc.

12.3.2
Orbitalhirnsyndrom

Prozesse im Bereich der vorderen Schädelgrube, z.B. Drucksymptomatik durch frontale Kontusionsblutungsherde, Drucksymptomatik durch frontale Hygrome, Frontopolarisinfarkte, Infarkte, Ischämien, Blutungen im Bereich der A. cerebri anterior, Tumoren, Hydrocephalus u.a. können zu Affektionen des Frontalhirns, vor allem im Bereich der präfrontalen Rinde führen. Dabei kommt es oft zu einem häufig etwas lax als „Frontalhirnsyndrom" bezeichneten Symptomenkomplex, bei dem unter anderem auch das Sexualverhalten auffällig verändert bzw. gestört sein kann. Neben einer „Entdifferenzierung" der intellektuellen Leistungen, einer emotionalen Verflachung u.a. kommt es häufiger zu einer Antriebsminderung bei gleichzeitiger Enthemmung des Sexualverhaltens. Im Ergebnis können auch hier, wie bei der Störung im limbischen System, ständige sexuelle Erregung, Lubrikation, Masturbation u.a. beobachtet werden. Insgesamt lassen sich beim Frontalhirnsyndrom 2 Syndromkomplexe unterscheiden:

- **Syndrom der Konvexität der Präfrontalregion** (beidseitige Schädigung). Hier stehen der Antriebsmangel, der Mangel an Spontanität, auch der Bewegungen, sowie ein Antriebsmangel bezüglich handelndem Denken und Sprechen im Vordergrund.

- **Syndrom bei doppelseitiger Schädigung der Orbitalhirnrinde.** Hier stehen die Persönlichkeitsveränderungen mit Veränderung bzw. Minderung der intellektuellen, ethischen und sozialen Kompetenz im Vordergrund.

12.3.3
Degenerative Hirnerkrankungen

Prozesse, wie z.B. Drucksymptomatik durch Kontusionsblutungsherde, Infarkte, Ischämien, Blutungen, Tumoren, Hydrocephalus u.a., können zu allgemeineren, degenerativ verlaufenden Affektionen des Gehirns führen. Betreffen diese Störungen die Stirnhirnkonvexität, vor allem im Bereich der linken Rinde, kommt es oft zu einer allgemeinen Minderung der sexuellen Aktivität, also zu einer Minderung der Libido.

12.4
Störungen der Funktionalität

12.4.1
Amenorrhoe

Physischer sowie psychischer Streß alleine vermögen bereits eine Verschiebung bzw. Veränderung des weiblichen Menstruationszyklus und seiner Ablaufbedingungen zu provozieren. Bei vielen pathologischen Vorgängen, welche die Gesamtaktivität oder auch Teilbereiche des ZNS stören (z.B. Störungen im Bereich der Hypophyse), kommt es auch zu Störungen der primären Regelstrukturen im ZNS. Resultate sind mehr oder minder deutliche Dysregulationen der hormonellen Regelstrukturen. Eine der für Störungen am anfälligsten bzw. sensibelsten Strukturen ist dabei der weibliche Menstruationszyklus. Die am häufigsten zu beobachtende Beeinträchtigung ist die Amenorrhoe. Bestand nun in der akuten Krankheitsphase Amenorrhö und kommt es bei Stabilisierung der vegetativen Funktionen auch zum Wiedereinsetzen der Mens, kann dies die Wiederaufnahme bzw. Normalisierung von Funktionen im Bereich Hypophyse, Hypothalamus und limbischem System bedeuten.

12.4.2
Erektion, Lubrikation, Ejakulation und Orgasmus bei epileptiformen Anfällen

Kommt es zu komplexen, fokalen Anfällen, die im Bereich der Temporallappen ihren Ursprung nehmen, so können diese Anfälle mit sexueller Erregung, Erektionen, Lubrikation, Ejakulationen und Orgasmen ablaufen.

12.4.3
Sheehan-Syndrom

Dieses Syndrom hat eigentlich seinen Platz in der Gynäkologie, soll aber hier wegen der Schadenslokalisation und den Auswirkungen mit erwähnt werden. Im Rahmen von Entbindungen mit hohem Blutverlust, hämorrhagischem Schock oder auch besonders langer Geburtsdauer kann es infolge von Gefäßspasmen im Bereich des Hypophysenstiels zu ausgedehnten hypoxisch-ischämischen Nekrosen des Hypophysenvorderlappens kommen. Nachfolgende Symptome sind

- Unvermögen zu stillen aufgrund Prolaktinmangel,
- Alopezie, Ausfall der Axillarbehaarung, Blässe aufgrund der Pigmentbildungsstörung,
- Antriebsarmut und Kälteintoleranz,
- Neigung zu Hypoglykämien,
- Neigung zu Ohnmachten,
- Neigung zu Obstipation.

Die Therapie ist die Substitution der Nebennierenrindenhormone, der Schilddrüsenhormone und die symptomatische Applikation von Sexualhormonen.

12.4.4
Syndrom der Hypophyseninsuffizienz

Dieses Syndrom hat prinzipielle Ähnlichkeit mit dem Sheehan-Syndrom. Sind seine Ursachen zwar andere, z.B. Tumorresektion, so ist das klinische Bild ähnlich. Dieses Bild ist vom Ausfall der normalerweise produzierten bzw. sekretierten Hormone und der sich daraus ergebenden Störung der abhängigen Regelkreise gekennzeichnet:

- Störung der Körperbehaarung,
- Blässe aufgrund der Pigmentbildungsstörung,
- Antriebsarmut und Kälteintoleranz,

- Neigung zu Hypoglykämien,
- Neigung zu Ohnmachten,
- Neigung zu Obstipation.

Therapie ist auch hier die Substitution der Nebennierenrindenhormone, der Schilddrüsenhormone und die symptomatische Applikation von Sexualhormonen.

12.4.5
Priapismus und reflektorische Ejakulation

Bei männlichen Patienten kann die Schädigung von spinalen Strukturen im Bereich des Thorakalmarks reflektorisch zum Priapismus führen. Der Priapismus ist eine, wenn die sensorisch-sensible Rezeption möglich ist, schmerzhafte Dauererektion ohne sexuelle Erregung aufgrund verschiedener Ursachen. Diese Erektion kann aufgrund des Blutstaus zu Thrombose, Fibrose und damit nachfolgend zur Impotenz führen. Eine aufgrund der Enthemmung relativ autonomer Reflexbögen eintretende, eventuell über Tage hinweg andauernde Erektion kann von reflektorischen Ejakulationen begleitet werden. Aufgrund der sensorisch-sensiblen Diskonnektion kann beides, Erektion und Ejakulation, vom Patienten nicht wahrgenommen werden. Priapismus und reflektorische Ejakulation können selten auch beim Epikonus-Syndrom, d.h. der Schädigung von spinalen Strukturen im Wirbelsäulenbereich L4–S2 beobachtet werden. Häufiger aber werden hier Erektions- und Ejakulationsunfähigkeit, d.h. männliche Impotenz, beobachtet.

12.4.6
Chronische Funktionalitätsprobleme

In der neurochirurgisch-neurologischen Allgemein- und vor allem Intensivbehandlungssituation haben Schädigungen der libidinösen Funktionalität, welche in bzw. nach der Akutbehandlungsphase eintreten und dann oft chronifizieren, oftmals nur eine sehr geringfügige Relevanz. Eine kurze, nicht komplette Aufzählung der möglichen Probleme soll ausreichend sein, um den Rahmen dieses Buches nicht zu sprengen:

- Bei Querschnittssyndromen eintretende Störung der Sensomotorik im Bereich der Genitalien mit dem Ergebnis der männlichen Impotenz im Sinne von Erektions- und Ejakulationsunfähigkeit.
- Hodenatrophie bei thorakaler Querschnittslähmung.
- Männliche Impotenz im Sinne von Zeugungsunfähigkeit aufgrund hormonell bedingter Nekro-Azoospermie.
- Psychische Impotenz im Sinne von Störung der sexuellen Empfindungsfähigkeit, Orgasmusunfähigkeit u.a.

- Gynäkomastie bei Männern.
- Hirsutismus bei Frauen.
- Störungen der Menstruation.

Leider ist es ein Charakteristikum für den maskulin dominierten Medizinbetrieb, daß die in der entsprechenden Literatur erwähnten und abgehandelten Problematiken nahezu ausschließlich auf das männliche Geschlecht hin abgestellt sind. Spezifisch weibliche Probleme finden in diesen Zusammenhängen nur rudimentär Erwähnung. Beispielhaft seien hier die Betrachtungspriorität der männlichen Problematik bei der Querschnittslähmung und die „Nichtexistenz" der weiblichen Problematik genannt.

Zusammenfassung

- In einer schwerwiegenden Erkrankungssituation treten Aspekte wie Schmerzfreiheit, Sicherheit u.a. in den Vordergrund, während andere ATL-Aktivitäten wie die Sexualität in ihrer Bedeutung in den Hintergrund treten können. Nichtsdestotrotz muß diesen ATL-Aspekten im Umgang mit dem Patienten durch Respekt, Wahrung der Intimität u.a. Rechnung getragen werden.

- Umgang mit dem Menschen als geschlechtliches Wesen unter Bedingungen einer stationären Krankenbetreuung ist häufig von Problemen und Schwierigkeiten für alle Beteiligten, also auch für das behandelnde Personal, gekennzeichnet. Änderungen im Umgangsverhalten sind wünschenswert, eine strukturelle Unterstützung ist in der Regel notwendig.

- Für die Sexualität als affektives, emotionales und triebhaftes Verhalten sind bestimmte Strukturen des ZNS maßgeblich induzierend und modulierend. Hauptsächlich beteiligte Strukturen des ZNS sind Hypothalamus, limbisches System, Thalamus und Frontalhirn. Die Funktionstüchtigkeit ist an die Intaktheit der Verbindungen von spinalen Zentren und Genitalien gebunden.

- Störungen der Geschlechtlichkeit in Zusammenhang mit neurochirurgisch-neurologischer Problematik können in 2 Bereiche unterteilt werden.

- Störungen der Libido, d.h. Störungen des Geschlechtstriebes bezüglich des Aktivitätsniveaus. Diese Störungen können weiter unterteilt werden in 2 Hauptbereiche. Der 1. Bereich betrifft degenerative Erkrankungen, welche häufiger zu einer Minderung der sexuellen Aktivität, also zu einer Minderung der Libido führen. Der 2. Bereich bezieht sich auf die Orbitalhirnsyndrome (Frontalhirnsyndrome) wie auch auf Prozesse, die im Bereich des limbischen Systems, des Thalamus bzw. Hypothalamus und der Temporallappen ablaufen. Diese führen häufiger zu einer Enthemmung des Sexualverhaltens. Das Ergebnis kann also eine Steigerung der sexuellen Aktivität, also der Libido sein.

- Störungen der Funktionalität, das heißt Störungen der Geschlechtsorgane, des sexuellen Empfindens usw. Imponierend sind hier besonders Dysregulationen der hormonellen Regelstrukturen, wie z.B. die Amenorrhoe, Sheehan-Syndrom, Syndrom der Hypophyseninsuffizienz. Weiter kann es zu Auffälligkeiten bei epileptiformen Anfällen kommen. Dysregulationen der Innervationsstrukturen können z.B. zu Priapismus und reflektorischer Ejakulation führen. Chronische Funktionalitätsprobleme sind z.B. Impotenz bei Querschnittssyndromen, psychische Impotenz im Sinne von Störung der sexuellen Empfindungsfähigkeit, Orgasmusunfähigkeit und anderes mehr.

KAPITEL 13

Pädiatrie, Neonatologie und neurochirurgisch-neurologische Allgemein- und Intensivpflege

13

Die in diesem Kapitel besprochenen Themen sind

13.1 Allgemeines zum Thema   399
13.2 Übersicht der Besonderheiten bei der Versorgung pädiatrischer bzw. neonatologischer Patienten   400
13.2.1 Reflexe und Bewegungsmuster   400
13.2.2 Intrakranielle Druck-Volumenbeziehungen   400
13.2.2.1 Kinder bis zu einem Alter von ca. 2–3 Jahren   400
13.2.2.2 Kinder ab einem Alter von ca. 2–3 Jahren   401
13.2.3 Hirnschwellung und Hirnödem   402
13.2.4 EEG   402
13.2.5 Prä -, peri -, postnatal erworbene Hirnschädigungen (Infantile Zerebralparesen)   402
Zusammenfassung bzw. Beispiele zu Umgang und Handling pädiatrisch-neonatologischer Patienten   404

13.1
Allgemeines zum Thema

Die gesamten vorliegenden Ausführungen zur neurochirurgisch-neurologischen Allgemein- und Intensivpflege befassen sich schwerpunktgemäß eher mit der Versorgung erwachsener Patienten. In diese Schwerpunktklassifikation fallen aber auch Kinder bzw. Jugendliche ab einem Alter von 10–14 Jahren. Eine Indikation zur primär neurochirurgisch-neurologischen Versorgung bzw. Behandlung kann sich aber für alle Altersklassen stellen, ebenso wie sich bestimmte neurologisch-neurochirurgische Aspekte während einer anderweitigen Behandlung ergeben können. Mithin können also auch Kleinkinder und Säuglinge als Patienten auf einer neurochirurgisch-neurologischen Allgemein- bzw. Intensivstation behandelt werden, während die Versorgung von Früh- und Neugeborenen aber in der Regel pädiatrisch-neonatologischen Intensivbehandlungseinheiten vorbehalten bleibt. Der Indikationsrahmen zur Aufnahme von Kleinkindern und Säuglingen auf eine neurochirurgisch-neurologische Allgemein- bzw. Intensiveinheit kann z.B. durch folgende Umstände bedingt sein:

- Posttraumatische bzw. postoperative Versorgung. Diese Versorgung betrifft z.B. das Ausräumen von Blutungen oder aber auch die Behandlung einer intrakraniellen Drucksteigerung u.a.

- Postoperative, intensivmedizinische Versorgung nach Operationen an Hirntumoren, Störungen der Liquorpassage bzw. der Liquorresorption, Miß- und Fehlbildungen u.a.

Im Umgang und in der Versorgung von pädiatrischen bzw. neonatologischen Patienten müssen bestimmte Besonderheiten (Anatomie, Physiologie) Berücksichtigung finden. Diesen Besonderheiten wird die bisherige, an der Erwachsenenintensivmedizin orientierte Schwerpunktlegung des Buches nicht ganz gerecht. Um diesem Defizit zu begegnen, sollen diese Besonderheiten hier nun in einer kurzen Übersicht thematisiert werden. Die Übersicht geht aufgrund der jeweiligen anatomisch-physiologischen Bedingungen auf verschiedene Altersgruppen ein. Diese einzelnen Altersgruppen sind

- Kinder ab einem Alter von ca. 2–3 Jahren,
- Kinder bis zu einem Alter von ca. 2–3 Jahren,
- Frühgeborene, relativ unreife Neugeborene und Neugeborene.

13.2 Übersicht der Besonderheiten bei der Versorgung pädiatrischer bzw. neonatologischer Patienten

13.2.1 Reflexe und Bewegungsmuster

Kinder zeigen bis zum 2. bzw. 3. Lebensjahr je nach Lebensalter und genauem Lebensmonat gewisse, zu dieser Zeit bzw. diesem Lebensalter gemäße, physiologische Reflex- und Bewegungsmuster (Tabelle 13.1). Diese Muster sind zu diesen Zeiten normal und verschwinden dann ab einem bestimmten Alter. Als Beispiel sei hier das Babinski-Zeichen genannt. Treten diese Muster aber über diese Zeitspanne hinweg immer noch auf bzw. später wieder auf (z.B. nach einem SHT), so ist dies in jedem Fall als pathologisch zu werten. Befindet sich nun ein Kind in einer neurologisch-neurochirurgischen Problemsituation und ist es in dem Alter, in dem gewisse Reflex- und Bewegungsmuster physiologisch sein können, so können die für Erwachsene geltenden Regeln zur Beurteilung pathologischer Bedingungen (anhand der klinischen Beobachtung von Reflex- und Bewegungsmustern) nicht oder nur sehr eingeschränkt verwendet werden.

13.2.2 Intrakranielle Druck-Volumenbeziehungen

13.2.2.1 Kinder bis zu einem Alter von ca. 2–3 Jahren

Bis zu diesem Alter sind die Fontanellen im allgemein noch nicht geschlossen, und die Schädelnähte stehen in einer lockeren Beziehung zueinander. Bei relativ

Tabelle 13.1. Normale Reflexentwicklung des Kindes

Lebensmonat	1	2	3	4	5	6	7	8	9	10	11	12	13	14	15	16	17
Moro-Reflex	+	+	+	±	(±)	(±)	(±)	(±)	-	-	-	-	-	-	-	-	-
Greifreflex (Hand)	+	+	+	±	-	-	-	-	-	-	-	-	-	-	-	-	-
Greifreflex (Fuß)	+	+	+	+	+	+	+	+	-	-	-	-	-	-	-	-	-
Saugreflex	+	+	+	+	±	-	-	-	-	-	-	-	-	-	-	-	-
Nackenstell-Reflex	+	+	+	+	±	±	±	±	±	±	±	-	-	-	-	-	-
Babinski-Reflex	+	+	+	+	+	+	+	+	+	+	+	+	-	-	-	-	-
Okulozephalreflex	+	+	-	-	-	-	-	-	-	-	-	-	-	-	-	-	-
Galant-Reflex	+	+	+	+	±	-	-	-	-	-	-	-	-	-	-	-	-

langsam verlaufenden, chronischen Störungen der intrakraniellen Druck-Volumenbeziehungen kann sich der Schädel somit den sich verändernden Bedingungen anpassen, indem er seinen Umfang vergrößert. Diese Vergrößerung steht in keinem Verhältnis zum normalen Schädelwachstum und kann durch regelmäßige, engmaschige Messungen des Schädelumfangs relativ einfach erkannt werden. Schnell zunehmende, foudroyant verlaufende, intrakranielle Drucksteigerungen können durch die offenen Fontanellen bzw. dehnbaren Schädelnähte aber keinesfalls kompensiert werden. Eine solche Situation ist beispielsweise am ehesten mit der Situation einer Entlastungskraniotomie bei Erwachsenen, durchgeführt aufgrund einer intrakraniellen Drucksteigerung, vergleichbar. Die zunehmende Raumforderung schiebt und drückt das Hirn in Richtung Trepanations- bzw. Fontanellenöffnung. Ist der Schub groß genug, kann es ohne weiteres zum Hirnprolaps mit den entsprechenden Konsequenzen (Abquetschung, Schnürnekrosen u.a.) kommen.

13.2.2.2
Kinder ab einem Alter von ca. 2–3 Jahren

Bei Kindern ab einem Alter von ca. 2–3 Jahren sind die Fontanellen im allgemeinen geschlossen, und die Schädelnähte stehen in einer zwar immer noch lockeren, aber doch schon relativ fixen Beziehung zueinander. So kann ab diesem Alter der Schädel als relativ „starrer Behälter" betrachtet werden, für den dann prinzipiell die gleichen intrakraniellen Druck-Volumenbeziehungen gelten wie für den Schädel Erwachsener. Allerdings ist eine Nahtsprengung der Schädelnähte noch bis zum 10. Lebensjahr möglich. Dies gilt besonders für akut bzw. subakut verlaufende, intrakranielle Druckerhöhungen. Aufgrund dieses Umstandes und anderer, physiologischer Bedingungen sind die meisten, speziell neurochirurgischen Behandlungsbedingungen für Patienten ab diesem Alter mit wenigen Ausnahmen und mit gewissen Einschränkungen den Behandlungsbedingungen erwachsener Patienten vergleichbar. Trotz aller Vergleichbarkeit muß selbstverständlich eine adäquate, dem Lebensalter gemäße Anpassung von Maßnahmen, Dosierung von Medikamenten u.a. erfolgen. Obwohl der Schädel von diesem Zeitpunkt ab als relativ „starrer Behälter" betrachtet werden kann (Fontanellenschluß, stehende Schädelnähte u.a.), kann der Schädel aufgrund immer noch bestehender, relativer Weichheit- bzw. Modellierbarkeit durch pathologische Verhältnisse Veränderung erfahren. Als Beispiel sei hier der „Wolkenschädel" bei bzw. nach chronifizierter intrakranieller Druckerhöhung (z.B. Hydrocephalus) angeführt.

13.2.3
Hirnschwellung und Hirnödem

Nach Traumatisierungen (primär, postoperativ usw.) neigen Kinder grundsätzlich eher dazu, eine Hirnschwellung auszubilden, als Erwachsene. Erwachsene neigen bei vergleichbarer Traumagenese eher zur Ödematisierung. Die Hirnschwellungen bei Kindern können sich sehr rasch entwickeln und foudroyante Ausmaße annehmen, aber auch ebenso schnell (im Vergleich zu erwachsenen Patienten) wieder abklingen.

13.2.4
EEG

Erst in einem Alter von 7–9 Lebensjahren stabilisiert sich im hirnelektrischen Bild der α-Rhythmus. Bis dahin können sich selbst im normalen kindlichen EEG zum Teil unspezifische, fluktuierende, disrhythmische Befunde finden, die mit den Untersuchungsbefunden Erwachsener kaum vergleichbar sind. So sind z.B. EEG-Dauerableitungsbefunde, erhoben im Rahmen des erweiterten Monitoring, bei komatösen, analgosedierten Kindern noch sehr viel schwieriger und nur unter deutlich größerem Vorbehalt interpretierbar, als dies für die unter gleichen Bedingungen erhobenen EEG-Befunde Erwachsener gilt.

13.2.5
Prä-, peri-, postnatal erworbene Hirnschädigungen
(Infantile Zerebralparesen)

Als infantile Zerebralparesen werden prä-, peri- oder postnatal erworbene Hirnschädigungen bezeichnet. Diese Problematik betrifft also in erster Linie Früh- und Neugeborene, wobei der Anteil der Früh- und Mangelgeborenen an der Gesamtzahl der Kinder mit derartigen Schädigungen sehr groß ist. Als ursächlich für diese frühkindlichen Hirnschädigungen werden die durch bestimmte Umstände eintretende Anoxie und Asphyxie gesehen. Diese anoxisch-asphyktisch bedingten, zerebralen Versorgungsstörungen können verschiedenartigste Ursachen haben, wie z.B.:

- intrauterine Perfusionsstörungen der Plazenta,
- intrauterin verlaufende Infektionen und Toxikosen, welche zur Embryopathie führen können,
- Geburtsasphyxien,
- direkte Geburtstraumata,
- Respirations-, Herzkreislauf- und Stoffwechselstörungen des Frühgeborenen,
- kardiovaskuläre und respiratorische Adaptionsstörungen des Frühgeborenen,

- Respirations-, Herz-Kreislauf- und Stoffwechselstörungen des Neugeborenen,
- Infektionskrankheiten des Säuglings.

Das unreife Gehirn des Un-, Früh- bzw. Neugeborenen reagiert auf all diese verschiedenen Noxen relativ gleichförmig. Entscheidend für die Qualität und das Ausmaß einer frühkindlichen Hirnschädigung ist weniger die Art, Intensität und Dauer, mit der eine oder mehrere Noxen auf das unreife Gehirn einwirken, sondern eher die Frage nach dem Reifegrad des Gehirns zum Zeitpunkt der Schädigungseinwirkung.

- Diffuse Ischämien, welche bevorzugt in der grauen Substanz (vor allem in den Bereichen Pons und Kortex) zu finden sind. Folge dieser Parenchymnekrosen ist die Ulegyrie.
- Größere, durch schwere pränatale Minderperfusionen bedingte ischämische Substanzdefekte hinterlassen Höhlen, die von einer Hemisphäre zur anderen verlaufen können. Dieses Bild bezeichnet man als Porenzephalie.
- Bei Neugeborenen und Säuglingen, aber vor allem bei Frühgeborenen, können schwere, periventrikuläre Infarkte und Blutungen beobachtet werden. Diese Blutungen sind im allgemeinen durch peri- und postnatale Hypoxie bedingt und führen oftmals zum Hydrocephalus aresorptivus.
- Vor allem mechanische Traumata (Geburtstrauma) können zu intrakraniellen, extrazerebralen aber auch intrazerebralen Blutungen führen. Die Palette reicht hier von Epiduralhämatomen über subdurale Blutungen bis hin zu periventrikulären Hämatomen.
- Strukturläsionen im Bereich der Stammganglien werden durch Gliazellen ersetzt. Dieses Bild wird als Status marmoratus bezeichnet und findet sich vor allem als Folge eines Kernikterus. Ab einer Konzentration von 20 mg% lagert sich das neurotoxische, unkonjugierte Bilirubin auch im Hirn und hier vor allem in den Stammganglien ab.

Diese vorab beschriebenen Schädigungen führen zu bestimmten Symptomatiken. Einige dieser klinischen Auffälligkeiten können bei aufmerksamer Beobachtung schon sehr frühzeitig erfaßt werden, andere ergeben sich naturgemäß erst im Laufe einer längeren Zeit. So fallen vegetative Symptome solcher zentralen Störungen relativ frühzeitig auf, während motorische Symptome erst Tage, Wochen und Monate nach dem Ereignis zum vollen Tragen kommen. Komplexe, intellektuell-kognitive Symptome wie Apraxie, Agnosie und Sprachentwicklungsstörungen werden noch sehr viel später auffällig. Nachfolgend einige Beispiele für die unterschiedlichen Symptomatiken:

- Bei intrakranieller Druckerhöhung finden sich viele der „klassischen" Symptome wie Störungen der Pupillomotorik, Bradykardie u.a.
- Konvulsionen und Krampfanfälle. Subtile und myoklonische Krampfanfälle betreffen Früh- und Neugeborene gleichermaßen.
    - Tonische, horizontale oder vertikale Bewegungen und Zuckungen der Augen.

- Wiederholtes Blinzeln oder Lidflattern.
- Mund- und Wangenbewegungen (z.B. Gähnen, Schmatzen, Speichelfluß).
- Plötzliche Steifheit oder Schlaffheit aller Glieder.
- Apnoen.
- Fokale und multifokale Krampfanfälle betreffen eher Neugeborene mit klonischen, ungeordneten Extremitätenbewegungen bzw. gut lokalisierbaren, klonischen Zuckungen. Strecksynergismen werden auch unter dem Oberbegriff Konvulsionen gefaßt und betreffen zumeist Frühgeborene. Strecksynergismen sind Ausdruck der Dezerebration.

- Fehlende und bzw. oder asymmetrische Spontanbewegungen.
- Opisthotonus mit Überstreckung des Rückens und Reklination des Kopfes.
- Überdurchschnittliches Schädelwachstum, Sonnenuntergangsphänomene der Bulbi.
- Gedeihstörungen, Trinkunlust, Unruhe und ständiges, inadäquates Schreien.
- Bei Hemiparese kann im späteren Verlauf ein einseitiger Wachstumsrückstand der betroffenen Gliedmaßen beobachtet werden.
- Störungen der motorischen Entwicklung, wie z.B. Fehlen, verspätetes Einsetzen, Persistieren von physiologischen Reflexen und Bewegungsmustern u.a.

Zusammenfassung und Beispiele zu Umgang und Handling pädiatrisch-neonatologischer Patienten

Aufgrund der bisherigen Ausführungen ergeben sich neben den entsprechenden, präventiven und aktuell-therapeutischen Ansätzen auch klare Notwendigkeiten im Umgang mit Früh- und Neugeborenen. Nachfolgend sind zusammenfassend einige Beispiele zu Umgang und Handling pädiatrisch bzw. neonatologischer Patienten aufgeführt:

- Jeden unnötigen Streß für das Früh- bzw. Neugeborene vermeiden. Dies beinhaltet z.B., daß die Kinder bei Bedarf adäquat analgosediert werden u.a.

- Frühgeborene sollten bevorzugt in Rückenlage mit leichter Oberkörperhochlage und achsengerecht gestütztem Kopf liegen.

- Konsequente Zurückhaltung bei vermeidbaren Maßnahmen. Stichwort „minimal handling".

- Effektivierung und Optimierung der Respiration. Bei sich abzeichnenden Störungen sollte eine eher großzügige Indikation zu Intubation und Beatmung gestellt werden; diese sollte dann im allgemeinen unter effizienter Analgosedierung durchgeführt werden. Dabei muß unbedingt auf die Einhaltung korrekter Blutgaswerte geachtet werden.

- Absaugen von Sekret bei endotrachealer Intubation so schonend und zügig wie möglich unter Prä- und Postoxygenierung durchführen.
- Konstanthaltung des Blutdrucks in den physiologischen Bereichen.
- Konstanthaltung der Herzfrequenz in den physiologischen Bereichen, unbedingte Vermeidung von bradykarden Herzrhythmusstörungen.
- Konstanthaltung der Körpertemperatur in den physiologischen Bereichen. Diese Forderung zur Konstanthaltung gilt zum einen für technische Einrichtungen wie Inkubatoren, Wärmebetten usw. Zum anderen betrifft dies aber auch weitere Versorgungs- und Umgangsbelange, welche sich an der ATL „Regulation der Körpertemperatur" orientieren können.
- Konsequente und feinfühlige Konstant- und Aufrechterhaltung der Homöostase allgemein (Flüssigkeitshaushalt, Glukose, Elektrolyte usw.).
- Unbedingte und peinlichste Einhaltung von hygienischen Richtlinien zur Infektionsprophylaxe sowie konsequentes Monitoring zur frühzeitigen Erfassung von Infektionen und effiziente Infektionstherapie.
- Konsequente und frühzeitige Krampftherapie bzw. Prophylaxe usw.

KAPITEL 14

Sterben, Hirntod, Organentnahme

Die in diesem Kapitel besprochenen Themen sind

14.1 Allgemeines zum Thema *407*
14.1.1 Intensivmedizinischer Gesamtkontext *408*
14.1.2 Die Umgebung, das „Stationsklima" *409*
14.1.3 Die Angehörigen *409*
14.2 Sterben, Hirntod, Explantation und neurochirurgisch-neurologische Intensivbehandlung *409*
14.2.1 Informationsfluß *410*
14.2.2 Problemsituationen *410*
14.2.3 Konfrontation *411*
14.3 Kriterien, Voraussetzungen und Symptome bei der klinischen Feststellung des Hirntods *412*
14.4 Klinischer Beobachtungszeitraum *413*
14.5 Technische Untersuchungsmethoden *414*
14.5.1 EEG *414*
14.5.2 Evozierte Potentiale *414*
14.5.3 Zerebrale Angiographie *414*
14.5.4 Intrakranieller Druck (ICP) *414*
14.5.5 Dopplersonographie *415*
14.5.6 Szintigraphie *415*
14.6 Hirntodfeststellung *415*
14.7 Besonderheiten und Probleme nach der Hirntodfeststellung *415*
14.8 Beenden der Behandlung und Diskonnektion vom Beatmungsgerät *416*
14.9 Organspende bzw. Spenderkonditionierung und die entsprechende Problematik *417*
14.9.1 Moral- bzw. Rechtsauffassung *417*
14.9.2 Konflikte *417*
14.10 Problemlösungen und Handlungsmöglichkeiten *419*
Zusammenfassung 419

14.1
Allgemeines zum Thema

In der allgemeinen Einleitung zum Buchtext wurde bereits auf das Thema „Behandlungspersonal und die Belastungen bzw. Anforderungen" eingegangen. Dort ließ sich aus bestimmten Bedingungen herleiten, daß das Pflegepersonal eine der Gruppen von Beschäftigten im Krankenhaus ist, die den größten Belastungen und Anforderungen ausgesetzt ist. Eine dieser Belastungsbedingungen ist die Konfrontation mit sterbenden bzw. toten Patienten bzw. die Konfrontation mit hirntoten Patienten und Organspende. Auf Intensivstationen werden vital bedrohte, oftmals sterbenskranke Patienten aufgenommen. Trotzdem sind Intensivstationen keine Sterbestationen, dürfen es auch nicht sein, sondern sind Behandlungsstationen. Das Hauptziel dieser Behandlung ist die soweit mögliche Stabilisierung der Vitalfunktionen, damit die vitale Bedrohung abgewendet wird und der Patient eine Chance zur weiteren Genesung hat. Da aber dem Rahmen der intensivmedizinischen Betreuung Grenzen gesetzt sind, liegt die Letatilität der auf Intensivstationen behandelten Patienten oftmals bei 15–20%. Somit ist die Intensivstation der Bereich des Krankenhauses, wo das Behandlungspersonal am häufigsten mit Sterben und Tod konfrontiert wird. Dementsprechend häufig kommt es zu diesen speziellen Belastungsituationen. In dieser Situation verlangt es die mitmenschliche Pflicht, daß ein sterbender Patient nicht alleine gelassen werden darf. Diese Pflicht gilt für alle, direkt an der Behandlung beteiligten Personen, also Pflegepersonal und Ärzte sowie weitere Personen (z.B. Klinikseelsorger, Sozialarbeiter). Die Zuwendungspflicht gilt auch dann, wenn der sterbende Mensch sediert und/oder analgesiert ist und dem äußeren Anschein nach bewußtlos ist, nicht mehr kontaktfähig ist, nichts mehr „mitbekommt". Halten der Hand, Streicheln, mit dem sterbenden Menschen sprechen und anderes mehr sollte selbstverständlich sein. Ebensowenig wie der Patient im Sterben alleine gelassen werden darf, soll er an Schmerzen leiden, Angst haben, Durst bzw. Hunger empfinden oder von Atemnot gequält werden. Deshalb gilt:

- Gabe von Analgetika, Anxiolytika und Sedativa,
- Gabe von Nahrung und Flüssigkeit,
- Weiterbeatmen bzw. mechanische Freihaltung der Atemwege u.a.

Neben der individuellen und auch existentiellen Konfrontation, die jeder einzelne für sich in diesen Momenten erlebt und durchstehen muß, spielen weitere Faktoren eine wichtige Rolle dabei, welches Ausmaß diese Belastung für die beteiligten Personen, also auch das behandelnde Personal annimmt. Diese Faktoren werden im folgenden nun einzeln besprochen.

14.1.1
Intensivmedizinischer Gesamtkontext

Im Bewußtsein der Möglichkeiten oder aber auch als phantasierte Omnipotenz unterliegen die im Rahmen der Intensivmedizin Tätigen oft der Versuchung, das Leben des Patienten um jeden Preis verlängern zu wollen. Gelingt dies nach oftmals maximalem Einsatz nicht, wird das Sterben des Patienten als persönliche Niederlage, als persönliches Versagen aufgefaßt und löst beim behandelnden Personal oftmals entsprechende Schuldgefühle aus. Ein Denken und Handeln aus diesem Omnipotenzansatz heraus vergißt den Grundsatz, daß Sterben Teil des menschlichen Lebens ist und als solcher akzeptiert werden muß. Es ist nicht unmenschlich, eine unsinnige Behandlung abzubrechen, aber es ist unmenschlich, wenn Sterbende Opfer eines inadäquaten, therapeutischen Ehrgeizes werden. Entscheidungen für oder gegen eine Verlängerung der Therapie sind in Anbetracht der doch erstaunlichen Erfolge der Intensivmedizin nicht einfach. Die aus diesen Umständen resultierenden Zwiespälte auszuhalten, ebenfalls nicht. Um so mehr ist es unter moralischen Gesichtspunkten zu fordern, daß Entscheidungen „über Leben und Tod" nicht von einer einzelnen Person (z.B. leitender Arzt) getroffen werden dürfen. Hier müssen vor allem die Angehörigen des Patienten, aber auch alle anderen, direkt mit der Betreuung und Behandlung betrauten Beteiligten gehört werden.

14.1.2
Die Umgebung, das „Stationsklima"

Das umgebende, emotionale Klima ist maßgeblich dafür verantwortlich, inwieweit sich ein Einzelner ermuntert oder abgelehnt, gestärkt oder geschwächt, verunsichert oder sicher fühlt, seine Gefühle zu äußern und damit die Grundlage einer individuellen Handlungsfreiheit und Verarbeitung zu legen. Dieses Klima wird von allen in einem solchen Bereich tätigen Personen bestimmt und gestaltet, maßgeblich aber vor allem aber von bestimmten Vorbildfunktionsträgern (z.B. Stationsleitung, Stationsärzte u.a.). Gerade diese Personen tragen diesbezüglich eine große Verantwortung. Hilfestellung gebend und entlastend können hier Gesprächsgruppen, Supervision, Klinikseelsorger wirken. Es ist für alle Beteiligten, Personal und Angehörige, völlig inadäquat und unmenschlich, mit einer solch großen psychischen Belastung, wie es das Sterben eines Menschen darstellt, in einem emotional ablehnenden Umfeld allein gelassen zu werden.

14.1.3
Die Angehörigen

Die Äußerungen der Angehörigen, ihr Schmerz, ihre Trauer und Verzweiflung haben einen oftmals stark appellierenden, hilfe- und trostsuchenden Charakter. Selbst stark verunsichert, traurig, hilflos, trostsuchend und oftmals ausweichend, ist das Behandlungspersonal eher selbst hilfsbedürftig, als daß es den Angehörigen eine Hilfe und Stütze in dieser Situation sein könnte!

14.2
Sterben, Hirntod, Explantation und neurochirurgisch-neurologische Intensivbehandlung

Statistisch gesehen ist die Letalität im Rahmen der neurochirurgischen Intensivbehandlung nicht höher als in den anderen intensivmedizinischen Versorgungsbereichen. Dies gilt auch für den Bereich der neurologischen Intensivbehandlung. Trotzdem sind in diesen speziellen Bereichen zusätzliche Belastungsaspekte zu vermerken, die einer expliziten Beachtung bedürfen.

14.2.1
Informationsfluß

Patienten auf neurochirurgischen oder neurologischen Intensivstationen sind sehr häufig tief komatös, beatmet u.a. Der Umgang und die Arbeit mit diesen nicht oder nur sehr geringfügig kontaktfähigen Patienten stellen an sich bereits schon eine starke Belastung dar. Diese Belastung verstärkt sich, wenn mit der Situation konfrontierte Personen, Angehörige und Personal über nur mangelnde Informationen über die Situation und Zustand des Patienten verfügen. Um nun also situativ richtige Einschätzungen treffen zu können, müssen das dort tätige Personal aber auch alle weiteren, direkt mit Behandlung und Betreuung betrauten Personen entsprechende Informationen haben bzw. erhalten, wie z.B.

- Informationen über den Zustand des Patienten,
- Informationen über die Erkrankung des Patienten,
- Informationen über übliche Behandlungsverläufe bei ähnlicher Erkrankung,
- Informationen über Therapiestrategie,
- Informationen über übliches Outcome bzw. Rehabilitation bei Patienten mit solchen und ähnlichen Erkrankungen usw.

Nur umfassende Information und fundierte Ausbildung ermöglichen es, die Belastung und Bedrohung für Einzelne niedrig zu halten.

14.2.2
Problemsituationen

Besonders im Rahmen einer Maximalbehandlung zur Senkung eines erhöhten intrakraniellen Drucks kann es zu prekären Situationen kommen,

- wenn die Barbiturate, welche zur Reduktion des Hirnstoffwechsels und damit zur Senkung des intrakraniellen Drucks (ICP) eingesetzt werden, so hoch dosiert werden mußten, daß das EEG-Bild schon seit längerer Zeit kaum noch bzw. keine Aktivität mehr zeigt.
- wenn der Kreislauf nur noch mit höchsten Dosen von Katecholaminen aufrechterhalten werden kann.
- wenn die Urinausscheidung nur noch mit hohen Dosen von Diuretika aufrechterhalten werden kann.
- wenn die Pupillen des Patienten bereits seit längerer Zeit maximal weit und reaktionslos sind.
- wenn der Patient bereits seit längerer Zeit beim Absaugen nicht mehr hustet u.a.

Unter diesen Umständen ist es oftmals nicht mehr klar, wie die Chancen des Patienten hinsichtlich der Überlebensprognose stehen, ob der Patient nicht bereits schon im Begriff ist zu sterben. Hält dieser Zustand über längere Zeit (z.B. Tage) an, stellt sich für die Beteiligten häufig verschärft die Frage nach dem Sinn dessen, was man dort tut.

14.2.3
Konfrontation

Im Rahmen der Tätigkeit auf einer neurochirurgischen oder neurologischen Intensivstation wird man sicherlich sehr viel häufiger mit der Problematik „Hirntod, Tod, Organentnahme und Spenderkonditionierung" konfrontiert, als dies in anderen Bereichen des intensivmedizinischen Versorgungsbereichs der Fall sein wird. Diese Häufigkeit ergibt sich bereits schon aus dem Umstand der spezialisierten Fächer. Auf diesen speziellen Intensivstationen werden relativ häufig Patienten behandelt, bei denen eine isolierte intrakranielle Problematik zum letalen Ausgang, d.h. isoliertem Hirntod führen kann. Zum zweiten sind sowohl in neurochirurgischen Abteilungen wie auch in neurologischen Fachabteilungen oftmals die fachkundigsten ärztlichen Mitarbeiter beschäftigt, was die Feststellung des Hirntods angeht. Diese spezielle Hirntoddiagnostik eröffnet bei Patienten mit isolierter, intrakranieller Problematik zunächst einmal die Möglichkeit, eine frustrane Behandlungssituation abbrechen zu können, damit der Patient sterben kann, oder aber den Patienten als Organspender vorzubereiten. Hinsichtlich einer Entscheidung zur Organspende stellt sich die rechtliche Situation zur Zeit, d.h. Jahresbeginn 1997, folgendermaßen dar. Grundsätzlich gilt es, den Willen des Verstorbenen strikt zu beachten, sofern er in Erfahrung zu bringen ist. Idealerweise könnte dies z.B. ein Organspendeausweis sein oder eine wie auch immer geartete Erklärung. Ist eine solche Situation nicht gegeben, entscheiden die nächsten Angehörigen im Rahmen ihres Totensorgerechts. Aber auch dabei sind für die Angehörigen die von dem Verstorbenen zu Lebzeiten geäußerten Überzeugungen zur Organspende Richtlinie der Entscheidungsfindung. Somit kann eine Organentnahme nur dann erfolgen, wenn von maßgeblicher Seite aus eine Einwilligung vorliegt. Von verschiedenen Kritikern wird diese Regelung nun als Grund dafür angesehen, daß (zumindest in Deutschland) ein „Mangel" an zu transplantierenden Organen herrscht und viele Organempfänger sehr lange Zeit auf passende, transplantationsfähige Organe warten müssen. Um diese Situation hinsichtlich der Verfügbarkeit von Organen befriedigender zu lösen, sollten die Vorbedingungen zur Organentnahme durch einen im Frühjahr 1996 im Bundestag eingebrachten Gesetzesantrag neu geregelt werden. Vereinfachend gesagt, soll aufgrund dieser Regelung eine Organentnahme immer möglich sein, es sei denn der Verstorbene bzw. seine Angehörigen lehnen dies ausdrücklich ab. Bereits bestehende Vorbehalte und Widerstände gegen eine derartige Neuregelung wurden aufgrund der mit dieser Antragstellung verbundenen Expertenanhörung noch verstärkt. Da kein Konsens möglich war, wurde der Antrag letztendlich vertagt.

14.3
Kriterien, Voraussetzungen und Symptome bei der klinischen Feststellung des Hirntods

Nach gültiger Rechtsauffassung ist ein Mensch dann tot, wenn es bei ihm entweder zum irreversiblen Ausfall von Kreislauf und Atmung oder zum irreversiblen Ausfall aller Hirnfunktionen gekommen ist. Der isolierte Hirntod definiert sich dabei als vollständiger und irreversibler Zusammenbruch der Gesamtfunktion des Gehirns bei noch vorhandener Kreislauffunktion. Voraussetzungen zur Definition des Hirntods sind

- akute und schwere, primäre und/oder sekundäre Hirnschädigungen,
- der Ausschluß von Intoxikationen,
- der Ausschluß von neuromuskulärer Blockade,
- der Ausschluß von primärer Unterkühlung,
- der Ausschluß eines Kreislaufschocks,
- der Ausschluß von endokrinem und metabolischem Koma.

Beim eingetretenen Hirntod müssen bestimmte charakteristische, klinische Symptome beobachtet werden können:

- Koma.
- Lichtstarre beider Pupillen, wobei beide mindestens mittelweit sein müssen, ohne daß die Wirkung eines Mydriatikums vorliegen darf.
- Fehlen des Okulozephalreflexes.
- Beidseitiges Fehlen des Kornealreflexes.
- Fehlen von Reaktionen auf Schmerzreize im Trigeminusbereich.
- Fehlen des Pharyngeal- bzw. Trachealreflexes (Hustenreflex).
- Ausfall der zentralen Kreislaufregulation. Hier können Bradykardie und stark hypotone Blutdrucklage beobachtet werden. Ohne Katecholaminstützung und intensive Volumengabe kommt es sehr schnell zum finalen Kreislaufzusammenbruch.
- Ausfall der zentralen Temperaturregulation. Es kommt zum stetigen Absinken der Körpertemperatur. Die Körpertemperatur kann nur durch externe Maßnahmen wie Wärmedecken in physiologischen Bereichen gehalten werden.
- Ausfall der zentralen Atemregulation. Die zentrale Apnoe entspricht grob gesehen dem Funktionsausfall der Medulla oblongata. Diese Apnoe kann klinisch durch den Apnoetest nachgewiesen werden. Nach einer vorausgehenden Hyperoxygenierung erfolgt die Diskonnektion vom Beatmungsgerät. Unter laufender Sauerstoffinsufflation in den Tubus wird im Laufe von 10–15 min in mehrminütigen Abständen jeweils eine Probe zur Blutgasanalyse (BGA) ent-

nommen. Steigt dabei der arterielle Kohlendioxidpartialdruck (p_aCO_2) auf Werte über 60 mmHg an, ohne daß der Atemantrieb einsetzt bzw. Atemmanöver beobachtet werden können, so gilt die zentrale Apnoe als nachgewiesen.

- Ausfall des zentralen Hypophysen-Hypothalamus-Systems. Dieser Ausfall führt zum Fehlen von Adiuretin (ADH), was wiederum zum Bild des Diabetes insipidus centralis führt.

14.4 Klinischer Beobachtungszeitraum

Bestehen bei Erwachsen die vorgenannten klinischen Kriterien des Hirntods länger als 12h, bei Kindern unter 2 Jahren länger als 24 h und sind die maßgeblichen, anderen Voraussetzungen erfüllt, so kann die Diagnose „Hirntod" gestellt werden. Zur Abkürzung des klinischen Beobachtungszeitraums können aber auf der Grundlage eindeutiger klinischer Voraussetzungen ergänzende, technisch-diagnostische Verfahren eingesetzt werden. Die Tabelle 14.1 faßt die Aspekte bei der Hirntod-Feststellung in einer Übersicht zusammen.

Tabelle 14.1. Übersicht der Aspekte der Hirntodfeststellung

Aspekt	Details	Rechtliche Relevanz, Bemerkungen
Klinische Kriterien. Voraussetzungen sind z.B. akute und schwere, primäre und/oder sekundäre Hirnschädigungen usw.	Koma, Lichtstarre und Mydriasis beider Pupillen, Fehlen des Okulozephalreflexes u.v.a.m.	Einzig rechtliche Relevanz
EEG	Voraussetzung: eventuell Wiederholung in bestimmten Abständen	Kann den klinischen Beobachtungszeitraum verkürzen
Evozierte Potentiale	Ausfall bestimmter Potentiale	Flankierend, ohne rechtliche Relevanz
Angiographie	Nachweis des Perfusionsstillstandes	Kann den klinischen Beobachtungszeitraum verkürzen
Intrakranieller Druck (ICP)	CPP = MAP − ICP = 0	Flankierend, ohne rechtliche Relevanz
Dopplersonographie	Nachweis des Pendelflusses	Flankierend, ohne rechtliche Relevanz
Hirn-Szintigraphie	Fehlende Nukleidanreicherung	Flankierend, ohne rechtliche Relevanz

14.5
Technische Untersuchungsmethoden

Diese Methoden werden im folgenden beschrieben. Allerdings können von all diesen Verfahren zur Abkürzung des klinischen Beobachtungszeitraums unter Beachtung der zur Zeit (Jahresbeginn 1997) gültigen, rechtlichen Absicherungen zur Diagnosenstellung „Hirntod" nur das Elektroenzephalogramm (EEG), die akustisch evozierten Hirnstammpotentiale (AEHP) und die zerebrale Angiographie als letztendlich und definitiv beweisend verwendet werden.

14.5.1
EEG

Bei Erwachsenen muß über 30 min ein den Richtlinien der deutschen EEG-Gesellschaft entsprechendes, artefaktfreies, isoelektrisches EEG registriert werden. Bei Kindern bis zum 2. Lebensjahr muß nach 24 h eine Kontrolle erfolgen, bei Frühgeborenen nach 3 Tagen eine weitere, zusätzliche Kontrolle.

14.5.2
Evozierte Potentiale

Bei der Ableitung der AEHP muß der vollständige Verlust aller Wellen oder der Verlust der AEHP mit erhaltener Welle I oder Verlust der AEHP mit erhaltener Welle I und amplitudengeminderter Welle II registriert werden.

14.5.3
Zerebrale Angiographie

Die zerebrale Angiographie ist die derzeit sicherste Methode zur Stellung der Diagnose „Hirntod". Allerdings ist diese Methode juristisch nicht ganz unproblematisch, da sich durch die Angiographie der Zustand eines nicht hirntoten Patienten stark verschlechtern kann.

14.5.4
Intrakranieller Druck (ICP)

Ist der zerebrale Perfusionsdruck, welcher sich über die Beziehung CPP = MAP − ICP rechnerisch ergibt, längere Zeit Null, so kann das als Anhalt für den zerebralen Perfusionsstillstand gewertet werden.

14.5.5
Dopplersonographie

Über den extrakraniellen Gefäßen kann eine diastolische Flußumkehr (Pendelfluß) als Zeichen des Perfusionsstillstands registriert werden. Bei der transkraniellen Dopplersonographie kann beim Perfusionsstillstand im Bereich der A. cerebri media ebenfalls ein Pendelfluß oder aber überhaupt kein Signal mehr abgeleitet werden.

14.5.6
Szintigraphie

Das mit der Scan-Kamera erfaßte Szintigraphiebild des Schädels zeigt die komplette Aussparung der Schädelhöhle, in der sich sonst das Aktivitätsbild des Gehirns darstellt. Die Aussparung entspricht dem nicht mehr perfundierten Bereich.

14.6
Hirntodfeststellung

Eine Hirntodfeststellung kann letztendlich und definitiv nur durch zwei Ärzte erfolgen, die über mehrjährige Erfahrung in der Intensivbehandlung von Patienten mit schweren Hirnschädigungen verfügen. Wird eine Organentnahme angestrebt, so müssen beide Ärzte unabhängig vom Transplantationsteam sein. Juristisch gesehen ist der Todeszeitpunkt des Patienten der Zeitpunkt, an dem die endgültigen diagnostischen Feststellungen getroffen wurden und das Hirntodprotokoll von beiden Ärzten unterschrieben wurde.

14.7
Besonderheiten und Probleme nach der Hirntodfeststellung

Für alle die, die mit der Betreuung des jetzt als hirntot geltenden Patienten betraut sind, also das Personal, aber auch für die mit dem Hirntoten konfrontierten Angehörigen, sind einige Besonderheiten von Bedeutung. Zunächst einmal ist bei Personen, die erstmalig mit diesen besonderen Umständen konfrontiert werden, häufig der Versuch zu bemerken, den Zustand des Hirntoten mit dem allgemein herrschenden Bild von „tot sein" in Deckung zu bringen. Dieser Vergleich kann nur bedingt gelingen. Auch nach dem Ausfall aller Hirnfunktionen schlägt das Herz weiter, ist die Haut warm, die Urinproduktion läuft, der Brustkorb hebt und senkt sich durch die Beatmung, und die meisten der vorher auf dem Bedside-Monitor abgebildeten Vitalzeichen können weiterhin beobachtet werden. Alleine bereits diese Situation, „Alles deutet auf Leben hin und trotzdem soll der Mensch tot sein?", führt für viele Beteiligte in ihrer Widersprüchlichkeit zu einer schweren Belastung. Desweiteren können auch nach dem Ausfall aller Hirnfunktionen durch spinale Eigenaktivitäten Phänomene auftreten, die bei Unkenntnis Zweifel am Vorliegen des Hirntods aufkommen lassen können. So können die Eigen- und Fremdreflexe gesteigert sein, es können aber auch Fremdreflexe auftreten, die normalerweise nur bei Neugeborenen bzw. Säuglingen zu beobachten sind, aber auch eventuell bei Hirntoten nachweisbar sein können:

- **Galantreflex (tonischer Spinalreflex).** Dieser Reflex ist bei Säuglingen häufig bis zum 4. Lebensmonat zu beobachten. Das Bestreichen der paravertebralen Haut führt zur Seitwärtsbiegung der Wirbelsäule und eventuell sogar zur Drehung des Kopfes zur gereizten Seite hin.

- **Tonische, symmetrische oder auch asymmetrische Nackenreflexe.** Auftreten dieser Reflexe bei Säuglingen bis zum 5./6. Lebensmonat. Durch schnelle, passive Beugung im Nacken kann es zu Kontraktionen der Bauchmuskulatur, Beugung in der Hüfte und/oder Beugung der Arme kommen. Treten diese Nackenreflexe bei hirntoten Patienten auf, so können die Reaktionen bisweilen recht heftig sein, auf geringfügige Reize hin auslösbar und möglicherweise sogar spontan auftreten.

- **Extensions-Pronations-Reflex der oberen Extremitäten.** Schmerzreize am vorderen-oberen Thoraxbereich, am vorderen oberen und unteren Arm sowie an der Vorderseite der Hand können zu einer einseitigen Streckbewegung mit Innenrotation des Arms führen. Zugleich kann es zur Adduktionsbewegung des Arms kommen.

- **Idiomuskuläre Reaktion.** Beklopfen der Muskulatur führt zu Muskelkontraktionen. Dieses Phänomen läßt sich selbst 6–8 h nach einem Herz-Kreislaufstillstand nachweisen.

14.8
Beenden der Behandlung und Diskonnektion vom Beatmungsgerät

Ist der Hirntod festgestellt und soll eine Organentnahme nicht erfolgen, kann die Behandlung abgebrochen werden. Auch wenn der Hirntod juristisch als Individualtod angesehen wird, der Patient nach dieser Definition also tot ist, bedeutet die Diskonnektion vom Beatmungsgerät oftmals ein großes emotional-psychologisches Problem für Personal und Angehörige.

- Die Diskonnektion wird von den Beteiligten als terminierendes, den „endgültigen Tod" herbeiführendes Handeln aufgefaßt.

- Die nach der Diskonnektion eintretende Hypoxie führt zwar dem Endergebnis gemäß nach mehreren Minuten zum Herz-Kreislaufstillstand, verstärkt aber häufig in dieser Zwischenzeit die spinalen Automatismen.

Eine Lösung zur Entspannung und Klärung dieser doch sehr belastenden und schwierigen Situation bietet sich durch die Option „gezielte Totraumventilation" an. Auf diese Weise muß keine Diskonnektion erfolgen, aber es kommt ebenfalls zur terminierenden Hypoxie. Zusätzlich kann das Auftreten von spinalen Automatismen durch eine effiziente Muskelrelaxierung mit z.B. 8–12 mg Pancuroniumbromid zuverlässig unterdrückt werden.

14.9
Organspende bzw. Spenderkonditionierung und die entsprechende Problematik

Das Thema „Organspende, Spenderkonditionierung usw." ist für viele Beteiligte recht problematisch. Durch Konfrontation mit einer solchen Situation wird bei vielen Beteiligten häufig ein ganzes Sammelsurium an moralischen, ethischen und religiösen Konflikten mobilisiert. Die im folgenden beschriebenen Konfliktpunkte sind dabei hervorzuheben.

14.9.1
Moral- und Rechtsauffassung

Die zur Zeit gültige Rechtsauffassung über den eingetretenen Hirntod wurde weiter vorne im Text beschrieben. Diese Auffassung muß nicht zwingend mit der moralisch-sittlich-ethischen Einstellung eines jeden Menschen, hier Angehörige bzw. behandelndes Personal, übereinstimmen. So gibt es eine Vielzahl, auch in der breiten Öffentlichkeit geäußerte Meinungen, die besagen, daß das, was als Hirntod angesehen wird, nur ein Zwischenstadium, sozusagen nur Teil des eigentlichen Sterbe-Prozesses sei. Eine Explantation bei einem solcherart auf dem Papier als „tot" definierten Menschen wäre demnach also eine Organentnahme bei einem noch lebenden Menschen, somit Vivisektion und damit moralisch nicht vertretbar.

14.9.2
Konflikte

Eine sehr konfliktträchtige Situation kann dann auftauchen, wenn bei einem schwerstkranken Patienten, welcher mit sehr großem Aufwand intensivmedizinisch betreut wird, der Verdacht aufkommt, der Hirntod könnte eingetreten sein und der Patient könnte eventuell als Organspender geeignet sein. In einer solchen Situation können sich dann sehr unangenehme Fragen stellen:

- Inwieweit beeinträchtigt bzw. modifiziert die Option „mögliche Organspende" die Maximalbehandlung bzw. die Bereitschaft zur Anwendung eines maximal möglichen Behandlungsregimes? Die allermeisten der maximalintensivmedizinischen Behandlungen, wie z.B. höchstdosierte Katecholaminanwendung zur Kreislaufstützung oder aber auch hochdosierte Barbituratnarkose, sind als eher ungünstig aufzufassen, was die Verwendbarkeit von Organen nach der Explantation angeht. So kann z.B. durch eine höchstdosierte Katecholaminanwendung die Verwendbarkeit der Nieren durchaus in Frage gestellt sein.

- Wie sind die Auswirkungen dieser Überlegungen auf das Engagement und die Motivation des behandelnden Personals einzuschätzen.

- Ist es moralisch bzw. juristisch vertretbar, bereits unter den Bedingungen der laufenden Maximalbehandlung (eventuell sogar ohne mit den Angehörigen darüber zu sprechen) bereits mit Untersuchungen (z.B. HLA-Matching, Infekt-Screening) zu beginnen, die bei eintretendem bzw. gesichertem Hirntod die Zeit für die Spenderkonditionierung abkürzen würde.

- Eine weitere, große Problematik besteht für das Behandlungspersonal darin, bei einem, zumindest juristisch gesehen, toten Menschen weiterhin intensivmedizinische Maßnahmen durchführen zu müssen. Beispiele für diese Maßnahmen sind Diagnostik der Immun- und Infekt-Situation, Erfassung von Antigenmerkmalen, Suche nach geeigneten Organempfängern (wird über Eurotransplant in Leiden/Niederlande organisiert), medikamentöse Kreislaufstützung, bilanzierte Infusionstherapie, Kompensation metabolischer Entgleisungen, Beatmung, Lungenpflege, Körperpflege und teilweise sogar pflegerische Prophylaxenanwendung u.a. Eine solche Behandlung zielt ab auf die Aufrechterhaltung bzw. Optimierung der Organfunktionen bis zum Zeitpunkt der Organentnahme und wird als Spenderkonditionierung bezeichnet. Eine solche Vorbereitung eines hirntoten Patienten zur Organentnahme ist in der Regel recht umfangreich und kann sich durchaus aufwendiger gestalten als die laufenden, medizinischen Bemühungen um andere, lebende Patienten. Diese Situation wird vom Personal häufig als besonders schwierig erlebt. „Ich soll mich mehr um einen Toten kümmern als um die Lebenden. Warum soll ich meine wenige, begrenzte Zeit einem Toten widmen und dafür die Lebenden, die eine Chance zum Weiterleben haben, vernachlässigen?"

- Spenderkonditionierung bedeutet das Betreiben eines maximalen Behandlungsaufwands mit dem Ziel, die Organe des Patienten zu entnehmen. Diese Behandlung endet also im idealen Fall mit der Organentnahme, dem Abstellen der Beatmung und dem Beenden der anderen, „lebenserhaltenden" Maßnahmen. Das Ergebnis dieser Behandlung heißt dann Herz-Kreislauf-Stillstand und kommt dem, was üblicherweise unter „natürlichem" Tod verstanden wird, sehr nahe. Im Klartext heißt das, „die optimale Behandlung führt zum endgültig-existentiellen Tod des Patienten". Diese Situation bedeutet, daß das Behandlungspersonal zu einem emotionalen Spagat gezwungen wird, dessen Widersprüchlichkeit seinesgleichen sucht. Einerseits besteht bei dem behandelnden Personal oftmals die kognitive Einsicht in die Sinnhaftigkeit der Handlung („Mit den entnommenen Organen können bei erfolgreicher Transplantation einige andere Menschen weiterleben"), andererseits ist das Personal genau die Personengruppe, die sowohl kognitiv als auch emotional darauf trainiert ist, mit großem Engagement und hoher Einsatzbereitschaft eine intensivmedizinische Maximalbehandlungsmaschinerie im Kampf um das Leben der vital bedrohten Patienten zu betreiben.

14.10
Problemlösungen und Handlungsmöglichkeiten

Das Ausmaß der Belastung, die sich aus solchen Umständen ergibt, ist ohne Zweifel sehr individuell. Einige können damit relativ gut umgehen, während andere daran verzweifeln. Aus diesem Grund ist es unangemessen, eine Lösung dieser Konflikte bzw. die Suche nach Entlastungsmöglichkeiten zu privatisieren und individualisieren. Hilfestellung kann oftmals nur durch entsprechende professionelle Hilfe (Supervision, Gesprächsgruppen, Klinikseelsorger) angeboten werden.

Zusammenfassung

- Die Konfrontation mit sterbenden bzw. toten Patienten bzw. die Konfrontation mit hirntoten Patienten und der Organspende ist als große Belastung für alle Beteiligten zu sehen.

- Es ist die sittliche, ethische und moralische Pflicht eines Jeden, einen Menschen im Sterben nicht alleine zu lassen. Ebensowenig wie der sterbende Mensch Schmerzen und/oder Angst haben soll, soll er Durst bzw. Hunger empfinden oder an Atemnot leiden.

- Die im Rahmen der Intensivmedizin Tätigen unterliegen oft der Versuchung, das Leben eines Patienten um jeden Preis verlängern zu wollen. Dieser Anspruch ist oft inadäquat und löst in der Unmöglichkeit seiner Erfüllbarkeit bei den Einzelnen Schuldgefühle aus. Unter moralischen Gesichtspunkten ist es zu fordern, daß Entscheidungen für oder gegen eine Verlängerung der Therapie nicht von einer einzelnen Person getroffen werden dürfen. Hier müssen vor allem die Angehörigen des Patienten, aber auch alle anderen, direkt mit der Betreuung und Behandlung betrauten Beteiligten gehört werden.

- Es ist für alle Beteiligten, Personal und Angehörige, die Forderung zu stellen, mit einer sehr großen psychischen Belastung in einem emotional ablehnenden Umfeld nicht alleine gelassen zu werden.

- Die Situation der Angehörigen ist für das selbst oft hilflose Behandlungspersonal überfordernd und führt dazu, daß dieses Personal den Angehörigen keine Hilfe und Stütze sein kann.

- Neurochirurgisch-neurologische Intensivbehandlung führt häufig in Bereiche, wo die Grenze zwischen Leben und Tod fließend wird, wo sich allen Beteiligten relativ häufig die Frage stellt, ob der behandelte Mensch nun schon bereits tot ist oder nicht. Damit stellt sich dann zugleich verschärft die Frage nach der Sinnhaftigkeit des therapeutischen Handelns.

- Die zur Zeit (Jahresbeginn 1997) gültige Rechtsauffassung hat eine klare Definition erstellt, unter welchen Kriterien ein Mensch als tot zu betrachten ist. Diese Kriterien beschreiben bestimmte Voraussetzungen, klinische Symptome, Beobachtungszeiträume und technische Untersuchungsverfahren, die es ermöglichen, den Beobachtungszeitraum abzukürzen.

- Nach der Hirntodfeststellung kann die Behandlung abgebrochen werden oder mit Einverständnis der Angehörigen eine Organspende angestrebt werden.

- Spenderkonditionierung ist ein aufwendiges Unterfangen, welches neben gewissen technischen und organisatorischen Problemen oftmals zu mehr oder minder großen persönlichen Konflikten, Problemen und Schwierigkeiten für die an dieser Konditionierung beteiligten Personen führt.

Medikamente und Wirkungen

In diesem Kapitel wird kurz und übersichtlich auf die im Rahmen einer neurochirurgischen als auch neurologischen Allgemein- und Intensivbehandlung häufig verwendeten, besonderen Medikamente sowie deren Wirkungen bzw. Nebenwirkungen eingegangen. Es werden dabei nur einzelne Medikamente, Stoffe bzw. Stoffgruppen angesprochen und keine medikamentöse Gesamtübersicht aufgestellt. Besprochen werden im einzelnen

15.1	Antibiotika	422
15.2	Substanzen zur Anregung bzw. Normalisierung der Magen-Darm-Funktion bzw. Peristaltik	423
15.3	Zentral wirksame Analgetika	423
15.4	Peripher wirksame Analgetika	424
15.5	Narkotika	425
15.5.1	Etomidat	425
15.5.2	Thiopental	426
15.5.3	Ketanest	426
15.6	Lokalanästhetika	426
15.7	Muskelrelaxanzien	426
15.8	Neuroleptika	427
15.9	Sedativa	428
15.9.1	Benzodiazepine	428
15.9.2	Distraneurin	429
15.10	Antikonvulsiva und Antiepileptika	429
15.11	Pharmaka zur Spasmolyse und Behandlung zentralnervöser Bewegungsstörungen	429
15.11.1	Akineton (Biperiden)	429
15.11.2	Lioresal (Baclofen)	430
15.11.3	Parkinson-Mittel	430
15.12	Pharmaka zur vaskulären bzw. kardiovaskulären Therapie	430
15.12.1	Nimotop	430
15.12.2	Hydergin	431
15.12.3	Adalat	431
15.12.4	Isoptin	431
15.12.5	Catapresan	431
15.12.6	Nepresol	432
15.12.7	Ebrantil	432
15.12.8	Nipruss	432
15.12.9	Trinitrosan	432
15.12.10	Katecholamine (z.B. Dopamin, Dobutamin, Noradrenalin und Adrenalin)	432
15.12.11	Digitalis	433
15.12.12	β-Blocker	433

15.12.13 Rytmonorm/Gilurytmal 433
15.12.14 Xylocain 433
15.12.15 Alupent 433
15.12.16 Atropin 434
15.13 Diuretika 434
15.13.1 Schleifendiuretika 434
15.13.2 Aldactone (Aldosteronantagonist, kaliumsparendes Diuretikum) 434
15.13.3 Osmodiuretika 435
15.14 Antikoagulantien 435
15.15 Pharmaka zur bronchopulmonalen Therapie 435
15.15.1 Daptazile (Atemstimulanz) 435
15.15.2 Diamox (Atemstimulanz) 435
15.15.3 Bronchospasmolytika/β-Sympathomimetika 436
15.16 Substitutionsmittel, Immunsuppressiva 436
15.16.1 Substitution von Schilddrüsenhormonen 436
15.16.2 Thyreostatika 436
15.16.3 Minirin 437
15.16.4 Insulin 437
15.16.5 Hydrokortison 437
15.16.6 Kortikoide allgemein 437
15.16.7 Antihistaminika 438
15.17 Plasmaersatzmittel und Blutderivate 438
Zusammenfassung 439

Zum Teil werden die hier besprochenen Medikamente mit ihren Wirkstoffnamen angeführt, zum Teil aber auch mit ihren geschützten Handelswarenbezeichnungen. Dadurch, daß ein Name nicht besonders gekennzeichnet ist, kann nicht auf die freie Verwendbarkeit dieses Namens geschlossen werden bzw. daß dieser Name nicht einem geschützten Warenzeichen entspricht.

15.1
Antibiotika

Indikation der systemischen Anwendung ist der im Laufe der Intensivbehandlung auftretende Infekt (z.B. Pneumonien), hier vor allem Infektionen im Bereich des ZNS. Ein wichtiges Kriterium für die Auswahl des Präparats ist die Liquorgängigkeit des gewählten Mittels. Antibiotika haben in Abhängigkeit des gewählten Mittels entsprechende Neben- und Wechselwirkungen wie allergische Reaktionen, Neurotoxizität (Schäden besonders im Bereich des Innenohrs), Nephro- und Hepatotoxizität, gastrointestinale Störungen, Verstärkung der Nephrotoxizität durch Schleifendiuretika, Verstärkung der neuromuskulären Blockade bei Relaxierung, neurovegetative Störungen (Kopfschmerz, Schwindel), Blutbildveränderungen, Verstärkung von Antikoagulanzienwirkungen, Nausea, neuropsychiatrische Symptome (Verwirrtheit, Somnolenz) u.a.

15.2
Substanzen zur Anregung bzw. Normalisierung der Magen-Darm-Funktion bzw. Peristaltik

- **Paspertin bzw. Motilium** (Metoclopramid, Domperidon) normalisieren als Dopaminantagonisten die Magen-Darm-Motilität unter Inkaufnahme möglicher Neben- und Wechselwirkungen wie Dyskinesien, Gynäkomastie, motorische Unruhe. Die Dyskinesien können durch gleichzeitige Gaben von Neuroleptika verstärkt werden.

- **Prostigmin.** Nebenwirkungen sind Bauchkrämpfe, Diarrhö, Nausea, verstärkte Diurese, Bradykardie.

- **Doryl.** Als Parasympathomimetikum wirkt es anregend auf die Magen-Darm-Muskulatur sowie lösend bei Blasenatonie. Nebenwirkungen sind Schweißausbrüche, Übelkeit, Salviation, Harndrang, Bradykardie. Als Antidot kann Atropin gegeben werden.

- **Vomex.** Setzt die Erregbarkeit des Brechzentrums und anderer, Übelkeit auslösender Zentren, herab. Nebenwirkungen sind Müdigkeit und Maskierung ototoxischer Wirkungen von Aminoglykosiden.

- **H_2-Antihistaminika.** Diese Präparate hemmen die Magensäureproduktion und eignen sich daher zu Prophylaxe und Therapie von Gastro-Duodenal-Ulzera. Von Nachteil ist die durch die pH-Verschiebung in Richtung alkalischer Bereich mögliche Besiedlung des Magen-Darm-Trakts mit pathologischen Keimen. Diese können bei aszendierender Verbreitung Pneumonien provozieren. Nebenwirkungen der H_2-Antihistaminika sind Magen-Darm-Beschwerden, Schwindel, Kopf- und Muskelschmerzen, Potenzstörungen, Gynäkomastie, Gicht.

15.3
Zentral wirksame Analgetika

Verwendete Präparate siehe Tabelle 15.1. Alle diese Substanzen haben starke bis stärkste analgetische Wirkung. Nebenwirkungen sind Schwitzen, Schwindel, Übelkeit, Nausea, Müdigkeit, Benommenheit, Atemdepression in klinischen Dosen, Hepatotoxizität mit Anstieg von Transaminasen und Bilirubin, Obstipation, Spasmus des Sphincter papilla vateri, Sedierung, Suchtpotential, Blutdruckabfall, Miosis. Bei Gabe von Tramal ist die gleichzeitige Gabe von MAO-Hemmern kontraindiziert. Manche der Morphinderivate antagonisieren sich gegenseitig (z.B. Temgesic und Fentanyl). Weitere Informationen zu zentral wirksamen Analgetika siehe ATL „Sinn finden, Sein".

Tabelle 15.1. Übersicht über zentral wirksame Analgetika

Präparat	Applikationsform			Einzeldosis	Wirkdauer	Maximale Wirkung nach
Dolantin	i.v.	i.m.		100–300 mg	2–3 h	1– 2 min
Fortral	i.v.	i.m.		30 mg	2–3 h	8–12 min
Morphium	i.v.	i.c.		10– 40 mg	3–5 h	2– 5 min
Temgesic	i.v.	i.m.		0,3 mg	1–6 h	10–15 min
Fentanyl	i.v.			0,3–0,7 mg	1–3 h	2– 3 min
Dipidolor	i.v.	i.m.		15 mg	5–7 h	5–30 min
Tramal	i.v.	i.m.	s.c.	100 mg	3–5 h	45–60 min

15.4
Peripher wirksame Analgetika

Peripher wirksame Analgetika hemmen die Biosynthese von Prostaglandinen, wirken antirheumatisch und entzündungshemmend. Nebenwirkungen sind

- Wirkung auf das Temperaturregulationszentrum des ZNS, antipyretisch, spasmolytisch,

- Reizung der Magenschleimhaut, Provokation von Blutungen der Magenschleimhaut,

- Allergie an Haut und Schleimhäuten,

- Provokation allergischen Asthmas,

- Hemmung der Trombozytenaggregation, Verlängerung der Blutungszeit,

- Eventuell Provokation eines Reye-Syndroms,

- Verstärkung der Wirkung von Antidiabetika und Cumarin-Derivaten,

- Verminderung der Wirkung von Furosemid,

- Blutdrucksenkung durch Erweiterung des peripheren, venösen Blutspeichers,

- dosisunabhängige Agranulozytose, Allergie, Schock.

Gebräuchliche Präparate sind beispielsweise Acetylsalicylsäure (ASS), Paracetamol, Metamizol. Voltaren (Diflofenac) ist ein nichtsteroidales Antirheumatikum mit analgetischer, antiphlogistischer und antipyretischer Wirkung. Nebenwirkungen dieser Substanz sind Magen-Darm-Beschwerden, Ulzera, Allergie, Provokation asthmatischer Anfälle, Nephrohepatotoxizität, zentralnervöse Störungen (Schwindel, Übelkeit usw.), Störung der Blutbildung. Weitere Informationen zu peripher wirksamen Analgetika siehe ATL „Sinn finden, Sein".

15.5
Narkotika

Im Rahmen der Intensivbehandlung bzw. als Narkosevorbereitung kommen in erster Linie Barbiturate zum Einsatz. Der Indikationsrahmen umfaßt dabei Sedierung, Schlafanregung, Narkose, Antikonvulsion. Barbiturate haben keinerlei analgetische Wirkung, im Gegenteil, sie können zur Hyperalgesie führen. Bei Verwendung als Kurznarkotikum bei Eingriffen ist immer der Zusatz eines potenten Analgetikums erforderlich. Thiopental und Etomidat können zur Senkung einer akuten intrakraniellen Drucksteigerung verwendet werden. Dauerapplikation, z.B. mittels Perfusor, erfordert immer einen separaten, zentralvenösen Zugang. Nebenwirkungen:

- Nephrohepatotoxizität, Allergie,
- kardiovaskuläre Depression (Blutdruckabfall, negative Inotropie des Myokards),
- Kumulation (insbesondere Ablagerung im subkutanen Fettgewebe mit vermehrter Läsionsgefahr der Haut. Dieser Effekt ist bei Methohexital und Etomidat geringer ausgeprägt),
- Broncho- und Laryngospasmus,
- Nekrose bei paravenöser und intraarterieller Gabe,
- Atemdepression bis Atemstillstand,
- Wirkungsminderung von Antikoagulanzien, Antikonzeptiva,
- Wirkungsverstärkung von bzw. durch Alkohol, Schlafmittel, Sedativa, Analgetika.

Verwendete Präparate sind Phenobarbital, Thiopental, Methohexital, Etomidat.

15.5.1
Etomidat

Etomidat ist ein synthetisches Barbiturat und i.v.-Kurzhypnotikum. Es beeinflußt das kardiovaskuläre und respiratorische System oft nur geringfügig. Initial nach Applikation kommt es häufig zu Flush und Hyperventilation. Anwendung als Bolusmittel und Dauerperfusion zur Senkung des intrakraniellen Drucks. Die Dauerapplikation (z.B. mittels Perfusionspumpe) ist allerdings offiziell nicht zugelassen aufgrund der Nebenwirkungen. Diese Nebenwirkungen sind u.a. Provokation von Myoklonien, Absenkung des Plasmakortikoidspiegels, Depression der Nebennierenrinde, Wirkungsverstärkung von blutdrucksenkenden Medikamenten, Senkung des Hirnstoffwechsels, Reduktion der EEG-Aktivität bis zum Burst-suppression-EEG bzw. Flatline. Höchste Dosen können während der Dauerapplikation zu starker Erhöhung der Serumosmolarität führen.

15.5.2
Thiopental

Barbiturat und i.v.-Kurzhypnotikum. Beeinflußt das kardiovaskuläre und respiratorische System in geringen Dosen oft nur geringfügig. Initial kommt es nach der Applikation häufig zu Flush und Hyperventilation. Anwendung als Dauerperfusion zur Senkung des intrakraniellen Drucks. Nebenwirkungen sind Provokation von Myoklonien, Wirkungsverstärkung von blutdrucksenkenden Medikamenten, Senkung des Hirnstoffwechsels, Reduktion der EEG-Aktivität bis zum Burst-suppression-EEG oder sogar Flatline, kardiovaskuläre Depression (Blutdruckabfall, negative Inotropie des Myokards).

15.5.3
Ketanest

Diese Substanz ist wegen besonderer Nebenwirkungen (z.B. Anstieg des Liquordrucks) bei Patienten mit intrakranieller Druckerhöhung kontraindiziert.

15.6
Lokalanästhetika

Die Analgesiewirkung beruht darauf, daß die Erregbarkeit der sensiblen Nervenbahnen gemindert wird. Bei effektiver und kompetenter Applikation erfolgt komplette Analgesie. Wirkungseintritt erfolgt nach ca. 5–10 min. Anwendungsgebiete sind Infiltrationsanästhesie, Leitungsanästhesie, Sympathikusblockade, Neuraltherapie. Lokalanästhetika dürfen bis auf wenige Ausnahmen (z.B. Xylocain) niemals i.v. injiziert werden. Verwendete Präparate sind z.B. Scandicain, Xylocain, Novocain. Nebenwirkungen:

- Erregung des ZNS mit Myoklonien, Krämpfen, Koma, Atemlähmung,
- kardiovaskuläre Depression mit Blutdruckabfall, Asystolie, Myokarddepressionen, Überleitstörungen,
- Allergien.

Weitere Informationen zu Lokalanästhetika siehe ATL „Sinn finden, Sein".

15.7
Muskelrelaxanzien

- Nichtdepolarisierende Relaxanzien. Kein initiales Muskelfibrillieren, geringe Beeinflussung der Kreislaufstabilität, vollständig antagonisierbar durch Neostigmin (z.B. Prostigmin), einzelne Präparate fördern die Histaminausschüttung.

- Depolarisierende Muskelrelaxanzien. Kurze Wirkdauer (3–5 min nach kompletter Relaxierung) mit hoher Anflutgeschwindigkeit. Wirkung von Neostigmin als Antidot zweifelhaft. Als Nebenwirkungen initial Muskelzittern und Myoklonien bei Depolarisation, Tachy- bzw. Bradykardie, Rhythmusstörungen, Kammerflimmern, Blutdruckabfall, Allergie, maligne Hyperthermie, Anstieg des Serumkaliumspiegels.

Weitere Informationen zu Muskelrelaxanzien siehe ATL „Sinn finden, Sein".

15.8
Neuroleptika

Diese Substanzen wirken zentral dämpfend, sedierend und führen zu psychischer Indifferenz.
Der Wirkmechanismus beruht auf Blockierung der Dopaminrezeptoren und gleichzeitig gesteigerter Metabolisierung von Noradrenalin und Dopamin. Injektionen von Neuroleptika nur streng i.v. bzw. i.m. Anwendungsgebiete sind akute Erregungszustände, psychiatrische Erkrankungen, Prämedikation zur Narkose und Analgosedierung. Extrapyramidale Nebenwirkungen von Neuroleptika können eventuell mit der Gabe von Biperiden (z.B. Akineton) therapiert werden. Verwendete Präparate:

- **DHB.** Neuroleptanalgesie mit Fentanyl (Bolus mit 12,5–25 mg, Repetitionsgaben alle 20–40 min), Öffnung der Peripherie bei Kreislaufzentralisation (12,5–25 mg).
- **Atosil.** Prämedikation 50 mg i.m., Kombination mit einem Morphinderivat (z.B. Dolantin) und Dosis von 50–200 mg Atosil pro Stunde i.v. als Analgosedierung.
- **Truxal.** Therapie bei Unruhe und Psychosyndrom. Dosierung erfolgt individuell 25–50 mg i.v. bzw. i.m. Cave: Langsam i.v., da häufig Provokation von Tachykardie.
- **Psyquil.** Therapie bei Unruhezuständen, Singultus, Dosierung 20 mg i.v.
- **Neurocil.** Therapie bei Unruhe, Psychosyndrom, Psychiatrischer Erkrankung, Dosierung 25–50 mg 2–4 ×/Tag.
- **Haldol.** Therapie bei Unruhe, Entzugssyndrom, Psychosyndrom, psychiatrischer Erkrankung, Dosierung 5–100 mg/Tag.

Neben- und Wechselwirkungen der Neuroleptika:

- extrapyramidale Störungen im Sinne einer Parkinson-Erkrankung (Dyskinesien),
- Hypersalviation,
- bei hoher Dosierung und langer Anwendung von Atosil kann eine zunehmende Mydriasis und Minderung der Reagibilität der Pupillen auf Licht beobachtet werden,

- Tränenfluß, Durstgefühl,
- Allergie,
- Blutbildveränderungen,
- kardiovaskuläre Depression (z.B. Blutdruckabfall, Tachykardie, Erregungsleitungsstörungen),
- Wirkungsverlängerung und Potenzierung durch Narkotika, Analgetika und Sedativa,
- Wirkungsverstärkung von Antihypertonika.

Weitere Informationen zu Neuroleptika siehe ATL „Sinn finden, Sein".

15.9 Sedativa

15.9.1 Benzodiazepine

Benzodiazepine und die entsprechenden Derivate wirken sedativ, anxiolytisch, schlafanregend und antikonvulsiv. Diazepam und andere Benzodiazepine sind mit Anexate antagonisierbar. Verwendete Präparate siehe Tabelle 15.2. Indikationen für den Einsatz der Benzodiazepine sind Erregungszustände, Krampfanfälle, diagnostisch-therapeutische Maßnahmen. Nebenwirkungen sind Hepatotoxizität, zerebral-spinale Ataxie, in höheren Dosen Atemdepression, Kumulation, Suchterzeugung, Blutdruckabfall, Wirkungsverstärkung bzw. Verlängerung in Kombination mit anderen Sedativa bzw. Analgetika bzw. Hypnotika bzw. Alkohol.

Tabelle 15.2. Übersicht über Benzodiazepine

Präparat	Applikationsform		Einzeldosis	Häufigkeit der Applikation z.B.	Halbwertszeit	Halbwertszeit aktiver Metabolite
Valium	i.v.	i.m.	10–30 mg	stündlich	33 h	5–100 h
Rohypnol	i.v.	p.o.	2– 4 mg	3–6stündlich	15–25 h	23– 31 h
Tavor	p.o.		0,5–2,5 mg	3–4mal täglich	14–20 h	k.A.
Adumbran	p.o.		50 mg	3–6mal täglich	5–12 h	k.A.
Lexotanil	p.o.		6 mg	1–3mal täglich	12–24 h	k.A.
Dormicum	i.v.	p.o.	15 mg	alle 1–2 h	1,5–2,5 h	k.A.
Rivotril	i.v.	p.o.	0,5–2,5 mg	1–3mal täglich	34 h	k.A.
Mogadan	p.o.		5 mg	1–2mal täglich	28–31 h	k.A.
Dalmadorm	p.o.		30 mg	1–2mal täglich	40 h	k.A.
Librium	p.o.		10 mg	bis zu 6mal täglich	18 h	k.A.

15.9.2
Distraneurin

Substanz mit sedativer, hypnotischer und antikonvulsiver Wirkung. Indikationen sind Eklampsie und Präeklampsie, Delirium tremens, Entzugssyndrome, Status epilepticus, Narkose. Nebenwirkungen sind Salviation, Produktion von zähem Schleim, Blutdruckabfall, Tachykardie, eventuell Zyanose, Erythem, Atemdepression, Suchterzeugung, Wirkungsverstärkung bzw. Verlängerung durch Sedativa und Barbiturate sowie Analgetika und Alkohol, Wirkungsverstärkung bzw. Verlängerung durch H_2-Antihistaminika. Dosierung: 50–150 ml Infusionslösung als Bolus in 3–5 min i.v., Erhaltungsdosis erfolgt mit 10–60 ml/h bzw. nach Wirkung. Weitere Informationen zu Sedativa siehe ATL „Sinn finden, Sein".

15.10
Antikonvulsiva und Antiepileptika

- **Phenytoin.** Indikation ist die Therapie des Status epilepticus und die Anfallsprophylaxe. Die allgemeinen Nebenwirkungen bei peroraler Applikation sind Gingivahyperplasie, Hautreaktionen, Hirsutismus, Schwindel, Schlaflosigkeit, Ataxie, Kopfschmerzen, Tremor, Nystagmus, Störung der Hämatopoese. Nebenwirkungen speziell bei i.v.-Gabe sind kardiovaskuläre Depression (Blutdruckabfall, Myokarddepression, Überleitungsstörungen, Asystolie), der Phenytoin-Serumspiegel ist erhöht bei gleichzeitiger Gabe von Cumarin-Derivaten, Isoniacid, Chloramphenicol. Die Dauerapplikation z.B. mittels Perfusor erfordert einen separaten, zentralvenösen Zugang. Keine Mischung mit anderen Infusionslösungen etc.; i.v.-Injektion in periphere Venen sehr ungünstig, i.v.-Injektion in zentralvenösen Zugang langsam und nur nach Vor- und Nachspülen mit physiologischer Kochsalzlösung.

- Zur Antikonvulsion bzw. Anfallsprophylaxe kommen weiterhin zur Anwendung: **Benzodiazepine, Barbiturate und Distraneurin.** Weitere Antiepileptika können nur peroral verabreicht werden, eignen sich also eher zur Langzeittherapie bzw. Anfallsprophylaxe.

15.11
Pharmaka zur Spasmolyse und Behandlung zentralnervöser Bewegungsstörungen

15.11.1
Akineton (Biperiden)

Indikationen der Anwendung sind alle Formen des Parkinsonismus, medikamentös induzierte extrapyramidale Symptome, pyramidale Spastik, Nikotinintoxikation, Bronchospasmus. Nebenwirkungen sind Mundtrockenheit, Müdigkeit,

Benommenheit, Schwindel, Tachykardie, Hypotonie. Eine Krampfprovokation ist möglich, Wirkungsverstärkung erfolgt bei gleichzeitiger Gabe von Neuroleptika und Antidepressiva.

15.11.2
Lioresal (Baclofen)

Spasmuslyse bei zentral bzw. spinal bedingter Tonuserhöhung. Nebenwirkungen sind Sedation, Hypotonie, zentralnervöse Störungen wie Verwirrtheit und psychotische Episoden, Atemdepression bei intrathekaler Applikation.

15.11.3
Parkinson-Mittel

Die bekannten Leitsymptome des Morbus Parkinson (Rigor, Tremor, Akinese) werden mit verschiedenen Mitteln behandelt. Nachfolgend eine kurze Auswahl häufig verwendeter Präparate:

- **L-Dopa.** Anwendung der Infusionslösung vor allem in der Parkinson-Krise.
- **Madopar.** Als Levodopa in der Daueranwendung.
- **PK-Merz** wird ebenfalls häufig in der Parkinson-Krise als Infusionslösung verabreicht.
- **Pravidel.** Diese Substanz ist ein Dopaminantagonist und zeigt im fortgeschrittenen Erkrankungsverlauf häufig noch Besserungswirkung.

Alle spezifischen Parkinson-Mittel können eine exogene Psychose induzieren, deren Behandlung oftmals den Einsatz von Antipsychotika (Neuroleptika) unter Inkaufnahme der Verschlechterung der Parkinsonsymptomatik notwendig macht.

15.12
Pharmaka zur vaskulären bzw. kardiovaskulären Therapie

15.12.1
Nimotop

Kalziumantagonist. Prophylaxe bzw. Therapie bei arteriellen Gefäßspasmen von Zerebralarterien nach Subarachnoidalblutung aufgrund einer Aneurysmaruptur. Relative Kontraindikation ist das generalisierte Hirnödem. Nebenwirkungen sind Blutdrucksenkung, Hepato-Nephrotoxizität, Kardiodepression mit Tachy- bzw. Bradykardie, Extrasystolie, Flush, Allergie, Schwitzen, Wirkungs- bzw. Toxizitätsverstärkung durch Gabe von nephro- und hepatotoxischen Substanzen. Applikation erfolgt via Perfusor mit Anschluß möglichst nahe der Punktionsstelle eines ZVK. In der 1. Stunde 1 mg/h = 5 ml Lösung/h. Danach 2 mg/h = 10 ml/h.

15.12.2
Hydergin

Senkt den Blutdruck durch Erweiterung peripherer Gefäße, Eröffnung der Peripherie im Schock.
Nebenwirkungen sind Magen-Darm-Beschwerden, Übelkeit, Bradykardie, Hemmung der Thrombozytenaggregation mit Verlängerung der Blutungszeit.

15.12.3
Adalat

Kalziumantagonist. Blutdrucksenkung durch Gefäßerweiterung und Ökonomisierung der Myokardfunktion. Reduktion des Sauerstoffbedarfs bei zugleich verbesserter Sauerstoffabgabe und verbesserter Myokarddurchblutung, Reduktion myokardialer Gefäßspasmen. Nebenwirkungen sind reflektorische Herzfrequenzerhöhung, Schwindel, Kopfschmerzen, Übelkeit, Hautreaktionen, Parästhesien, Anstieg des Serumblutzuckerspiegels.

15.12.4
Isoptin

Kalziumantagonist zur Therapie hypertoner Krisen, myokardbedingter Extrasystolie, Vorhofflimmern bzw. -flattern, tachykarder Rhythmusstörungen und Koronarspasmen. Nebenwirkungen sind Erregungsüberleitstörungen, Schwindel, Kopfschmerzen, Flush, Allergie, Bronchospasmus.

15.12.5
Catapresan

Originäre Indikation der parenteralen Applikation ist die Hochdruckkrise. Mittlerweile hat sich die durch das Medikament induzierte Sympathikusblockade als günstig bei der Behandlung eines Entzugdelirs dargestellt. Weiterhin erfolgt der Einsatz als Komplement bei der Analgosedierung. Nebenwirkungen sind Mundtrockenheit, Schwindel, Müdigkeit, Potenzstörungen, Allergie, psychische bzw. psychiatrische Störungen, initial oftmals reflektorische Herzfrequenzerhöhung, danach eher Bradykardiesymptomatik. Wirkungsverstärkung bzw. -verlängerung bei gleichzeitiger Gabe von Diuretika, β-Rezeptorenblocker, Antidepressiva, Alkohol, Sedativa, Barbiturate.

15.12.6
Nepresol

Blutdrucksenkung über Erweiterung der arteriellen Gefäße. Nebenwirkungen sind Magen-Darm-Störungen, Müdigkeit, Schwindel, Kopfschmerzen, allergische Reaktionen, Blutbildveränderungen, Potenzstörungen, Depressionen, Lymphdrüsenschwellung, Hepatitis, Lupus-erythematodes-ähnliches Syndrom. Wirkungsverstärkung bzw. -verlängerung durch Sedativa, Narkotika, Barbiturate, Alkohol, Antidepressiva.

15.12.7
Ebrantil

Blutdrucksenkung über zentral bzw. peripher ausgelöste Minderung des Strömungswiderstands. Nebenwirkungen sind Kopfschmerzen, Schwindel, Unruhe, Arrhythmien, Atemnot, Angina-pectoris-ähnliche Zustände, Allergie, eventuell Provokation von Asthma bronchiale. Wirkungsverstärkung bzw. -verlängerung durch weitere, den Blutdruck senkende Präparate.

15.12.8
Nipruss

Anwendung bei hypertensiven Krisen, kontrollierter Hypotension. Nebenwirkungen sind Übelkeit, Kopfschmerzen, Müdigkeit, Myoklonien, Erregungszustände, reflektorische Tachykardie. Wirkungsverstärkung bzw. verlängerung durch Vasodilatatoren, Sedativa, Antihypertensiva, Narkotika. Antidot-Behandlung mit 4-DMAP 3–4 mg/kg KG i.v. plus nachfolgend 10 g Natriumthiosulfat i.v. Überwachung der Nipruss-Wirkung muß mit blutiger Druckmessung erfolgen.

15.12.9
Trinitrosan

Senkung der Vorlast durch Erweiterung des venösen Blutspeichers und somit Blutdrucksenkung. Nebenwirkungen sind Kopfschmerzen, Übelkeit, Schwindel, Flush, Allergie.

15.12.10
Katecholamine (z.B. Dopamin, Dobutamin, Noradrenalin und Adrenalin)

Wirkung nur am peripheren Herz-Kreislauf-Gefäßsystem. Keine spezifischen Wirkungen im Bereich des ZNS.

15.12.11
Digitalis

Nebenwirkungen insbesondere bei Überdosierung sind Magen-Darm-Beschwerden, Übelkeit, Nausea, Arrhythmien, Bradyarrhythmie, Bradykardie, Farbensehen (meist gelb/grün). Wirkungsverstärkung bzw. Verlängerung durch Diuretika, Laxanzien, ACTH, Kortikoide, Amphotericin B, Penicillin, Salicylate, durch Kalium- und Magnesium-Verlust.

15.12.12
β-Blocker

Durch diese Substanzen erfolgt eine Abschirmung des Myokards gegen den Sympathikuseinfluß. Dadurch resultiert eine Verminderung der Herzfrequenz, der Kontraktionskraft, des Energie- und Sauerstoffbedarfs. Einsatz der β-Blocker bei Herzrhythmusstörungen und Hypertonie. Wirkung sollte möglichst $β_1$-selektiv sein. Nebenwirkungen sind Magen-Darm-Störungen, Übelkeit, Antriebsminderung, Bradykardie, Durchblutungsstörungen, Hypoglykämie, Provokation von Asthma.

15.12.13
Rytmonorm/Gilurytmal

Nebenwirkungen sind Magen-Darm-Störungen, vegetative Störungen, AV-Block, Cholestase, Potenzstörungen.

15.12.14
Xylocain

Behandlung von Rhythmusstörungen und Extrasystolie über die Stabilisierung der Zellmembranen. Damit wird die Reizschwelle zur Erregungsleitung bzw. Erregungsausbreitung erhöht. Weiter wird der Katecholaminspiegel reduziert. Nebenwirkungen sind zentralnervöse Störungen wie Schwindel, Benommenheit, Parästhesien, Tremor, Krämpfe, Bewußtlosigkeit, Atemdepression, Hypotension, Bradykardie.

15.12.15
Alupent

Behandlung bradykarder Reizbildungs- und Reizleitungsstörungen, akutes Asthma bronchiale und anderer bronchopulmonaler Erkrankungen, Antidot bei β-Rezeptoren-Blocker-Überdosierung. Nebenwirkungen sind Tachykardie, Tremor, Unruhe, Flush, Allergie, Hypotonie.

15.12.16
Atropin

Als Parasympatholytikum eignet sich Atropin zur Therapie von Bradykardien und bradykarden Rhythmusstörungen. Nebenwirkungen sind Mundtrockenheit, Stase der Sekretionsbildung, Hautrötung, Mydriasis, Miktionsbeschwerden, Magen-Darm-Störungen (Tonusminderung), Allergie, Provokation eines Glaukomanfalls, Tachykardie.

15.13
Diuretika

Indikationen von Diuretika sind Ödeme kardialer, renaler und hepatischer Genese. Desweiteren Einsatz bei akutem Nierenversagen, forcierter Diurese, hypertensiver Krise, Lungenödem.

15.13.1
Schleifendiuretika

Lasix, Hydromedin u.a. haben ihren Angriffspunkt im Bereich der Henl-Schleife und führen zur Hemmung der Rückresorption von Natrium, Kalium und Chloridionen. Nebenwirkungen sind Hypotonie aufgrund des Volumenverlust, Magen-Darm-Störungen, Hepatotoxizität, Allergie, Blutbildveränderungen, diabetogene Wirkung, Hyperurikämie, die Toxizität von Lithium wird verstärkt, Kaliumverlust, Ototoxizität in hohen Dosen, Pankreatitis, Verstärkung der Toxizität von Cephalosporinen und Aminoglykosiden, Wirkungsverstärkung von Muskelrelaxanzien des Curare-Typs, Magenblutungsgefahr ist erhöht bei gleichzeitiger Glukokortikoidgabe.

15.13.2
Aldactone (Aldosteronantagonist, kaliumsparendes Diuretikum)

Hemmung der Natriumrückresorption im spätdistalen Tubulus und im Sammelrohr, Förderung der Kaliumrückresorption. Aldosteronantagonisten unterstützen die Ödemmobilisation und hemmen den Renin-Angiotensin-Aldosteron-Mechanismus. Einsatz erfolgt im Rahmen der Maximalbehandlung zur Senkung eines erhöhten intrakraniellen Drucks. Nebenwirkungen und Wechselwirkungen wie oben, aber mit kaliumsparendem Effekt.

15.13.3 Osmodiuretika

Mannit- und Sorbit-Lösungen wirken osmodiuretisch. Diese Substanzen werden nach der glomerulären Filtration nicht rückresorbiert. Anwendung erfolgt mittels systemischer Applikation zur Kupierung von akuten intrakraniellen Druckanstiegen. Nachteil ist der Rebound-Effekt mit Einlagerung und nachfolgender Ödemverstärkung. Aus diesem Grund wird mittlerweile propagiert, auf den weiterführenden bzw. erstmaligen Einsatz von Osmodiuretika spätestens 48 h nach dem Beginn des Hirnödems zu verzichten. Engmaschige Kontrolle der Serumosmolarität ist unbedingt erforderlich.
Dosierung: 80–150 ml i.v. 4–6 ×/Tag. Die Applikation muß sehr zügig (in 10–15 min) erfolgen.

15.14 Antikoagulanzien

Weitere Informationen zu Antikoagulanzien siehe ATL „Für Sicherheit sorgen".

15.15 Pharmaka zur bronchopulmonalen Therapie

15.15.1 Daptazile (Atemstimulanz)

Die Substanz wirkt stimulierend auf das Atemzentrum und führt zur Vertiefung der Atmung ohne Änderung der Atemfrequenz. Indikationen sind respiratorische Insuffizienz infolge chronischer Erkrankungen bzw. erhöhter CO_2-Spiegel infolge Retention, Ateminsuffizienz infolge Intoxikation mit atemdepressiv wirkenden Substanzen. Nebenwirkungen sind Tachykardie, Übelkeit, Nausea, Schlaflosigkeit, Flush.
Dosierung: 150 mg in 10 ml NaCl 0,9% langsam i.v., gegebenenfalls Repetition.

15.15.2 Diamox (Atemstimulanz)

Indikation bei Ateminsuffizienz und respiratorischer Azidose. Nebenwirkungen sind Magen-Darm-Störungen, Myoklonie, Parästhesien, zentralnervöse Störungen (Schwindel, Verwirrtheit u.a.), Depression des blutbildenden Systems, Leber- und Nierentoxizität. In Kombination mit hohen Dosen ASS Tachypnoe, Sopor und Koma.
Dosierung: 500–750 mg langsam i.v.

15.15.3
Bronchospasmolytika/β-Sympathomimetika

Diese Substanzen bewirken über die β_2-Rezeptoren an den Bronchien eine Spasmuslyse. Nebenwirkungen sind Magen-Darm-Störungen, zentralnervöse Störungen wie Schwindel, Kopfschmerzen, Erregungszustände, Krämpfe bei Überdosierung, Tachykardie, Senkung des intrakraniellen Drucks. Der Serumspiegel ist erhöht bei gleichzeitiger Gabe von Erythromycin, Allopurinol und Cimetidin. Verwendete Präparate sind Euphyllin, Bricanyl, Alupent, Berodual, Berotec, Sultanol.

15.16
Substitutionsmittel, Immunsuppressiva

15.16.1
Substitution von Schilddrüsenhormonen

Die Substitution von Schilddrüsenhormonen wird erforderlich bei Hormonmangel nach Resektion des Schilddrüsenfunktionsgewebes, hypothyreotem Koma, hormoneller Entgleisung nach Tumorresektion bzw. Trauma im Hypophysen-Hypothalamus-Mittelhirn-Bereich. Substitution kann erfolgen mit Thyrotardin (T3 = Trijodthyronin). Diese Substanz flutet schnell an mit schnellem Wirkspiegelanstieg, L-Thyroxin (T4 = Thyroxin). Thyroxin flutet langsam an und zeigt einen langsamen Wirkspiegelanstieg. Applikation erfolgt über langsame Dauerinfusion in NaCl 0,9% mit Humanalbuminzusatz. Achtung, Myokarddepression mit Auslösung von Vorhof- bzw. Kammerflimmern möglich.
Dosierung siehe Beipackzettel, Therapieschemata.

15.16.2
Thyreostatika

- **Irenat.** Indikation ist Vorbereitung zur Hirnszintigraphie, Schilddrüsenüberfunktion, Prophylaxe postoperativer thyreotoxischer Krisen. Als Nebenwirkungen eventuell Magen-Darm-Störungen, Agranulozytose.
  Dosierung: 20 Trpf. einmalig bzw. 1–5 ×/Tag.

- **Favistan.** Indikation ist die Thyreotoxikose. Nebenwirkungen sind Magen-Darm-Störungen, Depression des blutbildenden Systems.
  Dosierung: 3–4 × 1–2 ml Lösung s.c., i.m. bzw. sehr langsam i.v.

15.16.3
Minirin

Indikationen sind der Diabetes insipidus centralis, Adiuretin-Mangel aufgrund Störungen im Hypophysen-Hypothalamus-Bereich. Eine Flüssigkeitsbilanzierung ist unbedingt erforderlich. Dosierung: bei Einsetzen einer Polyurie (mehr als 200–300 ml/h ohne andere Ursachen wie Diuretika, Wasserdiurese, Hypervolämie u.a.) $^{1}/_{2}$–1 Amp. s.c. bzw. i.v. oder Nasenspray.

15.16.4
Insulin

Indikation ist der absolute oder relative Insulinmangel mit Erhöhung des Serumblutzuckerspiegels über einen bestimmten Wert hinweg (Nierenschwelle bei 180 mg%).

- **Altinsulin.** Applikation s.c. bzw. i.v. Kurz wirksames Insulin zur Kupierung hoher Blutzuckerspiegel und zur kontinuierlichen Zufuhr via Perfusor. Langsame Blutzuckersenkung (ca. 100 mg%/h), sonst Gefahr einer Hirnödementwicklung.
- **Depotinsulin.** Verwendung als Dauermedikation bei manifestem, relativ stabilem Diabetes mellitus.

Dosierung der Insulin-Zufuhr richtet sich nach den in Abständen zu erfolgenden Kontrollen des Zuckerspiegels im Kapillar-Blut.

15.16.5
Hydrokortison

Kortikoidsubstitution nach Hypophysektomie. Nebenwirkungen sind Cushing, Diabetes mellitus, Hypertonie, Ödematisierung, Kaliumverlust, Immunsuppression, Magen-Darm-Beschwerden, Pankreatitis, Erhöhung des Augeninnendrucks.

15.16.6
Kortikoide allgemein

Indikationen für Kortikoide sind die Dämpfung von Immunreaktionen, Reduktion von tumorbedingtem Hirnödem, Stabilisierung von Zellmembranen, antiödematöse Therapie, Substitution bei Nebennierenrindeninsuffizienz, Hypophysektomie, Asthma bronchiale, anaphylaktischer Schock. Nebenwirkungen sind Nebennierenrindeninsuffizienz bei Langzeitanwendung (Ausschleichen ist erforderlich), Wundheilungsstörungen, Infektanfälligkeit im Sinne einer Immunsuppression, Anstieg des Serumblutzuckers, Erhöhung des Augeninnendrucks,

Parästhesien, Hitzegefühl, Übelkeit bei erstmaliger bzw. zu schneller i.v.-Injektion, Induktion von Magen-Darm-Störungen bis hin zur Ulzeration.

- **Fortecortin.** Reduktion eines tumorbedingten Hirnödems, Anwendung bei traumatischem Hirnödem umstritten.
- **Solu-Decortin.** Gabe bei anaphylaktischem Schock, zur Extubation, Lungenaffektion.
- **Urbason.** Anaphylaktischer Schock, Schocklunge, akutes Asthma bronchiale, Therapieschema bei Wirbelsäulentraumatisierung, Histaminblockierung.

15.16.7
Antihistaminika

Antihistaminika finden ihre Indikation zur Dämpfung der Histaminwirkung bei allergischen bzw. anaphylaktischen Reaktionen. Nebenwirkungen sind Schwindel, Tachykardie, Mundtrockenheit, Müdigkeit, Sedation. Wirkungsverstärkung von Analgetika, Sedativa, Hypnotika, Narkotika, Psychopharmaka.

15.17
Plasmaersatzmittel und Blutderivate

- **Dextrane.** Über Flüssigkeitsmobilisierung aus dem Gewebe erfolgt Volumenexpansion. Dextran vermindert die Thrombozytenaggregation und beeinflußt damit die Gerinnung in Richtung Verlängerung der Blutungszeit. Vorsicht bei frischen Blutungen, anaphylaktische Reaktion. Dextran 40 hat eine intravasale Halbwertszeit von 3–4 h, Dextran 60 von 6–8 h.
- **Gelatine (Haemaccel).** Molekulargewicht 30 000 mit intravasaler Halbwertszeit von 3–4 h. Keine Gerinnungsbeeinflussung außer über Verdünnungseffekt. Möglichkeit der Allergie.
- **HAES.** Mittleres Molekulargewicht 460 000 mit intravasaler Halbwertszeit von 2–8 h. HAES beeinflußt die Gerinnung über die Minderung der Thrombozytenaggregation. Daher Vorsicht bei frischen Blutungen und Beachtung des Verdünnungseffekts bei massiver Zufuhr. Allergische Reaktion möglich.
- **Humanalbumine.** 5–20%ige Konzentrationen mit hoher onkotischer Potenz finden ihre Anwendung bei Albuminmangel, Ödemmobilisierung, zusammen mit Elektrolytlösungen zur Volumentherapie. Mittleres Molekulargewicht 50 000–70 000 mit intravasaler Halbwertszeit von ca. 17–27 Tagen. Hepatitisrisiko sehr gering bzw. ausgeschlossen, jedoch Möglichkeit der anaphylaktischen Reaktion auf Fremdeiweiße.

Zusammenfassung

Nahezu alle, im Rahmen der Behandlung eines Allgemein- bzw. Intensivpatienten, hier vor allem neurologisch-neurochirurgischen Patienten, üblicherweise angewendeten Medikamente und Pharmaka haben neben den gewünschten, spezifischen, eventuell das ZNS beeinflussenden Wirkungen auch beeinträchtigende Wirkungen bzw. Neben- und Auswirkungen. Diese Wirkungen bzw. Neben- und Auswirkungen sind in der Regel dosisabhängig, können obligatorisch auftreten, sind möglicherweise aber auch applikationsbedingt bzw. treten nur in bestimmten Kombinationen mit anderen Pharmaka auf. Kenntnis dieser Effekte ist Voraussetzung, solcherart induzierte Änderungen im Zustand des Patienten von primär erkrankungsbedingten Veränderungen differenzieren zu können. Nachfolgend eine Auflistung der häufigsten, das ZNS betreffenden Pharma-Wirkungen bzw. Neben- bzw. Auswirkungen:

- Zerebraler Perfusionsdruck über die Beeinflussung des Herz-Kreislauf-Systems. Häufigste Situation ist die hypotone Kreislaufdysregulation.

- Vigilanz. Sehr viele Pharmaka führen zu einer Dämpfung der Vigilanz. Ebenso kann es aber auch zu Unruhe und Agitation kommen.

- Befinden. Beeinträchtigungen des Befindens äußern sich zumeist als Kopfschmerz, Übelkeit, Schwindel, Mundtrockenheit, Hitzegefühl etc.

- Atmung. Nicht wenige Pharmaka beeinflussen die zentralen Atemzentren. Tachypnoe und Minderung des Atemantriebs bis hin zum Atemstillstand können beobachtet werden.

- Motorik. Eine Beeinflussung der Motorik, unter anderem auch der Pupillomotorik und des Reflexstatus, kann bei einigen Substanzen beobachtet werden. So können z.B. spezifische Veränderungen unter der Applikation von Dopaminantagonisten und Neuroleptika eintreten.

- Veränderung der hirnelektrischen Aktivität. Diese Veränderungen können von einer Erhöhung der Krampfbereitschaft bis hin zur Reduktion der EEG-Aktivität, Burst-suppression-EEG oder sogar Null-EEG (Flatline) reichen.

- Intrakranielle Drucksituation. Einige der Substanzen können den Liquordruck und somit den intrakraniellen Druck insgesamt erhöhen. Andere Pharmaka senken beabsichtigterweise den intrakraniellen Druck.

Abkürzungsverzeichnis

A.	Arterie
Aa.	Arterien
aAMV	alveoläres Atemminutenvolumen
$_a$BE	arterieller „Base excess", arterieller Basenüberschuß
ACE	Angiotensin-Converting-Enzym
ACTH	adrenokortikotrophes Hormon
ADH	antidiuretisches Hormon Adiuretin
AEHP	akustisch evozierte Hirnstammpotentiale
AF	Atemfrequenz
$_a$HCO$_3$ abs.	absolutes arterielles Bikarbonat
ALS	amyotrophische Lateralsklerose
Amp.	Ampulle
AMV	Atemminutenvolumen
ANP	atrionatriuretisches Peptit
$_a$O$_2$-Content	arterieller Sauerstoffgehalt
ARAS	aszendierendes retikuläres Aktivierungssystem
ARDS	„adult respiratory distress syndrome", Atemnotsyndrom des Erwachsenen
ASE	atemstimulierende Einreibung
ASR	Achillessehnenreflex
ASS	Acetylsalicylsäure
$_a$StBic	arterielles Standardbikarbonat
ATL	Aktivität des täglichen Lebens
aVF	Extremitätenverschaltung nach Goldberger zur EKG-Ableitung
AVK	arterielle Verschlußkrankheit
aVL	Extremitätenverschaltung nach Goldberger zur EKG-Ableitung
aVR	Extremitätenverschaltung nach Goldberger zur EKG-Ableitung
AZV	Atemzugvolumen
BE	„Base excess", Basenüberschuß
BGA	Blutgasanalyse
BHS	Bulbärhirnsyndrom
BNS-Anfall	Blitz-Nick-Salaam-Anfall
BSR	Bizeps-Sehnen-Reflex
BWS	Brustwirbelsäule
C	zervikal

CBF	„cerebral blood flow", zerebraler Blutfluß
CCT	kraniale Computertomographie
Ch.	Charrière
cmH_2O	Zentimeter Wassersäule
CO_2	Kohlendioxid
COLD	„chronic obstructive lung disease", chronisch-obstruktive Lungenerkrankung
COPD	„chronic obstructive pulmonary disease", chronisch-obstruktive Lungenerkrankung
CPAP	„continuous positive airway pressure", kontinuierliche Atemwegedruckerhöhung
CPP	„cerebral perfusion pressure", zerebraler Perfusionsdruck
CR	Kornealreflex
CT	Computertomographie
CVR	„cerebral vein resistance", zerebraler Gefäßwiderstand
DBfK	Deutscher Berufsverband für Pflegeberufe
DFA	diskrete Fourier-Analyse
DHB	Dehydrobenzperidol
DIC	„disseminated intravasal coagulation", disseminierte intravalsale Gerinnung, Verbrauchskoagulopathie
DK	Dauerkatheter
DKG	Deutsche Krankenhausgesellschaft
DPR	depolarisierende Muskelrelaxanzien
DS	Durchgangssyndrom
DSA	digitale zerebrale Subtraktionsangiographie
EEG	Elektroenzephalographie
EKG	Elektrokardiographie/Elektrokardiogramm
EMG	Elektromyographie/Elektromyogramm
ENG	Elektroneurographie
EP	evozierte Potentiale
ER	Eigenreflex
ERV	exspiratorisches Reservevolumen
EZR	Extrazellulärraum
F_IO_2	inspiratorische Sauerstoffkonzentration
FNV	Finger-Nase-Versuch
FR	Fremdreflex
FRK	funktionelle Residualkapazität
GBS	Guillain-Barré-Syndrom
GCS	Glasgow Coma Scale
GFR	glomeruläre Filtrationsrate
GKW	Ganzkörperwäsche
h	Stunde
H	Wasserstoff
H_2O	Wasser
HAES	Hydroxyethylstärke (Infusionslösung)
Hb	Hämoglobin
HCO_3	Bikarbonat

HCO$_3$ abs.	absolutes Bikarbonat
HCO$_3$ st.	Standardbikarbonat
HF	Herzfrequenz
Hkt	Hämatokrit
HLA	„human leucocyte antigen"
HMV	Herzminutenvolumen
HWK	Halswirbelkörper
HWS	Halswirbelsäule
i.m.	intramuskulär
i.v.	intravenös
ICP	„intracranial pressure", intrakranieller Druck
ICR	Interkostalraum
IE	internationale Einheit(en)
IK	Inspirationskapazität
IMV	„intermittent mandatory ventilation", intermittierende Zwangsbeatmung
IPPV	„intermittent positive pressure ventilation", intermittierende Überdruckbeatmung
IRV	inspiratorisches Reservevolumen
IVP	„intraventricular pressure", intraventrikulärer Druck
IZR	Intrazellulärraum
k.A.	keine Angaben
K	Kalium
kcal	Kilokalorien
kg	Kilogramm
KG	Körpergewicht
KHV	Knie-Hacken-Versuch
kJ	Kilojoule
MAP	„mean arterial pressure", mittlerer arterieller Blutdruck
MER	Muskeleigenreflex
MHS	Mittelhirnsyndrom
MHz	Megaherz
MIEN	minimal invasive endoskopische Neurochirurgie
M.	Muskel
mmHg	Millimeter Quecksilbersäule
mmol	Millimol
MRT	Magnetresonanztomographie
MS	multiple Sklerose
N.	Nervus (Nerv)
N	Stickstoff
N$_2$O	Stickoxydul (= Lachgas)
Na	Natrium
NaCl	Natriumchlorid, Kochsalzlösung
NAP	Nervenaustrittspunkte
NDPR	nichtdepolarisierende Muskelrelaxanzien
Nn.	Nervi (Nerven)
NREM	„non-rapid eye movement"/Schlafphase ohne schnelle Augenbewegungen

Ö/W	Öl in Wasser
O_2	Sauerstoff
O_2-Content	Sauerstoffgehalt
OP	Operation
$_{ee}pCO_2$	endexspiratorischer Kohlendioxidpartialdruck
$p(ti)O_2$	Sauerstoffpartialdruck im Hirngewebe
p.o.	per os
p_aCO_2	arterieller Kohlendioxidpartialdruck
PA-Katheter	Pulmonalarterienkatheter
p_aO_2	arterieller Sauerstoffpartialdruck
PAP	Pulmonalarteriendruck
PC	Personalcomputer
PcWP	„pulmonal capillary wedge pressure", pulmonal-kapillärer Verschlußdruck, Wedge-Druck
PEEP	„positive endexpiration pressure", positiver endexspiratorischer Atemwegsdruck
PEG	perkutane endoskopische Gastrostomie
PET	Positronen-Emissions-Computertomographie
pH	negativer, dekadischer Logarithmus der Wasserstoffionenkonzentration
pK	negativer Logarithmus einer Dissoziationskonstanten im Blut
pN_2	Stickstoffpartialdruck
PNPV	„positive negative pressure ventilation", Wechseldruckbeatmung
PNS	peripheres Nervensystem
PSR	Patella-Sehnen-Reflex
PTT	partielle Thromboplastinzeit
RAA	Renin-Angiotensin-Aldosteron-System
RDS	„respiratory distress syndrom", Atemnotsyndrom
REM	„rapid eye movement"/Schlafphase mit schnellen Augenbewegungen
RPR	Radiusperiostreflex
RR	Riva-Rocci, Blutdruck
RV	Reservevolumen
S	Sakral
s.c.	subkutan
SAB	Subarachnoidalblutung
S_aO_2	arterielle Sauerstoffsättigung
SEP	somatosensibel evozierte Potentiale
SHT	Schädel-Hirn-Trauma
SIMV	„synchronized intermittent mandatory ventilation", synchronisierte, assistierend-intermittierende Zwangsbeatmung
SIPPV	„synchronized intermittent positive pressure ventilation", synchronisierte, assistierend-intermittierende Überdruckbeatmung
SPECT	Single-Photon-Emissions-Computertomographie
StBic	Standardbikarbonat
T_3	Trijodthyronin
T_4	Thyroxin

TB	Taschenbuch
Th	thorakal
TIA	transitorische ischämische Attacke
TK	Totalkapazität
TS	Trübungssyndrom
TSR	Trizeps-Sehnen-Reflex
TV	Television, Fernseher
TZ	Thrombinzeit
V.	Vena (Vene)
v.a.	vor allem
VEP	visuell evozierte Potentiale
VK	Vitalkapazität
Vv.	Venae (Venen)
W/Ö	Wasser in Öl
WS	Wirbelsäule
Z.n.	Zustand nach
ZNS	Zentralnervensystem
ZVD	Zentralvenendruck
ZVK	Zentralvenenkatheter

Glossar

Acetylcholin: Neurotransmitter, unentbehrlich bei der Muskelaktion

Adiuretin: (Abkürzung ADH) Hormon der Hypophyse, dient der Diuresesteuerung. Fehlt ADH, kommt es zum Diabetes insipidus centralis

Afferenz: dem ZNS zulaufende Information

Agnosie: Störung des Erkennens bei erhaltener Funktion der Sinnesorgane

Agraphie: Unvermögen schriftlicher Mitteilungen

Akinese: Bewegungsarmut des Rumpfes, der Gliedmaßen und des Gesichts, z.B. bei der Parkinson-Krankheit

Akkomodation: Fähigkeit der Augen, nahe gelegene Objekte scharf abzubilden

Akkumulation: Anhäufung, Ansammlung

Alexie: Unvermögen zu lesen

Alkalose: Zuviel an Basen im Blut

Alopezie: Haarausfall aufgrund hormoneller Störungen

Amaurose: Blindheit, Erlöschen des Sehvermögens

Amenorrhö: Ausfall der Menstruation aufgrund hormoneller Störungen

analgetisch: schmerzstillend, schmerzhemmend

Analgosedierung: Verabreichung von Schmerz- und Beruhigungsmitteln zu therapeutischen Zwecken (z.B. Beatmung)

Aneurysma: umschriebene Ausweitung der Wand eines arteriellen Gefäßes

Angiographie: röntgenologische Darstellung von Gefäßen nach Kontrastmittelinjektion

Angiome: geschwulstartige Neubildung von Gefäßgewebe

Anisokorie: seitenungleiche Weite der Pupillen

Anode: positiver Pol des elektrischen Stromkreises

Anoxie: Fehlen von Sauerstoff

Antagonisierung: Gegenwirkung, Aufhebung einer Wirkung

Antiepileptika: (Synonym für Antikonvulsiva) Medikamente zur Verhinderung oder Abschwächung von zentralen Anfällen

Antikoagulation: Verabreichung von Medikamenten zur Beeinflussung der Blutgerinnung dahingehend, daß das Blut ungerinnbarer wird

Antikonvulsivum: krampflösendes bzw. -verhinderndes Mittel

antiphlogistisch: entzündungshemmend, entzündungsabschwächend

antipyretisch: fiebersenkend

Antipyrexie: Fiebersenkung

Anxiolyse: Angstlösung, Minderung von Angstgefühlen

Aphasie: Störung der Sprache bei erhaltener Funktion der benötigten Muskulatur

Aphonie: Störung der Lautbildung

Apnoe: Atemstillstand

Apraxie: Unfähigkeit bei erhaltener Beweglichkeit zu handeln

Arachnoidea: Spinngewebshaut, Hirnhaut zwischen Dura und Pia

Areflexie: fehlende Auslösbarkeit von Reflexen

Asphyxie: drohender Erstickungszustand

Astroglia: sternförmige Zellen des Stützgewebes im ZNS

Astrozytom: Hirntumor vom Gliom-Typ, primär gutartig, entartet oft

Atonie: Fehlen von Tonus, z.B. Muskeltonus bei Paralyse

Ataxie: Störung der Bewegungskoordination

Atelektase: nicht mit Luft gefüllter Lungenabschnitt

Augenmotorik: Bewegung des Augapfels durch Aktion der Augenmuskeln

Aura: sensorische Wahrnehmung direkt vor einem epileptischen Anfall

Averager: Mittelwertrechner

A-Wellen: Druckwellen bei erhöhtem intrakraniellem Druck, auch Plateau-Wellen genannt. A-Wellen erreichen sehr hohe Druckwerte und sind vital bedrohend.

Axon: Fortsatz der Nervenzelle, kann erstaunliche Längen erreichen

Azidose: Übersäuerung des Blutes

Bandscheibenprolaps: Herausquellen des degenerierten Anulus fibrosus über die Wirbelkörper hinaus

Barbiturate: Schlaf- und Beruhigungsmittel

Blut-Hirn-Schranke: Mutmaßlich aus Endothel und Gliastrukturen gebildete, selektiv durchlässige Schranke zwischen Blut und Hirnsubstanz.

Blutgasanalyse: meßtechnische Ermittlung des Sauerstoff- und Kohlendioxidgehalts und der Konzentration anderer Stoffe im Blut

Bobath-Konzept: Therapieverfahren zur Wiederherstellung und Normalisierung des Muskeltonus, normaler Bewegungsmuster und Reflexe

Boyle-Mariott-Gesetz: beschreibt Druck-Volumenbeziehungen von Gasen

Bulbus: hier: Augapfel

Bulbusdivergenz: verschiedene Achsenstellung der beiden Augäpfel

Burst-suppression-EEG: Durch Barbituratapplikation stark gedämpfte bioelektrische Aktivität des ZNS mit spannungsarmen bzw. isoelektrischen Einblendungen

B-Wellen: Druckwellen bei erhöhtem intrakraniellem Druck. B-Wellen erreichen hohe Druckwerte, sind oft vital bedrohend. Zusammenhänge bestehen mit der Atmung. Relevanz bei der Hydrozephalusdiagnostik

Cauda equina: durch den untersten Teil des Wirbelkanals verlaufendes Nervenbündel aus den 3 letzten Lendenwurzeln und allen Sakralwurzeln

Cheyne-Stoke-Atmung: Störung der Atmung mit periodisch auftretenden Atempausen und wechselnder Atemtiefe

Clivuskante: Übergangskante von den Schädelbasisknochen zum Foramen magnum occipitale

Compliance: Dehnbarkeit

Cornealreflex: wichtiger Fremdreflex; bei Berührung der Cornea erfolgt Lidschluß

C-Wellen: intrakranielle Druckwellen mit Werten bis 20 mmHg. Es bestehen Zusammenhänge mit periodischen Blutdruckschwankungen

Dandy-Walker-Syndrom: Mißbildungserkrankung mit Verschluß des Foramen Magendie und Aplasie von Teilen des Kleinhirns

Defibrillation: elektrische, medikamentöse oder mechanische Methode zur Wiederherstellung einer regelrechten Herzfunktion, z.B. elektrisch beim Herzstillstand

Dekubitus: Drucknekrose an prädisponierten Körperstellen durch zu hohen Aufliegedruck

Delir: qualitative Bewußtseinsstörung mit Unruhe, Halluzinationen, Nesteln und vegetativen Symptomen

Demenz: erworbener geistiger Verfall

Deprivation: Ausschaltung von Sinneseindrücken

Dermatom: Hautabschnitt, hier Innervationsbezirk einzelner Rückenmarkwurzeln auf der Haut

Detrusor: Harnblasenwandmuskel

Dexamethason: Stark wirksames Glukokortikoid (Nebennierenrindenhormon)

Dezerebration: Zustand nach Ausfall des Großhirn bzw. Teilen davon

Diabetes indipidus centralis: Diurese von großen Mengen Urins aufgrund des Mangels von Adiuretin

Dienzephalon: Zwischenhirn, Teil des Hirnstamms

Dilektionsstellen: Teilungsstellen von Blutgefäßen, hier: Hirnarterien

Diskonnektion: Unterbrechung, hier Trennung der Beatmungsvorrichtung vom Patienten

Diurese: Harnausscheidung

Diuretika: Medikamente zur Steigerung der Urinausscheidung

Dopamin: adrenerg wirkendes Hormon, Einsatz z.B. zur Blutdrucksteigerung

Dopplersonographie: Verfahren der Ultraschalldiagnostik

Druckwandler: (Synonym Transducer) Gerät zur Umsetzung von Druckschwankungen in Flüssigkeitssystemen in elektrische Signale. Anwendung z.B. bei der Blutdruckmessung

Dura mater: harte Hirnhaut, dem Schädel direkt anliegend

Dysarthrie: zentral bedingte Koordinationsstörung des Sprachvollzugs

Efferenz: vom ZNS weglaufende Information

Ejakulation: Samenerguß

Eklampsie: Auftreten von tonisch-klonischen Krämpfen im Verlauf einer Schwangerschaft

Elektroenzephalographie: Abkürzung EEG. Methode zur Registrierung von Hirnstromwellen

Embolie: Gefäßverschluß

Embolisation: künstlicher Verschluß von Gefäßen

Enzephalitis: Gehirnentzündung auf infektiöser oder toxischer Basis

Enzephalomalazie: Erweichung von Gehirngewebe, meist ischämisch bedingt

Epiduralhämatom: Blutung zwischen Schädel und harte Hirnhaut, kann schnell lebensbedrohlich werden

Epilepsie: zerebrale Funktionsstörung aufgrund von abnormen Neuronenentladungen

Erektion: Steifwerden des Penis

Eupnoe: normale, leichte Atmung

Expektoration: Auswurf von Sputum/Trachealsekret

Extubation: Entfernung eines Beatmungstubus

Falx: sichelförmige Duraduplikatur, trennt jeweils Großhirn- und Kleinhirnhemisphären

Fazialisparese: Lähmung von zum Gesicht gehörenden Nerven

fazioorale Therapie: Stimulations- und Lockerungsmethode bei Lähmung im Gesichtsbereich

Fibrinolyse: Auflösung von Fibrin in Fibrinspaltprodukte durch z.B. Plasmaaktivatoren (Faktor XII)

Flansch: Anschnitt, Absatz

Flow: Fluß, hier: Gasfluß

Flush: Errötung

Formatio reticularis: Struktur die von der Medulla oblongata bis in das Zwischenhirn zieht. Übermittlung, Modulation und Erregung von Informationen

Fornix: Hirngewölbe, bogenförmiges Markbündel

Fourier-Analyse: mathematische Analysemethode zur Berechnung und Darstellung von zeitabhängigen Variablen

Fontanellen: Knochenlücken am kindlichen Schädel

Glioblastom: bösartiger Hirntumor mit schnellem Wachstum

Glasgow Coma Scale: Schema zur Dokumentation und Einschätzung von Bewußtseinsstörungen

Glaukom: Sammelbegriff für Krankheiten des Auges mit erhöhtem intraokularem Druck

Grand mal: großer, generalisierter epileptischer Anfall

Granulom: geschwulstartige Neubildung aus Granulationsgewebe

Großhirn: die beiden Halbkugeln (Hemisphären) des Gehirns

Gynäkomastie: Vergrößerung der männlichen Brustdrüse

Gyrus: Hirnwindung

Hämatopoese: Blutbildung

Hämatothorax: Blut im Raum zwischen den Pleurablättern, meist traumatisch-penetrierende Ursache (z.B. ZVK-Punktion)

Hemianopsie: Halbseitenblindheit

Hemiparese: Halbseitenlähmung

Hemisphäre: die Hälfte des Großhirns

Herniation: hervortreten, hervorquellen, hier: das Hirngewebe betreffend

Hirnstamm: Großhirn ohne Hirnmantel. Anteile sind: Medulla oblongata, Pons, Mesenzephalon, Dienzephalon, subcorticale Endhirnkerne

Hirntod: endgültiger Ausfall aller Hirnfunktionen

Hirnödem: Hirnvolumenvermehrung aufgrund einer Flüssigkeitsvermehrung des Hirngewebes

Hirnventrikel: mit Liquor gefüllte Hirnkammer

Hirsutismus: krankhafte Vermehrung der Körperbehaarung bei Frauen

Homöostase: Aufrechterhaltung des „inneren Milieus" des Körpers durch Regelsysteme

Hydrozephalus: („Wasserkopf") Erweiterung der Liquorräume und Erhöhung des intrakraniellen Drucks durch Störung der Liquorzirkulation, -produktion, -resorption.

Hygrom: „Wassergeschwulst". Von der Dura ausgehende Flüssigkeitsansammlung. Tritt oft nach hämorrhagischen Traumatisierungen auf

Hyperakusis: krankhaft gesteigertes Hörempfinden

Hyperaldosteronismus: verstärkte Sekretion von Aldosteron

Hyperalgesie: übermäßige Schmerzempfindung

Hyperämie: Blutüberfülle

Hyperdensität: Zunahme der Dichte

Hyperkapnie: Erhöhung des Kohlendioxidpartialdrucks im arteriellen Blut (p_aCO_2)

Hypersalviation: pathologisch erhöhte Schleimproduktion im Bereich von Mund, Nase, Rachen bzw. Bronchien

Hypervolämie: Vermehrung des Plasmavolumens

Hypodensität: Abnahme der Dichte

Hypofibrinogenämie: Verminderung des Fibrinogenspiegels im Plasma

Hypophyse: Hirnanhangdrüse

Hypothalamus: Unterhalb des Thalamus gelegener Bereich, zum Dienzephalon gehörend. Übergeordnetes vegetatives Regulationszentrum

Hypovolämie: Verminderung des Plasmavolumens

Hypoxämie: Herabsetzung des Sauerstoffgehaltes im arteriellen Blut

Hypoxidose: Sauerstoffverminderung im Gewebe

Hypoxie: Sauerstoffmangel

ICP: („intracranial pressure") intrakranieller, d.h. im Schädelinneren bestehender Druck

infratentoriell: unterhalb des Tentoriums gelegen

inguinal: in der Leistengegend

IVP: („intraventricular pressure") intraventrikulärer, d.h. in einer Hirnkammer bestehender Druck

Inkontinenz: Unvermögen, Urin bzw. Stuhl kontrolliert auszuscheiden

Inotropie: Kontraktionskraft des Herzmuskels

intrathekal: innerhalb des spinalen Liquorraums

Intrazerebral: im Gehirn befindlich

Intubation: Einlage eines Beatmungsschlauches in die Luftröhre

Ischämie: Minderversorgung von Gewebe mit Blut

Isodensität: Angleich der Dichte

isoosmotisch: osmotisch ausgeglichen

Isotope: verschiedene Atome mit unterschiedlichen Massenzahl eines chemischen Elements. Instabile Atome werden als Isotope bezeichnet und sind oftmals radioaktiv.

Kalotte: Schädeldach

Katabolie: Abbaustoffwechsel, „Hungerstoffwechsel"

Katatonie: körperlich-motorische Phänomene bei hirnorganischen Psychosyndromen usw. Kennzeichnung durch Starre, Autismus, Erregungszustände, Stereotypien u.a.

Katecholamine: adrenerg wirkende Hormone wie z.B. Dopamin, Adrenalin, Noradrenalin. Einsatz z.B. zur Blutdrucksteigerung

Kathode: negativer Pol des elektrischen Stromkreises

Kleinhirn: in der hinteren Schädelgrube befindlicher Hirnteil, Aufgabe ist die Bewegungsregulation

Kollaterale: Umgehungsverbindung

Koma: durch äußere Reize nicht zu unterbrechende Bewußtlosigkeit

Kompartiment: Volumenbereich

Konfabulation: Störung beim hirnorganischen Psychosyndrom, z.B. werden Erinnerungslücken und Gedächtnisstörungen durch freie Erfindungen gefüllt

Kongestion: Stauung, Aufstau

Kontraktilität: Zusammenziehungsfähigkeit bzw. -kraft

Konvergenz: Annäherung, hier: Augenachsen

Konvulsionen: klonische Zuckungen, Krämpfe

Kornealreflex: unwillkürliche Schließbewegung des Auges bei Berührung der Hornhaut

Korrelat: Wechselbezug

Kortex: Hirnrinde

Kraniotomie: operative Eröffnung des Schädels

Kumulation: Anhäufung

Kupierung: Unterdrücken, Abkürzen

Lambdanaht: physiologische Schädelknochennaht

Laminektomie: operativer Wirbelsäulenzugang durch Resektion am hinteren Wirbelbogen

Lendenlordose: konvexe Verbiegung der Lendenwirbelsäule nach ventral

Libido: Geschlechtstrieb

Limbisches System: dem Hypothalamus direkt übergeordnete Zentrale zur endokrin-vegetativ-nervösen Regulation

Liquor cerebrospinalis: plasmaähnliche Gehirn-Rückenmark-Flüssigkeit, „Nervenwasser"

Lubrikation: Befeuchtung, gleitfähig werdend

Lumbalpunktion: Punktion des Durasacks zur Gewinnung von Liquor

Lumboischialgie: Schmerzen im Bereich des N. ischiadicus

Malazie: Erweichung. Destruktion von Gewebe aufgrund Minderversorgung, Sauerstoffmangel etc.

Mastoid: Processus mastoides, Warzenfortsatz

Masturbation: Selbstbefriedigung

Medulla oblongata: verlängertes Hirnmark, enthält lebenswichtige Nervenzentren

Meissner-Körperchen: Druckrezeptoren in der Haut

Meningen: Hirnhäute

Meningeome: intrakranielle Tumoren, von den Meningen ausgehend

Meningitis: Entzündung der Hirnhäute

Mens/Menstruation: monatliche Regelblutung

Merkel-Zellen: Druckrezeptoren in der Haut

Mesenzephalon: Mittelhirn, zum Hirnstamm gehörend

Miktion: Blasenentleerung

Miosis: Pupillenverengung, z.B. durch Medikamentenwirkung (Morphin)

Monitoring: Sammelbegriff für überwachende und kontrollierende Tätigkeiten bzw. Einrichtungen

Monroe-Kellie-Doktrin: Druck-Volumen-Beziehungen der intrakraniellen Kompartimente Blut, Gewebe und Liquor zueinander

Muskeldystrophie: krankhafter Schwund von Muskulatur

Muskelrelaxanzien: Medikamente zur Herbeiführung einer vorübergehenden Muskellähmung

Muskeltonus: durch Nervenimpulse erzeugte, normale Spannungszustand der Muskulatur

Mutismus: Schweigen trotz erworbenen Sprachvermögens

Mydriasis: Pupillenerweiterung, z.B. aufgrund sympathischer Reizung, Okulomotoriusschädigung oder Medikamentenwirkung

Myelin: Sammelbezeichnung für Lipoide, die die Myelinscheide der Nervenfasern bilden

Myelographie: Röntgenkontrastverfahren zur Darstellung des Spinalkanals

Myoklonie: Bezeichnung für blitzartiges zucken einzelner Muskeln oder Muskelgruppen aufgrund Nervenschäden

Nahtdehiszenz: Auseinanderweichen eines vernähten (operativen) Schnitts im Gewebe

Nausea: Übelkeit, Erbrechen

Nekro-Azoospermie: Fehlen bzw. Mißbildung von Spermien

Neurinom: Tumor von den Nervenfasern ausgehend

Neuron: Nervenzelle

Neurotransmitter: chemische Überträgerstoffe in der Informationsübermittlung zwischen Nervenzellen

Nivellierung: Angleichung

Noradrenalin: adrenerg wirkendes Hormon. Einsatz z.B. zur Blutdrucksteigerung

Nosokomiale Infekte: im Krankenhaus erworbene Infektionen

Noxen: Gifte, giftig wirkende Substanzen

Nozizeptoren: Schmerzrezeptoren

Nucleus: Nervenkern

Nystagmus: unwillkürliche, rhythmische Zuckungen der Augäpfel

Obliteration: Verschluß

olfaktorisch: dem Geruchsinn zugeordnet

Oligurie: verminderte Harnausscheidungsmenge, weniger als 400 ml/Tag

Opisthotonus: tonischer Krampf der Rückenmuskulatur, z.B. bei Meningitis, Epilepsie

Orgasmus: Höhepunkt des sexuellen Lustgefühls

Orientiertheit: Fähigkeit, sich in zeitlicher, örtlicher und situativer Hinsicht zurechtzufinden. Die Orientiertheit ist ein Kriterium bei der Prüfung der Bewußtseinslage

Osmodiurese: durch Gabe von Osmodiuretika (z.B. Sorbitlösungen) ausgelöste Diurese; Anwendung bei der Hirnödemtherapie

Osmolarität: Menge von gelösten Teilchen pro kg Wasser

Parasympathikus: Teil des vegetativen Nervensystems

Parese: unvollständige Lähmung

paroxysmal: in Anfällen auftretend

Paralyse: komplette Lähmung

Parästhesie: Mißempfindung, Sensibilitätsstörung

Perfusion: Durchströmung von Organen mit Blut, Durchblutung

Periduralkatheter: Ein nach Durchstechung des Ligamentum flavum in Epiduralraum liegender Katheter. Dient der Gabe von Medikamenten, z.B. Schmerzmittel

Perifokalödem: um einen Herd (z.B. Tumor, Blutung, Ischämie) herum entstehendes, lokal begrenztes Hirnödem

Perzeption: Wahrnehmung

Petit mal: „kleiner" epileptischer Anfall mit mehr oder minder starker Bewußtseinsstörung ohne Krampferscheinung

Pharynx: Schlund

Plasmadiapedese: Austritt, Durchtritt von Plasma

Plateau-Wellen: s. A-Wellen

Plegie: motorische Lähmung ganzer Gliedmaßen oder einzelner Gliedmaßenabschnitte

Plexus: Geflecht, netzartige Vereinigung von Nerven

Pneumothorax: Ansammlung von Luft im Raum zwischen den Pleurablättern

Poikilothermie: „Wechselwärme", Symptom bei Störung bzw. Ausfall der Temperaturregulation

Polarographie: Elektrolysemethode

Polydipsie: krankhafte Steigerung der Trinkmenge

Polyneuropathien: zusammenfassender Begriff für entzündliche bzw. degenerative Nervenerkrankungen

Polypragmatismus: Anwendung vieler Mittel, Verfahren

Polyurie: krankhafte Vermehrung der Harnmenge

Pons: („Brücke") Struktur zum Hirnstamm gehörend

Porenzephalie: Lückenbildung im Gehirn. Ursache z.B. Durchblutungsstörungen während der Embryonal- und Säuglingszeit bzw. der Geburt

Postaggressionsstoffwechsel: Abbaustoffwechsel (Katabolie). Reaktion des Organismus auf stressende und bedrohende Umstände (z.B. Verletzung, OP) mit Mobilisierung von bestimmten Hormonen

Präeklampsie: Spätgestose

Präoxygenierung: vor bestimmten Maßnahmen (z.B. endotracheales Absaugen) prophylaktisch erfolgende Erhöhung des arteriellen Sauerstoffpartialdrucks

Priapismus: Dauererektion ohne sexuelle Erregung. Ursache: z.B. spinales Trauma

Propriozeptoren: Rezeptoren der Tiefensensibilität

Protoplasmapseudopodien: Ausstülpungen an Protoplasma (lebende Zellen)

Pulsoxymetrie: unblutiges, nichtinvasives Verfahren zur Überwachung der arteriellen Sauerstoffsättigung (S_aO_2)

Pupillomotorik: Bewegung der Pupillen, Lichtreaktion

Pyramidenbahn: eine der wichtigsten Leitungsbahn der Willkürmotorik

Rampenwellen: s. R-Wellen

Rebound-Effekt: Steigerung der Hirnödematisierung aufgrund der Einlagerung von osmotisch wirksamen Substanzen bei Osmodiuresetherapie

Reflex: physiologische, unwillkürlich und regelhaft ablaufende Antwort auf einen Reiz.

Resistance: Widerstand

Ressourcen: bestehende, zur Zeit nicht genutzte Fähigkeiten und Eigenschaften

Retention: Anhäufung, Verhalt

Rezeption: Empfang, Aufnahme

Rezeptoren: Einrichtungen und Strukturen zum Empfang von bestimmten Reizen

Rheologie: Lehre von den Fließeigenschaften flüssiger Substanzen, hier: Blut

Rigor: krankhafte Tonusvermehrung der Muskulatur. Wachsgefühl bei passiver Bewegung

R-Wellen: intrakranielle Druckwellen als Variante der B-Wellen. Es bestehen Zusammenhänge mit der Atmung. Relevanz bei der Hydrozephalusdiagnostik.

sakral: dem Os sacrum (Kreuzbein) zugehörig

Salvation: Sekretion, hier: Speichel

Sedierung: Verabreichung von Beruhigungsmitteln

Septikämie: („Blutvergiftung") schwerste bakterielle Allgemeininfektsituation

Seufzerprogramm: Einrichtung bei Beatmungsgeräten zu Verabreichung eines Seufzers

Shift: Verschiebung

Skalp: Kopfhaut, Kopfschwarte

Skotom: Gesichtsfeldausfall

Somnolenz: Bewußtseinsstörung. Der Patient ist jederzeit aus seiner Schläfrigkeit erweckbar

Sopor: Bewußtseinsstörung. Der Patient ist nur auf grobe Reize zu Reaktionen zu bewegen, oftmals nicht mehr erweckbar

Spastik: krankhafte Vermehrung des Muskeltonus

Spikes: Spitzen, spitzenartige Verläufe

Spinal: zur Wirbelsäule, zum Rückenmark gehörend

Stereognosie: Fähigkeit, bei geschlossenen Augen Gegenstände durch Betasten zu erkennen

Stereotaxie: hier: gezieltes Vorschieben eines Instruments (z.B. Endoskop) ins Gehirn

Steroide: hier: Steroidhormone (Kortikoide)

Streckkrämpfe: unwillkürliche Bewegungsmuster mit Durchstrecken und Innenrotation von Armen und Beinen; Auftreten bei schweren zerebralen Störungen. Streckkrämpfe sind keine epileptischen Krämpfe

Stupor: Zustand geistiger und körperlicher Erstarrung

Subarachnoidalblutung: (Abkürzung SAB) akute Blutung in den Subarachnoidalraum spontan oder traumatisch; Quelle der spontanen SAB ist fast immer ein Aneurysma

Subduralraum: Raum zwischen Dura mater und der Arachnoidea

Suggestibilität: Beeinflußbarkeit

Suizid: Selbstmord

Sulcus: Hirnfurche

supratentoriell: oberhalb des Tentoriums gelegen

Sympathikus: Teil des vegetativen Nervensystems; Gegenspieler des Parasympathikus.

Sympathomimetika: Substanzen, deren Wirkungen der Sympathikuserregung entsprechen

Synapse: Umschaltstelle von Neuron zu Neuron

Syringomyelie: Höhlenbildung innerhalb der grauen Rückenmarksubstanz

Telenzephalon: Endhirn

Tentorium: über dem Kleinhirn aufgespanntes Durablatt

Tetraparese: inkomplette Lähmung aller Gliedmaßen

Thalamus: zentrale subkortikale Sammel- und Umschaltstelle für alle der Großhirnrinde zufließenden Informationen; „Tor zum Bewußtsein"

Tidalvolumen: Atemzugvolumen

Titration: Bestimmung, Einstimmung, Einregelung

Tonus: Spannung

torquiert: abquetschend verdrehen

Tracheostoma: Luftröhrenschnitt, häufig mit Endotrachealtubus zur Langzeitbeatmung bzw. zur Lungenpflege

Trepanation: Anbohrung des Schädels zur operativen Eröffnung

Trigeminusneuralgie: attackenweise auftretende Schmerzanfälle eines oder mehrerer Äste des N. trigeminus

Trigger: Schwellenschalter

Tubus: großlumiger Schlauchkatheter zum Offenhalten der Atemwege

Ulegyrie: Hirnrindenvernarbungen

undulierend: wogend

Vasospasmus: Irritationsreaktion von Hirnarterien auf bestimmte Substanzen, z.B. Mediatoren im Blut bei der Subarachnoidalblutung; führt zur Gefäßverengung und Duchblutungsstörung

Vater-Pacini-Körperchen: Nervenfaserendkörperchen, dient der Tiefensensibilität

Verbrauchskoagulopathie: erworbene Gerinnungssteigerung mit intravasaler Umsatzsteigerung von Thrombozyten und Gerinnungsfaktoren

vestibuläres System: Gleichgewichtssystem

Vigilanz: Wachheit, Bewußtseinslage

Weaning: Entwöhnung, z.B. von der Beatmung

Xiphoid: Schwertfortsatz des Brustbeins

Zentralvenenkatheter: im großen, klappenlosen Hohlvenensystem einliegender Katheter; dient z.B. der parenteralen Ernährung

Zerebellum: Kleinhirn

Zyanose: blaurote Färbung infolge mangelnder Sauerstoffsättigung des Blutes

Literatur

Affolter F (1987) Wahrnehmung, Wirklichkeit und Sprache. Neckar-Verlag, Villingen-Schwenningen
Bienstein C, Schröder G (1990) Dekubitus, Prophylaxe und Therapie. Verlag Krankenpflege des DBfK, Frankfurt
Bienstein C, Fröhlich A (1991) Basale Stimulation in der Pflege. Verlag Selbstbestimmtes Leben, Düsseldorf
Bobath B (1993) Die Hemiplegie Erwachsener. Thieme, Stuttgart
Dörner K, Plog U (1996) Lehrbuch der Psychiatrie/Psychotherapie. Psychiatrie-Verlag, Bonn
Duus P (1990) Neurologisch-topische Diagnostik. Thieme, Stuttgart
Hacke W (1988) Neurologische Intensivmedizin. PeriMed, Erlangen
Hielscher H, Jörg J (1993) Evozierte Potentiale in Klinik und Praxis. Springer, Berlin Heidelberg New York
Hoff J, in der Schmitten J (1995) Wann ist der Mensch tot? Rowohlt, Reinbek
Juchli L (1994) Pflege. Thieme, Stuttgart
Kilian J, Benzer H, Ahnefeld FW (1994) Grundzüge der Beatmung. Springer, Berlin Heidelberg New York
Klockenbusch W (1986) Die Betreuung unheilbar Kranker und Sterbender. Bibliomed, Melsungen
Larsen R (1994) Anästhesie und Intensivmedizin für Schwestern und Pfleger. Springer, Berlin Heidelberg New York
Lawin P (1994) Praxis der Intensivbehandlung. Thieme, Stuttgart
Lietz R (1996) Klinisch-neurologische Untersuchung im Kindesalter. Deutscher Ärzteverlag, Köln
LoBiondo-Wood G, Haber J (1996) Pflegeforschung. Ullstein Mosby, Berlin/Wiesbaden
Middelanis I, Liehn M, Steinmüller L, Döhler R (1995) OP-Handbuch. Springer, Berlin Heidelberg New York
Mischo-Kelling M, Wittneben K (1995) Pflegebildung und Pflegetheorien. Urban & Schwarzenberg, München
Mumenthaler M (1990) Neurologie. Thieme, Stuttgart
Obladen M (1995) Neugeborenen-Intensivpflege. Springer, Berlin Heidelberg New York
Piek J (1994) Neurochirurgische Intensivmedizin. Zuckschwerdt, Germering
Poeck K (1994) Neurologie. Springer, Berlin Heidelberg New York
Roth G (1996) Das Gehirn und seine Wirklichkeit. Suhrkamp, Frankfurt
Sacks O (1987) Der Mann, der seine Frau mit seinem Hut verwechselte. Rowohlt, Reinbek
Schmidbauer W (1992) Die hilflosen Helfer. Rowohlt, Reinbek
Schmidbauer W (1992) Helfen als Beruf. Rowohlt TB, Reinbek
Schmidt R (1995) Neuro- und Sinnesphysiologie. Springer, Berlin Heidelberg New York
Springer S, Deutsch G (1988) Linkes und rechtes Gehirn. Spektrum der Wissenschaft, Heidelberg
Todorow S (1978) Hirntrauma und Erlebnis. Verlag Hans Huber, Bern
von Uexküll T (1990) Psychosomatische Medizin. Urban & Schwarzenberg, München
Urbas L (1994) Die Pflege des Hemiplegiepatienten nach dem Bobath-Konzept. Thieme, Stuttgart
Wolff G (1983) Die künstliche Beatmung auf Intensivstationen. Springer, Berlin Heidelberg New York

Sachverzeichnis

A

Abklopfen (s. Atmung)
Absaugen 18, 25, 321
- Dauerabsaugung 86
- endotracheales 175, 176
- - blindes 183
- Intervalle 176
- nasales 178
Absaugkatheter (s. Absaugen)
Abschlußdruck 355–359
Abszeß, subkutaner (s. auch Infektion) 308
Abszeßhöhle (s. auch Infektion) 310
Abwehr (s. auch Motorik, Sensorik, Stimulation) 368
- Mechanismen 354
- Spannungen 380
- taktile 81, 354
Acetylcholin (s. auch Relaxierung) 385, 386
Adalat (s. auch Kalziumantagonisten) 431
ADH (s. Adiuretin)
Adiuretin (ADH) (s. Hormone/Hormonhaushalt)
Adrenalin (s. Katecholamine)
Adumbran (s. Benzodiazepine)
AEHP (s. evozierte Potentiale)
Agitation 30, 38, 39, 100, 137, 262, 346, 376
Agnosie 57, 201, 327, 347, 403
- akustische 336, 347
- optische 347
- taktile 347
Agranulozytose 424, 436
Agraphie (s. auch Motorik) 341
Akinese 45, 57, 348, 349, 430
Akineton (s. auch Parkinson-Mittel) 427–429
Akutphase 58, 59, 80, 100, 103
Alarm 27, 367
Albumin (s. Wasser-, Salz- und Elektrolythaushalt)
Alcuronium (s. Alloferin)
Aldosteron (s. auch Wasser-, Salz- und Elektrolythaushalt)

- Aldactone 434
- Antagonisten 117, 434
- Hyperaldosteronismus 116, 260
- Mangel 112
Alexie (s. auch Sensibilität) 341
Alkalose (s. auch Säure-Basen-Haushalt) 174
- metabolische 174
Allergie (s. auch Antihistaminika) 438
Alloferin (s. Relaxierung)
Alopezie 394
Alpha-EEG (α-EEG) (s. Elektroenzephalogramm)
ALS (s. amyotrophische Lateralsklerose)
Altinsulin (s. auch Ernährung/Stoffwechsel) 437
Alupent (s. auch Herz-Kreislauf) 433
Amaurose (s. auch Sehen) 30, 339, 348
Amenorrhoe (s. Sexualität)
Aminoglykoside (s. Antibiotika)
Aminosäuren (s. Ernährung/Stoffwechsel)
AMV (s. Atemminutenvolumen)
amyotrophische Lateralsklerose 15, 47
Anabolie (s. Ernährung/Stoffwechsel)
Analgesie (s. Analgosedierung)
Analgosedierung (s. auch Rezeptoren, Schmerz, Sensorik) 21, 39, 81, 86, 100–115, 134, 137, 148, 161–175, 217, 247, 383, 385, 427, 431
- Analgesie 55, 168–181, 426
- Analgetika 123, 247, 380, 408, 423–425
- Analgetikagebrauch 29
- Analgetikawirkung 100, 385
- Sedativa 38, 123, 347, 382, 408, 425, 428, 438
- Sedierung 31, 59, 84, 165, 168, 181, 385, 423, 425
anaphylaktische Reaktion (s. auch Antihistaminika) 230, 233, 438
Anästhetika (s. Analgosedierung)
Anbahnung 357
Aneurysma (s. Gefäße)

Sachverzeichnis

Aneurysmablutung (s. Blutung)
Anfall (s. Epilepsie)
Angiographie (s. Röntgendiagnostik)
Angiom (s. Gefäße)
Angst 30, 339, 346, 375, 376, 382
Anisocorie (s. Pupillen)
Antibiotika 422
Antiepileptika (s. auch Antikonvulsiva) 429
Antihistaminika 438
Antihypertonika (s. auch Blutdruck) 212, 305, 428–434
Antikoagulation (s. Blutgerinnung)
Antikonvulsiva (s. auch Epilepsie) 305, 425, 429
Antipyretika (s. Temperatur)
Antriebsminderung 30, 343, 377, 392–394, 433
Anurie (s. Urinausscheidung)
apallisches Syndrom (s. Bewußtsein)
Aphasie 30, 201, 327, 336, 341–348, 376, 377
– amnestische 341
– kortikal motorische (Broca) 341
– kortikal sensorische (Wernicke) 341
– Leitungsaphasie 341
– subkortikal motorische 341
– subkortikal sensorische 341
– transkortikal motorische 341
– transkortikal sensorische (Lichtheim) 341
Aphonie 30, 341
Aphten (s. Mund)
Apnoe (s. Atmung)
Apraxie 42, 57, 201, 327, 346, 347, 376, 403
– gliedkinetische 347
– ideatorische 347
– ideokinetische 347
Arachnoidea (s. Hirnhäute)
ARAS (s. aszendierendes retikuläres Aktivierungs-System)
ARDS (s. Atmung)
Area Calcarina (s. Augen)
Arterenol (s. Noradrenalin)
Arterien/Arteria/Arteriae (A./Aa.)
– A. basilaris 8, 250
– A. carotis 230, 249, 306
– A. carotis interna 8, 250, 339
– A. cerebri anterior 8, 392
– A. cerebri media 8, 156, 415
– A. cerebri posterior 8
– circulus arteriosus wilisii 8
– A. femoralis 230, 231
– A. ophthalmica 339
– A. pulmonalis 171
– A. subclavia 235
– A. vertebralis 8, 235, 249
arterieller Mitteldruck (s. mittlerer arterieller Blutdruck)

Arteriosklerose 313, 314
Artikulation (s. auch Motorik) 340
Aspiration (s. auch Infektion) 93, 115, 160, 165
– Gefährdung 93, 362
– Pneumonie 146
– Stille 161, 162, 163, 178
Aspirin (s. auch Analgosedierung) 424
Asthma bronchiale (s. Atmung)
Astrozytom (s. Tumor)
aszendierendes retikuläres Aktivierungs-System (ARAS) 37, 39 337, 367
Ataxie 53, 54, 265, 272, 429
ózerebral-spinale 428
Atem (s. Atmung)
Atemminutenvolumen (AMV) (s. Atmung)
Atemzugvolumen (AZV) (s. Atmung)
Atmung (s. auch Absaugen, Beatmung, Sauerstoff, Stimulation) 38, 180, 380
– Abklopfen 61, 186
– akutes Lungenversagen (ARDS, RDS) 146, 149, 165
– Alkoholabreibung 61
– Alveolen 142, 147, 153, 171
– Apnoe, zentrale 155, 167, 404, 412, 413
– Asthma bronchiale 169, 424, 432, 437
– Atelektasen 166, 167, 173, 175
– Atem 142
– Atem-Zeit-Ratio 181
– Atemaktivität 168, 184
– Atemantrieb 168, 169, 413
– Atemantriebsstörung, zentrale 86
– Atemzyklus 145
– Atemarbeit 145
– Atemarbeit, expiratorische 166
– Atemarbeit, inspiratorische 166
– Atemdepression 267, 423–433
– Atemexkursionen 159
– Atemfrequenz (AF) 142, 163, 165, 171, 181, 182
– Atemgase 149, 153
– Atemgastemperatur 181
– Atemgymnastik 175, 186
– Atemhilfsmuskulatur 142, 155
– Ateminsuffizienz 200, 317–319, 435
– Atemlähmung 426
– Atemluftanfeuchtung 170, 187
– Atemlufterwärmung 170
– Atemminutenvolumen (AMV) 86, 142, 163–181
– Atemmuskulatur 168
– Atemnot 155
– Atemperiodik 155
– Atemregulation 173
– Atemregulationsstörungen 155
– Atemrhythmus 155, 169, 182, 186, 354

Sachverzeichnis

- Atemschulung 186
- Atemstillstand 160, 317, 318, 319, 385, 425
- Atemstimulanz 435
- atemstimulierende Einreibungen (ASE) 186, 355, 356
- Atemtherapie 175, 186
- Atemtiefe 155
- Atemtraining 176, 179, 186
- Atemwege 142, 157, 321
- Atemwegsdruck 145, 158, 164, 181
- Atemwegsinfektionen 175
- Atemwegswiderstände 153
- Atemzeitverhältnis 165
- Atemzentrum 435
- Atemzugvolumen (AZV) 86, 165, 181
- Auskultation 176, 177, 181
- Barotrauma 179
- Biot-Atmung 155
- Blähen 169, 175, 178, 179
- Blutgassituation 170
- Blutgaswerte 162, 169
- Bronchialsystem 153–175, 321
- Bronchialtoilette 162, 163, 177
- Bronchitis 169
- Cheyne-Stoke-Atmung 155, 156, 263, 266
- Cuvette 182
- Dekanülierung 170
- Druckverhältnisse, intrathorakale 142, 146, 158, 216, 252
- Eigenatmung 157
- Einflußstauung 153
- Emphysem 169
- Erstickungsgefühle 155
- Expektoration 168, 169, 175, 186
- Exspiration 145, 154, 158, 179, 361
- Exspirationsflow 153
- Fehlatmung 186
- Flow 153, 158
- forcierte 38, 73, 134
- Gasaustausch 142, 170
- Hämato-Infusionsthorax 306, 307
- Hämato-Pneumothorax, instabiler 160
- Herz-Kreislauf-Atem-Stillstand 156, 160
- Husten- und Würgreiz 176
- Hustenstoß 170
- hyperämisierende Salben 61
- Hyperkapnie 86, 160
- Hyperventilation 21, 148–174, 242–426
- Hypoventilation 86, 155–185
- Infiltrate 60, 173
- Inspiration 145, 154, 158
- Kanülen-Cuff 86
- Kanülenband 86
- Kontaktatmung 356
- Lunge 142, 321
- Lungenbelüftung 175, 184
- Lungendurchblutung 184
- Lungenembolie 173
- Lungenfunktion 170, 182
- Lungenödem 112, 146, 160, 165, 173, 267, 434
- Lungenparenchym 306, 307
- Lungenperipherie 153
- Lungenpflege 61, 169, 418
- Lungenversagen 216
- Maschinenatmung 156, 265, 266
- Maskenbeatmung 24
- Massage 61
- Nachbeatmung 103
- O_2-Konzentration, inspiratorische (F_IO_2) 171, 177, 181
- paradoxe 155
- Partial- bzw. Globalinsuffizienz, respiratorische 159
- Pendelsystem 179
- Pharynx 100, 162
- Pleuraspalt 153, 154, 158
- Pneumonie 160, 165, 173, 175
- Pneumothorax 164, 179, 180, 306, 307
- Rachenabstrich 187
- Rechts-Links-Shunt 181
- Reservoirbeutel 179
- Residualkapazität 145
- Rubenbeutel 179
- Schleimsekretion 176
- Schnappatmung 156, 200, 265
- Sekretanschoppung 178
- Sekretstau 162
- Seufzer 178
- Seufzeratmung 180
- Spontanatmung 147, 162–176, 342
- Sputum 187
- Surfactant 142, 149
- T-Kanüle 178
- Thorax 153, 181, 355
- Thorax, instabiler 146
- Thoraxblutpumpe 154, 158
- Thoraxexkursionen 180
- Thoraxkontusion 160
- Thoraxröntgendiagnostik 181
- Thoraxtrauma 165
- Tidalvolumen 142
- Überdruckventil 179
- Ventilation 160
- Ventilation, alveoläre 173
- Ventilations-Perfusions-Quotient 60, 175, 184
- Zwerchfell 142, 153
Atonie 47, 73, 109
- Blasenatonie 107, 423
- Darmatonie 120
- Magen-Darm 92

Atosil (s. Neuroleptika)
Atrophie 12
- Hodenatrophie 395
Atropin (s. Magen-Darm)
auditives System (s. auch Ohren, Sensorik) 335
Auffassungsschema, körperliches 347
Augen (s. auch Motorik, Pupillen, Sensorik, Stimulation) 338
- Akkomodation 339, 340
- Area calcarina 338
- Assoziationsfelder, optische 339
- Augenmuskelkerne 334
- Augenmuskelnerven 338, 339
- Austrocknung 84
- Autostimulation, optische 371
- Centrum ciliospinale 339
- Chiasma 338, 339
- Corpi geniculatum 338
- Doppelbilder 339, 348
- Flucht, optische 371
- Ganglion ciliare 339
- Gedächtnis, optisches 338, 339
- Gratiolet-Sehstrahlung 339
- Halluzination, optische 371
- Hornhauterosionen 84
- Konjunktivitiden 84
- Konvergenz 339, 340
- Lichtimpulse 339
- Orbitahöhle 85
- Retina 338, 339
- Salben 85
- Sehbahn 10
- Sehfähigkeit 57, 370, 338
- Sehnerven 338, 339
- Sehperspektive 371
- Sehstrahlung 338
- Tractus opticus 339
- Uhrglasverband 85
- Westphal-Edinger-Kern 339
Augenpflege (s. Augen)
Aura (s. auch Epilepsie)
- akustische 336
- geschmackliche 336
Ausbildung (s. Personal)
Ausdrucksebene 346
Ausscheidungen (s. auch Stuhl, Urin, Wasser-, Salz- und Elektrolytehaushalt, Geräte)
- Inkontinenz 122, 362
- Intimität 106
- Kontinenz 106, 120, 362
- Streßinkontinenz 106
- Tabu 106
- Windelhose 106
Ausstreichen 355-359
Automatismen, orale 349

Automatismen, spinale 333, 416, 417
Autonomie 79
Autostimulation (s. Stimulation)
Azidose (s. auch Säure-Basen-Haushalt) 174, 260
- metabolische 174
- respiratorische 435
AZV (s. Atemzugvolumen)

B

Babinski (s. auch Reflexe) 400
Baclofen 430
Baden 356
Balintgruppe 379
Ballondilatation 235
Bandscheibe 12
- Operation 238, 316
- Patient 31
- Vorfälle 29, 233, 332
Bandscheibenvorfall (s. Bandscheibe)
Barbiturate (s. auch Analgosedierung, Narkose) 71, 115, 119, 305, 410, 425-429
- Etomidat 116, 425
- i.v.-Kurzhypnotikum 425, 426
- Intoxikation 72
- Methohexital 425
- Narkose 21, 115, 201, 241, 244, 417
- Phenobarbital 72
- Thiopental-Natrium 71, 115, 425, 426
basale Stimulation (s. Stimulation)
Beatmung (s. auch Absaugen, Atmung, Sauerstoff) 86, 113-119, 149-159, 178, 181, 217, 226, 321, 347, 418
- assistierte 157, 168
- Bedingungen 115
- Befeuchtungsfilter 181
- Beutel 179
- Diskonnektion 178, 416
- Drücke 115, 116
- druckkontrollierte 145, 165-180
- Druckniveau 168
- Druckunterstützung 145, 166-180
- Flow 153, 158, 164
- Form 163
- Gerät 27, 145, 162, 163, 416
- kontrollierte 145, 157, 169
- Parameter 171
- Patienten 23, 28, 124
- Pneumothorax 164
- postoperative 160
- Resistance 165, 181
- Respirator 145, 164-180
- Respiratorbehandlung 168
- Schema 145, 164, 165

Sachverzeichnis

- Schlauchsystem 145, 181, 187
- Seufzerprogramme 169, 180
- SIMV 145, 164, 167
- SIPPV 167
- Spitzendrücke 171
- Spitzendruck-Grenze 180
- Systeme 321
- Trigger 145, 164–166
- Tuben 364
- Verfahren 163
- volumenkontrollierte 164
- Weaning 162–168
- Zeit 163

Ben-u-ron (s. Analgosedierung) 424

Benzodiazepine (s. auch Analgosedierung, Beruhigungsmittel, Neuroleptika, Epilepsie, Elektroenzephalogramm) 342, 428
- Adumbran 342
- Diazepam 342
- Halbwertzeiten 342
- Lorazepam 342
- Metabolite 342
- Oxazepam 342
- Rebound 342
- Tavor 342
- Überhang 342
- Valium 342

Beobachtung, postoperative (s. auch Monitoring) 274, 275

Berodual (s. auch Atmung) 436

Berotec (s. auch Atmung) 436

Beruf
- Gruppen 26
- Verständnis 26

Beruhigungsmittel (s. auch Analgosedierung, Benzodiazepine, Neuroleptika) 342
- Effekt, anxiolytischer 383
- Effekt, thymeretischer 383
- Effekt, thymoleptischer 383
- Einzelkomponentendosis 383
- Kombinationen 383
- Neuroleptanalgesie 427
- Prämedikation 427
- Suizidgefahr 383

Berührung
- Anbahnung 355
- Eigenberührung 359
- Initialberührung 354
- Kontakt 355

Betablocker (ß-Blocker) (s. auch Herz-Kreislauf) 433

Bewegung
- Ablaufstörungen 30
- Apparat 29
- Bulbus-Spontanbewegungen 56
- Massen-Wälzbewegungen 51, 56, 200, 262, 344
- Muster 400
- Putzbewegungen 365
- Rotation 361
- Schaukelbewegungen 361
- Spontanbewegungen 56

Bewußtsein 56, 313, 327, 331, 345, 346, 375–379
- Aggressionen 27, 30, 346, 376
- apallisches Syndrom 16, 21, 201, 344, 348, 349, 371
- Bewußtheit 376
- Bewußtlosigkeit 37, 73, 156, 345, 346, 433
- Bewußtmachung 63, 65, 83, 355
- Bulbärhirnsyndrom (BHS) 56, 156, 200, 214, 344
- Delir 27, 202
- Desorientiertheit 30, 343, 346, 359, 376
- Durchgangssyndrom 31, 201, 343, 377, 378
- Durchgangssyndrom, affektives 201, 343
- Durchgangssyndrom, anamnestisches 201, 343, 392
- Durchgangssyndrom, apathisches 201, 343
- Durchgangssyndrom, paranoides 201, 343
- Entzugssyndrom 427, 429
- Frontalhirnsyndrom 392
- Katatonie 30
- Koma 27–31, 56, 84, 86, 108, 122, 200, 201, 263, 265, 317, 342, 344, 346, 412, 426
- Konvexitäts-Syndrom 393
- Korsakow-Syndrom 343, 392
- Lage 30, 198, 201, 342, 345
- Locked-in-Syndrom
- Mittelhirnsyndrom (MHS) Grad I 344
- Mittelhirnsyndrom (MHS) Grad II 38, 73, 134, 156, 344
- Mittelhirnsyndrom (MHS) Grad III 38, 73, 134, 156, 344
- Mittelhirnsyndrom (MHS) Grad IV 134, 344
- Mittelhirnsyndrom (MHS) 38, 56, 81–86, 248, 263
- Orbitalhirnsyndrom 392
- Psycho-Syndrom 427
- Somnolenz 27, 56, 201, 262, 342, 344, 422
- Sopor 27, 56, 108, 122, 200, 201, 262, 342, 344
- Störung 30, 37, 57, 72–92, 214, 346, 349, 392
- Trübung 317, 318
- Trübungssyndrom 31, 201, 343, 344
- Wachkoma 344, 348
- Zwischenhirnsyndrom, frühes 262

– Zwischenhirnsyndrom, spätes 263
BGA (s. Blutgasanalyse)
BHS (s. Bulbärhirnsyndrom)
bilaterale Armführung (s. Lagerung)
Biperiden (s. Akineton)
Blähen (s. Atmung)
Blut 313, 438
Blut-Hirn-Schranke (s. Gehirn)
Blutbild 94
Blutdruck 181, 207, 252, 254, 380
– Abfall 166
– Cushing-Reaktion 212, 213
– Druck, linksatrialer (LAP) 154
– Hochdrucksystem 154, 206
– Hypertonie 38, 58, 103, 123, 134, 210, 313, 314, 326, 387, 437
– Hypotonie 47, 63, 115, 214, 434
– Instabilität 200
– Krisen 344
– Lage, hypotone 267, 412
– MAP-ICP-Gegenkopplung 213
– Messung 68, 214
– – blutig-arteriell 28, 215
– – Dinamap 28
– – oszillometrisch 28, 215
– mittlerer arterieller (MAP) 114, 154, 156, 207, 208, 211, 252, 267
– Niederdrucksystem 206
– Pulmonalarteriendruck (PAP) 154
– Regulation 267
– Senkung 383
– Steigerung 344
– Überwachung 267
– Vasokonstriktion 208
– Vasomotorik 294
– Vasoparalyse 115, 254
– Vasospasmus 20, 58, 103, 214, 230, 250
Blutentnahmen 69
Blutfluß (s. auch Perfusion)
– Geschwindigkeit 314
– Hyperämie 86, 102, 130, 209, 254, 254
– Hyperämie, zerebrale 102, 115, 254
– Rate, zerebrale 152
– zerebraler (CBF) 86, 130, 146, 150, 208, 209, 252, 254
Blutfluß, zerebraler (s. Blutfluß)
Blutgasanalyse 177–198, 412
– arterielle 150, 160
– kapilläre 150
– Kontrolle 165
Blutgase (s. auch Atmung, Beatmung, Sauerstoff)
– $_apO_2$ 172
– $_aHCO_3$ abs. 172
– $_aO_2$-Content 172
– $_apH$ 172, 174

– $_apK$ 172
– base excess (aBE) 172, 174
– Gaspartialdrücke 172
– Henderson-Hasselbach-Gleichung 172
– O_2-Bindungskurve 174
– S_aO_2 172
– Sättigung (S_aO_2) 174
– Standardbikarbonat ($_aStBic$) 172, 174
– Verschlechterungen 170
Blutgerinnung 202
– Antikoagulation 313–316
– aPTT 202, 315
– Cumarinderivate 313, 316
– Fibrinogen 202, 314
– Fibrinolyse 314
– Gerinnungsglobalteste 94, 316
– Gerinnungsstörungen 262
– Heparin 316
– Heparinisierung 17, 117, 315, 316
– Hypofibrinogenämie 314
– Quick 202, 315, 316
– Thrombendektomie 315
– Thromboembolie 314
– Thromboemboliegefährdung 314, 315
– Thrombophlebitiden 307
– Thrombose 306, 307, 395
– Thrombose, arterielle 231
– Thrombosehäufigkeit 307
– Thromboserisiko 306
– Thrombozytenaggregation 424, 431, 438
– Thrombozytenaggregationshemmer 316
– Thrombozytenpfropf 314
– Thrombozytopenien 313
– TZ 202, 315
– Verbrauchskoagulopathie 313, 314
Blutreinigung (s. Ausscheidung)
Blutung 20, 72, 147, 219, 262, 274, 285, 289, 304, 313, 315, 339, 392
– Aneurysma 61
– Gefährdung 58, 313, 315
– Hirnmassen 58, 238, 316
– intrakranielle 186, 314, 317
– Iintrazerebrale 15, 134, 221
– Kontusionen 225, 313, 392
– Parenchym 238
– Rezidiv 314, 317
– Stillung, chirurgische 313
– subarachnoidale (SAB) 15, 58, 132, 134, 211, 214, 221, 250, 273, 310, 317, 337, 430
– subdurale 273, 403
– Zeit 316, 424, 431, 438
Blutung, intrakranielle (s. Hämatom)
Blutzucker (s. Ernährung/Stoffwechsel)
Bobath-Konzept 83, 359
Bohrloch (s. auch Schädel) 271, 291, 292, 299, 304

Sachverzeichnis

Boyle-Mariott-Gesetz 277, 280, 286, 287
Bradykardie (s. Herz-Kreislauf)
Brechreiz (s. Sensorik)
Brechzentrum 424
Brevimytal (s. Barbiturate)
Bricanyl (s. auch Atmung) 436
Bronchospasmolytika (s. auch Atmung) 436
Brücke (s. Pons)
Brustwirbelsäule (BWS) (s. Wirbel)
Bulbärhirnsyndrom (BHS) (s. Bewußtsein)
Bulbus 340
– Divergenz 263
– Stellung 56
Bulbus olfactorius (s. Nase)
Buprenorphin (s. Temgesic)
Burst-suppression-EEG (s. Elektroenzephalogramm)
BWS (s. Brustwirbelsäule)

C

Camino 28
– Flügelschraube 291, 292
– Handbohrmaschine 289, 303
– Implantation 298
– Sonde 268, 289, 291
Capsula interna (s. innere Kapsel)
Carotis (s. Arteria/Arteriae)
Catapresan 384, 431
Cavernom (s. Tumor)
CBF (s. Blutfluß, zerebraler)
CCT (s. Computertomographie)
cholinerge Krise (s. auch Relaxierung) 385
Cholinesterasehemmer (s. auch Relaxierung) 386
Chorea major et minor 15
chronisches Subduralhämatom (s. Hämatom)
Cisterna cerebello-medullaris 311
Clivuskante 269
Cochlea 343, 335
Compliance (s. auch Beatmung) 251, 253, 318
– intrakranielle 255
Computertomographie (s. Röntgendiagnostik)
Corti-Organ 335
CPAP (s. Beatmung)
CPP (s. Perfusionsdruck, zerebraler)
CT (s. Computertomographie)
Cumarin (s. Blutgerinnung)
Curare (s. auch Relaxierung) 385
Cushing-Reaktion (s. Blutdruck)

D

Daptazile (s. auch Atmung) 435

Defibrillation 24, 354
Dehydrobenzperidol (s. Neuroleptika)
Dekompensation
– exponentielle 255
– lineare 255
Dekubitus (s. auch Haut, Motorik, Sensorik, Stimulation)
– Dekubitalulzeration 71
– Gefährdung 71, 123
– Hautdurchblutung 71
– Therapie 70
Delir (s. Bewußtsein)
Delta-EEG (δ-EEG) (s. Elektroenzephalogramm)
Depolarisierung (s. Relaxierung)
Depotinsulin (s. auch Ernährung/Stoffwechsel) 437
Depression 30
– Antidepressiva 383
– kardiovaskuläre 426
– Myokard 426, 429
Deprivation 58, 352, 353, 371
– emotionale 352
– intellektuelle 352
– sensibel-sensorische 70, 326
– sensomotorische 352
– sensorische 352
– sensorische, sensible, soziale 57
– soziale 326, 352
Dermatom 13
Desinfektion (s. auch Infektion) 18, 25, 284–292, 311, 320, 323
– Maßnahmen 23
– Reinigung 285, 291, 303, 304
– Sterilisation 282–304, 320
– Sterilisationseffizienz 323
Dexamethason (s. Fortecortin)
Dextrane (s. Plasmaersatzmittel)
DHB (s. Dehydrobenzperidol)
Diabetes insipidus centralis (s. Hormone/Hormonhaushalt)
Diabetes mellitus (s. Hormone/Hormonhaushalt)
Dialyse (s. Ausscheidungen)
Diamox (s. auch Atmung) 435
Diät
– chemisch definiert 93
– krankheitsadaptiert 93
– nährstoffdefiniert 93
Diazepam (s. Valium)
DIC (s. Verbrauchskoagulopathie)
Dienzephalon (s. Gehirn)
Digitalis (s. auch Herz-Kreislauf) 433
Dipidolor (s. auch Analgosedierung) 423
Distraneurin (s. auch Beruhigungsmittel) 429

Diurese 113, 115, 146, 210, 423
- Diuretika 410, 434, 437
- Diuretika, kaliumsparende 434
- Diuretika-Gabe 117
- forcierte 434
- Osmodiuretika 114, 115, 119, 202, 435
- osmotische 21, 112
- Schleifendiuretika 116, 422, 434
- Zuckerdiurese 118
Diuretika (s. Diurese)
DK (s. Katheter)
Dobutamin (s. Dobutrex)
Dobutrex (s. Katecholamine)
Dolantin (s. auch Analgosedierung) 134, 137, 427
Domperidon (s. Motilium)
Dopamin (s. Katecholamine)
Doppelbilder (s. Augen)
Dopplersonographie (s. auch Organentnahme) 17, 28, 198, 249, 415
- Effekt 249
- Flußgeschwindigkeit 250
- Pendelfluß, zerebraler 249, 250, 415
- Stenose 249
- Strömungsgeschwindigkeit 249
Doryl (s. Magen-Darm)
Drainage (s. auch Liquordrainage) 60, 102, 308, 309
- Abfluß, venöser 81, 86
- Aszites 112
- epidurale 309
- Fistel 308
- Funktion 274, 275
- Heber 273
- intrazerebrale 310
- Lagerung 18, 25, 185
- Lunge 60, 61
- Redon 309
- Sekret 175, 184
- Spitzenniveau 309
- subdurale 309
- subkutane 309
- Thorax 181
- venöse 59
- Wundsekret 308, 309
Drehschwindel 313
Druck
- Amplitudenverlust 253
- A-Wellen 254
- B-Wellen 254
- C-Wellen 254
- Druckwandler 267, 271, 276, 277, 280
- Messung, epidurale 268
- ICP 61, 151, 198
- ICP-Anstieg 86, 136
- ICP-Erhöhung 73, 131, 146, 166, 266, 314
- ICP-Plateau 262
- ICP-Registrierung 267
- ICP-Senkung 119
- ICP-Werte 81, 115
- Kurve, intrakranielle 291
- intrakranieller (ICP) 20, 28, 59, 60, 102–115, 1486153, 207–218, 2496292, 315, 410, 414
- intraventrikulärer (IVP) 28, 198, 268
- Monro-Kellie-Doktrin 251
- Normalwerte, intrakranielle 268
- Messung, parenchymale 268
- Plateau-Wellen 186, 254
- Rampenwellen 254
- R-Wellen 254
- Situation, intrakranielle 310
- Steigerung, intrakranielle 58, 72, 80–147, 1776186, 211, 212, 2556272, 339, 365, 399–435
- Steigerung, intrakranielle, akute 317, 318
- Symptomatik, intrakranielle 392
- Verlauf, intrakranieller 253
- Volumen-Druck-Beziehungen, intrakranielle 251, 400
- Wellen, intrakranielle 253
Druck, intrakranieller (ICP) (s. Druck)
Druck, intraventrikulärer (IVP) (s. Druck)
Drucksteigerung, intrakranielle (s. Druck)
Druckunterstützung (s. Beatmung)
Druckverband 231
Druckverlauf, intrakranieller (s. Druck)
Druckwandler (s. Druck)
Druckwelle, intrakranielle (s. Druck)
DSA (s. Subtraktionsangiographie, digitale)
Dura (s. Hirnhäute)
Durchgangssyndrom (s. Bewußtsein)
Duschen 356
Dysarthrie 54, 201, 327, 340
- bulbäre 341
- extrapyramidale 341
- hysterische 341
- kortikale 341
- zerebelläre 341
Dyskinesien (s. auch Parkinson-Mittel) 423–428

E

Ebrantil (s. auch Herz-Kreislauf) 432
EEG (s. Elektroenzephalogramm)
$_{ee}pCO_2$ (s. Kohlendioxid)
Eigenreflexe (ER) (s. Reflexe)
Einfühlungsvermögen 379
Einklemmung 310
- kraniocaudale 247
- obere 231

– untere 213
Einreibung 357–359
Eintönigkeit 326
Ejakulation (s. Sexualität)
EKG (s. Elektrokardiogramm)
Elektroenzephalogramm (EEG) (s. auch Epilepsie) 17, 36, 239, 402, 410, 414, 425, 426
– 24-Kanal-Ableitung 243
– Ableitung 243
– Ableitung, bipolare 243
– Ableitung, unipolare 243
– Alpha-EEG (α-EEG) 240, 402
– Alpharhythmus (α-Rhythmus) 240
– Antiepileptika 243
– Antikonvulsiva 243
– Betawellen (β-Wellen) 240
– Burst-suppression 115, 241, 244, 425, 426
– Dauerableitung 198
– Diazepam 243
– Flatline 425, 426
– Focus 241
– Foramen-ovale-Elektroden 239
– Grundrauschen 245
– Kombinationstherapie 243
– Krampfpotentiale 240, 241
– Monitoring 28, 244, 385
– Nadelelektroden 239
– Oberflächenelektroden 239
– Plattenelektroden, subdurale 239
– REM-Phase 240
– Schlafspindeln 240
– Sphenoidalelektroden 239
– Spikes 241
– Überwachung 201
– Waves 241
Elektrokardiogramm (EKG) (s. Herz-Kreislauf)
Elektrolyte (s. Wasser-, Salz- und Elektrolythaushalt)
Embolie (s. Blutgerinnung)
Embryopathie (s. Kinder)
EMG 17, 239, 244
emotionale Präsenz 378
endexpiratorisches CO_2 (s. Kohlendioxid)
Endhirn (s. Gehirn)
Endolymphe 343
Endorphine (s. auch Schmerz) 381
ENG 239, 244
– Aktionsströme 244
– Nervenleitgeschwindigkeit 244
– Oberflächenelektrode 244
– Referenzschaltung 244
Enthemmung (s. auch Motorik) 344, 392, 395
– vegetative 349
Entzugssyndrom (s. Bewußtsein)

Enzephalitis (s. Infektion)
Enzephalopathie, alkoholtoxische 15
EP (s. evozierte Potentiale)
Epiduralhämatom (s. Hämatom)
Epilepsie (s. auch Elektroenzephalogramm, Benzodiazepine) 16, 242
– Anfall, epileptischer 74, 108, 122, 394
– Anfallserkrankungen, epileptische 39
– Aura 74
– Einkoten 74
– Grand mal 74, 108, 242
– idiopathische 242
– Konvulsionen 403
– Krampfanfälle, fokale 46, 242, 404
– Krampfanfälle, multifokale 404
– Krampfanfälle, myoklonische 403
– Krämpfe, epileptische 73, 74, 201, 266, 392, 426, 433, 436
– Krampffocus 243
– Krampfpotentiale 392
– Migräne 16
– Petit mal 242
– Status epilepticus 74, 429
– Stereotypien 74
– Temporallappenepilepsie 336, 337
– Urinabgang 74
– Zungenbiß 74
Epistropheus 311
ER (s. Eigenreflexe)
Erektion (s. Sexualität)
Ernährung/Stoffwechsel (s. auch Ausscheidung, Ernährungssonden, Stuhlausscheidung, Urinausscheidung) 91
– Aminosäuren 94, 95
– Anabolie 95
– Aspartat 103
– Ballaststoffe 94
– Blutzucker 94, 97, 198, 202
– Cholesterin 94
– Eiweiß 94
– Energiebedarf 94, 95, 102
– Energiedichte 94
– Entgleisungen, metabolische 262
– Fette 94
– Fettsäuren 94
– Glukagon 96
– Glukoneogenese 96
– Gluкоseverwertungsstörungen 96
– Glutamat 103
– Glykogenolyse 96
– Grundumsatz 95
– Harnstoff 94, 95
– Hunger- oder Freßzentrum 97
– Hypermetabolismus 134
– Hypoglykämie 113, 260, 267, 319, 394, 433
– Insulin 96, 202

- Kohlenhydrate 94
- Kostaufbau 100
- Kreatinin 94
- Lipolyse 96
- Metabolisierung 94
- Metabolismus, anaboler 95
- Nahrungsbestandteile 91, 104
- Nahrungszufuhr, enterale 93
- parenterale 305
- Postaggressionsstoffwechsel 88, 96–100, 113, 116
- Proteine 95
- Sättigungszentrum 98
- Schluckmanöver 101
- Schluckversuch 100
- Schluckzentrum 99
- Stickstoffbilanz 94–97
- Stoffwechsel 95, 96, 106, 130
- Stoffwechselabbauprodukte 106, 130, 147, 148, 209, 294
- Triglyzeride 94
- Vitamine 94
- Zustände, hyperenergetische 115

Ernährungssonden
- Dislokation 93
- Duodenalsonde 93
- Gastrostomiesonde, perkutane (PEG) 93
- Jejunalsonde 93
- Jejuno-Gastrostomiesonde, perkutane 93
- Magensonde 18, 93, 364
- Sondenkost 93
- Verstopfung 93

Etomidat (s. Barbiturate)
Euphyllin (s. auch Atmung) 436
evozierte Potentiale (EP) 28, 198, 245
- akustische (AEHP) 245, 414
- somatosensible (SEP) 245
- visuelle (VEP) 245
Explantation (s. Organentnahme)
extrapyramidales System 43, 48, 201
- Bahnen 45, 53, 72
- Bereich 382
- Nebenwirkungen 427
- Symptome 429
Extubation (s. auch Intubation, Tubus) 161, 170

F

Falx 256, 258
Fazialisparese (s. Motorik)
Favistan (s. auch Hormone/Hormonhaushalt) 436
Fazilitation (s. Mund)
Fehlpunktion 306
Feinmotorik (s. Motorik)

Fentanyl (s. auch Analgosedierung) 423, 427
Fett (s. Ernährung/Stoffwechsel)
Fieber (s. Temperatur)
Fiebersenkung (s. auch Temperatur) 359
Fila olfactoria (s. Nase)
Finger-Nase-Versuch (FNV) 54
Flatline (s. Elektroenzephalogramm)
Fluchtmechanismen 354
FNV (s. Finger-Nase-Versuch)
Fontanellen (s. Kinder)
Foramen
- luschka 9
- magendie 9
- magnum occipitale 213, 249, 256
- monroi 9
Foramen magnum occipitale (s. Foramen)
Formatio reticularis (s. Gehirn)
Fortecortin (s. Hormone/Hormonhaushalt)
Fourier-Analyse 28, 198, 244
FR (s. Fremdreflexe)
Fraktur (s. auch Schädel)
- Basisfraktur 183, 337
- Impressionsfraktur 228
Fremdreflexe (FR) (s. Reflexe)
Frontalhirnsyndrom (s. auch Bewußtsein) 392
Frühförderung 349
Frühgeborene (s. Kinder)
Funktionspsychose (s. auch Bewußtsein) 343, 377
Funktionsstellung (s. Lagerung)
Furosemid (s. Lasix)
Fußpulse 231

G

Gaeltec 28
- Drift 279, 282–285
- Eichkammer 285
- Einmessen 281
- Interface 282–290
- Sonde 268, 278–283
Galantreflex (s. Reflexe)
Ganglion ciliare (s. Augen)
Ganzkörperwaschung (GKW) (s. auch Motorik, Sensorik, Stimulation) 87, 359
- belebende 359
- beruhigende 359
- Bobath-orientierte, basalstimulierende 87, 360
- Haarwuchsrichtung 87
- Lavendelmilch 87, 359
- Rosmarin 87, 359
GBS (s. Guillain-Barré-Syndrom)
GCS (s. Glasgow coma scale)
Geburtstrauma (s. Kinder)

Gefäße (s. auch Blutung) 314
- Aneurysma 15, 103, 186, 230–235, 313, 317, 430
- Angiome 15, 230, 313
- Dilatation 130, 210
- Ruptur 230
- Spasmen 394, 430
- Stenosen 249
- Tonus 212
- Wände 314
- Widerstand, zerebraler (CVR) 252
- Zugang 304

Gehirn (s. auch Hirnhäute, Tumor, Ventrikel, Liquor cerebrospinalis) 7
- Abszeß 135, 238
- Areale 243
- Arterienaneurysma 58, 316
- Arteriengefäß 230
- Arteriensklerose 228
- Atrophie 15, 272
- Blut-Hirn-Schranke 2, 104, 225, 227
- Dienzephalon (Zwischenhirn) 7
- Einklemmung, dienzephale 200, 213
- Einklemmung, mesenzephale 200, 213
- Erkrankung, degenerative 393
- Formatio reticularis 37, 45, 99, 108, 109, 121, 334–349, 367, 390
- Funktionen 415
- Furchen 7
- Gefäße 250
- Gewebe 113, 267
- Gewebe-Tiefenelektroden 239
- Gewebedruck 289
- Hemisphären 7, 296, 403
- Infarkt 230, 392, 393
- limbisches System 337, 380–393
- Mark 291, 300
- Massenverschiebungen 256
- Medulla oblongata (verlängertes Mark) 8, 43, 46, 99, 213, 247, 333–340, 412
- Mesenzephalon (Mittelhirn) 8
- Nervenstörungen 86
- Oberfläche 239
- Ödem 20, 58, 103–115, 147–156, 202, 219–225, 257–261, 278–320, 348, 402, 430–438
- Ödematisierung 58, 102, 156, 209, 238, 239
- Ödeme, perifokale 71, 88, 104, 114, 156, 260, 315
- Ödemprophylaxe 61, 202
- Parenchym 225, 268, 303
- Perfusion 150
- Prolaps 401
- Rinde 7, 109, 121, 122
- Rinde, Großhirn 335
- Rinde, Hämatom 296
- Rinde, motorische 43
- Rinde, motorische Felder 46, 53, 244
- Rinde, olfaktorische 337
- Rinde, Orbitalhirn 393
- Rinde, präfrontal 392
- Rinde, Sehen 338, 339
- Rinde, supplementär-motorische 44
- Schenkel 47, 348
- Schwellung 20, 58, 74, 103, 147–156, 209, 219–239, 260, 261, 278, 296, 317, 318, 402
- Stoffwechsel 410, 426
- Störung, dienzephale 135, 266
- Störungen, mesenzephale 266
- Substanz, graue 7
- Substanzdefekte 377
- Szintigraphie 227
- Telenzephalon (Endhirn) 7
- Thalamus 37, 333–337, 390–392
- Traumata 39
- Tumor 31, 39, 134, 221–227
- Venenthrombose 15
- Ventrikel 278
- Verletzung, diffuse 72
- weiße Substanz 7, 43
- Windungen (s. auch Gyrus) 7
- Zerebellum (Kleinhirn) 7

Gelatine (s. Plasmaersatzmittel)
Geräte (s. auch Ausscheidung, Beatmung, Camino, Gaeltec, Licox, Spiegelberg)
- Absaugen 27
- Blutreinigung, maschinelle 118, 119
- Dialyse 27
- Hämofiltration 117
- Hämoperfusion 27
- Peritonealdialyse 117
- Vibrax 361

Gereiztheit 326
Gerinnung (s. Blutgerinnung)
Geruchsaura (s. Nase)
Geruchshalluzinationen (s. Nase)
Geschmacksrichtung (s. Mund)
Geschmackssinn (s. auch Sensorik) 337
Gesichtsfeld 339, 371, 372
Gestik 330, 368
GFR (s. glomeruläre Filtrationsrate)
Gilurytmal (s. auch Herz-Kreislauf) 433
Glabella 311
Glasgow coma scale (GCS) 344
Gleichgewichtssinn (s. auch Sensorik) 338, 343
Glioblastom (s. Tumor)
Gliom (s. Tumor)
glomeruläre Filtrationsrate (GFR) (s. Urinausscheidung)
Grand mal (s. Epilepsie)
Grundstimmung 326

Grundumsatz (s. Ernährung/Stoffwechsel)
Guillain-Barré-Syndrom (GBS) (s. Nerven)
Gyrus
- cinguli 258
- postcentralis 54, 333, 336
- praecentralis 44
- praepiriformis 337
- temporales transversae 335

H

H$_2$-Antihistaminika (s. Magen-Darm)
Habituation 351–367
- degenerierende 351
- visuelle 371
Haemaccel (s. Plasmaersatzmittel)
HAES (s. Plasmaersatzmittel)
Haldol (s. Neuroleptika)
Halluzinationen (s. auch Bewußtsein) 342–346
- akustische 344
- optische 344
Halsmark 343
Halswirbelsäule (HWS) (s. Wirbel)
Hämatom 306
- Ausräumung 318
- Bildung 315
- chronisch subdurales 238, 309, 317
- Entwicklung 274
- epidurales 15, 200, 258, 285, 289, 317, 403
- intrazerebrales 310
- periventrikuläres 403
- raumforderndes 315
- subakutes subdurales 317
- subdurales 15, 221
Hämodialyse (s. Geräte)
Hämofiltration (s. Geräte)
Hämoperfusion (s. Geräte)
Handrolle (s. Lagerung)
Harnblase (s. Urinausscheidung)
Harnstoff (s. Ernährung/Stoffwechsel)
Haut
- Alterationen 72
- Bagatelltraumatisierungen 72
- Reize 331
- Schleimhautschäden 148
- Schnitt 290, 299
- Schweißsekretion 56
- Verschluß 274, 289, 292
Head-Zonen 333
Hemisphären (s. Gehirn)
Heparin (s. Blutgerinnung)
Hepatotoxizität 422, 423
Herd
- Befund 241
- Symptom 266, 272

- thorakaler 47
- zervikaler 47
Herniation 257, 258, 268
- Temporallappen 257, 258
Herpesinfektionen (s. Infektion)
Herz (s. Herz-Kreislauf)
Herz-Kreislauf
- Affektionen 318, 319
- Bradykardie 177, 267, 317, 387, 403, 412, 423, 433
- Brustwandableitungen 218
- Druckpuls 267
- Dysregulation, hypovoläme 118
- Einschwemmkurve 217
- Elektrokardiogramm (EKG) 197, 218
- Extremitätenableitungen 218
- Herz 206
- Herzfrequenz 218, 267, 380, 383
- Herzinsuffizienz 112
- Herz-Kreislauf-Parameter 93
- Herzleistung 206
- Herzrhythmik 197
- Herzrhythmusstörungen 197, 213, 218, 316, 317, 433
- Herzschrittmacher 214
- Herzvorhof 273
- Herzzeitvolumen (HZV) 113, 116, 146, 166, 206
- Instabilität 115, 166, 211
- Management, hyperdynames 21, 103, 214
- Management 212
- Pulmonalkreislauf 206
- Regulation, zentrale 412
- Regulationszentren 211, 213
- Schock 412
- Stillstand 317, 416, 418
- System 146
- Zentralisation 427
Herzminutenvolumen (HMV) (s. Herz-Kreislauf)
Heschl-Querwindung 335
Hirnabszeß (s. Gehirn)
Hirnatrophie (s. Gehirn)
Hirnhäute (s. auch Gehirn)
- Arachnoidea 7
- Arachnoidealzotten 9
- Dura mater 7, 267–312, 340
- Duraablösung 280, 287
- Duraleck 309
- Durasack 233
- Durawandspannung 281
- Meningealreizung 134
- Meningismus 214, 313
- Pia mater 7
- Raum, epiduraler 309
- Subarachnoidalraum 8

- Subduralraum 270, 312
Hirnödem (s. Gehirn)
Hirnrinde (s. Gehirn)
Hirnschwellung (s. Gehirn)
Hirnstamm (s. auch Gehirn) 211, 262, 333–335, 340
- Kompression 262
- Kompression, axiale 262–265
- Kompression, laterale 265
- Schädigungen 101
- Strukturen 246
- Transmissionszeit 248
Hirntod (s. Organentnahme)
HMV (s. Herzminutenvolumen)
Homöostase (s. auch Wasser-, Salz- und Elektrolythaushalt) 21, 106, 113, 117, 127, 137
Hören (s. Ohren)
Hormone/Hormonhaushalt
- ADH-Mangel 112, 266
- ADH-Sekretion 112
- Adiuretin (ADH) 98, 117, 118, 413, 437
- Dexamethason 17, 71, 88, 320, 438
- Diabetes insipidus centralis 98, 112, 117, 265, 266, 413
- Diabetes mellitus 87, 314, 320, 437
- Koma hepaticum 319
- Koma, diabetisches 174
- Koma, endokrines 412
- koma, metabolisches 412
- Kortikoidakne 71
- Kortikoide 88, 96, 202, 425, 437
- Minirin 436, 437
- Regelkreisläufe 111
- Renin-Angiotensin-Aldosteron-System (RAA) 116
- Sexualhormone 394
- Sheehan-Syndrom 394
- Solu-Decortin 438
- Urbason 438
Hörsturz 335
Humanalbumine (s. Plasmaersatzmittel)
HWS (s. Halswirbelsäule)
Hydratation 102
Hydrocephalus 15, 58, 212, 221, 238, 254, 260, 271–278, 316, 392, 393, 401
- aresorptivus 403
- communicans 155, 272
- Diagnostik 254
- Drucksteigerung 115
- Normal-Druck-Hydrocephalus 227, 278
- occlusus/Verschluß 15, 175, 272, 317, 318
Hydromedin (s. auch Diurese) 434
Hygiene (s.auch Desinfektion, Infektion) 320
- Hände 322
- Kleidung 322

- persönliche 322
- Probleme 307
Hygrome 273, 309, 392
Hypakusis 335
Hyperalgesie (s. auch Schmerz) 425
Hyperämie (s. Blutfluß)
Hyperhydrosis 103, 200
Hypermetrie (s. Muskel/Muskulatur)
Hypersalviation 82, 86, 87, 263, 265, 427
Hyperthyreose 231
Hypertonie (s. Blutdruck)
Hypertonus (s. Muskel/Muskulatur)
Hypnomidate (s. Barbiturate)
Hypnotika 39, 123, 428, 438
Hypokinese (s. Muskel/Muskulatur)
Hypophyse (s. auch Gehirn, Hormone/Hormonhaushalt) 113, 117, 390–393, 413, 436, 437
- Hinterlappen 117
- Insuffizienz 394
- Resektion, transnasale 101, 178, 183, 437
- Stiel 117, 394
- Tumor 15, 84, 228, 337
- Vorderlappen 394
Hypothalamus (s. auch Gehirn, Hormone/Hormonhaushalt) 97, 129, 337, 339, 390–393
- Bereich 113, 117
- Kerngebiete 98
- Läsionen 267
Hypotonie (s. Blutdruck)
Hypoxämie (s. auch Sauerstoff, Atmung) 73, 142–151, 173, 177, 211, 242
- Hypoxämie-Gefahr 177
- Hypoxämie-Sicherheitspuffer 177
Hypoxie (s. auch Sauerstoff, Atmung) 58, 147, 148, 177, 211, 242, 249, 416
- Gefahr 178
- Hypoxidose 260
- Intoleranz 147

ICP (s. Druck, intrakranieller)
Immobilisation 17, 30, 57, 61, 176, 346, 353, 363
Implantation 281, 284, 288, 298, 299, 303
Impotenz (s. Sexualität)
Impressiones digitatae 228
Incontinentia alvi (s. Stuhlausscheidung)
Infarkt (s. Gehirn)
Infektion (s. auch Hygiene, Temperatur) 132, 307
- aerogene 322
- Asepsis 308, 322
- Autoinfektion 321

- Behandlung 80
- Creutzfeld-Jakob-Krankheit 15
- Enzephalitis 15, 39, 72, 238
- Fieberschübe 135
- Gefährdung 307, 320
- Häufigkeit 307
- Herpesinfektionen 15
- Hochrisikopatienten 320
- Hygieneregime 175
- Infekt-Screening 202, 418
- Infektanfälligkeit 161
- Kontaktinfektion 322
- Kontamination 312
- Kreuzinfektion 23, 321, 322
- Meningitis, bakterielle 15, 238, 335, 337
- Meningo-Enzephalitis 135
- Meningo-Enzephalitis, bakterielle 135
- Nahrungsmittelinfektion 322
- Neuroborreliose 15
- Neurolues 15
- nosokomiale 23, 320, 321
- Pneumonie 160, 165
- Prävention 322
- Prophylaxe 320
- Quellen 321
- Schmierinfektion 322
- Schüttelfrost 135
- Sepsis 135, 160, 216, 262
- Septikämie 135
- Sinusitis 163
- Überwachung 323
- Ventrikulitis 238
- Verhütung 80, 88, 359
- ZNS-Infekte, virale 135

Infiltrationsanästhetika (s. auch Analgosedierung) 426
Informationsbedürfnis 31
infratentoriell 258
Infusion
- Lösungen, angewärmte 137
- paravenöse 68
- Pumpen 27
- Therapie 418

Initialberührung (s. Berührung)
Initialschrei (s. Epilepsie)
Injektion
- paravenöse 68

Inkontinenz (s. Ausscheidungen)
Innenohr 343
innere Kapsel 43, 47
Innervation 54
- Darminnervation 120
- Innervationsstörungen 86, 155
- Restinnervation 348

Insuffizienz, vertebrobasiläre 335
Insulin (s. auch Ernährung/Stoffwechsel) 305, 437
Integration
- Möglichkeiten 376
- Potential 21, 71, 80, 355

interventionelle Neuroradiologie (s. Neuroradiologie)
Intoxikationen 72, 73, 160, 340, 412
intrakraniell (s. Schädel)
intrakranielle Blutung (s. Blutung, intrakranielle)
intrakranieller Druck (s. Druck, intrakranieller)
intraventrikulärer Druck (s. Druck, intraventrikulärer)
Intubation (s. auch Extubation, Tubus) 24, 30, 92, 100, 159, 347
- Dosis 386, 387
- Kurzzeitintubation 161
- Langzeitintubationen 101
- nasale 160, 162
- orale 160, 161
- prolongierte 161
- Re-Intubation 162

Irenat (s. auch Hormone/Hormonhaushalt) 436
Ischämie (s. Perfusion)
Isoptin (s. auch Kalziumantagonisten) 431
Isotope (s. Röntgendiagnostik)
IVP (s. Druck, intraventrikulärer)

K

Kalibrierung 277–301
Kalium (s. Wasser-, Salz- und Elektrolythaushalt)
Kalziumantagonisten (s. auch Herz-Kreislauf) 430, 431
Katabolie 95, 96
- Hormone, katabole 96

Katecholamine 71, 96, 115–123, 208–217, 267, 305, 382, 410–433
- Adrenalin 115, 208, 382, 432
- Dobutamin 208, 432
- Dopamin 146, 208, 427, 432
- Dopaminantagonisten 423
- Dopaminrezeptoren 382, 427
- Noradrenalin 115, 208, 382, 427, 432

Katheter (s. Atmung, Beatmung, Gefäße, Geräte, Venen/Venae/Vv.) 277, 291, 304, 306
- Absaugkatheter 87, 178
- Einmalkatheterisierung 124
- Harnblasenverweilkatheter, suprapubischer 124
- Harnblasenverweilkatheter, transurethraler 106, 124, 321

- Hohlkatheter 273
- Katheterembolisation 316
- Katheterlumen 306
- Katheterschleuse, arterielle 231
- Lumbalkatheter 268, 271
- Multilumenkatheter 306
- O_2-Nasenkatheter 149
- Periduralkatheter 16
- Pulmonalarterienkatheter 216
- V. basilica-Katheter 307
- V. femoralis-Katheter 307
- V. jugularis-Katheter 306
- V. subclavia-Katheter 307
- Venenkatheter 307
- Venenzugang, zentraler (ZVK) 93, 215, 304, 425, 429

Kau-Schluck-Schmatz-Automatismen 344
Keime (s. Antibiotika, Desinfektion, Infektion)
- Armut 322
- Spektrum 323
- Verkeimung 323

Kernspin (s. Magnetresonanztomographie)
Kernspintomographie (s. Magnetresonanztomographie)
Ketanest (s. auch Analgosedierung) 426
KHV (s. Knie-Hacken-Versuch)
Kinder
- Anoxie 402
- Asphyxie 402
- Bilirubin 403
- Dezerebration 404
- Embryopathie 402
- Fontanellen 228, 400, 401
- Frühgeborene 149, 399, 402
- Geburtsasphyxie 402
- Geburtstrauma 403
- Kernikterus 403
- Kleinkinder 399
- Kortex 403
- Mikrozephalus 272
- Nahtsprengung 401
- Neugeborene 399
- Noxen 403
- Plazenta 402
- Porenzephalie 403
- Säuglinge 149, 399
- Schnürnekrosen 401
- Sonnenuntergangsphänomen 404
- Status marmoratus 404
- Toxikosen 402
- Ulegyrie 403

Kleinhirn (s. auch Gehirn) 43, 53, 333, 334
- Brückenwinkel 334, 335
- Schädigungen 101
- System 43, 201

Klinikseelsorge (s. Organentnahme)
Knie-Hacken-Versuch (KHV) 54
Kohlendioxid (CO_2) 94, 130, 142, 145
- $_{ee}pCO_2$ 175, 182
- Expirationskurve 182
- p_aCO_2 150–182, 252
- Partialdruck, arterieller (p_aCO_2) 86, 145, 209, 413
- Partialdruck, endexpiratorischer ($_{ee}pCO_2$) 28, 175, 181, 182
- Partialdruckveränderungen 254

Kohlenhydrate (s. Ernährung/Stoffwechsel)
Koma (s. Bewußtsein)
Kommunikation
- Behinderungen 377
- Fähigkeit 331, 342
- nonverbale 330
- Situationen 368
- verbale 330

Kompartimente 251, 255
- Verschiebungen 255, 256, 314

Komplikationen, postoperative 200
Kompression
- axiale 257
- laterale 258

Kompressionsstrümpfe 314
Kongestion 152, 153, 156, 209, 348
Kontakt
- Person 356–368
- Situation 367

Kontaminationsgefahr 277
Kontraktur (s. Lagerung)
Kontrastmittel
- Gabe 225
- Unverträglichkeit 230

Kontusionsblutung (s. Blutung)
Konvulsion (s. Epilepsie)
Koordination 57
- Störung 101

Körper
- Bild 70, 71
- Erfahrung 80, 356, 359
- Gefühl 42
- Grenzen 355
- Haltung 56
- Höhlen, präformierte 308
- Kontakt 356, 368, 379
- Kreislauf 206
- Mitte 355
- Partien 359
- Peripherie 74
- Pflege 60, 79, 418
- Pflegemaßnahmen 205
- Position, tonusregulierende 83
- Schema 70, 71, 80, 355, 372
- Teile, sehende 369

- Wahrnehmung 364
Korpus pineale 228
Korsakow-Syndrom (s. Bewußtsein)
Kostaufbau (s. Ernährung/Stoffwechsel)
Krampfanfall (s. Epilepsie)
Kraniotomie (s. Schädel)
Krankengymnastik 59
Krankheitserleben 377
Kreatinin (s. Ernährung/Stoffwechsel)
Kreislauf (s. Herz-Kreislauf)
Krisensituation 317

L

Labordiagnostik 197
L-Dopa (s. Parkinson-Mittel)
Labyrinth 343
Lagerung (s. auch Motorik, Muskel/Muskulatur, Sensibilität, Sensorik, Stimulation) 27, 58, 63, 148, 290, 312, 356
- Betten 179
- Abduktion 59
- Drehung, achsengerechte 62, 63
- Lagerung, atemerleichternde 170
- Außenrotation 59–69
- bilaterale Armführung 68, 69
- Flachlage 313
- Frist 301
- Funktionsstellung 65
- Handrollen 59
- Innenrotation 64, 66
- Kontraktur 68
- Kopf-Körper-Achse 81, 86
- Kopftief 61
- Langsitz 65
- Lymphstauung 68
- Mittel 71
- neurophysiologische 71
- Protraktion 59
- Retraktion 64–70
- Rückenlage 64, 356
- Schaumstoff 70
- Schräglagerung 362
- Seitenlagerung 356, 362
- Sitzbettlagerung 59, 170
- Spezialbetten 70
- Supination 59, 64
- Weichlagerung 70
- Zeit 292
- 30°-Oberkörperhochlage 21, 59–63, 86, 184, 216, 313, 347
Lagesinn (s. Sensorik)
Lähmung (s. Motorik)
Langeweile 326
Lasche 308
Lasix (s. auch Urinausscheidung) 434

Leben
- Äußerungen 35, 106, 127
- Bedingungen 376
- Erwartung 22
- Funktionen 91, 95, 106
- Qualität 22
- Rhythmen 35
- Sinn 325
- Sinn-Krise 326
- Überlebensprognose 411
Lebensrhythmen (s. Leben)
Leitungsanästhetika (s. auch Analgosedierung) 426
Lendenwirbelsäule (LWS) (s. Wirbel)
Letatilität (s. auch Organentnahme) 21, 408, 409
Libido (s. Sexualität)
Lichtreaktion (s. Pupillen)
Licox (s. auch Sauerstoff) 28
- Datenspeicherung 304
- Einmessung 302
- Graphik-Programm 297, 301
- Implantations-Spike 296
- Introducer 298–302
- Kalibrierkammer 293–303
- Korrelation 296
- Meßcomputer 298, 302
- Meßsonde 177, 291–304
- Meßsystem 258
- Meßwertspeicherung 300
- Normalbedingungen 295
- $p(t_i)O_2$ 151, 198, 295
- Polarographie 258, 293, 295
- Prüf- und Eichwerte 298
- Titanschraube 299–304
- Titanschraubenschlüssel 298–304
Lidocain 217, 382
Lidstörungen 84
Ligamentum interspinale 311, 312
limbisches System (s. System, limbisches)
Linksverschiebung (s. Sauerstoff)
Lioresal 430
Liquor cerebrospinalis (s. auch intrakranieller Druck (ICP), intraventrikulärer Druck (IVP), Liquordrainage) 8, 202, 268–311
- Austritt 274, 275, 292, 304
- Beimengungen 309
- Druck 251, 254, 269–274, 426
- Druck, lumbo-spinaler 277
- Dynamik 239
- Fisteln 84, 200, 227, 271
- Gängigkeit 422
- Kissen 271–304, 313
- Liquorrhoe 85
- Nervenwasser 310
- Passage 272, 310, 400

- Punktion 17, 310, 313
- Räume 159, 251, 256
- Resorption 271, 400
- Schrankenstörung 310
- Stau 272
- Szintigraphie 227
- Unterdrucksymptome 226, 233
- Zirkulation 271

Liquordrainage (s. auch Druck, intrakranieller (ICP), Druck, intraventrikulärer (IVP), Liquor cerebrospinalis, Drainage) 17, 28, 175, 269–277, 318
- Ablaufwiderstand 273
- Drainagefunktion 274, 275
- Drainagenspitzenniveau 309
- Drainageschlauch 275
- high pressure 274
- Implantationsstelle 274
- Koagelansammlung 273
- Liquordrainage, extern 269
- Liquordrainage, Hirnventrikel 269–277, 318
- Liquordrainage, lumbal 270–272
- low pressure 274
- medium pressure 274
- Reservoir 274, 275
- Shunt, lumbo-peritonealer 273
- Shunt, ventrikulo-aurikulärer 273
- Shunt, ventrikulo-peritonealer 272
- Shunt, ventrikulo-zisternaler 272
- Überdrainierung 273–278

Liquordruck (s. Liquor cerebrospinalis)
Liquorhoe (s. Liquor cerebrospinalis)
Locked-in-Syndrom (s. Bewußtsein)
Lokalanästhesie (s. auch Analgosedierung) 290, 299, 311, 381, 426
Lumbalkatheter (s. Katheter)
Lumbalpunktion (s. auch Liquor cerebrospinalis, Liquordrainage) 233, 311
Luminal (s. Barbiturate)
Lunge (s. Atmung)
LWS (s. Lendenwirbelsäule)
Lymphom (s. Tumor)
Lyse, lokale 235, 273

M

Macula sacculi 343
Macula utriculi 343
Madopar (s. Parkinson-Mittel)
Magen-Darm
- Atropin 423
- Darmparalyse 123
- Doryl 423
- Motilität 100, 423
- Motilium 423
- Paspertin 423
- Prostigmin (s. auch Relaxierung) 423, 426
- Reflux 100
- Störungen 92, 422
- Streßgastritis 103
- Streßulkus 103
- Trakt 92
- Vomex 423

Magensonde (s. Ernährungssonden)
Magnetresonanztomographie (s. Röntgendiagnostik)
Mannit (s. auch Diurese) 435
MAP (s. mittlerer arterieller Blutdruck)
maschinelle Blutreinigung (s. Ausscheidungen)
Massen-Wälzbewegungen (s. Bewegung)
Massenblutung (s. Blutung)
Massenverlagerungen 60, 103, 113, 228, 262
Masturbation (s. Sexualität)
Maximalbehandlung 119, 410–418
Maximalgefährdung 177
Meatus acusticus 335, 343
Medulla oblongata (s. Gehirn)
Meningen (s. Hirnhäute)
Meningeom (s. Tumor)
Meningitis (s. Infektion)
Menstruation (s. Sexualität)
Mepivacain (s. auch Analgosedierung) 426
Mesenzephalon (s. Gehirn)
Meßfehler 280, 287
Meßwertplausibilität 291
Metabolismus (s. Ernährung/Stoffwechsel)
Metastasen (s. Tumor)
Methohexital (s. Barbiturate)
Metoclopramid (s. Paspertin)
MHS (s. Mittelhirnsyndrom)
MIEN (s. Neuroendoskopie)
Migräne (s. Epilepsie)
Mikrozirkulation 230, 294
- Zirkulationsstörungen, katecholaminbedingte 116
Miktionsstörungen 383
Mimik 30, 330, 368
Minimal handling 21, 59, 81, 347
Minirin (s. Adiuretin)
Minutenvolumen (s. Atemminutenvolumen)
Miosis (s. Pupillen)
Mittelgesichtsverletzungen 162
Mittelhirn (s. auch Gehirn) 43, 257, 265, 339, 340, 349, 380
- Dach 45
- Ebene 344
- Einklemmung 73, 348
- Läsion 266

Mittelhirnsyndrom (MHS) (s. Bewußtsein)

mittlerer arterieller Blutdruck (MAP) (s. Blutdruck)
Mobilisation (s. auch Lagerung) 27, 59, 66, 80, 307, 314, 361, 362
Monitoring (s. auch Überwachung) 93
- Basis 196
- Bed-side 197, 269–291, 415
- Camino-Druckmonitor 289
- EKG 218
- erweitertes 198
- Monitor 27, 285, 291
- multimodales 21, 258
Monro-Kellie-Doktrin (s. Druck, intrakranieller)
Morbus Alzheimer 15
Morbus Parkinson (s. auch Parkinson-Mittel) 15
Morphinderivate (s. auch Analgosedierung) 423, 427
Morphium (s. Morphinderivate)
Motilium (s. Magen-Darm)
Motorik (s. auch Lagerung, Muskel/Muskulatur, Sensibilität, Sensorik) 45, 53, 74, 83, 197–200, 263–303, 334, 382
- Arm, paretisch-spastischer 65
- Arm, paretischer 67, 69
- Auffälligkeiten, motorische 72
- Automatismen, orofaziale 364
- Babinski-Zeichen 52, 400
- Baclofenpumpe 16
- Beugestellung 73
- Beugesynergie 51
- Bulbusmotorik 342
- Chaddock-Zeichen 52
- Dorsalflexion 52
- Enthemmung 46
- Epikonus-Syndrom 395
- Fazialisparese 47, 83, 101
- Feinmotorik 46
- Fluchtreaktionen 333
- Fusimotoren 45, 51
- Fußfluchtreaktionen 64
- Gaumensegel-Parese 155
- Gordon-Zeichen 52
- Haltemotorik 333
- Hand-Syndrom 68, 69
- Handstellung, spastische 68
- Hemiparese 47, 68, 83, 175, 404
- Hüftsubluxation 70
- Hypoglossusparese 47
- Karpaltunnel-Syndrom 238
- Klonus 46, 48, 59, 64
- Kontrolle, sensomotorische 106
- Lähmung, periphere, schlaffe 47
- Lähmung, schlaffe 46
- Lähmung, spastische 46
- Lähmungen 30, 57, 70, 79, 244, 327, 340–347
- LÈri-Zeichen 51
- Marie-Foix-Zeichen 51
- Monoparese 46
- Muster, spastische 66, 69, 84
- Nachgreifen 52
- Nackensteifigkeit 73
- Oculomotoriusparese 47
- Opisthotonus 73, 263, 404
- Oppenheim-Zeichen 52
- Paralyse 48, 57
- Paralyse, progressive 341
- Paraparese 47
- Parese 46, 48, 57, 63–68, 155, 340, 347, 348
- Parese, spastische 122
- Phrenikusparese 155
- Plantarflexion 52
- Plexusparesen 16
- Pseudoparese 53
- Reaktivmotorik 56
- Schulter-Arm-Syndrom 64
- Schultersubluxation 67, 70
- Sensomotorik 19, 30, 395
- Spasmen, orofaziale 364
- Spastik 16, 47–69, 80, 344. 349
- Stimmband-Parese 155
- Streckspastik 64, 66
- Strecksynergien 51
- Strümpell-Zeichen 51
- Stützmotorik 333
- Syndrom der schmerzhaften Schulter 67, 69
- Synergie 51
- Tetraparalyse 348
- Tetraparese 348
- Tonus, spastischer 63
- Tonuserhöhung, spastische 46
- Ulnarisparese 15
- Unruhe, motorische 423
- Wartenberg-Zeichen 51
- Willkürmotorik 43, 44, 201
- Willkürmotorikkontrolle 108
- Wurzelkompressions-Syndrom 6
- Zeichen, spastische 201
- Zerebralparesen, infantile 402
- Zungenmotilität 365
MRT (s. Magnetresonanztomographie)
Multiple Sklerose MS 15, 47
Multimodales Monitoring (s. Monitoring)
Mund 363
- Aphten 363
- Beißschutz 161, 183
- Zahnpaste 364, 365
- Belladona-Präparate 82
- Enthemmungsphänomen 82

- Fazilitation 82
- Geschmacksrichtung 363
- Gummikeile 365
- Hexetidin 365
- Hygiene 84
- Kieferkontrolle 82
- Kiefersperrer 82
- Lippenpflege 364
- Metallklemme 365
- Mund-Nase-Dreieck 82
- Mund-Nasen-Rachen 86, 163, 175, 178, 363
- Mundpflege 81, 161, 162, 183, 363
- Mundspreizer 365
- Prothese 363
- Rhagaden 363
- Salbei 365
- Speichelfluß 365
- Tapping 84
- Unverträglichkeiten 363
- Zahnfleischzustand 363
- Zahnstatus 363
- Schleimhaut 363

Mundpflege (s. Mund)
Muskel/Muskulatur (s. auch Lagerung, Sensibilität, Sensorik)
- Bauchdeckenmuskel 120
- Beugermuskulatur 45, 333
- Blasenschließmuskel 107
- Blasenwandmuskel 108
- Hyperkinese 45, 57, 349
- Hypermetrie 54, 201
- Hypertonus 45, 57
- Hypokinese 45
- Hypotonus 45, 48, 53, 57
- Hypotrophie 48
- Interkostalmuskulatur 142, 155, 386
- Kiefermuskulatur 81
- M. ciliaris 339, 340
- M. detrusor 107
- M. levator ani 108
- M. obliquus superior 340
- M. pectoralis major et minor 142, 218
- M. quadriceps 50
- M. rectus lateralis 340
- M. rectus medialis et superior et inferior 339, 340
- M. sphincter externus 108
- M. sphincter internus 107
- M. sphincter pupillae 339, 340
- M. sternocleidomastoideus 142
- Massetermuskulatur 82
- Massetertonus 364, 365
- Mm. dilatator pupillae, tarsalis und orbitalis 339
- Mm. scaleni 142
- Muskel 331
- Muskelatrophie, degenerative 46, 47
- Muskeldystrophie, progressive 16
- Muskelfaszikulationen 73, 386
- Muskelfibrillieren 426
- Muskelführung 70
- Muskelkontraktionen 74, 386
- Muskelpumpe 68
- Muskelspindeln 44, 45
- Muskelstarre, tonische 74
- Muskeltonus 38, 43, 56–74, 107, 120, 134, 200–207, 263, 265, 335, 362, 385
- Muskelverlauf 87
- Muskulatur 385
- Muskulatur, mimische 72
- Muskulatur, paravertebrale 357
- Myopathie 48
- Myotonie 48
- Reaktion, idiomuskuläre 56
- Rigor 48, 57, 344, 430
- Ruhetonus 45–57, 201
- Schließmuskel 120, 121
- Skelettmuskulatur 44, 74
- Streckermuskulatur 45
- Tonisierung 333
- Tonuserhöhung 63, 81
- Tonusregulation 63, 66, 84
- Trophik 48, 57, 201

Muskelrelaxantien (s. Relaxierung)
Muskeltonus (s. Muskel/Muskulatur)
Mutismus 30
Myasthenia gravis 16
Mydriasis (s. Pupillen)
Myelinolyse (s. Pons)
Myelographie (s. auch Röntgendiagnostik) 233
Myoklonie 45, 72, 425–427
Myostatik 335

N

Nahrungsaufnahme (s. auch Ernährung/Stoffwechsel) 362
Narkose (s. auch Analgosedierung, Barbiturate, Schmerz) 31, 161, 217, 346, 425–429
- Bedingungen 347
- Einleitung 71
- Intubationsnarkose 175
- Narkotika 425, 438
- Narkotikaapplikation 244
- Vorbereitung 383

Nase (s. auch Epilepsie, Sensorik, Stimulation)
- Bulbus olfactorius 336
- Fila olfactoria 336, 337
- Geruchsaura 337

- Geruchshalluzinationen 337
- Geruchskonzentration 366
- Muscheln 162
- Nasen-Rachen-Raum 84, 100, 183
- Öle, ätherische 366
- Operationen, transphenoidale 101
- Pflege 183
- Regio entorhinalis 337
- Resektion, transphenoidale 84
- Riechen 336
- Riechen, schnüffelndes 366
- Riechzellen 337
- System, olfaktorisches 336
- Tractus olfactorius 337
- Zugangsweg, transphenoidaler 84

Nasenpflege (s. Nase)
Natrium (s. Wasser-, Salz- und Elektrolythaushalt)
Nephrohepatotoxizität 424
Nephrotoxizität 422
Nepresol (s. auch Herz-Kreislauf) 432
Nerven/Nervus/Nervi (N./Nn.) (s. auch Nervensystem, Plexus)
- N. abducens (VI) 11, 338, 340
- Abduzensschädigung 47
- N. accessorius (XI) 12
- N. acusticus 247
- Axon 2
- N. facialis (VII) 12, 99, 336, 340
- Geflecht 13
- gemischte 13
- N. glossopharyngeus (IX) 12, 99, 336
- Guillain-Barré-Syndrom (GBS) 16, 214
- Hinterwurzel 13, 333
- Hypoglossus (XII) 12, 99
- Hypoglossusschädigung 47
- N. intermedius 336
- Motoneuron, peripheres 47
- Motoneuron, spinales 334
- Nervenwurzel 47, 312
- Nervenwurzelkontakt 312
- Nervenwurzelschädigung 109
- Neuron 2
- Neuron, parasympathisches 339
- N. oculomotorius (III) 10, 99, 265, 338–340
- N. olfactorius (I) 9, 336, 337
- N. opticus (II) 10, 30, 339
- N. phrenicus 13
- Polyneuropathie 16, 245
- N. pudendus 121
- N. recurrens 341
- N. splanchnici pelvini 107, 120
- N. trigeminus (V) 10, 99, 333
- Trigeminusneuralgie 16
- Trigeminusschädigung 47
- N. trochlearis (IV) 10, 99, 338, 340
- N. vagus (X) 12, 99, 336
- N. vestibulocochlearis (VIII) 12, 334, 335
- Vorderwurzel 13
- Wurzeltaschen 233

Nervensystem (s. auch Nerven, Plexus)
- Afferenz 2
- Astroglia 260
- Basalganglien 43, 45
- Efferenz 2, 339
- Endplatte, motorische 3
- Ganglien 3
- Ganglienstrukturen 107
- Gliazellen 2, 403,
- Hinterstrangbahn 333
- Nervensystem, parasympathisches 20
- Nervensystem, peripheres 20, 61
- Nervensystem, sympathisches 20
- Nervensystem, willkürliches 20
- Neurotransmitter 2, 380, 385
- Stammganglien 403
- Synapse 2
- Vorderseitenstrang 333
- Zentralnervensystem (ZNS) 20

Neugeborene (s. Kinder)
Neurinom (s. Tumor)
Neurocil (s. Neuroleptika)
Neuroendoskopie 236
- Bohrloch-Trepanation 237
- Endoskop 237
- Minimal invasive endoskopische Neurochirurgie (MIEN) 237
- Stereotaxie 236, 237
- Zielpunktkoordinaten 237

Neuroleptanalgesie (s. Beruhigungsmittel)
Neuroleptika (s. auch Analgosedierung, Benzodiazepine, Beruhigungsmittel) 342, 427
- Atosil 383, 427
- Butyrophenone 383
- Dehydrobenzperidol (DHB) 383
- DHB 383, 427
- Haldol 383, 427
- Neurocil 383, 427
- Phenothiazine 383
- Psyquil 427
- Truxal 383, 427

Neuron (s. Nerven)
Neuroradiologie 235
Neurotoxizität 422
Neurotransmitter (s. Nervensystem)
Nieren (s. Urinausscheidung)
Nierenversagen (s. Urinausscheidung)
Nimodipin (s. Nimotop)
Nimotop (s. auch Gefäße) 214, 430
Nipruss (s. auch Herz-Kreislauf) 432
Noradrenalin (s. Katecholamine)

Norcuron (s. Relaxierung)
Normal-Druck-Hydrocephalus (s. Hydrocephalus)
Notfall
- Bereitschaft 27
- Situationen 25
- Situationen, neurochirurgisch-neurologische 317
- Trepanation 318
Novalgin (s. auch Analgosedierung) 424
Novocain (s. auch Analgosedierung) 426
NREM (s. Schlaf)
Nucleus
- paraventricularis 98
- supraopticus 98, 117
- tractus solitarii 336
- tuberales 97
- ventromedialis 98
Nystagmus 56, 335, 348, 429

O

O_2 (s. Sauerstoff)
Oberflächenanästhetika (s. auch Analgosedierung) 426
Oberkörperhochlage (s. Lagerung)
Obstipation (s. Stuhlausscheidung)
Ohren
- Gehörgang 85
- Hämatorhoe, otogene 85
- Hören 366-368
- Hören, auditiv-vibratorisches 366
- Hörfähigkeit 57
Okklusion 235
Okulomotoriusparese (s. Motorik)
Olfaktoriusmeningeom (s. Tumor)
Oligurie (s. Urinausscheidung)
Onanie (s. Sexualität)
One-drop-only-Methode 311
OP-Bereitschaft 289
Opisthotonus (s. Motorik)
optisches System (s. auch Augen, Sensorik)
Orbitalhirnsyndrom (s. auch Bewußtsein) 391
Organentnahme 411, 416-418
- Belastung 410
- Beobachtungszeitraum, klinischer 413
- Eurotransplant 418
- Explantation 417
- Gesprächsgruppen 409, 419
- Hirntod 214, 240, 247, 248, 256, 411, 413
- Hirntoddiagnostik 230, 411
- Hirntodfeststellung 413, 415
- Hirntodprotokoll 415
- HLA-Matching 418
- Klima, emotionales 409

- Klinikseelsorger 409, 419
- Organempfänger 418
- Organspende 408, 411, 417
- Reaktion, idiomuskuläre 416
- Spenderkonditionierung 411, 417, 418
- Stationsklima 409
- Szintigraphie 415
- Tod 411
- Todeszeitpunkt 415
- Totensorgerecht 411
- Transplantationsteam 415
- Vivisektion 417
- Vorbildfunktion 409
Organspende (s. Organentnahme)
Orgasmus (s. Sexualität)
Orientiertheit 30, 342, 362
Osmolarität (s. Wasser-, Salz- und Elektrolythaushalt)
Osmorezeptoren (s. Wasser-, Salz- und Elektrolythaushalt)
Ototoxizität 434
Outcome 22, 410

P

$p(ti)O_2$ (s. Licox)
PA-Katheter (s. Katheter)
p_aCO_2 (s. Kohlendioxid)
Pancuronium (s. Relaxierung)
Pancuroniumbromid (s. Pancuronium)
Pantocain (s. auch Analgosedierung) 426
Pantolax (s. Relaxierung)
p_aO_2 (s. Sauerstoff)
Parasympathikus (s. auch Nerven, Nervensystem) 107, 120, 214
- Parasympatholytikum 434
- Parasympathomimetikum 423
- Regulation 339
Parese (s. Motorik)
Parkinson-Mittel 430
- L-Dopa 430
- Levodopa 430
- Madopar 430
- PK-Merz 430
- Pravidel 430
Paspertin (s. Magen-Darm)
PEEP (s. auch Atmung, Beatmung) 115, 145, 158, 165-171, 181, 262
- Best 146, 166
- Erhöhung 159
- Reduktion 117
PEG (s. Ernährungssonden)
Pendelfluß (s. Dopplersonographie)
Penicillin (s. Antibiotika) 433
Perfusion (s. auch Blutdruck, Gefäße, Gehirn)

- Autoregulation 156
- Autoregulation, zerebrale 210, 211
- Blutfluß, zerebraler (CBF) 210
- Blutflußgeschwindigkeit 150
- Blutvolumen, intrakranielles 102
- Blutvolumen, zerebrales 150
- Druck 59, 147, 208
- Druck, zerebraler (CPP) 20, 114, 156, 207–212, 252, 256, 295, 414
- Durchblutung, zerebrale 130
- Enzephalomalazie 156
- Ischämie 15, 20, 58, 60, 104, 113, 117, 147, 156, 230, 235, 249, 392, 393, 403
- Minderperfusion, zerebrale 150, 156
- Minimalperfusionsdruck 252
- Pumpen 27, 116
- Stillstand, zerebraler 227, 230, 250–258, 414, 415
- Störung 20
- Störung, intrauterine 402
- zerebrale 20, 59, 103
- Zirkulationsstillstand, zerebraler 214

Perfusionsdruck, zerebraler (s. Perfusion)
Perilymphe 335
Peritonealdialyse (s. Geräte)
Peritoneum 274
Personal 22
- Anforderungen 27
- Aufgaben 24
- Ausbildung 23
- Belastungen 22, 27
- Dienst, ärztlicher 22
- Eignungskriterien 25
- Erfahrung 25
- Fachweiterbildung 24, 26
- Fluktuation 23
- Fortbildung 26
- Kalkulation 23
- Konflikte 27
- Mangel 23
- Schichtdienst 17, 22, 27
- Schlüssel 23
- Subspezialisierung 25
- Teamarbeit 25
- Veranschlagung 24

PET (s. Röntgendiagnostik)
Pethidin (s. Dolantin)
Petit mal (s. Epilepsie)
Pflege
- Anamnese 204
- Dokumentation 197; 205
- Dokumentationssystem 203
- Gruppenpflege 17
- Informationsspeicherung 205
- Maßnahmendurchführung 205
- Maßnahmenplan 205
- Plan 205
- Planung 18, 25, 197, 203
- Prinzip 17
- Problemanalyse 204
- Probleme 204
- Prozeß 203
- Ressourcenanalyse 204
- Visite 205
- Zeitaufwand 205
- Ziele 204
- Zimmerpflege 17

Phenhydan (s. auch Antikonvulsiva) 429
Phenytoin (s. Phenhydan)
Phonation (s. auch Motorik) 340
Pia (s. Hirnhäute)
Piritramid (s. Dipidolor)
PK-Merz (s. Parkinson-Mittel)
Plasmaersatzmittel (s. auch Wasser-, Salz- und Elektrolythaushalt) 438
Plateauwellen (s. intrakranieller Druck)
Pleura 306, 307
Plexus (s. auch Nerven, Nervensystem) 13
- brachialis 13
- cervicalis 13
- lumbalis 13
- sacralis 13

Pneumenzephalon (s. auch Gehirn) 60
Pneumonie (s. Aspiration)
Pneumonieprophylaxe (s. Atmung)
Poikilothermie (s. Wechselwärme)
Polarographie (s. Licox)
Polydipsie (s. Wasser-, Salz- und Elektrolythaushalt)
Polyneuropathie (s. Nerven)
Polyurie (s. Urinausscheidung)
Pons (s. auch Gehirn, Hirnstamm) 8, 47, 99, 109, 122, 211, 334–340, 403
- Einklemmung, pontine 200, 213
- Myelinolyse, zentrale pontine 114
- Syndrom, pontin-medulläres 265
- Übergang, pontomesenzephaler 247
- Zentrum, pontines 122

Porenzephalie (s. Kinder)
Postaggressionsstoffwechsel (s. Ernährung/Stoffwechsel)
Postakutphase 60, 100
Prämedikation (s. Beruhigungsmittel)
Präoxygenierung (s. Sauerstoff)
Pravidel (s. Parkinson-Mittel)
Priapismus (s. Sexualität)
Procain (s. auch Analgosedierung) 426
Prophylaxen 18, 70, 80, 176, 205, 372, 418
- Anfall 429
- Atelektasen 169, 186
- Dekubitus 59, 60, 70, 80
- Kontrakturen 60, 80

- Pneumonie 61, 185, 186
- Spitzfuß 59, 64, 65, 66
- Thrombose 80
Propriozeption (s. Rezeption)
Prostaglandinsynthese (s. auch Schmerz) 424
Prostigmin (s. auch Magen-Darm, Relaxierung) 386
Protraktion (s. Lagerung)
Protuberantia occipitalis ext. 311
psycho-soziale Komponente 29
Psycho-Syndrom (s. Bewußtsein)
Psychopharmaka (s. Beruhigungsmittel)
Psychose (s. auch Bewußtsein) 343
psychotherapeutische Einflüsse 378
PTT (s. Blutgerinnung)
Pupillen (s. auch Augen, Nerven, Nervensystem, Plexus)
- Anisocorie 265, 342
- Kontrollen 85
- Miosis 200, 339, 423
- Motorik 199, 200, 274–291, 303, 339, 403
- Mydriasis 85, 199, 249, 265, 317–319, 339, 340, 427, 434
- Mydriatika 85, 412
- Reaktion 85, 197–199, 249, 263, 265, 317–319, 339
- Starre 339
- Status 313
- Weite 56
Pyramide 46
- Bahnen 43, 45, 53
- Bahnläsion 265
- Bahnsystem 50
- Bahnzeichen 56, 262, 349

Q

Querschnitt (s. auch Lähmung, Motorik, Nerven, Nervensystem)
- Querschnitt, komplikationsloser 124
- Querschnitt-Syndrom 395
- Querschnittslähmung 109, 122, 155, 213
- Querschnittslähmung, thorakale 395
Quick (s. Blutgerinnung)

R

RAA (s. Renin-Angiotensin-Aldosteron-System)
Raumforderung 318
- intrakranielle 252
- supratentorielle 257, 258
RDS (s. Atmung)
Reanimation, kardiopulmonale 18, 24, 317, 318

Rebound-Effekt (s. auch Wasser-, Salz- und Elektrolythaushalt) 435
Rechtsverschiebung (s. Sauerstoff)
Redon-Drainage (s. Drainage)
Reflexe (s. auch Nerven, Nervensystem) 43, 49, 51, 201, 318, 319, 335, 400
- Achilles-Sehnen-Reflex (ASR) 49
- Adduktorenreflex 49
- Analreflex 50, 123
- Areflexie 47, 85
- Babinski 262, 263, 265, 400
- Bauchhautreflex 50
- Bizeps-Sehnen-Reflex (BSR) 49
- Cremasterreflex 50
- Cushingreflex 266
- Dehnungsreflexe, muskuläre 46
- Drohreflex 56
- Eigenreflex (ER) 46, 49, 56, 57, 201, 333, 416
- Extensions-Pronations-Reflex 416
- Fingerbeugereflex 49
- Fluchtreflex 46, 380
- Fremdreflex (FR) 46, 49, 51, 57, 201, 333, 416
- Fußsohlenreflex 50, 333
- Galantreflex 416
- Greifreflex 52
- Hustenreflex 50, 169, 170, 412
- Hyperreflexie 46
- Hyporeflexie 47
- Kornealreflex 50, 56, 263, 265, 266, 412
- Landaureflex 52
- Lichtreflex 340
- Lidreflex 56
- Lippenreflex 49
- Masseterreflex 49
- Mayer-Grundgelenkreflex 51
- Mororeflex 52
- multisynaptische 51
- Muskeleigenreflex (MER) 262, 263, 265
- Nackenreflex, asymmetrischer 416
- Nackenreflex, symmetrischer 416
- Nackenreflex, tonischer 416
- Okulozephalreflex 52, 56, 263, 265, 266, 412
- Patella-Sehnen-Reflex (PSR) 49
- Pharyngealreflex 412
- Primitivreflexe 82
- Pronationsreflex 49
- Pupillenreflex 10
- Radiusperiostreflex (RPR) 49
- Reflex, vestibulookulärer 56, 263–266
- Reflex, ziliospinaler 339
- Reflexbogen 73, 109, 108
- Reflexbogen, autonomer 395
- Saugreflex 52, 82

- Schutzreflex 101, 162–163
- Spinalreflex, tonischer 416
- Status 201
- Stell- und Haltungsreflex 52, 201
- Tibialis-Posterior-Reflex 49
- Trachealreflex 412
- Trizeps-Sehnen-Reflex (TSR) 49
- Würgreflex 12, 50
- Zehenbeugereflex 49
- Zeichen, spastisches 48

Reflux (s. Magen-Darm)
Regio entorhinalis (s. Nase)
Regression 331, 352
Rehabilitation 69, 80, 410
- frühe 80
- Gesamtrehabilitation 80

Reizbarkeit (s. auch Bewußtsein) 343
Reizüberflutung (s. Sensorik)
Relaxierung 59, 74, 115, 165, 169, 244, 417, 422
- Alcuronium 386
- Alloferin 386
- Anflutgeschwindigkeit 386
- Depolarisationsblock 386
- depolarisierende 386, 427
- Depolarisierung 386
- Dualblock 386
- Muskelrelaxantien 74, 385, 426, 434
- nichtdepolarisierende 385, 426
- Norcuron 386
- Pancuronium 386, 417
- Pantolax 387
- Succinyl 387
- Suxamethomium 387
- Vecuronium 386

REM (s. Schlaf)
Renin-Angiotensin-Aldosteron-System (RAA) (s. auch Hormone/Hormonhaushalt) 434
Respirator (s. Beatmung)
Retraktion (s. Lagerung)
Rezeption (s. auch Analgosedierung, Motorik, Sensorik, Stimulation) 346, 366
- Ebene 346, 376
- Fähigkeit 376
- Organe, auditive 367
- propriozeptive 54, 70, 71, 54, 331
- Schmerzrezeption 332
- Vermögen 347

Rezeptoren (s. auch Analgosedierung, Motorik, Rezeption, Sensorik, Stimulation)
- Acetylcholinrezeptoren 385
- Haarwurzelrezeptoren 332
- Meissner-Körperchen 332
- Merkel-Zellen 332
- n-Cholinrezeptoren 385
- Nozizeptoren 332, 379
- Opiatrezeptoren 380
- Schmerzrezeptoren 380
- Thermorezeptoren 332

Rhythmen
- körpereigene 127, 142
- Tag-Nacht 117

Riechen (s. Nase)
Rollen
- Konflikte 26
- Verhalten, geschlechtsspezifisches 389
- Verhältnisse 26

Röntgendiagnostik 219
- Angiographie 250
- Angiographie, zerebrale 230, 231, 235, 250, 414
- Computertomographie 17, 219–221, 236, 296, 318
- Emissionscomputertomographie 228
- Ganzkörperröhre 226
- Isotope 226
- Magnetfeld 224, 226
- Magnetresonanztomographie 17, 224, 225, 239
- Positronen-Emissions-Computer-Tomographie (PET) 228
- Röntgennativdiagnostik 228
- Single-Photon-Emissions-Computer-Tomographie (SPECT) 228
- Subtraktionsangiographie, zerebrale (DSA) 231
- Verfahren, radiologisch-bildgebende 236

Rückenmark 12, 47, 339, 380
Rytmonorm (s. auch Herz-Kreislauf) 433

S

SAB (s. Subarachnoidalblutung)
Sakralmark 343
Salviation 161, 336, 423, 429
S_aO_2 (s. Sauerstoffsättigung)
Sauerstoff (O_2) (s. auch Atmung, Beatmung, Licox) 20, 94, 114, 145, 148, 170, 171, 177, 259
- Aufnahme 294
- Bedarf 148, 431
- Bindungskapazität 172
- Bindungskurve 147, 150, 151, 173
- Content 294
- Diffusionskapazität 171
- Erblindung 149
- Gewebeoxygenierung 209, 296
- Hirngewebsoxygenierung 151, 152, 296
- Hyperoxygenierung 412
- Konzentration, inspiratorische (F_IO_2) 115, 149

- Linksverschiebung 151, 152, 209
- O_2-Anschluß 179
- O_2-Dissoziationskurve 151, 152, 209
- O_2-Maske 149
- Oxygenierung 115, 148
- Oxymetrie 150, 181
- p_aO_2 21, 147, 160, 172
- Partialdruck, arterieller (p_aO_2) 28, 145–151, 292, 293, 295
- Partialdruck, Hirngewebe (p(ti)O_2) 20, 177, 258, 289, 293
- Präoxygenierung 177
- Pulsoxymetrie 170
- Rechtsverschiebung 150, 151, 209
- Sättigung (S_aO_2) 147, 172, 181, 198
- Transportkapazität 148
- Versorgung 104
Sauerstoff-Content (s. Sauerstoff)
Sauerstoffmangel (s. auch Hypoxämie, Hypoxie, Sauerstoff)
Sauerstoffsättigung (s. Sauerstoff)
Säuglinge (s. auch Kinder) (
Säure-Basen-Haushalt 146, 150, 209, 252, 266, 294
Scandicain (s. auch Analgosedierung) 426
Schädel 3
- Basis 3, 84, 101, 340
- Basisfrakturen 85, 348
- Basisfrakturen, frontale 101
- Bohrlöcher 239
- Bohrlochtrepanation 239, 280, 285, 287
- Dach 3
- Frakturen 200, 365
- Gesichtsschädel 5
- Grube, hintere 101, 211, 213, 266
- Grube, vordere 101, 266
- Hirnschädel 3
- Kalotte 267, 280–309
- Kalottenniveau 291, 299
- Kontinuität 365
- Kraniotomie 239, 315, 401
- Nähte 5, 228, 272, 400, 401
- Okzipitalschuppe 311
- Orbitahöhle 250, 340
- Raum, intrakranieller 84, 101
- Temporalschuppe 249
- Trepanation 238
- Trepanationsdefekt 365
- Trepanationsöffnung 401
- Umfang 401
- Verletzungen 101
- Wachstum 401
- Wachstum, abnormes 272
- Wolkenschädel 228, 401
Schädel-Hirn-Trauma (SHT) 343
Schichtdienst (s. Personal)

Schilddrüsenhormone (s. auch Hormone/Hormonhaushalt) 436
Schlaf 326
- Ein- und Durchschlafstörungen 38
- Einschlafmittel 382
- Einschlafmuster 39
- NREM 36
- REM 36
- Schlaf-Apnoe 166
- Schlaf-Wach-Rhythmik 37, 38, 39
- Schlafphase, postiktale 74
- Schlafstörungen 326
- Schlaftiefe 36
- Träume 36
Schlaf-Apnoe (s. Schlaf)
Schlucken
- Schluck- und Schlingstörungen 83
- Schluckakt 12, 93, 99, 100
- Schluckstörungen 83, 92, 200, 364
Schluckversuch (s. Ernährung/Stoffwechsel)
Schmerz (s. auch Analgosedierung, Rezeptoren, Sensorik) 342, 379, 381, 423, 424
- Beeinflussung 380
- Empfindung 379, 381
- Erlebnis 380
- Mediatoren 379, 380
- Reaktion 342
- Trigeminusschmerz 342
- Weiterleitung 380
Schock 160
- anaphylaktischer 437
- septischer 212
- spinaler 213
- Volumenmangel 118
Schriftbild 54
Schutzreflexe (s. Reflexe)
Schwindel 335
Sedierung (s. Analgosedierung)
Sehen (s. Augen)
Sehnerven (s. Augen)
Seitenventrikel (s. Ventrikel)
Selbstverständnis 325
Sella turcica 228
Sensibilität 42, 43, 54, 57, 83, 201, 327
- Leitung, sensible 248
- Nervenbahnen, sensible 382
- Oberflächensensibilität 331, 332
- Qualität, sensible 331
- Reize, sensible 351
- Reize, somatosensible 71
- Reize, tiefensensible 71
- Rezeptoren, sensible 363
- somatoviszerale 331
- Störungen 30, 70, 101, 346, 347
- System, sensibles 351
- Tiefensensibilität 54, 55, 331, 333

- Verlust 83
Sensorik 42, 334, 369
- Anästhesie 55
- Berührungsempfinden 55
- Brechreiz 313, 364
- Dysästhesie 55
- Entwicklung 353
- Geschmacksempfindungen 365
- Hypalgesie 55
- Hypästhesie 55
- Input, sensorischer 350
- Lagesinn 55
- Rechteckstromstöße 247
- Reize, akustische 246
- Reize, olfaktorische 351
- Reize, visuell-optische 348
- Reize, visuelle 245
- Reizniveau 348
- Reizqualität 351
- Reizüberflutung 377
- Schmerzempfinden 55
- Schmerzreiz 412
- Stereognosie 55, 201
- Stimulierung 80
- Systeme 80, 353, 367, 370
- Tastempfindungen 365
- Thermanästhesie 55
- Thermhypästhesie 55
- Vagusreiz 103
- Vibration 54, 55, 331, 332, 361
SEP (s. evozierte Potentiale)
Sepsis (s. Infektion)
Sexualität (s. auch Hormone/Hormonhaushalt, Sensorik) 389
- Aktivität 390
- Amenorrhoe 393
- Ejakulation 394, 395
- Empfinden 390, 393
- Erektion 391–395
- Geschlechtsmerkmale 391
- Geschlechtstrieb 389, 391
- Gynäkomastie 396
- Impotenz 395
- Intimität 390
- Libido 391–393
- Lubrikation 392–394
- Masturbation 390–393
- Menstruationszyklus 391–396
- Orgasmus 390–395
- Priapismus 395
- Übergriffe 390
SHT (s. Schädel-Hirn-Trauma)
Shunt (s. Liquordrainage)
SIMV (s. Beatmung)
Sinus 8, 340
- cavernosus 340

- durae matris 8
- rectus 8
- sagittalis superior 8
- transversus 8
SIPPV (s. Beatmung)
Sitzbettlagerung (s. Lagerung)
Skotom 348
Sog 309
Solu-Decortin (s. Hormone/Hormonhaushalt)
Somnolenz (s. Bewußtsein)
Sondenkost (s. Ernährungssonden)
Sonnenuntergangsphänomen (s. Kinder)
Sopor (s. Bewußtsein)
Sorbit (s. auch Diurese) 435
soziale Situation 31, 331
Spastik (s. Motorik)
SPECT (s. Röntgendiagnostik)
Speichelsekretion 337
Spenderkonditionierung (s. Organentnahme)
Spezialbetten (s. Lagerung)
Spiegelberg 28
- Sonde 268, 285, 286, 288
Spina bifida dorsalis 14
Spinalkanal 13, 29, 227, 233, 271, 310
Spinalmark 44, 45, 54, 72, 213, 276, 333
Spinalnerven 13
Spitzfuß (s. Prophylaxen)
Sprache (s. auch Aphasie) 54, 327, 341
- Assoziation 367
- bellende 54
- Entwicklungsstörungen 403
- Erinnerung 367
- Fachsprache 367
- skandierende 54
- Tonfall 368
- Verniedlichungen 368
- Verständnis 367
Sprechen (s. auch Sensibilität) 340
Starre, mimische 344
Status epilepticus (s. Epilepsie)
Status marmoratus (s. Kinder)
Stehen 361
Stenose (s. Dopplersonographie)
Stereognosie (s. Sensorik)
Stereotaxie (s. Neuroendoskopie)
sterile Kautelen 176
Sterilisation (s. Desinfektion)
Stickstoffbilanz (s. Ernährung/Stoffwechsel)
Stillen 394
Stimmbänder 161, 162
Stimulation 80, 326, 331, 348–359
- Angebot 350
- auditive 366, 368
- Autostimulation 82, 352, 372
- Autostimulation, halluzinatorische 371

- Autostimulation, somatische 360
- Autostimulation, vibratorische 361
- basale Stimulation 80–87, 183, 186, 349, 364
- Basisstimulation 354
- Beginn 366
- fehlende 58
- Feld, primäres 356
- gezielte 350
- monotone 351
- olfaktorische 364, 366
- oral-nasale 363
- sensorische 87
- sexuelle 331
- somatische 356
- somatosensible 91, 106
- Stelle 361
- sympathische 208
- taktil-haptische 369
- Überstimulation 73, 82, 365
- vestibuläre 356–363
- vibratorische 360
- visuell-optische 370
- Zahnfleischstimulation 365

Stoffwechsel (s. Ernährung)
Strecken (s. auch Mittelhirnsymptomatik, Motorik, Muskel/Muskulatur)
- Beuge-Streckhaltungen 263, 349
- Streckermuskulatur 333
- Streckkrämpfe 200
- Streckphänomenen 342
- Streckstellung 263
- Synergismen 56, 59, 73, 263, 265, 342, 404
- Tonus 73
- Überstrecken 81

Strecksynergismen (s. Strecken)
Strecktonus (s. Strecken)
Stridor 30
Stufenmodell 350
Stuhlausscheidung (s. auch Ausscheidung, Urinausscheidung)
- Bauchpresse 120
- Darmperistaltik 119, 123
- Defäkation, willkürliche 122
- Diarrhoe 93, 106, 123
- Incontinentia alvi 123
- Obstipation 106, 123, 383, 394, 423
- Retentio alvi 122
- Sphincter ani 122
- Stuhlabgang, unkontrollierter 122
- Stuhlausscheidung 119
- Stuhlverhalt 122

Stupor (s. auch Bewußtsein) 30
Stützmotorik (s. Motorik)
Subarachnoidalblutung (SAB) (s. Blutung)
Subarachnoidalraum (s. Hirnhäute)

Subduralblutung (s. Blutung)
Subduralhämatom (s. Hämatom)
Subduralraum (s. Hirnhäute)
Subokzipitalpunktion(s. auch Liquor cerebrospinalis, Liquordrainage) 233, 311
Subtraktionsangiographie, digitale (DSA) (s. Röntgendiagnostik)
Succinyl (s. Relaxierung)
Sulcus (s. Gehirn)
Sultanol (s. auch Atmung) 436
Supervision 26, 409, 419
supratentoriell 258
Suxamethomium (s. Succinyl)
Sympathikus (s. auch Nerven, Nervensystem) 214
- Betasympathomimetika (β-Sympathomimetika) 436
- Blockade 426, 431
- Grenzstrang 339
- Reaktionslage 128
- Regulation 339
- Sympathikusaktivierung 123
- Sympatholytikum 384
- Sympathomimetika 169

Synergie (s. Motorik)
Syringomyelie 14, 233, 238
System, limbisches (s. Gehirn)

T

Tabes dorsalis 107
Tachykardie (s. auch Herz-Kreislauf) 38, 103, 123, 134, 212, 267, 317, 344, 427
Tapping (s. Mund)
Taubheit (s. auch Ohren) 336
Tavor (s. Benzodiazepine)
Telenzephalon (s. Gehirn)
Temgesic (s. auch Analgosedierung) 423
Temperatur 171, 295
- Abeisen 137
- Antipyretika 134, 137
- Blutkonserven, angewärmte 137
- Cool-Pack 137
- Eisauflagen 137
- Empfinden 55
- Entfieberung, kritische 134
- Erfrierung 132
- Exsikkose 132
- Fieber 95
- Fieber, intermittierendes 132, 133
- Fieber, kontinuierliches 132, 134
- Fieber, remittierendes 132, 133
- Fieber, rhythmisches 132, 133
- Fieber, zentrales 134
- Glasthermometer 137
- Hitzschlag 132

- Hyperthermie 38, 103, 200, 265
- Hyperthermie, maligne 387, 427
- Hypothermie 132, 383
- Körperkerntemperatur 127, 129, 136, 298, 331, 356
- Lüftermatratze 137
- Normothermie 131
- Normtemperatur 95
- Poikilothermie 56, 136
- Raumtemperatur 298
- Regulation 19, 117, 267
- Regulation, zentrale 412
- Regulationszentrum 132, 424
- Reizzustände 132
- Rektalsonde 137
- Sollwert 134
- Sonnenstich 132
- Thermistor 137
- Thermorezeptoren 129
- Überhitzung 132
- Unterkühlung 132
- Wadenwickel 137
- Wärme, innere 128
- Wärmeabgabe 128, 130
- Wärmehaushalt 128
- Wärmeleitung 128
- Wärmestrahlung 128
- Wärmetransport 128
- Wärmflasche 138
- Waschungen, kalte 137
- Wassertemperatur 356
- Wechselwärme 136
Temporallappen 335
Tentorium (s. auch Gehirn) 255
- Schlitz 257, 258
Tetracain (s. auch Analgosedierung) 426
Tetraparese (s. Motorik)
Thalamus (s. Gehirn)
Thiopental-Natrium (s. Barbiturate)
Thoraxdrainage (s. Drainage)
Thrombose (s. Blutgerinnung)
Thrombozyten (s. Blutgerinnung)
Thyreostatika (s. auch Hormone/Hormonhaushalt) 436
Thyreotoxikose (s. auch Hormone) 436
Tod (s. Organentnahme)
Totraum (s. auch Atmung, Beatmung, Blutgase, Tubus) 142
- Ventilation, gezielte 416
- Vergrößerung 186
- Verkleinerung 169
Trachea (s. auch Tubus) 175, 306
- Endotrachealtubus 161
- Kanüle 163, 337, 377
- Sekret 170, 187
- Sekretfalle 187

- Tracheostoma 366
- Tracheotomie 30, 86, 92, 160–169, 347, 364
Tracheotomie (s. Trachea)
Tractus corticonuclearis 348
Tractus corticospinalis 348
Tractus olfactorius (s. Nase)
Tractus opticus (s. Augen)
Tractus spinothalamicus 333
Tramal (s. auch Analgosedierung) 423
Tranquilizer (s. Beruhigungsmittel)
Transducer (s. Druckwandler)
Transmitter (s. Nervensystem)
transphenoidale Operationen (s. Nase)
Transplantation (s. Organentnahme)
Trapanal (s. Barbiturate)
Traumata 313, 315
- Geburt 402
Tremor 45, 429–433
- Intention 54
- Ruhe 54
Trepanation (s. Schädel)
Trigeminusneuralgie (s. Nerven)
Trinitrosan (s. auch Herz-Kreislauf) 432
Trübungssyndrom (s. Bewußtsein)
Truxal (s. Neuroleptika)
Tubus (s. auch Extubation, Intubation, Trachea) 178, 337, 366, 377
- Cuff 161, 176
- Guedel 161, 175, 183
- Wendl 175, 183
Tumor 72, 219, 235, 392, 393
- Astrozytom 15
- Bett 315
- Cavernom 225
- Glioblastom 15
- intrazerebraler 175, 315
- Lymphom 221
- mediobasaler 337
- Meningeom 15, 225
- Metastasen 13
- Neurinom 13, 15
- Olfaktoriusmeningeom 337
- Therapie 22
- Gliom 225

U

Übelkeit 313
Überlaufblase (s. Urinausscheidung)
Überwachung (s. auch Monitoring) 24
- Aufwand 93
- Beobachtung 24
- Bogen 205
- mikrobiologische 175
- Patientenüberwachung 226
- zentrale 28

Ulegyrie (s. Kinder)
Unruhe (s. auch Bewußtsein) 39, 326, 344, 359
Urbason (s. Hormone/Hormonhaushalt)
Urinausscheidung (s. auch Ausscheidung, Stuhlausscheidung)
– Anurie 116, 210
– Furosemid 116
– glomeruläre Filtrationsrate (GFR) 116, 210
– Glomerulonephritis 112
– Harnblase 106
– Harnblase, autonome 109
– Harnblasenausgang 362
– Harnblasenfunktion 107
– Harnblasenwand 107
– Harnblasenwandspannung 108
– Harndrang 106
– Harnleiter 106
– Harnröhre 106
– Miktion 107, 108
– Nephritis, salzverlierende 112
– Nieren 98, 106
– Niereninsuffizienz 166
– Nierenversagen 116–119
– Oligurie 115
– Polyurie 98
– Restharn 109
– Sammelurinanalyse 94
– Überlaufblase 109
– Urinabgang, unkontrollierter 108
– Urinausscheidung 93, 181, 198, 362
– Urininkontinenz 362
Urokinase 273

V

Vagusreiz (s. Sensorik)
Valium (s. Benzodiazepine)
Vasomotorik (s. Blutdruck)
Vasospasmus (s. Blutdruck)
Vecuronium (s. Norcuron)
vegetative state (s. auch Bewußtsein) 344
Vena cerebri magna galenii (s. Venen/Vena/Venae)
Venen/Vena/Venae (V./Vv.) (s. auch Blutdruck, Gefäße, Perfusion)
– Abfluß, venöser 81, 86
– Abflußstörung, venöse 102, 177
– V. basilica 305, 307
– V. cava 274
– Vv. cerebri magna galenii 8
– Drainage, venöse 59

– Druck, Jugularvene 102, 216
– Druck, zentraler (ZVD) 93, 102, 103, 115, 152–158, 198, 214, 305
– V. femoralis 305
– Gefäße 93, 218, 306
– Infusion, paravenöse 68
– Injektion, paravenöse 68
– V. jugularis 86, 177, 217, 273, 305–307
– Niederdrucksystem 154
– Venae sectio 307
– Stauung 158
– V. subclavia 217, 305
– System, Hohlvenen 152, 153, 158
– Verlauf 307
– Verweilkanüle 291, 299
Ventrikel (s. auch Druck, Liquordrainage, Liquor cerebrospinalis)
– Dandy-Walker-Syndrom 14
– Druck (IVP) 271–277
– Druckmessung 267
– Einbruch 316
– IV. Ventrikel 334, 340
– Katheter 271, 274
– Plexus choreoidis 8
– Punktion 318
– Schlitzventrikel 278
– Seitenventrikel 267–276
– System 8, 237, 238
– Tamponade 316
– Ventrikulostomie 237, 239
Ventrikulitis (s. Infektion)
Ventrikulostomie (s. Ventrikel)
VEP (s. evozierte Potentiale)
Verbrauchskoagulopathie (s. Blutgerinnung)
verlängertes Mark (s. Gehirn)
Vertrauensverhältnis 31
Verunsicherung 31–35
Verwirrtheit 30, 346, 376, 422
vestibuläres System (s. auch Gleichgewichtssinn, Sensorik) 355
Vestibularkerne 343
Vibrax (s. Geräte)
Vigilanz 30, 100, 117, 161, 199, 247, 248, 274, 275, 284, 288, 291, 303, 313
– Minderung 38
– Störung 81, 348
visuelle Aufmerksamkeit 361
Vitalzeichen (s. auch Überwachung) 274, 275, 284, 291, 303, 415, 288
– Überwachung 275, 284, 288, 291
– Vitalparameter 313
Vitamine (s. Ernährung/Stoffwechsel)
Vivisektion (s. Organentnahme)
Voltaren (s. auch Analgosedierung) 424
Vomex (s. Magen-Darm)
Vorderhornzellen 44, 45

W

Wachheit (s. auch Bewußtsein) 161, 170, 342–347, 376
Wahrnehmung (s. auch Sensorik) 372
- akustische 366
- bewußte 108, 121
- Eigen- und Fremdwahrnehmung 70
- Feld, heterogenes 350
- Feld, homogenes 351
- Förderung 349
- gestörte 63
- Selektion 351
- somatische 354
- taktile 369
- vestibuläre 361
- vibratorische 360
- visuelle 338
Wasser-, Salz- und Elektrolythaushalt 19
- Albuminverlust 113
- Demyelinisierung 114
- Druck, onkotischer 113
- Flüssigkeitsbilanz 93, 102, 103, 116, 124, 212
- Flüssigkeitshaushalt 98, 102, 217
- Flüssigkeitsmanagement 202
- Flüssigkeitsrestriktion 114
- Flüssigkeitszufuhr 114
- Gradient, osmotischer 252
- Hypernatriämie 115, 116
- Hypervolämie 102
- Hypokaliämie 112, 174
- Hyponatriämie 114, 266
- Hypoosmolarität 266
- Hypovolämie 112, 115, 212, 217, 260
- Intravasalvolumen 102
- Intrazellulärvolumen 112
- Kaliumdosierung 116
- Kaliumverlust 96
- Minusbilanzierung 123
- Natriumverlustsituation 114
- Osmorezeptoren 98, 114
- Polydipsie 98, 118
- Rebound-Effekt 117
- Salzkonzentration 98
- Sammelurin 114
- Serumalbumin 116, 202
- Serumelektrolyte 94
- Serumnatrium 116, 202
- Serumosmolarität 94, 112–117, 202
- Spurenelemente 94
- Syndrom der unangemessenen Natriumsekretion 112, 113, 266
- Syndrom, nephrotisches 112
- Uringewicht, spezifisches 117
- Urinosmolarität 117
- Urobilinogen 118
- Volumen-Shift 113, 116
- Wasser 94
- Zentralvenendruck (ZVD) 98, 102, 217
Weaning (s. Beatmung)
Wechselwärme (s. Temperatur)
Weckreaktion 37
Westphal-Edinger-Kern (s. Augen)
Willkürmotorik (s. Motorik)
Wirbel 12
- Bogen 12
- Kanal 12
- Körper 12
- Löcher 12
- Säule 12, 312
- Säule, Brust (BWS) 62
- Säule, Drehstabilität 62
- Säule, Flexion 62
- Säule, Hals (HWS) 62
- Säule, instabile 62, 67
- Säule, Lenden (LWS) 62, 362
- Säule, Torsion 62
- Säulensegmente 107
- Säulenverletzungen 59, 438
- Segmente, sakrale 107, 123
- Zwischenwirbelraum 312
Wolkenschädel (s. Schädel)
Wunden 321
- Abheilungsstörungen 86
- Behandlung 80
- Flächen 381
- Heilung 71, 315
- Heilung, sekundäre 314
- Heilungsstörungen 271
- Kanal 274
- Sekrete 308
- Verband 291
- Verhütung 80

X

Xylocain (s. auch Analgosedierung) 426

Z

Zentralnervensystem (ZNS) (s. Nervensystem)
Zentralvenendruck (ZVD) (s. Wasser-, Salz- und Elektrolythaushalt)
Zentralvenenkatheter (ZVK) (s. Katheter)
Zerebellum (s. Kleinhirn)
Zirbeldrüse (s. auch Gehirn) 228
Zirkulationsstillstand (s. Perfusion)
ZNS (s. Zentralnervensystem)
Zungenbiß (s. Epilepsie)
ZVD (s. Zentralvenendruck)
ZVK (s. Zentralvenenkatheter)
Zwischenhirn (s. Gehirn)